Peter R. Mertens (Hrsg.)

Rationelle Diagnostik und Therapie in der Inneren Medizin – Nephrologie

1. Auflage

Mit Beiträgen von: Hansjörg Bäzner, Stuttgart; Carsten Bergmann, Mainz; Lothar Bergmann, Frankfurt/Main; Christos Chatzikyrkou, Hannover; David Czock, Heidelberg; Kathrin Ebinger, Heidelberg; Fabian Echterdiek, Stuttgart; Reinhard Fünfstück, Weimar; Matthias Girndt, Halle (Saale); Christian Gross, Magdeburg; Oliver Gross, Göttingen; Fridtjof Harder, Ulm; Uwe Heemann, München; Friedhelm Hildebrandt, Boston; Christian Hinze, Hannover; Tobias B. Huber, Hamburg; Frieder Keller, Ulm; Leonie Kraft, Stuttgart; Martin K. Kuhlmann, Berlin; Jörg Latus, Stuttgart; Ulla Ludwig, Ulm; Peter R. Mertens, Magdeburg; Kurt G. Naber, Straubing; Harald Rupprecht, Bayreuth; Volker Schettler, Göttingen; Kai Schmidt-Ott, Martin Schostak, Magdeburg; Vedat Schwenger, Stuttgart; Claudia Seikrit, Aachen; Claudia Sommerer, Heidelberg; Frank Strutz, Wiesbaden; Björn Tampe, Göttingen; Sarah Weber, Frankfurt/Main; Gunter Wolf, Jena; Jonathan Zühlke, Bayreuth

ELSEVIER

Elsevier GmbH, Bernhard-Wicki-Str. 5, 80636 München, Deutschland
Wir freuen uns über Ihr Feedback und Ihre Anregungen an kundendienst@elsevier.com

ISBN 978-3-437-21183-6 eISBN 978-3-437-05720-5

Aus Gründen der Barrierefreiheit sind die Bilder in elektronischen Ausgaben dieses Buches mit Alt-Text-Beschreibungen versehen, die von Elsevier bereitgestellt werden. Mehr Informationen erhalten Sie unter https://www.elsevier.com/about/accessibility.

Elsevier nimmt eine neutrale Position in Bezug auf territoriale Meinungsverschiedenheiten oder Zuständigkeitsansprüche in seinen veröffentlichten Inhalten ein, einschließlich Landkarten und institutionellen Zugehörigkeiten.

Wichtiger Hinweis: Die medizinischen Wissenschaften unterliegen einem sehr schnellen Wissenszuwachs. Der stetige Wandel von Methoden, Wirkstoffen und Erkenntnissen ist allen an diesem Werk Beteiligten bewusst. Sowohl der Verlag als auch die Autorinnen und Autoren und alle, die an der Entstehung dieses Werkes beteiligt waren, haben große Sorgfalt darauf verwandt, dass die Angaben zu Methoden, Anweisungen, Produkten, Anwendungen oder Konzepten dem aktuellen Wissensstand zum Zeitpunkt der Fertigstellung des Werkes entsprechen.
Der Verlag kann jedoch keine Gewähr für Angaben zu Dosierung und Applikationsformen übernehmen. Es sollte stets eine unabhängige und sorgfältige Überprüfung von Diagnosen und Arzneimitteldosierungen sowie möglicher Kontraindikationen erfolgen. Jede Dosierung oder Applikation liegt in der Verantwortung der Anwenderin oder des Anwenders. Die Elsevier GmbH, die Autorinnen und Autoren und alle, die an der Entstehung des Werkes mitgewirkt haben, können keinerlei Haftung in Bezug auf jegliche Verletzung und/oder Schäden an Personen oder Eigentum, im Rahmen von Produkthaftung, Fahrlässigkeit oder anderweitig übernehmen.

Für die Vollständigkeit und Auswahl der aufgeführten Medikamente übernimmt der Verlag keine Gewähr.
Geschützte Warennamen (Warenzeichen) werden in der Regel besonders kenntlich gemacht (®). Aus dem Fehlen eines solchen Hinweises kann jedoch nicht automatisch geschlossen werden, dass es sich um einen freien Warennamen handelt.

Bibliografische Information der Deutschen Nationalbibliothek
Die Deutsche Nationalbibliothek verzeichnet diese Publikation in der Deutschen Nationalbibliografie; detaillierte bibliografische Daten sind im Internet über https://www.dnb.de abrufbar.

25 26 27 28 29 5 4 3 2 1

In ihren Veröffentlichungen verfolgt die Elsevier GmbH das Ziel, genderneutrale Formulierungen für Personengruppen zu verwenden. Um jedoch den Textfluss nicht zu stören sowie die gestalterische Freiheit nicht einzuschränken, wurden bisweilen Kompromisse eingegangen. Selbstverständlich sind **immer alle Geschlechter** gemeint.

Planung: Ursula Jahn, M. A.
Projektmanagement: Annekathrin Sichling; Michaela Mohr/Michael Kraft, mimo-booxx | textwerk., Augsburg
Redaktion und Abbildungsmanagement: Michaela Mohr/Michael Kraft, mimo-booxx | textwerk., Augsburg
Externe Herstellung: Michaela Mohr/Michael Kraft, mimo-booxx | textwerk., Augsburg
Satz: STRAIVE, Puducherry/Indien; TnQ, Chennai/Indien
Druck und Bindung: Printer Trento S.r.l., Trento/Italien
Umschlaggestaltung: SpieszDesign, Neu-Ulm
Titelfotografie: © Rasi - stock.adobe.com

Aktuelle Informationen finden Sie im Internet unter **www.elsevier.de**

P. R. Mertens (Hrsg.)

Rationelle Diagnostik und Therapie in der Inneren Medizin – Nephrologie

Vorwort

Das Fachgebiet der Nierenheilkunde ist anspruchsvoll, im ersten Augenblick grenzenlos breit angelegt und verflochten, man könnte auch sagen „sehr stark vernetzt“. So ist der erste Eindruck kein übersichtlicher, einfacher und verlockender. Mir selbst ist es als Student so ergangen, dass bei mir nach der Lektüre von Lernkapiteln zur Nephrologie die Frage aufkam, ob es wirklich so kompliziert ist oder nur kompliziert dargestellt wird.

Eine Antwort auf diese fundamentale Frage habe ich lange Zeit nicht erhalten und als Konsequenz entschieden, mich der Nephrologie als Fach zu widmen, quasi aus Trotz, denn die anderen Gebiete der Inneren Medizin hatte ich ja offenbar verstanden. Also Nephrologie, eine Lebensentscheidung.

Heute formuliere ich: Die Schönheit der Nephrologie liegt in der Komplexität der Wechselwirkungen und Regulationsmechanismen, der Einstellung von Vitalparametern wie Blutdruck, Puls, Atmung, der Herstellung des inneren Milieus durch Urinproduktion und endokrine Funktionen.

Leider liegen bislang nur wenige etablierte und hilfreiche Laborparameter in dem Fachgebiet vor, die uns bei der Ergründung von Erkrankungen einen klaren Weg weisen. Hier gibt es ein großes, bislang ungehobenes Potenzial für die Forschung. Die zukünftigen Generationen von Experten in der Nephrologie sollten diese umarmen und offen sein für Innovationen. Auf der anderen Seite gilt es, die Bedeutung einer klinischen Expertise zu würdigen, da in der Nephrologie das Zusammenführen von Symptomen und Anamnese, Begleitumständen und Syndromen oftmals zu einer korrekten Diagnose führt. Und diese leitet letztendlich die Therapieplanung. Klinische Erfahrungen zu sammeln und richtig einzuordnen, erachte ich als hohe Kunst, vielleicht die herausragende in der Medizin. Mein persönlicher Dank gilt hierbei meinen klinischen Mentoren, die mich im Denken und Vorgehen nachhaltig prägten.

Ich wünsche mir, dass dieses Buch einige der grundlegenden, jedoch auch tradierten Erfahrungen wiedergibt, gewonnen durch langjährige klinische Einsichten und verknüpft mit aktuellem Wissen. Dies macht unser klinisches Leben so spannend und abwechslungsreich, kann nicht allein in Leitlinien dargestellt werden und benötigt einen gehörigen Schuss an klinischer Lebenserfahrung.

In dieser Hoffnung ist das Buch verfasst worden und soll zum Verweilen und Stöbern, Nachlesen und Neuerkunden einladen. Beigetragen haben viele Autoren, denen ich für ihre Hingabe zu den Themen und Kapiteln meinen herzlichen Dank ausspreche. Ihr selbstloser Einsatz macht das Buch wertvoll und lesenswert.

Zum Abschluss dieser einführenden Worte möchte ich noch etwas anmerken: Ein persönlicher Eindruck, den ich in der Nephrologie gewonnen habe, ist, dass keine medizinische Disziplin derart viel Geduld oder Patience mit sich bringt wie die Nephrologie. Es gibt selten medizinische Notfälle in der Nephrologie. Die meisten Erkrankungen werden in kleinen Schritten, mit maßvollen Interventionen abwägend behandelt. Dies scheint eher unattraktiv für viele in der jüngeren Generation. Tatsächlich bietet dieses Vorgehen Raum für Abwägungen und maßvolles Handeln. Die Nieren sind zentral an der Herstellung der inneren Balance und dem Milieu beteiligt. Eine Balance wiederherzustellen bedarf des Feingefühls. In diesem Sinne hoffe ich, Ihnen eine gelungene Lektüre zu ermöglichen.

Magdeburg, April 2025
Prof. Dr. med. Peter R. Mertens

Fehler gefunden?

https://else4.de/978-3-437-21183-6
An unsere Inhalte haben wir sehr hohe Ansprüche. Trotz aller Sorgfalt kann es jedoch passieren, dass sich ein Fehler einschleicht oder fachlich-inhaltliche Aktualisierungen notwendig geworden sind.

Sobald ein relevanter Fehler entdeckt wird, stellen wir eine Korrektur zur Verfügung. Mit diesem QR-Code gelingt der schnelle Zugriff.

Wir sind dankbar für jeden Hinweis, der uns hilft, dieses Werk zu verbessern. Bitte richten Sie Ihre Anregungen, Lob und Kritik an folgende E-Mail-Adresse: kundendienst@elsevier.com

Herausgeber

Prof. Dr. med. Peter R. Mertens
Otto-von-Guericke-Universität
Klinik für Nieren- und Hochdruckkrankheiten, Diabetologie und Endokrinologie
Leipziger Straße 44
39120 Magdeburg

Autorinnen und Autoren

Prof. Dr. med. Hansjörg Bäzner
Klinikum Stuttgart
Neurologische Klinik
Kriegsbergstraße 60
70174 Stuttgart

Prof. Dr. med. Carsten Bergmann
Medizinische Genetik Mainz
Limbach Genetics
Haifa-Allee 38
55128 Mainz

Prof. Dr. med. Lothar Bergmann
Goethe-Universität Frankfurt, Universitätsklinikum
Medizinische Klinik 2, Hämatologie, Onkologie, Rheumatologie, Infektiologie
Theodor-Stern-Kai 7
60590 Frankfurt/Main

Priv.-Doz. Dr. med. Christos Chatzikyrkou
Medizinische Hochschule Hannover
Carl-Neuberg-Straße 1
30655 Hannover

Prof. Dr. med. David Czock
Universitätsklinikum Heidelberg
Innere Medizin IX – Abteilung für Klinische Pharmakologie und Pharmakoepidemiologie
Im Neuenheimer Feld 410
69120 Heidelberg

Kathrin Ebinger
Universitätsklinikum Heidelberg
Innere Medizin IX – Abteilung für Klinische Pharmakologie und Pharmakoepidemiologie
Im Neuenheimer Feld 410
69120 Heidelberg

Priv.-Doz. Dr. med. Fabian Echterdiek
Klinikum Stuttgart
Klinik für Nieren-, Hochdruck- und Autoimmunerkrankungen
Kriegsbergstraße 60
70174 Stuttgart
Klinikum rechts der Isar der TU München
Abteilung für Nephrologie
Ismaninger Straße 22
81675 München

Prof. Dr. med. Reinhard Fünfstück
Sophien- und Hufeland-Klinikum gGmbH
Klinik für Innere Medizin I
Henry-van-de-Velde-Straße 2
99425 Weimar

Prof. Dr. med. Matthias Girndt
Universitätsklinikum Halle (Saale)
Universitätsklinik und Poliklinik für Innere Medizin II
Ernst-Grube-Straße 40
06120 Halle (Saale)

Dr. med. Christian Gross
Klinik für Nieren- und Hochdruckkrankheiten, Diabetologie und Endokrinologie
Otto-von-Guericke-Universität Magdeburg
Leipziger Straße 44
39120 Magdeburg

Prof. Dr. med. Oliver Gross
Universitätsmedizin Göttingen
Georg-August-Universität
Klinik für Nephrologie und Rheumatologie
Robert-Koch-Straße 40
37075 Göttingen

Fridtjof Harder
Institut für Experimentelle und Klinische Pharmakologie, Toxikologie und Naturheilkunde
Universitätsklinikum Ulm
Helmholtzstraße 20
89081 Ulm

Prof. Dr. med. Uwe Heemann
Klinikum rechts der Isar der TU München
Abteilung für Nephrologie
Ismaninger Straße 22
81675 München

Friedhelm Hildebrandt, MD
William E. Harmon Professor of Pediatrics
Harvard Medical School
Chief, Division of Nephrology
Boston Children's Hospital
Enders 561
300 Longwood Avenue
Boston, Massachusetts 02115, USA

Dr. med. Christian Hinze
Klinik für Nieren- und Hochdruckerkrankungen
Medizinische Hochschule Hannover
Carl-Neuberg-Straße 1
30625 Hannover

Prof. Dr. med. Tobias B. Huber
Universitätsklinikum Hamburg-Eppendorf (UKE)
Martinistraße 52
20246 Hamburg

Prof. Dr. med. Frieder Keller
Universitätsklinikum Ulm
Institut für Experimentelle und Klinische Pharmakologie, Toxikologie und Naturheilkunde
Albert-Einstein-Allee 11
89081 Ulm

Dr. med. Leonie Kraft
Robert Bosch Krankenhaus Stuttgart
Abteilung für Allgemeine Innere Medizin und Nephrologie
Auerbachstraße 110
70376 Stuttgart

Prof. Dr. med. Martin K. Kuhlmann
Vivantes Klinikum im Friedrichshain
Klinik für Innere Medizin – Nephrologie
Landsberger Allee 49
10249 Berlin

Prof. Dr. med. Jörg Latus
Robert Bosch Krankenhaus Stuttgart
Abteilung für Allgemeine Innere Medizin und Nephrologie
Auerbachstraße 110
70376 Stuttgart

Dr. med. Ulla Ludwig
Universitätsklinikum Ulm
Abteilung Innere Medizin I, Sektion Nephrologie
Albert-Einstein-Allee 29
89081 Ulm

Prof. Dr. med. Peter R. Mertens
Otto-von-Guericke-Universität
Klinik für Nieren- und Hochdruckkrankheiten, Diabetologie und Endokrinologie
Leipziger Straße 44
39120 Magdeburg

Prof. Dr. med. Dr. h.c. Kurt G. Naber
Karl-Bickleder-Straße 44c
94315 Straubing

Prof. Dr. med. Harald Rupprecht
Klinik für Nephrologie, Angiologie, Rheumatologie
Klinikum Bayreuth GmbH
Medizincampus Oberfranken
Preuschwitzerstraße 101
95445 Bayreuth

Prof. Dr. med. Volker Schettler
Nephrologisches Zentrum Göttingen GbR
An der Lutter 24
37075 Göttingen

Prof. Dr. med. Kai Schmidt-Ott
Klinik für Nieren- und Hochdruckerkrankungen
Medizinische Hochschule Hannover
Carl-Neuberg-Straße 1
30625 Hannover

Prof. Dr. med. Martin Schostak
Klinik für Urologie, Uroonkologie, robotergestützte und fokale Therapie
Zertifiziertes Uroonkologisches Zentrum
Universitätsklinikum Magdeburg A. ö. R.
Leipziger Straße 44
39120 Magdeburg

Prof. Dr. med. Vedat Schwenger
Klinikum Stuttgart
Klinik für Nieren-, Hochdruck- und Autoimmunerkrankungen
Kriegsbergstraße 60
70174 Stuttgart

Dr. med. Claudia Seikrit
Uniklinik RWTH Aachen
Klinik für Nieren- und Hochdruckkrankheiten, rheumatologische und Immunologische Erkrankungen (Med. Klinik II)
Pauwelsstraße 30
52074 Aachen

Prof. Dr. med. Claudia Sommerer
Nierenzentrum Heidelberg
Zentrum für Innere Medizin, Medizinische Universitätsklink Heidelberg
Im Neuenheimer Feld 162
69120 Heidelberg

Prof. Dr. med. Frank Strutz
DKD Helios Klinik und KfH Nierenzentrum Wiesbaden
Nephrologie, Hypertensiologie und Rheumatologie
Von-Leyden-Straße 23
65191 Wiesbaden

Priv.-Doz. Dr. med. Björn Tampe
Klinik für Nephrologie und Rheumatologie
Universitätsmedizin Göttingen (UMG)
Georg-August-Universität Göttingen
Robert-Koch-Straße 40
37085 Göttingen

Dr. med. Sarah Weber
Goethe-Universität Frankfurt, Universitätsklinikum
Medizinische Klinik 2, Hämatologie, Onkologie, Rheumatologie, Infektiologie
Theodor-Stern-Kai 7
60590 Frankfurt/Main

Prof. Dr. med. Gunter Wolf, MHBA
Universitätsklinikum Jena
Klinik für Innere Medizin III
Am Klinikum 1
07749 Jena

Dr. med. Jonathan Zühlke
Klinik für Nephrologie, Angiologie, Rheumatologie
Klinikum Bayreuth GmbH
Medizincampus Oberfranken
Friedrich-Alexander-Universität Erlangen-Nürnberg
Preuschwitzerstraße 101
95445 Bayreuth

Abkürzungen

A	
AAV	ANCA-assoziierte Vaskulitiden
AB	Alphablocker
ABPM	Langzeitblutdruckmessung
ACE	Angiotensin Converting Enzyme
ACEI	Angiotensin Converting Enzyme Inhibitor
ACSS	Acute Cystitis Symptom Score
ADAMTS13	A disintegrin and metalloproteinase with thrombospondin type 1 motif, member 13
ADEM	akute disseminierte Enzephalomyelitis
ADPKD	autosomal-dominante polyzystische Nierenerkrankung/en (Autosomal Dominant Polycystic Kidney Disease)
ADPLD	autosomal-dominante polyzystische Lebererkrankung
ADTKD	autosomal-dominante tubulointerstitielle Nierenerkrankungen
AH	Antihypertensiva
AJCC	American Joint Committee on Cancer Criteria
AK	Antikörper, Autoantikörper
AKD	Acute Kidney Disease (akute Nierenschädigung)
AKI	Acute Kidney Injury (akute Nierenschädigung)
ALAT	Alanin-Aminotransferase
ANA	antinukleäre Antikörper
ANCA	antineutrophile zytoplasmatische Antikörper
ANV	akutes Nierenversagen
AP	Angina pectoris
APD	automatisierte Peritonealdialyse
ARB	Angiotensin-Rezeptorblocker
ARPKD	autosomal-rezessive polyzystische Nierenerkrankung
ARRS	ANCA Renal Risk Score
ASAT	Aspartat-Aminotransferase
ATCH	adrenokortikotropes Hormon
ATD	asphyxierende Thoraxdysplasie
AT1	Angiotensin-II-Rezeptor Typ 1
AUC	Area Under the Curve
AUG	Ausscheidungsurogramm
B	
BB	Blutbild; Betablocker
BBS	Bardet-Biedl-Syndrom
BD	Blutdruck
BCG	Bacillus Calmette-Guérin
BGA	Blutgasanalyse
BKV	Humanes Polyomavirus 1
BMI	Body-Mass-Index
BOT	basalunterstützte orale Therapie
BPI	Bactericidal/Permeability Increasing Protein
BPLTTC	Blood Pressure Lowering Treatment Trialists Collaboration
BSC	Best Supportive Care
BZ	Blutzucker
C	
CAPD	kontinuierliche ambulante Peritonealdialyse
CaSR	kalziumsensitiver Rezeptor
CECT	kontrastmittelgestützte Computertomographie
CED	kranioektodermale Dysplasie (Sensenbrenner-Syndrom)
CES	Clinical Exome Sequencing
CEUS	Contrast Enhanced Ultrasound
CIDP	chronische entzündliche demyelinisierende Polyneuropathie
CIS	Carcinoma in situ
CKD	Chronic Kidney Disease (chronische Nierenkrankheit)
CLICK	Chlorthalidone in Chronic Kidney Disease
CMV	Cytomegalievirus/Zytomegalievirus
CNI	chronische Niereninsuffizienz
CNI	Calcineurin-Hemmer
CPS	Combined Positive Score
CR	komplette Remissionsrate
CRP	C-reaktives Protein
CT	Computertomographie
CTU	CT-Urographie
CVD	Cardio Vascular Disease
CVK	zerebrovaskuläre Krankheit
CYC	Cyclophosphamid
D	
d	Tag/e
D	Diuretikum
DALI	direkte Adsorption von Lipoproteinen
DCM	dilatative Kardiomyopathie
DD	Differenzialdiagnose/n
DEARA	dualer Endothelin/Angiotensin-II-Rezeptor-Antagonist
DFPP	Doppelfiltrationsplasmapherese
DFS	Disease Free Survival (krankheitsfreies Überleben)
DLAR	Deutsches Lipoproteinapherese-Register
DMARD	Disease Modifying Antirheumatic Drug
DM	Diabetes mellitus
DMF	Doppelmembranfiltration
DMTF	Doppelmembranthermofiltration
DN	diabetische Nephropathie
DSA	Dextran-Sulfat-Apherese
DAS-P	Dextran-Sulfat-Apherese aus Plasma
DSA	digitale Subtraktionsangiographie
dsDNA	doppelsträngige DNA (Doppelhelix)
E	
EBV	Epstein-Barr-Virus
ED	Einzeldosis/-dosen
EG	Empfehlungsgrad
eGFR	geschätzte glomeruläre Filtrationsrate
EKG	Elektrokardiogramm
EGPA	eosinophile Granulomatose mit Polyangiitis
ELISA	Enzyme-Linked Immunosorbent Assay
ESA	erythropoesestimulierende Agenzien
ESBL	Extended-Spectrum-Betalaktamase(n)
ESRD	End Stage Renal Disease
ESWL	extrakorporale Stoßwellenlithotripsie
Ev	Evidenzstärke
EVC	Ellis-van-Creveld-Syndrom
F	
FCDS	farbcodierte Duplexsonographie
FFP	Fresh Frozen Plasma
FGF-23	Fibroblast Growth Factor 23
FHHNC	familiäre Hypomagnesiämie mit Hyperkalziurie und Nephrokalzinose

FPSA	fraktionierte Plasmaseparation und Adsorption
f_{ren}	renal eliminierte Fraktion
FS	Fettsäure(n)
FSGS	fokal-segmentale (sklerosierende) Glomerulosklerose
FSME	Frühsommer-Meningoenzephalitis (Tick-borne-Meningoenzephalitis)
G	
GBM	membranöse Glomerulonephritis
GBS	Guillain-Barré-Syndrom
GFR	glomeruläre Filtrationsrate
GGT	Gamma-Glutamyl-Transferase
GIP	glukoseabhängiges insulinotropes Peptid
GLP1-RA	Glucagon-like-Peptide-1-Rezeptor-Agonist/en
GN	Glomerulonephritis/Glomerulonephritiden
GOT	Glutamat-Oxalacetat-Transaminase
GPA	Granulomatose mit Polyangiitis
H	
h	Stunde/n
HA	Humanalbumin
Hb	Hämoglobin
HbA_{1c}	glykiertes Hämoglobin
HBK	Harnblasenkarzinom
HBP	häuslicher Blutdruck
HCO	High Cut Off
HD	Hämodialyse
HDF	Hämodiafiltration
H. E. L. P.	Heparin-induced Extracorporeal LDL Precipitation
HI	Herzinfarkt
HIF	hypoxieinduzierter Faktor
HUS	hämolytisch-urämisches Syndrom
HUVS	hypokomplementämische urtikarielle Vaskulitis
HYVET	Hypertension in the Very Elderly Trial
I	
IA	Immunadsorption
IDH	isolierte dominante Hypomagnesiämie mit Hypokalziurie
IDL	Intermediate Density Lipoprotein
IE/IU	internationale Einheit/International Unit
IFTA	interstitielle Fibrose und Tubulusatrophie
IgG	Immunglobulin G
IgM	Immunglobulin M
IHD	intermittierende Hämodialyse
IIF	indirekte Immunfluoreszenz
IMDC	International Metastatic RCC Database Consortium (Score)
IO	Immunonkologie
IO	Immun-Checkpoint-Inhibitor
irAEs	Immune-related Adverse Events
i. v.	intravenös
IVIG	intravenöse Immunglobuline
IVP	intravenöse Pyelographie
J	
JBTS	Joubert-Syndrom
K	
kD	Kilodalton
KDIGO	Kidney Disease: Improving Global Outcomes
KHK	koronare Herzkrankheit
KI	Konfidenzintervall
KKB	Kalziumkanalblocker
KOF	Körperoberfläche
KVE	kardiovaskuläre Erkrankung
L	
LA	Lipidapherese/Lipoproteinapherese
LDH	Lactatdehydrogenase
LDL	Low Density Lipoprotein
Lj.	Lebensjahr/e
LMWH	niedermolekulares Heparin
LP(a)	Lipoprotein (a)
M	
MARS	Molecular Adsorbent Recirculation System
MATE	Multidrug and Toxin Extrusion
MCCS	Mayo Clinic/Renal Pathology Society Chronicity Score
MCKD	medulläre Zystennieren-Erkrankung
MCN	Minimal-Change-Nephropathie
MCP	Membrane Cofactor Protein
mGFR	gemessene glomeruläre Filtrationsrate
MGRS	monoklonale Gammopathie renaler Signifikanz
MIC	minimale inhibitorische Konzentration
min	Minute/n
MKS	Meckel-Gruber-Syndrom
MMF	Mycophenolat-Mofetil
MOG	Myelin-Oligodendrozyten-Glykoprotein
Mon.	Monat/e
MONET	Membrane Filtration Optimized Novel Extracorporeal Treatment
MPA	mikroskopische Polyangiitis
MPO	Myeloperoxidase
MPS	Massive Parallel Sequencing
MRA	Mineralkortikoid-Rezeptorantagonist
MRT	Magnetresonanztomographie
MS	multiple Sklerose
M6G	Morphin-6-Glucuronid
mTOR	Mechanistic Target of Rapamycin
MTS	Molar Tooth Sign (Backenzahnzeichen)
MUC1	Mucin-1-Gen
MuSK	muskelspezifische Tyrosinkinase
MVAC	Methotrexat, Vinblastin, Doxorucibin, Cisplatin
N	
NED	No Evidence of Disease
NMDA	N-Methyl-D-Aspartat
NMOSD	Neuromyelitis-optica-Spektrum-Erkrankung
NNT	Number Needed to Treat
NPHP	Nephronophthise
NSAID/NSAR	nichtsteroidale/s Antiphlogistikum/a
NTX	Nierentransplantation
NZK	Nierenzellkarzinom
O	
OCT2	Organic Cation Transporter-2
ODS	osmotisches Demyelinisierungssyndrom
OPAL®	Open Albumin
ORR	Objective Response Rate (objektive Ansprechrate)
OS	Overall Survival (Gesamtüberleben)
P	
PARP	Poly (ADP-ribose) Polymerase
PAVK	periphere arterielle Verschlusskrankheit
PBD	Praxisblutdruck
PCP	*Pneumocystis-jirovecii*-Pneumonie
PCNL	perkutane Nephrolitholapaxie
PCSK9	Proprotein Convertase Subtilisin/Kexin Type 9
PD	Peritonealdialyse

PET	Positronenemissionstomogramm/-graphie; peritonealer Equilibrationstest
PET-CT	Positronenemissionstomogramm-Computertomographie
PFS	progressionsfreien Überleben
pHPT	primärer Hyperparathyreoidismus
PI	Pulsatility-Index
PID	Pelvic Inflammatory Disease (Adnexitis)
PLA2R	Phospholipase-A2-Rezeptor
PML	progressive multifokale Leukenzephalopathie
PMN	membranöse Glomerulonephritis
p. o.	peroral, per os
PP	Plasmapherese
PPI	Protonenpumpen-Inhibitor/en
PR3	Proteinase 3
PSMA	prostataspezifisches Membranantigen
PTA	perkutane transluminale Angioplastie
PTH	Parathormon
R	
RA	Rezeptor-Agonist
RAAS	Renin-Angiotensin-Aldosteron-System
RCAD	Renal Cysts and Diabetes Syndrome
REN	Renin-Gen
RI	Resistance Index (Widerstandsindex)
RPGN	Rapid Progressive Glomerulonephritis
RPI	Retikulozyten-Reproduktions-Index
RTA	renale tubuläre Azidose
S	
s	Sekunde/n
SA	Schlaganfall
SAA	Serumamyloid A
SBP	spontane bakterielle Peritonitis
s. c.	subkutan
SD	Stable Disease
SEGA	subependymales Riesenzellastrozytom
SGLT2	Natrium-Glucose-Cotransporter
sHPT	sekundärer Hyperparathyreoidismus
SIADH	Syndrom der inadäquaten ADH-Sekretion
s. l.	sublingual
SLE	systemischer Lupus erythematodes
SPRINT	Systolic Blood Pressure Intervention Trial
T	
Tbc	Tuberkulose
THD	Thiaziddiuretikum
TIA	transitorische ischämische Attacke
TIN	tubulointerstitielle Nierenkrankheiten
TINU	tubulointerstitielle Nephritis mit Uveitis
TKI	Tyrosinkinase-Inhibitor
TMA	thrombotische Mikroangiopathie
TNF	Tumornekrosefaktor
TRF	Targeted Release Formulation
TSAT	Transferrinsättigung
TSC	tuberöse Sklerose
TSH	Thyreoidea-stimulierendes Hormon
TTP	thrombotisch-thrombozytopenische Purpura
TUR	transurethrale Resektion
TUR-B	transurethrale Blasenresektion
U	
UACR	Urin-Albumin-Kreatinin-Ratio
UMOD	Uromodulin-Gen
UPJ	ureteropelviner Übergang
URS	Ureterorenoskopie
UVJ	ureterovesikaler Übergang
V	
V.	Vena
V. a.	Verdacht auf
VEGF	Vascular Endothelial Growth Factor
VHF	Vorhofflimmern
VHL	Von-Hippel-Lindau(-Syndrom)
VLDL	Very Low Density Lipoprotein
vs.	versus
Vv.	Venae
VWF	Von-Willebrand-Faktor
W	
WES	Whole Exome Sequencing
WGS	Whole Genome Sequencing
WHO	Weltgesundheitsorganisation
Z	
ZNS	Zentralnervensystem

Abbildungsnachweis

Der Verweis auf die jeweilige Abbildungsquelle befindet sich bei allen Abbildungen im Werk am Ende des Legendentextes in eckigen Klammern. Alle nicht besonders gekennzeichneten Grafiken und Abbildungen © Elsevier GmbH, München.

E499-003 Penman ID, Ralston SH, Strachan MWJ, Hobson R. Davidson's Principles and Practice of Medicine, 24th Edition, Elsevier 2023

E1393-001 Hildebrandt F. Nephronophthisis and Medullary Cystic Kidney Disease. In: Avner E, Harmon W, Niaudet P, Yoshikawa N. (eds) Pediatric Nephrology, 6th Ed. Springer, Berlin, Heidelberg. 2009. https://doi.org/10.1007/978-3-540-76341-3_35

E1404 Field MJ, et al. The Renal System, 2nd Edition, Elsevier Churchill Livingstone 2010

E1405 Shah BV. Anemia in Chronic Kidney Disease. ECAB Clinical Update: Nephrology, Elsevier India 2012

E1406 Lifton RP, Somlo S, Giebisch GH, Seldin DW. Genetic Diseases of the Kidney, 1st Edition, Elsevier Academic Press 2008

E1407-018 Morbidelli L. Antiangiogenic Drugs as Chemosensitizers in Cancer Therapy, 1st Edition, Volume 18: Cancer Sensitizing Agents for Chemotherapy, Elsevier Academic Press 2022

E1408 Raman SP, Rosado-de-Christenson ML, Zaheer A, Martínez-Jiménez S, Fananapazir G, Garrana S, Rogers D, Foster BR. Imaging Anatomy: Chest, Abdomen, Pelvis, 3rd Edition, Elsevier 2023

F591 Catto JWF, Chapple CR. Urological diagnosis - history and investigations. Surgery (Oxford), 26(4), 154-160.(2008). https://doi.org/10.1016/j.mpsur.2008.02.007

F779-014 Kidney Disease: Improving Global Outcomes (KDIGO) Glomerular Diseases Work Group. KDIGO 2021 Clinical Practice Guideline for the Management of Glomerular Diseases. Kidney Int. 2021;100(4S):S1-S276. doi:10.1016/j.kint.2021.05.021

F779-017 Kidney Disease: Improving Global Outcomes (KDIGO) CKD Work Group. KDIGO 2024 Clinical Practice Guideline for the Evaluation and Management of Chronic Kidney Disease. Kidney Int. 2024;105(4S):S117-S314. doi:10.1016/j.kint.2023.10.018

F779-018 Gansevoort RT, Matsushita K, van der Velde M, et al. Lower estimated GFR and higher albuminuria are associated with adverse kidney outcomes. A collaborative meta-analysis of general and high-risk population cohorts. Kidney Int. 2011;80(1):93-104. doi:10.1038/ki.2010.531

F779-020 Isakova T, Wahl P, Vargas GS, et al. Fibroblast growth factor 23 is elevated before parathyroid hormone and phosphate in chronic kidney disease [published correction appears in Kidney Int. 2012 Aug;82(4):498]. Kidney Int. 2011;79(12):1370-1378. doi:10.1038/ki.2011.47

F779-021 Brix SR, Noriega M, Tennstedt P, et al. Development and validation of a renal risk score in ANCA-associated glomerulonephritis. Kidney Int. 2018;94(6):1177-1188. doi:10.1016/j.kint.2018.07.020

F779-022 Sethi S, D'Agati VD, Nast CC, et al. A proposal for standardized grading of chronic changes in native kidney biopsy specimens. Kidney Int. 2017;91(4):787-789. doi:10.1016/j.kint.2017.01.002

F909-004 Berden AE, Ferrario F, Hagen EC, et al. Histopathologic classification of ANCA-associated glomerulonephritis. J Am Soc Nephrol. 2010;21(10):1628-1636. doi:10.1681/ASN.2010050477

F991-002 National Kidney Foundation. K/DOQI clinical practice guidelines for chronic kidney disease: evaluation, classification, and stratification. Am J Kidney Dis. 2002;39(2 Suppl 1):S1-S266

F1050-004 Hsieh JJ, Purdue MP, Signoretti S, et al. Renal cell carcinoma. Nat Rev Dis Primers. 2017;3:17009. Published 2017 Mar 9. doi:10.1038/nrdp.2017.9

F1083-001 Ott C, Schmieder RE. Diagnosis and treatment of arterial hypertension 2021. Kidney Int. 2022;101(1):36-46. doi:10.1016/j.kint.2021.09.026

F1202-001 Uhl A, Czock D, Boehm BO, Zellner D, Mertz A, Keller F. Pharmacokinetics and pharmacodynamics of methylprednisolone after one bolus dose compared with two dose fractions. J Clin Pharm Ther. 2002;27(4):281-287. doi:10.1046/j.1365-2710.2002.00422.x

G516-003 Johnson RJ, Floege J, Tonelli M. Comprehensive Clinical Nephrology, 7th Edition, Elsevier 2024

G924 Brierley J, Gospodarowicz M, Wittekind C. TNM classification of malignant tumours, 8th editon, published by UICC. John Wiley & Sons, 2017

G944 Patton KT, Thibodeau GA. The human body in health and disease, 7th Edition, Elsevier 2018

G1318 Zaheer A, Raman SP, Foster BR, Fananapazir G. ExpertDDx: Abdomen and Pelvis, 3rd Edition, Elsevier 2022

H017-003 Meersch M, Schmidt C, Hoffmeier A, et al. Prevention of cardiac surgery-associated AKI by implementing the KDIGO guidelines in high risk patients identified by biomarkers: the PrevAKI randomized controlled trial. Intensive Care Med. 2017;43(11):1551-1561. doi:10.1007/s00134-016-4670-3

H224-002 Hakroush S, Tampe D, Korsten P, Ströbel P, Zeisberg M and Tampe B (2021) Histopathological Findings Predict Renal Recovery in Severe ANCA-Associated Vasculitis Requiring Intensive Care Treatment. Front. Med. 7:622028. doi: 10.3389/fmed.2020.622028

H554-001 da Silva IMD, Vacario BGL, Okuyama NCM, et al. Polymorphisms in drug-metabolizing genes and urinary bladder cancer susceptibility and prognosis: Possible impacts and future management. Gene. 2024;907:148252. doi:10.1016/j.gene.2024.148252

K157 Werner Krüper, Steinhagen

L143 Heike Hübner, Berlin

L157 Susanne Adler, Lübeck

L231 Stefan Dangl, München

M181 Dr. med. Steffen Krautzig, Bad Münder

M512 Dr. Peter Banholzer, München

M1457 Prof. Dr. med. Martin Schostak, Magdeburg

P062 Prof. Dr. med. Harald Rupprecht, Bayreuth

P663 Prof. Dr. med. Oliver Gross, Göttingen

P834 Prof. Dr. Kerstin Amann, Erlangen

P1220 Prof. Dr. med. Matthias Girndt, Halle (Saale)

P1502 Prof. Dr. Peter Mertens, Magdeburg

P1503 Dr. Christian Gross, Magdeburg

P1590 Prof. Dr. med. Tobias B. Huber, Hamburg

T816-8 Universitätsklinikum Jena, Klinik für Innere Medizin III, Prof. Dr. med. Gunter Wolf

T1108 Klinikum Stuttgart, Katharinenhospital, Klinik für Nieren-, Hochdruck- und Autoimmunerkrankungen

W1283-002 Deutsche Gesellschaft für Urologie e. V. (DGU), Arbeitskreis Harnsteine der Akademie der Deutschen Urologen. S2k-Leitlinie zur Diagnostik, Therapie und Metaphylaxe der Urolithiasis – Aktualisierung 2018. AWMF Registernummer 043-025

Inhaltsverzeichnis

KAPITEL

1 Nephrologische Diagnostik

Christian Gross und Peter R. Mertens

Die **Nephrologie** hat als Querschnittfach vielfältige Bezüge zu anderen medizinischen Disziplinen. Entsprechend weitgefächert sind die diagnostischen Überlegungen und Methoden. Im folgenden Überblick zeigt sich dies bereits bei der Anamnese und der körperlichen Untersuchung und setzt sich dann in der Erfassung paraklinischer Befunde fort. Besprochen werden die wichtigsten laborchemischen Parameter, bildgebenden Verfahren, die Nierenbiopsie und molekulargenetische Analysen.

1.1 Anamnese

Der „nephrologische Patient" kann sich mit akuten Symptomen und chronischen Beschwerden vorstellen. Dieser temporale Aspekt ist im Anamnesegespräch herauszuarbeiten. Vorzugsweise sollten am Anfang offene Fragen stehen. Gleichwohl darf nicht auf eine ordnende Struktur verzichtet werden. Neben dem genannten zeitlichen Ablauf sind derartige strukturierende Momente: Schmerzen, Zeichen der Inflammation, Hinweise auf eine Organdysfunktion bzw. strukturelle Läsionen (z. B. Oligurie/Polyurie – i. d. R. vom Patienten nicht quantifiziert, schäumender Urin, Hämaturie – roséfarben – vs. Hyperbilirubinurie – altbierbraun), Störungen der Blutdruckregulation, kardiopulmonale Symptome (etwa Dyspnoe, Ödeme, Gewichtszunahme, sonstige Zeichen der Hypo- oder Hypervolämie), Anhaltspunkte für eine vaskuläre Insuffizienz/Durchblutungsstörung (zentral/peripher), Auffälligkeiten im Sinne einer Systemerkrankung (Gewichtsabnahme, Nachtschweiß), ggf. mit Mehrorganbeteiligung (z. B. Haut: Exantheme, Petechien; Pulmo: Hämoptysen; ZNS: Veränderungen der Vigilanz, Kognition; Gelenke: Schmerzen, Schwellung).

Unter ähnlichen Gesichtspunkten sind die Vorerkrankungen zu erfassen. Frühere Arztbriefe und relevante paraklinische Befunde sollten beigebracht werden, um insbesondere den Verlauf der Nierenfunktion zu rekapitulieren. In der nephrologischen Anamnese ist u. a. nach Diabetes mellitus (Typ, Dauer, Folgeerkrankungen), arteriellem Hypertonus (Dauer, sekundäre Schäden), kardiovaskulären und rheumatologischen Erkrankungen (z. B. systemischer Lupus erythematodes, Vaskulitiden), chronischen Infekten, Hauterkrankungen, Neoplasien, thromboembolischen Ereignissen, Kontrastmittelapplikation, ggf. Aborten zu fragen.

Große Bedeutung kommt der Medikamentenanamnese zu, da eine Vielzahl von Substanzen teils dosisabhängig, teils immunologisch vermittelt Nierenschäden hervorrufen können. Hier ist ggf. zu jedem verwendeten Präparat zu eruieren, ob renale Nebenwirkungen beschrieben sind. Dosis und Dauer der Einnahme sollten genau recherchiert werden. NSAR bewirken z. B. toxische und ischämischbedingte Effekte, können aber ebenso eine akute interstitielle Nephritis verursachen. Diese Schädigung kann auch nach zahlreichen anderen Substanzen auftreten, z. B. Antiinfektiva, Protonenpumpenhemmern. Gleichermaßen finden sich glomeruläre Schäden (etwa nach Antirheumatika) oder eine thrombotische Mikroangiopathie (u. a. unter Ciclosporin, Gemcitabin).

In der Suchtmittelanamnese sind neben Nikotin und Alkohol auch andere potenziell nephrotoxische Substanzen oder Praktiken zu erfragen (Kokain, i. v. Drogenabusus).

Die Familienanamnese sollte sowohl die Belastung durch allgemeine Risikofaktoren (Hypertonus, Diabetes mellitus, kardiovaskuläre Erkrankungen) dokumentieren als auch spezifische Nierenerkrankungen erfassen, z. B. aufgrund genetischer Defekte wie bei Zystennieren (ADPKD, ARPKD), dem Alport-Syndrom oder Morbus Fabry.

In der Sozial- und Berufsanamnese gilt es, die Exposition gegenüber potenziellen Noxen festzuhalten. Ebenso ist die soziale und berufliche Situation im Falle eines Fortschreitens der Nierenerkrankung mit Erreichen der Dialysepflicht zu berücksichtigen.

1.2 Körperliche Untersuchung

In der Aufnahmeuntersuchung sind die wichtigsten biometrischen Daten und die Vitalparameter zu notieren. Die Untersuchung darf nicht die **Red Flags** versäumen, die einen potenziell bedrohlichen Zustand des Patienten anzeigen: Dyspnoe, Tachykardie, Thoraxschmerzen, hohes Fieber, Vigilanzminderung. Wir registrieren zunächst den **Gesamteindruck** (Allgemeinzustand, Habitus, Nutrition) und wenden uns dann den **einzelnen Organsystemen** zu. Typische Veränderungen der Haut bei Nierenkranken können sein: ein gelblich-graues Hautkolorit durch Ablagerung von Urochromen, Petechien (bei Vaskulitiden, Thrombozytopenien), Erytheme (Schmetterlingserythem bei systemischem Lupus erythematodes, Erytheme bei Infekten), apikale Perfusionsdefekte der Extremitäten (bei Ischämie, Endokarditis, Blue Toe bei Cholesterinembolien), Livedo reticularis (bei Vaskulitis, Cholesterinembolien), Ödeme (bei nephrotischem Syndrom, Herzinsuffizienz, medikamenteninduziert), sichtbare Deformitäten (Sattelnase bei Granulomatose, sog. Madonnenfinger bei Sklerodermie), Kratzdefekte bei Pruritus. In Hinblick auf das Herz-Kreislauf-System ist auf Zeichen der Hyper- bzw. Hypovolämie zu achten (Ödeme, Hautturgor, Halsvenenstauung). Wichtige Befunde werden hier mittels Auskultation erhoben (Herzgeräusche bei Vitien, Perikardreiben bei Perikarderguss urämischer oder entzündlicher Genese). Über der

Lunge zeigen feuchte Rasselgeräusche eine Stauung oder Infiltration an. Mittels Perkussion lässt sich die Ausdehnung von Pleuraergüssen abschätzen (bei Hypervolämie oder Pleuritis). In der Untersuchung des Abdomens kann Flankenklopfschmerz auf eine Pyelonephritis hinweisen. Große Zystennieren werden oft bereits in der Inspektion und Palpation des Abdomens bemerkt. Ansonsten ergeben sich selten direkt Auffälligkeiten im Bereich der Nieren. Viele gastrointestinale Befunde, die mit Nierenerkrankungen einhergehen, sind jedoch der klinischen Untersuchung gut zugänglich, etwa Zeichen der Leberschädigung bei hepatorenalem Syndrom.

Die neurologische Untersuchung hat gleichermaßen das zentrale wie periphere Nervensystem zu berücksichtigen. Zentrale Störungen können in Zephalgien (infolge arterieller Hypertonie, medikamentös verursacht, bei Autoimmunerkrankungen wie Lupus), Krampfanfällen und Vigilanzminderung bis hin zum Koma (Urämie, Hypo-/Hypernatriämie) bestehen. In Hinblick auf das periphere Nervensystem sind motorische Affektionen (Paresen bzw. Spasmen bei pathologischen Werten für Kalium, Kalzium) und sensorische Läsionen zu unterscheiden (Polyneuropathie bei Urämie, Diabetes mellitus, Vaskulitiden, Amyloidose). Die Ergebnisse der Anamnese und körperlichen Untersuchung werden zuletzt ausgewertet, um Arbeitsdiagnosen zu bilden, welche die folgende laborchemische und apparative Diagnostik steuern. Ziel ist ein rationeller, fokussierter Einsatz der Ressourcen.

1.3 Untersuchungen des Urins

MERKE

Die differenzierte Untersuchung des Urins stellt eine wichtige nephrologische Kompetenz dar. Sie dient der Abklärung metabolischer, infektiöser und immunologischer Störungen (➤ Tab. 1.1).

Urinteststreifen sind als Screeningverfahren geeignet, um semiquantitativ Erythrozyten, Hämoglobin, Leukozyten, Protein, Glukose und den pH-Wert des Urins zu bestimmen. Von den Proteinen wird nur Albumin gemessen, nicht aber z. B. Leichtketten. Wenn Erythrozyten oder Leukozyten nachgewiesen werden, ist die mikroskopische Untersuchung des Urinsediments anzuschließen.

Urinsediment: Hierfür sollte vorzugsweise der zweite Morgenurin verwendet werden. Um eine Konzentration zellulärer und anderer Bestandteile des Urins zu erreichen, wird der Urin zentrifugiert (mind. 5 min ca. 1500 U/min). Als Übersichtsvergrößerung wird 100 × (Okular 10 ×, Objektiv 10 ×) gewählt, zur weiteren Beurteilung dann die 400 ×-Vergrößerung (Objektiv 40 ×). Die Zellen werden semiquantitativ erfasst, indem man mind. 10 Gesichtsfelder auszählt und den Mittelwert pro Gesichtsfeld angibt (alternativ aus nicht zentrifugiertem Urin Quantifizierung in der Zählkammer; Cavanaugh, Perazella 2018).

Erythrozyten können glomerulären Ursprungs sein oder aus den ableitenden Harnwegen stammen. Sie werden daher bei Infekten, Schleimhautläsionen und glomerulären Erkrankungen gefunden. Beurteilt werden Anzahl und Morphologie (Norm < 2/Gesichtsfeld, < 5/µl [Zählkammer]). **Leukozyten** finden sich bei Infekten oder nichtinfektiösen entzündlichen Veränderungen, vorwiegend des Tubulointerstitiums. Norm (< 5/Gesichtsfeld, < 3/µl [Zählkammer]). **Bakterien/Parasiten/Pilze** sind bei entsprechenden Infektionen nachweisbar und sollten ggf. nach der Morphologie differenziert werden.

Zylinder (Casts) entstehen von der Henle-Schleife an nach distal, Grundgerüst ist Uromodulin (Tamm-Horsefall-Protein). Man unterscheidet Erythrozytenzylinder (bei Glomerulonephritis), Leukozytenzylinder (Harnwegsinfekte), hyaline Zylinder, Wachszylinder, Pigmentzylinder (z. B. mit Myoglobin bei Rhabdomyolyse), Zylinder mit Leichtketten/Tamm-Horsfall-Protein bei Myelomniere.

Tab. 1.1 Typische Urinbefunde und klinische Syndrome (mod. nach Cavanaugh, Perazella 2018)

	Aspekt	Urinsediment	Teststreifen
Prärenale Nierenschädigung	Dunkel/konzentriert	Gelegentlich Tubulusepithelzellen, hyaline Zylinder	Spez. Gewicht erhöht, Protein ±
Akute interstitielle Nephritis		Leukozyten, Leukozytenzylinder, Tubulusepithelzellen, Erythrozyten, granulierte Zylinder	Protein ±, L ±, Ery ±
Akute Tubulusnekrose	Dunkel	Leukozyten, Tubulusepithelzellen, dunkelbraune granulierte Zyinder	Protein ±
Nephrisches Syndrom/ RPGN[1]		Dysmorphe Erythrozyten, Akanthozyten, Erythrozytenzylinder, granulierte Zylinder	Protein ++, Ery ++
Nephrotisches Syndrom	Schäumend	Lipidkörperchen, Cholesterinkristalle; in Polarisation Malteserkreuz; Zylinder mit Einschluss von Lipidkörperchen	Protein +++
Pyelonephritis	Trüb, Foetor	Leukozyten, Leukozytenzylinder, Bakterien, Erythrozyten	L ++, Ery +, Nitrit ±, pH wechselnd
Kristallopathie	Ggf. Steinabgang, Hämaturie	Erythrozyten, variable Formen (pH beachten), unterschiedliches Polarisationsverhalten	Ery +, pH wechselnd
Medikamente/Intoxikationen	Unter Umständen auffällige Farbe, Geruch	Unter Umständen Kristalle	

[1]RPGN = Rapid Progressive Glomerulonephritis

Kristalle werden bei verschiedenen metabolischen Störungen, genetisch bedingten Kristallopathien oder Intoxikationen gesehen (➤ Abb. 1.1). Ihre Konfiguration ist abhängig vom Urin-pH (Cavanaugh, Perazella 2018; Daudon et al. 2017). Beispiele sind: Harnsäurekristalle (mit unterschiedlichen Formen, z. B. bei Uratsteinen, Tumorlyse), Kalziumoxalat-Kristalle (exogen verursacht durch Ernährung, toxische Substanzen; endogen bei chronischen Diarrhöen, primärer Oxalose). Auch bestimmte Medikamente können zur Bildung von Kristallen führen, z. B. Acyclovir, Ciprofloxacin, HIV-Proteaseinhibitoren, Methotrexat.

Die **Phasenkontrastmikroskopie** erlaubt eine genauere Beurteilung der Erythrozytenmorphologie und dient so der Detektion einer glomerulären Hämaturie. Die Untersuchung findet bei 400 ×-Vergrößerung statt. In ihrer Gestalt charakteristisch veränderte Erythrozyten werden pro Gesichtsfeld ausgezählt und nach ihrem prozentualen Anteil angegeben (Neuendorf 2019).

- Akanthozyten zeichnen sich durch Konturausstülpungen aus (Micky-Maus-artiger Aspekt). Über 5 %/Gesichtsfeld gilt als pathologischer Befund.
- Dysmorphe Erythrozyten besitzen eine unregelmäßige Form. Pathologisch: > 50 %.
- Erythrozytenzylinder, d. h. Zylinder, die aneinandergelagerte Erythrozyten enthalten, werden als pathognomonisch für eine glomeruläre Hämaturie angesehen.

INFO

Limitationen: Untersucherabhängig; Präanalytik wichtig (Urinprobe muss innerhalb von max. 1–2 h bearbeitet werden); keine eindeutige Korrelation mit klinischer Symptomatik.

1.3.1 Bakteriologie

Wenn in der Urinmikroskopie pathogene Mikroorganismen in signifikanter Zahl nachgewiesen werden, sollte eine Urinkultur zur Differenzierung und Resistenzbestimmung angelegt werden. Werte $\leq 10^5$ KBE/ml gelten als grenzwertig, $> 10^5$ KBE/ml als Nachweis einer Infektion. Verwendet wird Mittelstrahlurin (**cave:** keine desinfizierenden Maßnahmen, keine Seife vorher einsetzen). Im Falle unklarer mikrobiologischer Befunde oder anatomischer Besonderheiten lässt sich die Blase unter streng sterilen Kautelen auch direkt punktieren. Zur Erregeranzucht werden Standardkulturmedien eingesetzt, z. B. Uricult®, bei speziellen Fragestellungen Mykosekulturen, Nährmedien für Anaerobier, Ureaplasma, Chlamydien. Eine sterile Leukozyturie, d. h. ohne Bakteriennachweis, kann Anhalt sein für eine immunologische Erkrankung (TINU-Syndrom, Reiter-Syndrom), nichtbakterielle Nephritis oder Tbc.

1.3.2 Spezielle Urinanalysen

Als Material für die laborchemische Analyse des Urins kann **Spontanurin (engl.: Spot Urine)** oder **Sammelurin** (meist > 24 h) genutzt werden. Mittels Spontanurin lassen sich semiquantitative Abschätzungen treffen, im Sammelurin sind exakte zeitbezogene Messungen möglich, dies allerdings eingeschränkt in ihrer Validität aufgrund häufiger Sammelfehler.

MERKE

24-h-Sammelurin wird oft nicht korrekt durchgeführt, da die erste Harnportion bei Beginn verworfen und die letzte Portion am Ende der Sammelperiode noch in die Sammlung eingeschlossen werden muss. Daher hat sich die Analyse des Spontanurins und die Bildung von Albumin/Kreatinin bzw. Protein/Kreatinin-Ratio durchgesetzt. Ausnahmen für 24-h-Sammelurin: Messung auf Normetanephrin, Metanephrin, Hydroxyindolessigsäure bei V. a. Phäochromozytom; Quantifizierung von Natrium im Urin zur Abschätzung des Kochsalzkonsums; Spezialuntersuchungen zur Abklärung von Elektrolytstörungen (Kalium, Kalzium).

Als Indikationen für die Verwendung von Sammelurin (24 h) gelten: Messung der Kreatinin-Clearance (➤ Kap. 1.3.3), Eiweissausscheidung (➤ Kap. 1.3.3), Elektroytausscheidung, Hormondiagnostik bei sekundärer Hypertonie (➤ Kap. 18), renale Exkretion von Stoffwechselprodukten, Toxinen. Liegt z. B. eine Hypokaliämie unklarer Ätiologie vor, gibt die Kaliumausscheidung im Sammelurin Aufschluss darüber, ob Kaliumverluste renaler oder anderer Genese (meist intestinal) ursächlich sind. Besteht bei Hyponatriämie der

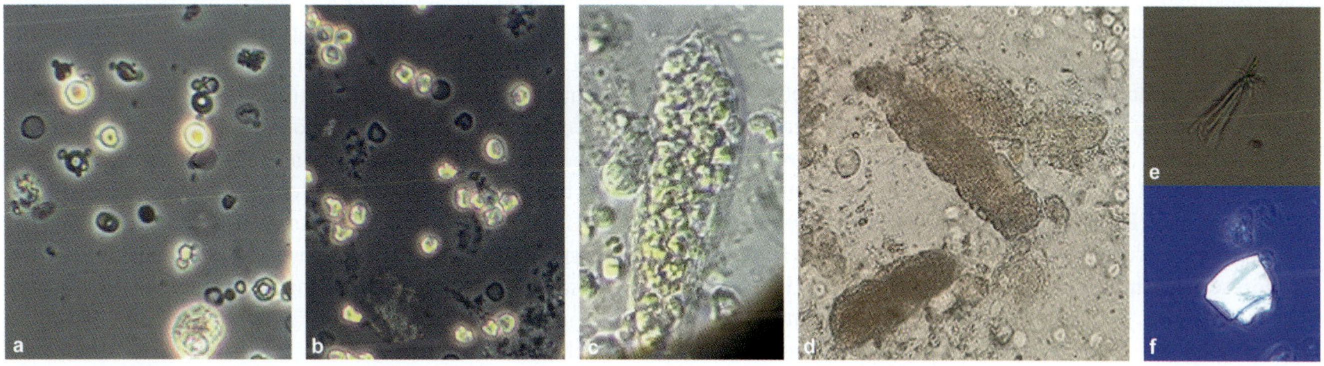

Abb. 1.1 Urinsedimentbefunde. **a** Akanthozyten, **b** dysmorphe Erythrozyten, **c** Erythrozytenzylinder, **d** granulierter Zylinder, **e** Harnsäurekristalle, **f** Kalziumoxalatkristalle [P1502, P1503]

V. a. ein SIADH, so nutzt man hingegen Spontanurin. Die Werte für Natrium und die Osmolalität sind dann darin erhöht; bei Volumenmangel oder hepatorenalem Syndrom zeigt sich hingegen ein niedriges Natrium. Stets sind bei der Urindiagnostik medikamentöse Störfaktoren zu berücksichtigen (Kouri et al. 2023; Palmer, Clegg 2019; Kamel, Halperin 2021).

1.3.3 Proteinurie

Die Bedeutung der Proteinurie ergibt sich einerseits daraus, dass sie immer auf eine relevante strukturelle Schädigung des Nierengewebes hinweist, andererseits nach vielen großen epidemiologischen Studien einen wichtigen kardiovaskulären Risikofaktor darstellt. Das Markerprotein ist Albumin. Es wird mit einer Molekülgröße von ca. 60 kDa von der intakten glomerulären Basalmembran aufgrund seiner negativen Ladung zurückgehalten. Kleinere Proteine passieren die Basalmembran, werden jedoch fast vollständig im Tubulussystem resorbiert. In geringem Ausmaß werden Proteine aus den Tubuluszellen auch in das Lumen sezerniert. Die Normgrenze für Protein im Urin beträgt 150 mg/d, für Albumin 30 mg/d.

Der **Urinteststreifen** erfasst semiquantitativ nur Albumin, ≥ 200–300 mg/l. Eine genauere Bestimmung der Proteinurie ist mittels **Sammelurin** (i. d. R. 24 h) oder durch Messung des Quotienten (Ratio) von **Protein und Kreatinin im Spontanurin (PCR)** bzw. **Albumin und Kreatinin im Spontanurin (ACR)** möglich. Zusätzlich wurde ein Mikralteststreifen zur Quantifizierung kleiner Mengen an Albumin im Urin entwickelt, der leicht anzuwenden ist.

In der klinischen Routine wie auch in einer Vielzahl von Studien wird die Eiweißausscheidung mittels der ACR und PCR abgeschätzt. Durch Bezug der Eiweiß- auf die Kreatininkonzentration im Urin werden wegen der i. d. R. konstanten Kreatininausscheidung Schwankungen aufgrund wechselnder Hydratation ausgeglichen. Nach den KDIGO-Leitlinien (KDIGO 2024) sollte hierbei die ACR verwendet werden. Als Material eignet sich am besten der zweite Morgenurin. Die Angabe erfolgt in mg Albumin/mmol Kreatinin oder mg Albumin/g Kreatinin (Umrechnungsfaktor 8,85). Die Eiweißausscheidung wird wie folgt eingeteilt: Normal: ACR < 30 mg/g, Mikroalbuminurie: ACR 30–300 mg/g, Makroalbuminurie: ACR 300–2000 mg/g, nephrotischer Bereich Albuminurie: ACR > 2000 mg/g (PCR > 3500 mg/g).

Bei der selektiven Proteinurie liegt nahezu ausschließlich Albumin im Urin vor, während bei der unselektiven Proteinurie die Albuminfraktion durch die Ausscheidung weiterer großmolekularer Proteine wie IgG etc. ergänzt wird. Als Ursache der selektiven Proteinurie ist eine Minimal-Change-Glomerulonephritis mit hoher Wahrscheinlichkeit zu diagnostizieren, insbesondere wenn das Ausmaß sehr hoch ist (DGfN, DGKL 2021; Levey et al. 2022).

Eine Differenzierung von Urinproteinen ist mittels der **Disk-Elektrophorese** möglich. Ebenso lassen sich gezielt einzelne Proteine im Urin messen (z. B. IgG, Alpha1-Mikroglobulin). Beim multiplen Myelom kann die **Immunfixationselektrophorese** monoklonale Immunglobuline oder Leichtketten im Urin (sog. Bence-Jones-Proteinurie) nachweisen.

1.4 Blutparameter

Die Diagnostik sollte aus Gründen der Zeit- und Kostenökonomie immer problemorientiert erfolgen.

Anämie: Nierenerkrankungen sind häufig mit Blutbildveränderungen verbunden. Die renale Anämie aufgrund eines Mangels an Erythropoetin bei chronischer Nierenkrankheit ist normozytär, normochrom (MCV und MCH normal), im Falle einer gleichzeitig bestehenden Eisendepletion aber u. U. mikrozytär und hypochrom. Hinweis auf einen Eisenmangel gibt eine Erhöhung der hypochromen Erythrozyten (> 5 %). Dieser Parameter ist deutlich kostengünstiger als die Bestimmung des vollständigen Eisenstatus mit Ferritin, Transferrin, Transferrinsättigung und Eisen. Hier zeigen eine Transferrinsättigung < 20 % und ein Ferritin < 100 µg/l ein Eisendefizit an. Die gestörte Erythropoese des chronisch nierenkranken Patienten schlägt sich auch in einer Verminderung der Retikulozyten nieder, wobei jedoch weniger die absolute Zahl der Retikulozyten entscheidend ist als vielmehr der Retikulozyten-Reproduktions-Index (RPI), d. h. die Retikulozyten-Zahl bezogen auf den Hb. Eine gesteigerte Erythropoese findet sich bei Blutverlust oder Hämolyse (mit erhöhtem RPI).

Infektion, Inflammation: Im Blutbild sieht man i. d. R. eine Leukozytose. Im Differenzialblutbild ist bei Infekten insbesondere bakterieller Genese ein Anstieg der neutrophilen Granulozyten auffällig (sog. Linksverschiebung). Das C-reaktive Protein (CRP) ist als zentraler Entzündungsparameter erhöht, das Procalcitonin gibt keine wesentlichen zusätzlichen Informationen, u. U. wird es zur Differenzierung einer bakteriellen von einer viralen oder nichtinfektiösen Entzündung herangezogen. Die Blutsenkungsgeschwindigkeit ist bei manchen rheumatologischen Erkrankungen deutlich gesteigert und ein unspezifischer, jedoch sensitiver Marker für Krankheitsaktivitäten. Eine Eosinophilie im Blutbild (Norm 0–2 %) weist auf eine nichtinfektiöse hypererge Reaktion unterschiedlicher Ursache hin. Sie findet sich bei eosinophiler Granulomatose (Churg-Strauss-Syndrom), medikamentenassoziierten interstitiellen Nephritiden, Cholesterinembolien (nach Katheterinterventionen z. B. an den Nierenarterien oder der Aorta).

Hämolyse: Die Ursachen einer Hämolyse sind vielfältig (hämatologisch, autoimmun, medikamentös, Vitien). Sie kann mit nephrologischen Krankheiten assoziiert sein, die z. T. hochakut mit raschem renalem Funktionsverlust imponieren. Die Hämolyseparameter sind: Haptoglobin (vermindert, als Akutphaseprotein, aber u. U. auch falsch normwertig bzw. erhöht bei Inflammation), LDH (erhöht, unspezifisch), Retikulozyzen/RPI (erhöht, DD Blutung), Bilirubin (erhöht, unspezifisch). Aus nephrologischer Perspektive gilt es, die Hämolyse als zentralen Befund der thrombotischen Mikroangiopathien (TMA) zu erkennen, neben einer Thrombozytopenie und Niereninsuffizienz. In diesem Fall ist die Bestimmung der Fragmentozyten wegweisend, ein Wert > 5 ‰ spricht für eine TMA. Das weitere Management erfordert es, zwischen einer thrombotisch-thrombozytopenischen Purpura (TTP) und einem hämolytisch-urämischen Syndrom (HUS) zu unterscheiden. Bei der TTP ist die Aktivität der Metalloproteinase ADAMTS 13 (spaltet Von-Willebrand-Faktor (VWF)-Multimere) < 10 % vermindert. Ein HUS kann infolge einer Enteritis, verschiedener Medikamente oder einer Störung des Komplementsystems entstehen. Eine entsprechende weitergehende Komplementdiagnostik (Antikörper, Mutationsanalysen) wird in speziellen Laboren durchgeführt.

Elektrolytstörungen: Im Rahmen von akuten wie chronischen Nierenkrankheiten sind häufig Elektrolytstörungen mit u. U. schwerwiegenden Folgen zu beobachten. Abweichungen der Kaliumhomöostase zu erfassen ist essenziell, da zelluläre Membranpotenziale verändert sein können, insbesondere mit Gefahr kardialer Arrhythmien. Ursächlich für eine Hyperkaliämie sind eine verminderte renale Kaliumexkretion sowie medikamentöse und diätetische Faktoren, z. B. bei Kombination von Inhibitoren des RAAS, Mineralokortikoidhemmern, metabolischer Azidose. Eine Hypokaliämie ist zumeist therapieassoziert (Diuretika). Hierbei ist vor einer Supplementierung ein eventuell vorliegender Magnesiummangel auszugleichen. Hypo-und Hypernatriämie sind als Morbiditäts- und Mortalitätsfaktor v. a. stationär behandelter Patienten gesichert (Thongprayoon et al. 2020). Häufig ist die zusätzliche Bestimmung der Plasmaosmolalität nützlich. Einen raschen Überblick über Elektrolyte, Säure und Basen sowie die metabolische Situation bietet die venöse Blutgasanalyse. Bezüglich der Parameter Kalzium, Phosphat, alkalische Phosphatase, Parathormon, Vitamin D verweisen wir auf ➤ Kap. 11.

Immunologische Erkrankungen: Mittels Bestimmung zahlreicher immunologischer Marker kann eine diagnostische Eingrenzung erreicht werden: ANA, Anti-dsDNA (SLE), ENA (verschiedene Kollagenosen), AntiSCL70 (systemische Sklerose), p/c ANCA, spezifisch MPO-ANCA, PR3-ANCA (ANCA-assoziierte Vaskulitiden), Anti-GBM (Anti-GBM Glomerulonephritis oder pulmorenale Manifestation i. S. eines Goodpasture-Syndroms), Phospholipase-A2-Rezeptor-Antikörper (PLA2R), Thrombospondin Type-1-Domain-Containing-7A-Antikörper (THSD7A; membranöse GN). Häufig findet sich auch eine Verminderung der Komplementfaktoren C3 und C4, ferner können komplementbezogene Antikörper wie C3-Nephritis-Faktor (Auto-AK gegen C3-Konvertase) oder C1q-Antikörper (bei versch. GN, insbesondere SLE) auftreten (➤ Kap. 4).

Monoklonale Erkrankungen: Im Rahmen hämatologischer Erkrankungen kommt es häufig zur Nierenschädigung. Oftmals liegt eine Ablagerung exzessiv gebildeter monoklonaler Immunglobuline oder Leichtketten zugrunde. In der Serumelektrophorese zeigt sich dann ggf. ein Paraprotein als sog. M-Gradient. Der exakte Nachweis gelingt mithilfe der Immunfixation im Serum oder des Quotienten der freien Leichtketten. Für die quantitative Bestimmung werden Immunglobuline und freie Leichtketten gemessen. Die Immunglobuline können bei starken Entzündungen auch polyklonal vermehrt sein. Niedrige Spiegel werden bei Immundefizienz (z. B. therapiebedingt) gesehen.

Monoklonale Gammopathien, aber auch verschiedene Autoimmunerkrankungen (Sjögren) und Infektionen (Hepatitis C), können mit dem Auftreten bestimmter temperaturabhängig agglutinierender Proteine (Kryoglobuline) verbunden sein, die ihrerseits Vaskulitiden mit multipler Organmanifestation bewirken. In der Niere kommt es zur Glomerulonephritis. Die Kryoglobuline lassen sich semiquantitativ messen, wobei unbedingt die Präanalytik zu beachten ist (Transport und Verarbeitung bei 37 °C).

Virale Infekte: Eine Vielzahl von Virusinfekten kann renale Schäden hervorrufen. Die Diagnostik wird serologisch (Hantavirus) oder mittels Nachweis der Virusreplikation (CMV, Polyoma-/BK-Virus, EBV; unter Immunsuppression bzw. nach Transplantation) geführt. Durch Coronainfektionen können Nierenzellen ebenso geschädigt werden. In welchem Umfang schwere Nierenversagen hierdurch verursacht werden, ist offen.

Sarkoidose: Eine Sarkoidose wird häufig primär aufgrund einer Hyperkalzämie vermutet. Als Marker können Angiotensin Converting Enzyme (ACE) und der lösliche Interleukin-2-Rezeptor hinzugezogen werden. ACE ist aber wenig sensitiv und nur als Verlaufsparameter der Aktivität sinnvoll; der lösliche Interleukin-2-Rezeptor hingegen ist unspezifisch und auch bei Lymphomen erhöht. Die Diagnose wird durch die feingewebliche Untersuchung nach Biopsie der Niere bzw. von Granulomen gestellt.

1.5 Bestimmung der Nierenfunktion

MERKE

Als Globalmaß der Nierenleistung wird die glomeruläre Filtrationsrate (GFR) betrachtet, da mit ihr die Entgiftung, d.h. Exkretion zahlreicher endogener und exogener Substanzen verbunden ist. Die GFR korreliert mit der Ausscheidung glomerulär filtrierter Substanzen, sofern sie nicht relevant tubulär sezerniert oder resorbiert werden. Sie kann gemessen oder abgeschätzt werden. Die Bestimmung der GFR ist unabdingbar für die Verlaufsbeurteilung einer chronischen Nierenkrankheit, die Dosierung von Medikamenten, die Kontrolle der Funktion eines Nierentransplantats (KDIGO 2024).

Die **Messung** geschieht mittels des Clearance-Konzepts anhand geeigneter endogener bzw. exogener Marker. Die Clearance eines Stoffs ist das Plasmavolumen, das von diesem Stoff in einer bestimmten Zeiteinheit infolge renaler Ausscheidung vollständig gereinigt wird. Als **endogene Marker** werden **Kreatinin** und **Cystatin C** genutzt. Kreatinin entsteht im Muskelstoffwechsel, wird frei filtriert, nicht relevant resorbiert und sezerniert (ausgenommen bei höhergradiger Niereninsuffizienz). Cystatin C stammt aus dem Stoffwechsel kernhaltiger Zellen, wird frei filtriert, nicht sezerniert und nahezu vollständig resorbiert.

Für die Quantifizierung der Kreatinin-Clearance wird Kreatinin im Serum und im 24-h-Sammelurin bestimmt. Cystatin C wird hingegen in einer Serumprobe gemessen (Nachteil: der Assay ist teuer). **Exogene Marker** sind z. B. die i. v. zu applizierenden Substanzen Inulin, Iohexol, Iothalamat. Die Verfahren werden nicht in der klinischen Routine eingesetzt.

1.5.1 Abschätzung der GFR

Aufgrund der Fehleranfälligkeit der Sammelurin-Messung sind verschiedene Formeln zur Abschätzung der GFR (estimated GFR, eGFR) entwickelt worden. In den KDIGO-Leitlinien empfohlen wird die CKD-EPI-Formel (KDIGO 2024), in die eingehen: Alter,

Geschlecht, Kreatinin im Serum, ein Korrekturfaktor für den „genetischenr Hintergrund". Die CKD-EPI-Formel ergibt allerdings für Patienten höheren Alters ungenaue Werte. Eine mögliche Verzerrung aller kreatininbasierten Formeln resultiert aus ihrer Abhängigkeit vom Cystatin C-GFR-Muskelstoffwechsel (KDIGO 2024; Inker et al. 2012), daher liefern sie u. U. falsche Werte bei Muskelerkrankungen, Kachexie, Leberzirrhose, Schwangerschaft. In diesen Fällen kann die Ermittlung der kombinierten Kreatinin/Cystatin C-Clearance hilfreich sein (KDIG0 2024; Inker et al. 2012).

1.5.2 Tubuläre Funktion und tubuläre Schädigung

Störungen des Tubulussystems können sich im Auftreten organischer und anorganischer Bestandteile im Urin äußern und bereits deutlich vor einem Abfall der GFR einsetzen. Charakteristischer Befund ist eine Leukozyturie, Glukosurie (trotz normaler Blutglukose), Aminoazidurie, Phosphaturie, jeweils infolge einer gestörten Rückresorption der genannten Substanzen (sog. Fanconi-Syndrom). Darüber hinaus sind aufgrund der verminderten oder überlasteten tubulären Resorption bestimmte kleine Proteine im Urin nachweisbar, die dort sonst nicht gefunden werden (z. B. Leichtketten, Alpha1-Mikroglobulin). Unmittelbarer Ausdruck eines Tubuluszellschadens sind verschiedene Markerproteine im Urin (z. B. NGAL, KIM-1; Ix, Shlipak et al. 2021). Eine gestörte Säure-Basen-Regulation (➤ Kap. 11) manifestiert sich in der Entstehung einer renal tubulären Azidose (Typ I–IV). Für die Diagnostik der akuten Nierenschädigung ➤ Kap. 2.

1.6 Bildgebung

Die bildgebende Diagnostik dient zur morphologischen und teils auch funktionellen Beurteilung von Nieren und Harnwegen. Sie bezieht die damit verbundenen Komponenten des kardiozirkulatorischen Systems ein.

1.6.1 Sonographische Verfahren

MERKE
Die Sonographie stellt die primäre Methode der nephrologischen Bildgebung dar. Sie ist nicht mit Strahlenbelastung verbunden und kann bettseitig vorgenommen werden.

Im B-Bild (i. d. R. mit einem 3,5-Mhz-Schallkopf) werden Größe der Nieren, Parenchymmuster, Zysten, Steine, Raumforderungen, Aufstau, Auffälligkeiten der Ureteren und der Harnblase dargestellt (Stock 2021). Teil der Untersuchung sollte auch die Ausmessung der Vena cava inferior und etwaiger Pleuraergüsse sein. Zudem ist die Detektion eines Perikardergusses und einer pulmonalen Stauung (Kerley-B-Linien interkostal) möglich.

Die farbcodierte Duplexsonographie (FCDS) visualisiert die renale Perfusion. Pathologische Befunde sind z. B. AV-Fisteln oder umschriebene Perfusionsausfälle (Stock 2021). Besonders wichtig ist die FCDS für die Frage nach einer Nierenarterienstenose (NAST) in der Abklärung einer sekundären Hypertonie. Die Untersuchung umfasst zum einen die direkte Messung der Flussgeschwindigkeit in den Nierenarterien, möglichst vom Abgang bis zur Niere. Arteriosklerotische NAST befinden sich i. d. R. abgangsnah, sog. fibromuskuläre Dysplasien (meist jüngere Patienten) distal zur Niere hin. Flussgeschwindigkeiten > 200 cm/s sprechen für eine NAST (➤ Abb. 1.2). Ein indirekter Hinweis ergibt sich zum anderen aus der Flussmessung im Bereich von Segment- oder Interlobararterien innerhalb der Nieren. Hiernach werden die sog. *Resistance-* bzw. *Pulsatility*-Indizes (RI bzw. PI) errechnet. Die altersbezogenen Referenzbereiche sind zu beachten (➤ Abb. 1.2; Stock 2021; DGG 2019). Entscheidend ist nicht der absolute Wert, sondern der Vergleich mit der Gegenseite: eine RI-Differenz > 0,05 deutet auf eine NAST auf der Seite mit dem niedrigeren RI hin.

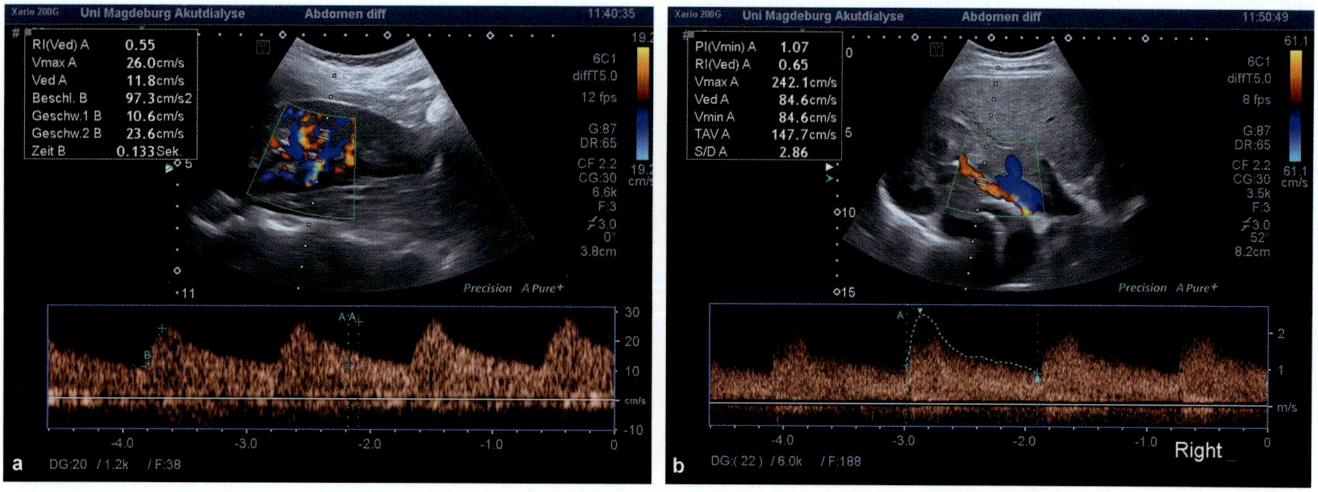

Abb. 1.2 **a** NAST bei fibromuskulärer Dysplasie. **b** RI-Messung und Tardus-Phänomen (Anstiegsgeschwindigkeit > 70 ms) [P1502, P1503]

Transplantatniere

Eine NAST der TX-Niere kann mit der gleichen Technik untersucht werden wie bei Eigennieren. Die RI-Messung der TX-Niere kann zur Diagnose einer Organrejektion beitragen: Ein Anstieg der RI lässt an ein Abstoßungsgeschehen denken und unterstützt die Indikation zur Transpantat-Nierenbiopsie.

Kontrastmittelsonographie (Contrast Enhanced Ultrasound, CEUS)

Mit dieser Untersuchung lässt sich die Dignität von soliden Raumforderungen der Niere oder komplizierten Zysten beurteilen. Allergische Reaktionen gegen das Kontrastmittel (meist Sono-Vue®) sind möglich. Als Kontraindikation ist eine höhergradige Herzinsuffizienz zu beachten (wegen Okklusion der Lungenstrombahn und Koronarien durch KM-Vesikel; Stock 2021; Marschner et al. 2020).

1.6.2 Radiologische Verfahren

Computertomographie (CT)

Die Computertomographie ist im klinischen Setting breit verfügbar. Der Einsatz von Kontrastmittel ermöglicht die Beurteilung arterieller bzw. venöser Gefäße. Wichtige Indikationen bestehen in der Diagnostik von Nierenraumforderungen, Parenchymdefekten, komplizierten Zysten, Nierenarterienstenosen, Niereninfarkten. Als wesentlicher Nachteil ist die relativ hohe Strahlenbelastung zu sehen (Abdomen-CT: bis 20 mSv; Rö-Th: 0,1 mSv). Das Röntgen-KM ist jodhaltig und mit dem Risiko einer allergischen Reaktion und der Exazerbation einer latenten Hyperthyreose verbunden. Zudem kann es bei bereits eingeschränkter renaler Funktion zur kontrastmittelassoziierten Nierenschädigung kommen, der prophylaktisch durch Hydrierung entgegengewirkt werden sollte (Marschner et al. 2020; ESUR 2018). Die Nierenschädigung durch Kontrastmittel wird v. a. nach hohen Kontrastmitteldosierungen beobachtet, bis zu einer Menge von ca. 80 ml Kontrastmittel sind toxische Effekte selten. Diuretika sollten zudem vor der Kontrastmittelgabe falls möglich aufgrund kardialer Insuffizienz pausiert werden.

Angiographie (digitale Subtraktionsangiographie [DSA], ggf. mit perkutaner transluminaler Angioplastie [PTA])

Die DSA erfolgt zur Gefäßdiagnostik nach arterieller oder venöser Gabe von Kontrastmittel. In der PTA wird ein Katheter eingebracht, um eine Intervention vorzunehmen, z. B. Dilatation arterieller oder venöser Stenosen, Stentimplantationen, Embolisation bzw. Coiling bei Blutungen, Verschluss von AV-Fisteln oder Aneurysmen.

Kernspintomographie (Magnetresonanztomographie, MRT)

Moderne MRT-Geräte der klinischen Diagnostik erzeugen Magnetfelder bis zu einer Stärke von 3 T. Die Ortsauflösung beträgt ca. 1 mm. Unter Verwendung von gadoliniumhaltigem Kontrastmittel (jodfrei) können Gefäßstrukturen dargestellt werden. Die Indikationen gleichen im Wesentlichen denen der Computertomographie (Marschner et al. 2020). Als Kontraindikation ist das Vorhandensein von bestimmten Metallimplantaten, insbesondere Herzschrittmachern/Defi/CRTD-Systemen zu beachten. Bei einer GFR $< 30\,ml/min/1{,}73\ m^2$ sollte möglichst kein MRT mit Kontrastmittelgabe erfolgen, da dann die Gefahr einer nephrogenen systemischen Fibrose besteht, welche unter älteren Gadolinium-KM-Präparaten beobachtet wurde und zu einer chronisch progredienten Organfibrose (v. a. Haut, Subkutangewebe) mit u. U. letalem Verlauf führt. Nach neueren KM mit makrozyklischem Gadolinium ist dies aber sehr unwahrscheinlich. Bei Dialysepatienten ist ggf. auf eine alternative Diagnostik auszuweichen (Rudnick et al. 2021; ESUR 2018).

1.6.3 Nuklearmedizinische Diagnostik

Szintigraphische Verfahren

Je nach verwendetem radioaktivem Tracer lassen sich unterschiedliche morphologische (statische) und funktionelle (dynamische) Aspekte beurteilen, und zwar in Hinblick auf die Nieren seitengetrennt. Nachteil ist eine Strahlenbelastung, die jedoch gering ist. Zur Anwendung kommen z. B. (Taylor 2014):

- 123-Jod-Hippuran: für die seitengetrennte Messung der Nierenperfusion
- 99 m-Technetium (Tc)-DTPA: für die seitengetrennte GFR-Bestimmung
- 99 m-Tc-MAG3 (am häufigsten eingesetzt): für Aussagen über Perfusion, anatomische Anomalien, Aufstau/Reflux

Positronenemissionstomogramm-Computertomographie (PET-CT)

Das PET-CT ist eine Kombination aus Szintigraphie und CT. Bei dem am häufigsten angewandten PET-CT mit ^{18}F-Fluorodeoxyglucose (FDG) werden Gewebe mit pathologischem Glukosestoffwechsel markiert. Dies dient zur Detektion von Tumoren, Infekt- oder Entzündungsherden, z. B. bei retroperitonealer Fibrose (Morbus Ormond; Krishnan, Perazella 2017).

1

1.7 Nierenbiopsie

INFO

Die Nierenbiopsie zur Gewinnung einer Gewebeprobe wird fast ausschließlich sonographisch gesteuert in perkutaner Technik vorgenommen. Ihre Durchführung ist dem erfahrenen Nephrologen vorbehalten. Die Indikation ist unter dem Aspekt der Therapierelevanz sorgfältig zu prüfen. Plättchenaggregationshemmer sind für mind. 5 d zu pausieren.

- Indikation: Abklärung einer eingeschränkten Nierenfunktion und signifikanten Proteinurie.
- Frage nach Rejektion bei einer Transplantatniere, Virusinfektion, bei toxischem Schaden (z. B. als Calcineurininhibitor-Toxizität).
- Kontraindikationen: erhöhte Blutungsgefahr, unkontrollierte arterielle Hypertonie, Harnstau, floride Infektion der Harnorgane, Schrumpfnieren, Zystennieren. Relative Kontraindikation: (funktionelle) Einzelniere, Schwangerschaft.
- Komplikationen: Häufigste Komplikation ist die Blutung, perirenal bzw. retroperitoneal oder in Form einer Makrohämaturie. Nach zwei großen neueren Metaanalysen ist eine Makrohämaturie in bis zu 3,5 %, ein perirenales Hämatom in 11 % der Fälle nachweisbar, Transfusionsbedarf jedoch nur für 1,6 %, Intervention in < 0,5 % der Fälle erforderlich (Poggio et al. 2020; Ho et al. 2022). Weitere Komplikationen sind AV-Fisteln, Infektionen. Periprozedurale Mortalität < 0,1 %.
- Die Befundung erfolgt durch ausgewiesene Experten der Nephropathologie. Sie umfasst drei Schritte: Lichtmikroskopie, Immunhistologie, Elektronenmikroskopie. In Abhängigkeit von der jeweiligen Verdachtsdiagnose werden weitere Analysen des Bioptats ergänzt.

1.8 Molekulargenetische Diagnostik

Zahlreiche renale Erkrankungen werden durch genetische Veränderungen determiniert bzw. moduliert. Als Beispiele seien genannt: Alport-Syndrom, ADPKD, ARPKD, genetisch bedingte tubulointerstitielle Erkrankungen, Komplementstörungen, FSGS/Podozytopathien, Morbus Fabry, primäre Oxalose, Zystinose (Schultheiss, Hermle 2023).

Die Kenntnis der zugrunde liegenden Mutationen kann entscheidend sein für die Diagnose einer Erkrankung und unnötige Untersuchungen sowie ineffektive Behandlungen hinfällig machen. Zugleich eröffnen neue molekularbiologische und immunologische Erkenntnisse Therapieansätze, für welche die genaue Bestimmung der genetischen Alteration wesentlich ist. Gegebenenfalls ist die Abklärung vor einer geplanten Nierentransplantation geboten, um das Risiko einer Rekurrenz der Grundkrankheit abzuschätzen (➤ Kap. 8).

LEITLINIEN

Deutsche Gesellschaft für Gefäßchirurgie und Gefäßmedizin – Gesellschaft für operative, endovaskuläre und präventive Gefäßmedizin e. V. (DGG): S2k-Leitlinie „Erkrankungen der Nierenarterie". AWMF-Registernummer 004-008 (2019).
Deutsche Gesellschaft für Nephrologie (DGfN), Deutsche Gesellschaft für Klinische Chemie und Laboratoriumsmedizin (DGKL): Interdisziplinäre S2k-Leitlinie „Rationelle Labordiagnostik zur Abklärung Akuter Nierenschädigungen und Progredienter Nierenerkrankungen". AWMF-Registernummer 115-001 (2021).
European Society of Urogenital Radiology (ESUR): Leitlinien für Kontrastmittel. Online (2018).
KDIGO 2012 Clinical Practice Guidelines for Acute Kidney Injury. Kidney International 2 (Suppl. 1) (2012).
KDIGO 2024 Clinical Practice Guideline for the Evaluation and Management of Chronic Kidney Disease. Kidney International 105 (Suppl. 4S) (2024) 117–314.
Kouri T, Hofmann W, Falbo R et al.: The EFLM European Urinanalysis Guideline Update 2023. Clin Chem Lab Med (2023).

LITERATUR

Cavanaugh C, Perazella MA: Urine Sediment Examination in the Diagnosis and Management of Kidney Disease: Core Curriculum2019. Am J Kidney Dis 73(2) (2018) 258–272.
Daudon M, Frochot V, Bazin D, Jungers P: Drug-induced kidney stones and crystalline nephropathy: pathophysiology, prevention and treatment. Drugs 78(2) (2017).
Ho QJ, Lim CC, Tan HZ et al.: Complications of Percutaneus Kidney Allograft Biopsy: Systematic Review and Meta-analysis. Transplantation 106(7) (2022) 1497–1506.
Inker LA, Schmid CH, Tighiouart H et al.: Estimating Glomerular Filtration Rate from Serum Creatinine and Cystatin C. N Engl J Med 367(1) (2012) 20–29.
Ix JH, Shlipak MG: The Promise of Tubule Biomarkers in Kidney Disease: A Review. Am J Kidney Dis 78 (5) (2021) 719–727.
Kamel KS, Halperin ML: Use of Urine Electrolyte and Urine Osmolality in the Clinical Diagnosis of Fluid, Electrolytes, and Acid Base Disorders. Kidney Int Rep 6 (2021) 1211–1224.
Krishnan N, Perazella MA: The Role of PET Scanning in the Evaluation of Patients with Kidney Disease. Adv Chronic Kidney Dis 24(3) (2017) 154–161.
Levey AS, Grams ME, Inker LA: Uses of GFR and Albuminuria Level in Acute and Chronic Kidney Disease. N Engl J Med 386(22) (2022) 2120–2128. DOI: https://doi.org/10.1056/NEJMra2201153.
Marschner CA, Ruebenthaler J, Schwarze V et al.: Comparison of computed tomogaphy (CT), magnetic resonance imaging (MRI) and contrast-enhanced ultrasound (CEUS) in the evaluation of unclear renal lesions. Rofo 192(11) (2020) 1053–1059.
Neuendorf J: Das Urinsediment Berlin: Springer, 2019.
Palmer BF, Clegg DJ: The Use of Selected Urine Chemistries in the Diagnosis of Kidney Disorders. CJ ASN 14(2) (2019) 306–316.
Poggio ED, McClelland RL, Blank KN et al.: Systematic Review and Meta-Analysis of Native Kidney Biopsy Complications. Clin J Am Soc Nephrol 15(11) (2020) 1595–1602.
Rudnick MR et al.: Risks and Options with Gadolinium-based contrast Agents in Patients with CKD: a review. Am J Kid Dis 77(4) 2021 517–528.
Schultheiss U, Hermle T: Genetische Diagnostik bei Nierenerkrankungen im Erwachsenenalter, Die Nephrologie 3 (2023).
Stock KF: Klinischer Ultraschall in der Nephrologie. Nephrologie 16(3) (2021) 189–199.
Taylor AT: Radionuclides in Nephrourology, Part 2: Pitfalls and Diagnostic Applications. J Nucl Med 55(5) (2014) 786–798.
Thongprayoon C et al.: Increased mortality risk associated with serum sodium variations and borderline hypo- and hypernatremia in hospitalized adults. Nephrol Dial Transplant 35(10) (2020) 1746–1752.

KAPITEL

2

Christian Hinze und Kai Schmidt-Ott

Akute Nierenschädigung (AKI)

2.1 Definition und Basisinformation

2.1.1 Definition

Die akute Nierenschädigung (Acute Kidney Injury, AKI; früher: akutes Nierenversagen) bezeichnet eine rasch eintretende Funktionseinschränkung der Nieren im Rahmen einer Vielzahl von klinischen Kontexten. Die zugrunde liegenden Pathomechanismen, die auf molekularer Ebene in den Nieren stattfinden, sind dabei bislang unvollständig verstanden. Aktuelle molekulare Studien unter Nutzung von Einzelzellsequenzierungsansätzen in Mäusen und humanem Material versprechen neue Erkenntnisse zur Pathogenese von AKI (Hinze et al. 2022; Kirita et al. 2020; Klocke et al. 2022).

Von klinischer Seite ist die akute Nierenschädigung (AKI) definiert als Kreatininanstieg um mind. 50 % im Vergleich zum Ausgangskreatinin innerhalb von 7 d, einem absoluten Kreatininanstieg von 0,3 mg/dl über Baseline innerhalb von 48 h oder einer Oligurie (< 0,5 ml/kg/h) von mind. 6 h (Khwaja 2012; ➤ Tab. 2.1). Hier sei hervorgehoben, dass es sich bei beiden AKI-definierenden Parametern (Kreatinin, Urinmenge) um rein funktionelle Parameter der Niere handelt, die nicht notwendigerweise einen zellulären Schaden an den Nieren widerspiegeln. Kreatinin selbst ist ein Abbauprodukt des Muskelstoffwechsels und wird konstant vom Körper produziert (Wyss, Kaddurah-Daouk 2000). In der Niere wird es frei filtriert und gering tubulär sezerniert. Durch Abnahme der glomerulären Filtrationsrate in der AKI kommt es zur Akkumulation von Kreatinin im Blut und zu einem messbaren Anstieg. Sowohl Serum-Kreatinin als auch Urinmenge sind nach wie vor in der Klinik die Standardparameter zur Beurteilung der Nierenfunktion, bringen jedoch erhebliche Nachteile hinsichtlich Sensitivität, Spezifität und Schnelligkeit des Anstiegs mit sich (Ostermann et al. 2020). Es gibt eine Vielzahl alternativer Biomarker, die bislang jedoch Kreatinin und Urinmenge nicht in der AKI-Definition ablösen konnten (Hinze, Schmidt-Ott 2022).

Tab. 2.1 Definition der akuten Nierenschädigung (Acute Kidney Injury, AKI) nach den KDIGO-Leitlinien (Khwaja 2012)

KDIGO-AKI-Stadium	Serum-Kreatinin	Urinausscheidung
1	Kreatininanstieg über Baseline auf das 1,5- bis 1,9-Fache (7 d) **oder** um ≥ 0,3 mg/dl (48 h)	< 0,5 ml/kg KG/h für 6–12 h
2	Anstieg auf das 2- bis 2,9-Fache	< 0,5 ml/kg KG/h für ≥ 12 h
3	Anstieg auf das 3-Fache **oder** Kreatinin ≥ 4 mg/dl **oder** Nierenersatzverfahren[1]	< 0,3 ml/kg KG/h für ≥ 24 h **oder** Anurie für ≥ 12 h

[1]Bei Patienten < 18 J. gilt ein GFR-Verlust von < 35 ml/min pro 1,73 m^2 auch als Stadium 3.

Die Kriterien der genannten AKI-Diagnosestandards basieren auf dem Nachweis einer prognostischen Relevanz des Serum-Kreatininanstiegs und der reduzierten Diurese. Mithilfe dieser Klassifikationen wird die akute Nierenschädigung entsprechend einem graduell zunehmenden Nierenfunktionsverlust in drei Schweregrade (AKI-Grade 1–3) eingeteilt.

Die Inzidenz der AKI ist hoch und wird für Krankenhauspatienten mit bis zu 18 % (Uchino et al. 2006) und für kritisch Kranke mit bis zu 50 % (Bagshaw et al. 2018) angegeben. Der Einfluss der Nierenschädigung auf die Mortalitätsrate ist beträchtlich. In einigen Kohorten vervielfacht sich die Rate bei Eintreten einer akuten Nierenschädigung (Chertow et al. 2005). In den meisten Fällen kommt es zu einer Erholung der Nierenfunktion. Eine Reihe von Studien weist jedoch darauf hin, dass unabhängig von der Erholung der Nierenfunktion, ermittelt durch die Kreatinin-Clearance, das Risiko für ein Wiedereintreten einer Nierenfunktionseinschränkung erhöht ist (An et al. 2017).

2.1.2 Ursachen

Wie bereits erwähnt, erfolgt die Definition der AKI über funktionelle Parameter (Serum-Kreatinin und Urinmenge). Offensichtlich kann eine Vielzahl klinischer Gegebenheiten dazu führen, dass diese Kriterien erfüllt sind. Dies reicht von Zuständen der Exsikkose über systemische Autoimmunerkrankungen bis hin zur Harnabflussstörung bei Prostatahyperplasie oder Nierensteinen. Auf zellulärer Ebene kann dies ohne zellulären Schaden (transienter Kreatininanstieg bei kurzer Exsikkose) oder mit einem massiven Untergang von Nierenzellen einhergehen (z. B. im Rahmen bestimmter Autoimmunerkrankungen). Die ätiologische Einteilung der AKI ist somit schwierig. Man könnte die Ätiologie nach klinischem Setting (chirurgischer Eingriff, Intensivstation etc.), nach Schädigungsmechanismus (medikamentös-toxisch, entzündlich, hämodynamisch etc.) oder Reversibilität vornehmen (Scholz et al. 2021). Ob dies nun die molekularen Endotypen in der Niere wiedergibt, bleibt dabei jedoch unklar. Eine molekulare Subtypisierung der AKI ist daher dringend notwendig, um für zukünftige Interventionen die Patienten richtig stratifizieren und behandeln zu können.

Neben der Notwendigkeit einer molekularen Nomenklatur bestehen natürlich auch Notwendigkeiten für praktische klinische Herangehensweisen. Hier hat die Einteilung der AKI nach prä-, intra- und postrenalen Ursachen immer noch einen großen Stellenwert. Es sei dennoch betont, dass diese Einteilung rein praktischen Nutzen hat (Ist der Patient euvolämisch, exsikkiert? Ist eine Sonographie erfolgt zum Ausschluss eines Harnstaus? etc.) und nicht unbedingt die molekularen Vorgänge in der Niere widerspiegelt und dass die Ätiologien, die unter diese Kategorien fallen, natürlich bisweilen ineinander übergehen. Eine prolongierte, schwere Exsikkose wird natürlich ab einem gewissen Grad einen intrarenalen Schaden nach sich ziehen, eine Sepsis kann sowohl hämodynamische („prärenale“) als auch „intrarenale“ (Inflammation, Einwanderung/Aktivierung von Leukozyten) Komponenten mit sich bringen.

2.1.3 Klinische Bedeutung und Prognose der AKI

Um die klinische und gesellschaftliche Bedeutung der AKI abzubilden, genügt ein Blick auf die jährlichen Berichte der nationalen Gesundheitssysteme. Beispielsweise berichtet der UK National Health Service, dass die jährlichen AKI-assoziierten Kosten die kombinierten Kosten von Lungen-, Brust- und Hautkrebs bei Weitem übersteigen (NCGC 2013).

Diese ökonomischen Größenordnungen ergeben sich aus Häufigkeit und Schwere der Konsequenzen einer AKI. Bei der AKI handelt es sich um ein sehr häufiges Ereignis. Je nach Quelle sind 13–18 % aller hospitalisierten Patienten in westlichen Ländern davon betroffen (Pannu et al. 2011; Silver, Chertow 2017; Uchino et al. 2006). Die Konsequenzen selbst sind sowohl kurzfristig, also z. B. während des Krankenhausaufenthalts, als auch langfristig zu sehen. Tritt eine AKI im stationären Verlauf auf, ist dies mit einer deutlichen Steigerung der 30-Tages-Mortalität verbunden. Bereits nach einer moderaten Kreatininerhöhung (ohne Dialysepflicht) ist die kurzfristige Mortalität um das > 6-Fache gesteigert (Coca et al. 2007). Auch im Langzeitverlauf hat eine stattgehabte akute Nierenschädigung Konsequenzen, denn nach Entlassung aus der Klinik zeigt sich bei allen Stadien der AKI eine erhöhte Mortalität im Langzeitverlauf (Lafrance, Miller 2010).

Obwohl, wie bereits erwähnt, viele Patienten sich seitens der laborchemischen Retentionsparameter normalisieren, gibt es auch solche, die sich bezüglich der Nierenfunktion nicht mehr erholen und eine chronische Nierenkrankheit entwickeln (Chronic Kidney Disease, CKD). Von einer CKD spricht man bei einer persistierend eingeschränkten Nierenfunktion von > 90 d. Der Zeitraum zwischen 7 d (Ende von AKI) und 90 d (formaler Beginn CKD) wird in der Literatur mit Acute Kidney Disease (AKD) beschrieben (Chawla et al. 2017). Die Prognose für die Entwicklung einer CKD ist abhängig vom Schweregrad der akuten Nierenschädigung; beispielsweise ist das Risiko für chronische Dialysepflicht nach einer schweren, akut dialysepflichtigen AKI auf das 8,9-Fache gesteigert (An et al. 2017). Zudem sind AKI und CKD eng miteinander verknüpft, denn AKI kann nicht nur zu CKD führen, sondern auch das Vorhandensein der CKD selbst prädisponiert für das Auftreten einer AKI (Guzzi et al. 2019). Daher scheint es gerechtfertigt, der Prophylaxe, der Erkennung und der Behandlung der AKI einen hohen Stellenwert einzuräumen (Vanmassenhove et al. 2017).

2.2 Diagnostik

2.2.1 Anamnese, Leitsymptome und klinische Befunde

Eine AKI ist nicht immer direkt durch eine Anamnese zu eruieren. Es gibt aber eine Reihe von Begleitumständen, die das Auftreten einer AKI wahrscheinlicher machen. Es ist oft so, dass Patienten nicht wegen einer AKI ins Krankenhaus kommen, sondern wegen anderer Beschwerden, z. B. Fieber, und eine AKI dann laborchemisch im Nachgang festgestellt wird. Die Anamnese nimmt dennoch einen großen Stellenwert ein, da sie helfen kann, eine vorliegende AKI besser einordnen zu können. Dabei können alle normalen Bestandteile einer vollständigen Anamnese von Belang sein (Altanamnese, aktuelle Anamnese, Medikamentenanamnese etc.). Klassische Auslöser der AKI sind Zustände der Exsikkose oder Überwässerung (aktuelle Anamnese), der Patient würde dann angeben, nicht mehr genug getrunken oder eine Zunahme von Beinödemen beobachtet zu haben. AKI-definierend und genauso wichtig ist auch die Harnmenge. Patienten können berichten, dass sich die Harnmenge subjektiv erhöht/verringert hat (aktuelle Anamnese). Prädisponierende Faktoren hierfür können zurückliegende oder aktuelle Infektionen sein, stattgehabte Operationen (aktuelle Anamnese bzw. u.U. auch Altanamnese) und prädisponierende Vorerkrankungen wie Herzinsuffizienz oder Leberzirrhose (Altanamnese). Weitere klassische Auslöser einer AKI sind nach wie vor Medikamente, weswegen kürzliche Änderungen in der Dauermedikation erfragt werden müssen (Medikamentenanamnese). Klassische Auslöser sind hierbei Diuretika, Antiinfektiva, RAAS-Hemmer und Chemotherapeutika. Hierbei wird deutlich, dass zwar unter bestimmten Umständen die AKI nicht per Anamnese „erfragbar“ ist, diese jedoch im Nachgang enorm dabei hilft, die Genese zu rekonstruieren.

Leitsymptome und klinische Befunde sind vielfältig und nicht immer sicher anzutreffen (➤ Abb. 2.1). Laborchemisch definierend ist ein Kreatininanstieg bzw. klinisch eine Oligurie oder Anurie. Eine Anurie oder Oligurie ist ein beweisender Befund für das Vorliegen einer AKI. Oft fällt es den Patienten aber schwer, hier genaue Angaben zu machen, insbesondere bei der Oligurie. Anurische Patienten hingegen können selbstverständlich angeben, dass sie keinen oder kaum Harn ausgeschieden haben, insofern es ihr kognitiver Zustand zulässt. Klinisch können häufig Zeichen der Überwässerung (Ödeme) oder Exsikkose (stehende Hautfalten etc.) imponieren (natürlich mit allen Differenzialdiagnosen, die keine AKI nach sich ziehen).

Ist die AKI fortgeschritten und hat eine erhebliche Vergiftung des Körpers aufgrund des persistierenden Funktionsverlusts der Nieren eingesetzt, können Patienten zentralnervöse Symptome wie Somnolenz, Desorientiertheit u. Ä. im Rahmen einer urämischen Enzepha-

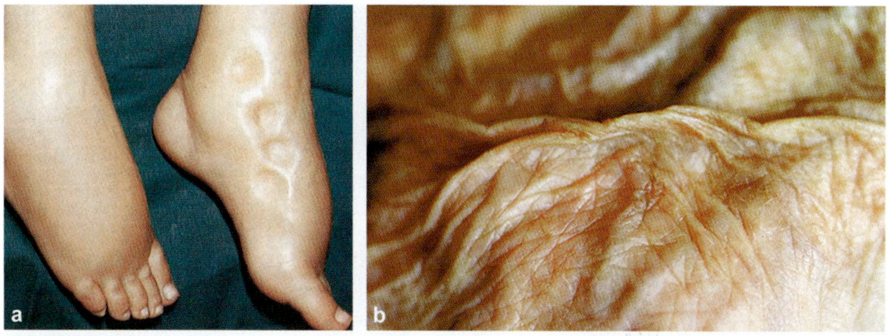

Abb. 2.1 Häufig anzutreffende Befunde in der klinischen Untersuchung von Patienten mit AKI sind assoziiert mit Störungen des Volumenhaushalts. Dies kann sich durch Ödeme **(a)** [G944], z. B. im Rahmen eines kardiorenalen Syndroms, oder durch Exsikkose, z. B. im Rahmen von diuretika- oder infektionsassoziierter AKI **(b)** [K157], zeigen.

lopathie präsentieren. Auch sind gastrointestinale Beschwerden wie Durchfall oder Übelkeit häufig mit schwerer AKI assoziiert. Bisweilen begegnet man auch dem klassischen Foetor uraemicus. Weitere klassische Leitsymptome einer signifikanten Urämie sind Pruritus und eine Perikarditis, ggf. mit perikarditischem Reiben in der Auskultation. Bei Vorliegen einer schweren metabolischen Azidose, die eine AKI begleiten kann, ist es möglich, dass Patienten entsprechend kompensatorisch hyperventilieren. Auch verschiedenste Herzrhythmusstörungen können beobachtet werden, die z. B. im Rahmen von Elektrolytentgleisungen auftreten können. Ein klassisches Beispiel hier sind neue Blockbilder oder Bradykardien bei AKI-assoziierter Hyperkaliämie.

2.2.2 Diagnostische Maßnahmen

Basisdiagnostik bei Vorliegen von/V. a. AKI

Folgende **Blut- und Serumuntersuchungen** sind bei vermuteter AKI (je nach klinischem Bild) als Basisdiagnostik angezeigt: Natrium, Kalium, Kalzium, Phosphat, Kreatinin, Harnstoff, Blutbild, CRP, Gerinnung, Blutgasanalyse.

An **Urinuntersuchungen** in der Basisdiagnostik muss bei jedem Patienten mit AKI oder V. a. AKI eine Urin-Stix-Untersuchung durchgeführt werden.

An **apparativer Diagnostik** muss jeder Patient mit AKI eine Sonographie zum Ausschluss einer Nierenstauung bzw. einer postrenalen Genese der AKI und von Restharn erhalten. Die Sonographie gibt auch Aufschluss über das eventuelle Vorliegen einer chronischen Nierenerkrankung durch den generellen Aspekt der Nieren und die Größe. Chronisch veränderte Nieren zeigen oft einen schmaleren Parenchymsaum und können kleiner sein als normale gesunde Nieren. Man muss sich vorstellen, dass man in bestimmten Kontexten ggf. nur einen Kreatininwert in der Akutsituation zur Verfügung hat und somit nicht sicher einordnen kann, ob es sich um eine AKI handelt, es sei denn, man bekommt sehr genaue und dezidierte Informationen zur Urinausscheidung. Denn laut Definition geht es beim Serum-Kreatinin um den Anstieg im Vergleich zum Baseline-Kreatinin. Viele ältere Patienten mit chronischer Nierenerkrankung haben jedoch konstitutiv hohe Baseline-Kreatininwerte.

Im Rahmen der Sonographie sollte auch auf die Durchblutung der Nieren geachtet werden. Klassisch leitet man hier z. B. in der farbcodierten Doppler-Untersuchung den sog. Resistance-Index oder RI-Wert in arteriellen Gefäßen an der kortikomedullären Parenchymgrenze ab. Der RI-Wert ist definiert durch folgenden Quotienten (Stock 2021):

$(V_{\text{max systolisch}} - V_{\text{enddiastolisch}}) \div V_{\text{enddiastolisch}}$

(V = dopplersonographisch gemessene Geschwindigkeit).

Die Normalwerte liegen hier zwischen 0,5 und 0,7 – je nach Alter (Keller et al. 2007). Diese Werte sind auf beiden Seiten zu erfassen. Beispielweise bei entzündlichen intrarenalen Prozessen (z. B. Autoimmunerkrankungen, Transplantatabstoßung etc.) können die RI-Werte erhöht sein und der enddiastolische Fluss sogar gänzlich erlöschen (RI-Wert wäre dann 1).

Man kann auch dopplersonographisch untersuchen, inwieweit Nierenarterie und -vene offen sind. Dies ist besonders wichtig im Kontext von nierentransplantierten Patienten.

Wie bereits erwähnt, ist die präzise Einschätzung des Volumenstatus des Patienten von großer Wichtigkeit. In manchen Fällen mag es offensichtlicher sein (stehende Hautfalten und Fieber, Herzinsuffizienz und Anasarka; ➤ Abb. 2.1) als in anderen Fällen, wo diese Einschätzung schwerfällt. Auch hier kann die Sonographie unterstützen. So kann z. B. die V. cava inferior auf Leberhöhe im Liegen sonographiert werden. Eine kollaptische V. cava kann eher auf ein Volumendefizit hinweisen, eine starre, erweiterte und nicht atemmodulierte V. cava inferior eher auf einen Volumenüberschuss. Es gibt zudem aktuelle Bestrebungen, elaboriertere sonographische Scores anhand der Perfusion nicht nur der V. cava zur Einschätzung des Volumenstatus zu nutzen (Beaubien-Souligny et al. 2020).

Die genannte Basisdiagnostik ist weder sehr aufwendig noch teuer, sie hilft jedoch sehr gut dabei, eine AKI weiter und genauer einzuordnen.

Generell stellen sich nach der Basisdiagnostik zwei Fragen:

1. Woher kommt die AKI (Frage nach Ätiologie)?
2. Braucht der Patient ein Nierenersatzverfahren?

Die zweite Frage wird in ➤ Kap. 2.3.3 diskutiert. Die erste Frage kann ggf. bereits durch die Basisdiagnostik beantwortet sein. Das betrifft z. B. postrenale Ursachen oder Zustände der hydropischen Dekompensation oder Exsikkose. In Zusammenschau von Anamnese, Labor mit Urin und Sonographie können sehr häufige Konstellationen bei AKI abgeleitet werden, z. B. die AKI im Kontext hydropischer Dekompensation bei bekannter Herzinsuffizienz, die AKI bei fieberhaftem Infektionsgeschehen und begleitender Exsikkose, die AKI mit Restharn und konsekutivem Harnstau (➤ Abb. 2.2) bei urologischen Problemen.

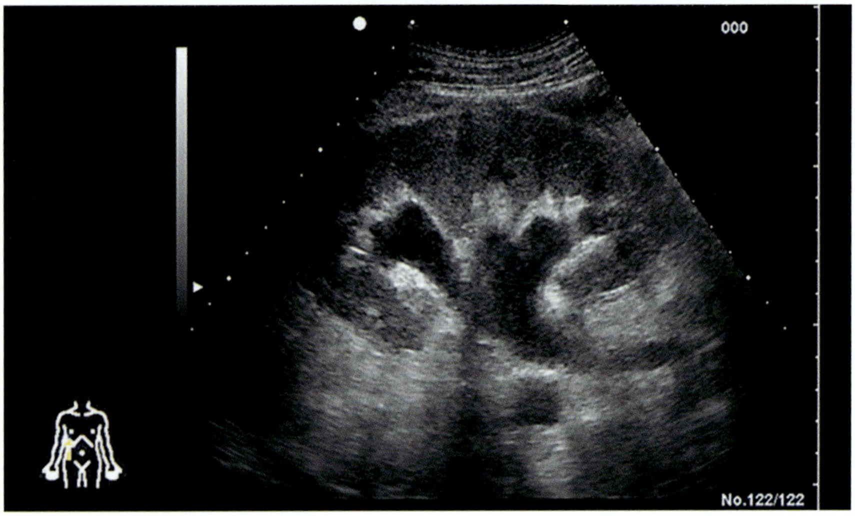

Abb. 2.2 Sonographisches Bild einer Niere mit Harnstau [M512]

MERKE
Jeder Patient mit AKI erhält mind.
- eine Urinuntersuchung z. B. mittels Urin-Stix (wünschenswert wären bei Hinweisen auf Proteinurie auch eine Quantifizierung mittels Urin-Albumin- und Urin-Protein-Kreatinin-Ratio),
- eine Sonographie der Nieren zum Ausschluss einer postrenalen AKI und einer weiteren generellen Einschätzung der Nieren hinsichtlich Perfusion und Größe,
- eine sehr gründliche körperliche Untersuchung insbesondere mit Hinblick auf den Volumenstatus.

2.2.3 Weiterführende Diagnostik

Dennoch gibt es Fälle, die mit der genannten Basisdiagnostik nicht hinreichend abklärbar sind, z. B. Patienten mit auffälligem Urin-Stix (z. B. Proteinurie und/oder Erythrozyturie), die keinen Anhalt für Infekte oder andere postrenale Ursachen für die AKI bieten. Hier sollte man in jedem Fall eine erweiterte Diagnostik anstreben.

Die **Blut- und Serumuntersuchungen** können um eine rationale Autoimmundiagnostik erweitert werden (z. B. Bestimmung von pANCA, cANCA, Anti-dsDNA-AK, Rheumafaktoren, ANA, Anti-GBM-, Anti-PLA2-AK, C3 etc.). Bei immunsupprimierten Patienten müssen auch immer mögliche virale Replikationen in Betracht gezogen werden und u. a. CMV- und BKV-Titer ermittelt werden.

Letztlich hängt hier die erweiterte Diagnostik aber an der Gesamtschau der Befunde. Hat man z. B. eine Situation mit Zeichen der Hämolyse, der Thrombozytopenie und eine AKI, ist natürlich verstärkt in Richtung einer thrombotischen Mikroangiopathie zu recherchieren.

Bei den **Urinuntersuchungen** ist eine genaue Quantifizierung der Proteinurie anzustreben (Menge an Protein und Albumin in mg/g Kreatinin im Spot-Urin), ebenso eine Urinelektrophorese und ein Sediment. Diese Untersuchungen geben Aufschluss über Art und genaue Zusammensetzung der Proteinurie sowie über weitere Bestandteile des Urins, die nicht im Stix erfasst werden, und erlauben eine bessere Einordnung einer möglichen Hämaturie (z. B. Vorliegen von Akanthozyten).

Letztlich ist die weiterführende Diagnostik aber abhängig vom klinischen Einzelfall und kann so vielseitig sein wie die Ätiologien für die AKI selbst. Geht man von einem pathophysiologischen Prozess innerhalb der Nieren aus, sollte eine **Nierenbiopsie** durchgeführt werden.

2.3 Therapie und Prophylaxe

Die generellen therapeutischen Maßnahmen lassen sich unterteilen in
- Allgemeine Maßnahmen und Prophylaxe
- Spezifische Maßnahmen im Kontext bestimmter Ätiologien
- Nierenersatztherapie

2.3.1 Allgemeine Maßnahmen und Prophylaxe

Eine vorbestehende CKD ist ein wichtiger Risikofaktor für die Entwicklung einer akuten Nierenschädigung, insbesondere vor großen chirurgischen Eingriffen, bei Infektionen und Sepsis (Zhang et al. 2019). Auch eine Vielzahl wichtiger und häufiger internistischer Erkrankungen wie z. B. Diabetes mellitus, Herzinsuffizienz und Leberzirrhose stellen ein erhöhtes Risiko für die Entwicklung einer AKI dar (Chancharoenthana, Leelahavanichkul 2019; Holgado et al. 2020). Deshalb sind die Identifizierung von Risikopatienten und die nachfolgende Risikooptimierung wichtig. Letztere kann eine Vielzahl von Maßnahmen enthalten. Dazu gehören die Behandlung der Grundkrankheit bzw. die Optimierung der Therapie z. B. einer CKD bei einem Nephrologen oder einer Herzinsuffizienz bei einem Kardiologen. Analog gilt dies für andere relevante Vorerkrankungen und die entsprechenden Spezialdisziplinen.

Wichtige Säulen in der CKD-Behandlung sind der Einsatz nephroprotektiv wirkender Medikamente (ACE-Hemmer, AT_1-Rezeptorantagonisten, SGLT2-Inhibitoren), die den Progress einer CKD in bestimmten Kontexten verlangsamen können, die kritische Prüfung potenziell nephrotoxischer Medikamente, die Dosisanpassung jeglicher Dauermedikation, ein ausgeglichenes Volumenmanagement der Patienten und die Optimierung weiterer kardiovaskulärer Risikofaktoren (Blutdruck, Fettwerte etc.). Diese genannten Maßnahmen gelten für die stabile ambulante Situation.

Im klinischen Kontext kann es zu Situationen kommen, in denen Prozeduren oder Eingriffe geplant sind, die ein erhöhtes Risiko für eine AKI mit sich bringen, z. B. ein chirurgischer Eingriff, oder in denen es in der Tat zum Auftreten einer AKI kommt. Für beide Szenarien hat jede Klinik ein leicht abgewandeltes und individuelles Vorgehen. Es gibt einzelne Publikationen, die bei Patienten mit hohem Risiko für das Auftreten einer AKI in bestimmten Kontexten definierte „Bundles" implementieren, die nach bisherigen Erkenntnissen die Häufigkeit der AKI deutlich senken können (➤ Abb. 2.3; Meersch et al. 2017).

Die Maßnahmen können aus folgenden Punkten bestehen:

- Absetzen aller potenziell nephrotoxischen Agenzien
- Absetzen von ACE-Hemmern und Sartanen
- Engmaschiges Monitoring von Serum-Kreatinin und Diurese
- Vermeiden von Hyperglykämien
- Strenge Indikationsstellung für Kontrastmittel
- Hämodynamisches Monitoring und Optimierung (MAP > 65 mmHg und ZVD 8–12 mmHg)

Wie im Fall der Prophylaxe einer AKI gilt auch beim Auftreten einer AKI nach wie vor der Grundsatz, dass Indikation und Dosis aller applizierten Medikamente kritisch geprüft werden müssen.

Einen gewissen Sonderstatus nehmen in diesem Kontext die Diuretika ein. Man sieht es im klinischen Alltag nicht selten, dass das Auftreten einer AKI mit der Gabe von Volumen und dem prompten Absetzen der Diuretika beantwortet wird. Dieser Reflex mag in manchen Fällen wie z. B. bei AKI im Rahmen einer Exsikkose richtig sein, kann aber grundlegend falsch sein bei AKI im Rahmen einer hydropischen Dekompensation bei vorbestehender Herzinsuffizienz. Hier gilt der Grundsatz, dass ein ausgeglichener Volumenstatus (Euvolämie) anzustreben ist, zumindest im normalstationären Kontext. Der Einsatz von Schleifendiuretika (z. B. Furosemid) wird nur bei Hypervolämie zur Optimierung der Flüssigkeitsbilanz empfohlen, wenn durch andere Maßnahmen keine adäquate Korrektur erfolgen kann. Ein sonst gewollter hoher Flüssigkeitsumsatz ist im Rahmen von AKI ausdrücklich nicht anzustreben. Eine Ausnahme bildet hier z. B. eine AKI im Rahmen einer Rhabdomyolyse, wo durchaus die Kombination aus hohen Flüssigkeitsgaben und Diuretika denkbar wäre, da ein hoher Flüssigkeitsumsatz angestrebt wird. Im Kontext der Notwendigkeit einer Flüssigkeitssubstitution entfacht sich auch heute noch eine breite Diskussion um die Art der zu verwendenden Lösungen. In der Klinik stehen verschiedene Lösungen zur Flüssigkeitssubstitution bereit, z. B. 0,9 %-NaCl-, Vollelektrolyt- und 5 %-Glukoselösungen. Die Verwendung von 0,9 %-NaCl-Lösung wurde aufgrund von Hyperchlorämien und metabolischer Azidose kritisch gesehen (Yunos et al. 2012). Zwei sehr aktuelle, große prospektive Studien haben den Vergleich von 0,9 %-NaCl- und Vollelektrolytlösung bei kritisch Kranken analysiert (Finfer et al. 2022; Zampieri et al. 2021). In beiden Studien konnte bzgl. harter Endpunkte wie Mortalität kein Unterschied zwischen den beiden Lösungen ermittelt werden, die eingeschlossenen Patienten waren jedoch in der Mehrzahl nicht schwer erkrankt.

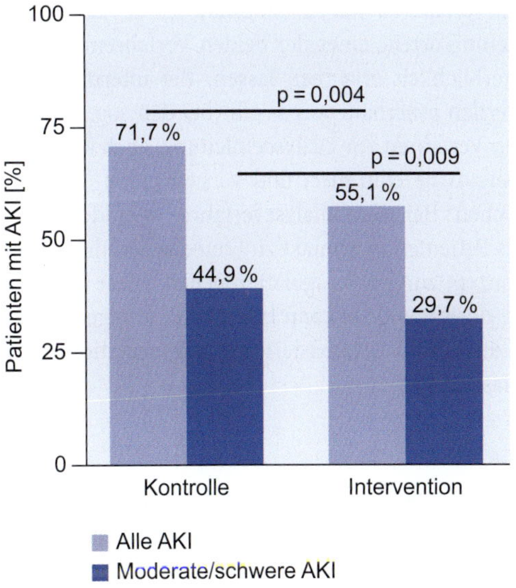

Abb. 2.3 Einfluss von Interventionsmaßnahmen auf die Rate von AKI bei herzchirurgischen Eingriffen [H017-003, L143]

Ein weiterer häufiger Diskussionspunkt in Kliniken ist der Einsatz von **Röntgenkontrastmittel** im Kontext mit einer AKI bzw. einer eingeschränkten Nierenfunktion. Dieses Thema ist zwar nicht direkt der Überschrift der Therapie oder den allgemeinen Maßnahmen von AKI zuzuordnen, tritt aber derart häufig auf, dass zumindest einige Bemerkungen hier fallen sollen: Mittlerweile gibt es eine Vielzahl von großen Studien, die zumindest beim Einsatz von Röntgenkontrastmittel im Rahmen von z. B. computertomographischen Untersuchungen kein erhöhtes Auftreten einer AKI beobachtet haben (Hinson et al. 2017; McDonald et al. 2013; Wilhelm-Leen et al. 2017). Natürlich sind einige der großen Studien retrospektiv. Die Bedenkenträger und Mahner einer kontrastmittelinduzierten AKI führen einen konklusiven Pathomechanismus, Daten aus Tiermodellen, Daten aus Tiermodellen und klinische Erfahrung an. Nach wie vor besteht eine interdisziplinäre Diskussion um dieses Thema im klinischen Alltag. Zusammenfassend sollte im Rahmen von AKI oder eingeschränkter Nierenfunktion die Indikation zu Kontrastmittelgaben in jedem Fall kritisch geprüft werden. Sollte die Indikation gegeben sein, ist eine eingeschränkte Nierenfunktion für die Durchführung einer Untersuchung mit Kontrastmittel aber kein Ausschlusskriterium. Die Gesamtmenge an appliziertem Kontrastmittel sollte jedoch möglichst auf ca. 80 ml beschränkt sein.

2.3.2 Spezifische Maßnahmen im Kontext bestimmter Ätiologien

Jeden einzelnen Kontext mit begleitender AKI hier zu diskutieren, übersteigt den Rahmen dieses Beitrags. Zu häufigen Konstellationen, in denen eine AKI auftritt, und möglichen weiteren therapeutischen Maßnahmen ➤ Tab. 2.2.

Trotz einer Vielzahl experimenteller Daten und einer ganzen Reihe in klinischen Studien untersuchter Substanzen gibt es in den

Tab. 2.2 Klinische Kontexte, in denen eine AKI auftreten kann, und spezifische Maßnahmen, die ergriffen werden könnten

Klinische Diagnose	Mögliche therapeutische Maßnahmen
Bluthochdruck	Optimierung der antihypertensiven Therapie
Intoxikation	Absetzen der Noxe; ggf. Dialyse, falls dialysierbar
Autoimmunerkrankungen mit renaler Beteiligung (Kollagenosen, Glomerulonephritiden, Vaskulitiden)	Optimierung kardiovaskulärer Risikofaktoren; ggf. Optimierung der antiproteinurischen Therapie; Einsatz von Immunsuppressiva, falls indiziert
Nierensteine	Lithotripsie; steinaustreibende Medikamente; Volumen; Harnleiterschienung
Postrenale Obstruktion	Beseitigung der Obstruktion; ggf. Harnleiterschienung
Interstitielle Nephritis	Pausieren der auslösenden Noxe; Einsatz von Glukokortikoiden diskutieren

meisten Fällen keine eindeutigen Empfehlungen zur spezifischen renalen Therapie einer akuten Nierenschädigung. Hier können hoffentlich zukünftige hochauflösende molekulare Ansätze helfen, um so das Outcome bei AKI für die Patienten zu verbessern (Hinze et al. 2022; Klocke et al. 2022).

2.3.3 Nierenersatztherapie

Kann im Rahmen einer AKI die Nierenfunktion durch die genannten Maßnahmen nicht zeitnah im gewünschten Maße verbessert werden, ist der Einsatz von Nierenersatzverfahren zu erwägen. Der optimale Zeitpunkt des Beginns einer Nierenersatztherapie ist bisweilen umstritten und wurde in mehreren Studien beforscht (Bagshaw et al. 2020; Barbar et al. 2018; Gaudry et al. 2016; Zarbock et al. 2020). Die STARRT-AKI-Studie (Bagshaw et al. 2020) verglich in einem multinationalen, kontrollierten Ansatz mehr als 3000 intensivmedizinisch betreute Patienten bzgl. verschiedener Outcomes bei frühem Beginn eines Nierenersatzverfahrens (innerhalb von 12 h bei Vorliegen der Einschlusskriterien) oder eines zurückhaltenden Beginns, bis konventionelle Einschlusskriterien (➤ Tab. 2.3) erfüllt waren. Bezogen auf die Gesamtmortalität nach 90 d wurde kein Unterschied zwischen den Gruppen gesehen, allerdings sah man in der „frühen" Gruppe langfristig mehr Abhängigkeit von Nierenersatzverfahren, mehr unerwünschte Ereignisse und eine höhere Zahl an durchgeführten Nierenersatzverfahren. Diese Ergebnisse wurden durch andere Studien bestätigt (Barbar et al. 2018; Gaudry et al. 2016). In der AKIKI-2-Studie konnte zudem gezeigt werden, dass ein weiteres Zuwarten bei persistierender Oligurie über 72 h oder Harnstoffwerten > 240 mg/dl keinen Nutzen für die Patienten bringt (Gaudry et al. 2021). Auch wenn einzelne Studien die genannten Ergebnisse nicht bestätigen, ist nach aktuellem Stand der Studien ein Nierenersatzverfahren bei Vorliegen eines der Kriterien (➤ Tab. 2.3) einzuleiten.

Einigkeit besteht darin, dass bei kritisch kranken Patienten auf der Intensivstation alle Verfahren (intermittierende Hämodialyse, kontinuierliche Verfahren, Ultrafiltration) vorgehalten werden sollten, um eine optimale Nierenersatztherapie zu gewährleisten (Bagshaw et al. 2017).

Tab. 2.3 Indikationen zur Nierenersatztherapie bei akuter Nierenschädigung

Indikation	Beispiel
Diuretikarefraktäre Hypervolämie mit Dyspnoe	Lungenödem bei rückläufiger/eingeschränkter Diurese
Hyperkaliämie (Serum-Kalium > 6 mmol/l)	EKG-Veränderungen (neue Blockbilder, zeltförmige T-Wellen etc.) bei Hyperkaliämie
Schwere metabolische Azidosen (pH < 7,2)	Intoxikation mit dialysierbaren Säuren (z. B. Salizylate)
Zeichen der Urämie, Serum-Harnstoff > 240 mg/dl	Neuer Pruritus, Enzephalopathie, gastrointestinale Beschwerden, Perikarditis, Polyneuropathie
Akute Intoxikationen	z. B. Methanol, Ethanol, Ethylenglykol (Frostschutzmittel)
Persistierende Oligurie (> 72 h)	Schwerer Infekt, Rhabdomyolyse

Zu den wichtigsten Indikationen zum Beginn einer Nierensatztherapie bei Patienten mit akuter Nierenschädigung ➤ Tab. 2.3. Hyperkaliämie und Hypervolämie (oft mit Fluid Lung) stellen dabei bei eingeschränkter Diurese die vital wichtigsten Kriterien dar (➤ Abb. 2.4). Aufgrund aktueller Daten wird derzeit weiterhin zum Beginn einer Dialysebehandlung geraten, sobald erste Symptome einer Urämie auftreten **(Empfehlungsgrad A bis B).**

Der Modus einer Nierenersatztherapie (Hämodialyse, Hämofiltration, Hämodiafiltration, Peritonealdiayse) hat keinen Einfluss auf die Prognose der Patienten, wobei derzeit v. a. die intermittierende Hämodialyse (IHD) im normalstationären und die chronischen Nierenersatzverfahren vorrangig im intensivmedizinischen Kontext eingesetzt werden. Die Durchführung einer intermittierenden Hämodialyse ist in einem allgemeinen kritisch kranken Patientenkollektiv einem kontinuierlichen Nierenersatzverfahren nicht unterlegen (Bagshaw et al. 2017), jedoch des Öfteren aus hämodynamischen Gründen nicht durchführbar. Auch Dialysedosis und -frequenz scheinen keinen Einfluss auf Morbidität und Krankheitsverlauf zu haben (Bagshaw et al. 2017), sodass sich derzeit keine Vorteile eines der beiden Verfahren in Bezug auf die Gesamtsterblichkeit erkennen lassen. Bei intermittierenden Verfahren werden innerhalb von 3–4 h (bei den sog. Andialysen, also den ersten Verfahren zur Dialyseeinleitung, auch kürzer) ein Anteil der Urämietoxine eliminiert und versucht, den Volumenhaushalt auszugleichen. Bei Hämodialyseverfahren befinden sich Teile des Blutes des Patienten in Kontakt zu Fremdmaterialien; deshalb muss es ein Konzept zur Antikoagulation geben. Diese erfolgt meist mit Heparin, -derivaten oder kann heparinfrei erfolgen unter Nutzung einer kalzium- und citratbasierten Antikoagulation innerhalb der Dialysemaschinen.

MERKE

Es sollte bei allen Patienten mit AKI geprüft werden, ob diese fachärztlich nephrologisch ambulant angebunden sind. Dies betrifft insbesondere Patienten mit einer AKI im Rahmen einer CKD oder bei denen sich die Proteinurie oder Retentionsparameter bei stationärer Entlassung noch nicht normalisiert haben.

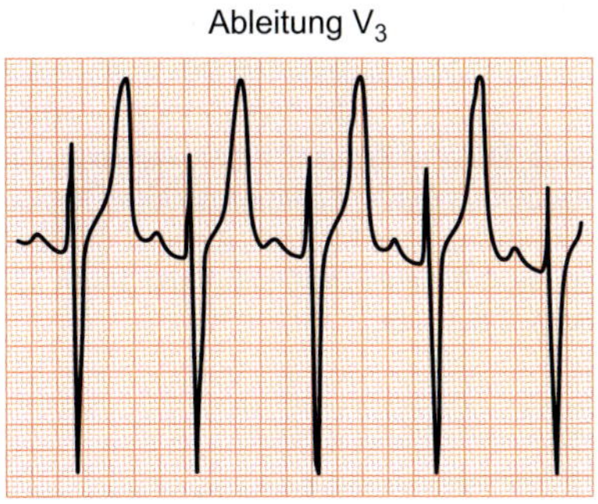

Abb. 2.4 Mögliche Veränderungen bei Hyperkaliämie bei AKI im EKG wie hier mit akzentuierten, spitzen T-Wellen können den akuten Einsatz eines Nierenersatzverfahrens nach sich ziehen. [L143]

LEITLINIEN

Khwaja A: KDIGO clinical practice guidelines for acute kidney injury. Practice Guideline 120(4) (2012) c179–c184. PMID: 22890468.

National Clinical Guideline Centre (UK), NCGC: Acute Kidney Injury: Prevention, Detection and Management Up to the Point of Renal Replacement Therapy [Internet]. London: Royal College of Physicians (UK); 2013 Aug. PMID: 25340231.

LITERATUR

An JN, Hwang JH, Kim DK et al.: Chronic Kidney Disease After Acute Kidney Injury Requiring Continuous Renal Replacement Therapy and Its Impact on Long-Term Outcomes: A Multicenter Retrospective Cohort Study in Korea. Crit Care Med 45(1) (2017) 47–57.

Bagshaw SM, Darmon M, Ostermann M et al.: Current state of the art for renal replacement therapy in critically ill patients with acute kidney injury. Intensive Care Med 2017;43(6) (2017) 841–854.

Bagshaw SM, George C, Dinu I et al.: A multi-centre evaluation of the RIFLE criteria for early acute kidney injury in critically ill patients. Nephrol Dial Transplant 23(4) (2018) 1203–1210.

Bagshaw SM, Wald R, Adhikari NKJ et al.; STARRT-AKI Investigators; Canadian Critical Care Trials Group; Australian and New Zealand Intensive Care Society Clinical Trials Group; United Kingdom Critical Care Research Group; Canadian Nephrology Trials Network; Irish Critical Care Trials Group: Timing of Initiation of Renal-Replacement Therapy in Acute Kidney Injury. New Engl J Med 383(3) (2020) 240–251. PMID: 32668114.

Barbar SD, Clere-Jehl R, Bourredjem A et al.; IDEAL-ICU Trial Investigators and the CRICS TRIGGERSEP Network: Timing of Renal-Replacement Therapy in Patients with Acute Kidney Injury and Sepsis. New Engl J Med 379(15) (2018) 1431–1442. PMID: 30304656.

Beaubien-Souligny W, Rola P, Haycock K et al.: Quantifying systemic congestion with Point-Of-Care ultrasound: development of the venous excess ultrasound grading system. Ultrasound J 12(1) (2020) 16. PMID: 32270297.

Chancharoenthana W, Leelahavanichkul A: Acute kidney injury spectrum in patients with chronic liver disease: Where do we stand? World J Gastroenterol 25(28) (2019) 3684–3703. PMID: 31391766.

Chawla LS, Bellomo R, Bihorac A et al.; Acute Disease Quality Initiative Workgroup 19: Acute kidney disease and renal recovery: consensus report of the Acute Disease Quality Initiative (ADQI) 16 Workgroup. Nat Rev Nephrol 13(4) (2017) 241–257. PMID: 28239173.

Chertow GM, Burdick E, Honour M, Bonventre JV, Bates DW: Acute kidney injury, mortality, length of stay, and costs in hospitalized patients. J Am Soc Nephrol 16(11) (2005) 3365–3370. PMID: 16177006.

Coca SG, Peixoto AJ, Garg AX et al.: The prognostic importance of a small acute decrement in kidney function in hospitalized patients: a systematic review and meta-analysis. Am J Kidney Dis 50(5) (2007) 712–720.

Finfer S, Micallef S, Hammond N et al.: Balanced Multielectrolyte Solution versus Saline in Critically Ill Adults. New Engl J Med 386(9) (2022) 815–826. PMID: 35041780.

Gaudry S, Hajage D, Martin-Lefevre L et al.: Comparison of two delayed strategies for renal replacement therapy initiation for severe acute kidney injury (AKIKI 2): a multicentre, open-label, randomised, controlled trial. Lancet 397(10281) (2021) 1293–1300. PMID: 33812488.

Gaudry S, Hajage D, Schortgen S et al.: Initiation Strategies for Renal-Replacement Therapy in the Intensive Care Unit. New Engl J Med 375(2) (2016) 122–133. PMID: 27181456.

Guzzi F, Cirillo L, Roperto RM, Romagnani P, Lazzeri E: Molecular Mechanisms of the Acute Kidney Injury to Chronic Kidney Disease Transition: An Updated View. Int J Mol Sci 20(19) (2019) 4941. PMID: 31590461.

Hinson JS, Ehmann JR, Fine DM et al.: Risk of Acute Kidney Injury After Intravenous Contrast Media Administration. Ann Emerg Med 69(5) (2017) 577–586. PMID: 28131489.

Hinze C, Kocks C, Leiz J et al.: Single-cell transcriptomics reveals common epithelial response patterns in human acute kidney injury. Genome Med 14(1) (2022) 103. PMID: 36085050.

Hinze C, Schmidt-Ott KM: Acute kidney injury biomarkers in the single-cell transcriptomic era. Am J Physiol Cell Physiol 323(5) (2022) C1430–C1443. PMID: 36154695.

Holgado JL, Lopez C, Fernandez A et al.: Acute kidney injury in heart failure: a population study. ESC Heart Fail 7(2) (2020) 415–422. PMID: 32059081.

Keller C: Praxis der Nephrologie. Springer Verlag; 2007. 33–34 (181–195).

Kirita Y, Wu H, Uchimura K et al.: Cell profiling of mouse acute kidney injury reveals conserved cellular responses to injury. Proc Natl. Acad Sci U S A 117(27) (2020) 15874–15883. doi: https://doi.org/10.1073/pnas.2005477117. Epub 2020 Jun 22. PMID: 32571916.

Klocke J, Kim SJ, Skopnik CM et al.: Urinary single-cell sequencing captures kidney injury and repair processes in human acute kidney injury. Kidney Int 102(6) (2022) 1359–1370. PMID: 36049643.

Lafrance J-P, Miller DR: Acute kidney injury associates with increased long-term mortality. J Am Soc Nephrol 21(2) (2010) 345–352. PMID: 20019168.

McDonald RJ, McDonald JS, Bida JP et al.: Intravenous contrast material-induced nephropathy: causal or coincident phenomenon? Radiology 267(1) (2013) 106–118. PMID: 23360742.

Meersch M, Schmidt C, Hoffmeier A et al.: Prevention of cardiac surgery-associated AKI by implementing the KDIGO guidelines in high risk patients identified by biomarkers: the PrevAKI randomized controlled trial. Intensive Care Med 43(11) (2017) 1551–1561.

Ostermann M, Zarbock A, Goldstein S et al.: Recommendations on Acute Kidney Injury Biomarkers From the Acute Disease Quality Initiative Consensus Conference: A Consensus Statement. JAMA Netw Open 3(10) (2020) e2019209. PMID: 33021646.

Pannu N, James M, Hemmelgarn BR et al.; Alberta Kindney Disease Network: Modification of outcomes after acute kidney injury by the presence of CKD. Am J Kidney Dis 58(2) (2011) 206–213. PMID: 21496979.

Scholz H, Boivin FJ, Schmidt-Ott KM et al.: Kidney physiology and susceptibility to acute kidney injury: implications for renoprotection. Nat Rev Nephrol 17(5) (2021) 335–349. PMID: 33547418.

Silver SA, Chertow GM: The Economic Consequences of Akute Kidney Injury. Nephron 137(4) (2017) 297–301. PMID: 28595193.

Stock KF: [Clinical ultrasound in nephrology]. Nephrologe 16(3) (2021) 189–199. PMID: 33936315.

Uchino S, Bellomo R, Goldsmith D et al.: An assessment of the RIFLE criteria for acute renal failure in hospitalized patients. 34(7) (2006) 1913–1917. PMID: 16715038.

Vanmassenhove J, Kielstein J, Jorres A et al.: Management of patients at risk of acute kidney injury. Lancet 389(10084) (2017) 2139–2151.

Wilhelm-Leen E, Montez-Rath ME, Chertow G: Estimating the Risk of Radiocontrast-Associated Nephropathy. J Am Soc Nephrol 28(2) (2017) 653–659. PMID: 27688297.

Wyss M, Kaddurah-Daouk R: Creatinine and creatinine metabolism. Physiol Ref 80(3) (2000) 1107–1213. PMID: 10893433.

Yunos NM, Bellomo R, Hegarty C et al.: Association between a chloride-liberal vs chloride-restrictive intravenous fluid administration strategy and kidney injury in critically ill adults. JAMA 308(16) (2012) 1566–1572. PMID: 23073953.

Zampieri FG, Machado FR, Biondi RS et al.; BaSICS Investigators and the BRICNet Members: Effect of Intravenous Fluid Treatment With a Balanced Solution vs 0.9 % Saline Solution on Mortality in Critically Ill Patients: The BaSICS Randomized Clinical Trial. JAMA 326(9) (2021) 1–12. PMID: 34375394.

Zhang J, Healy HG, Baboolal K et al.; CKD.QLD Collaborative: Frequency and Consequences of Acute Kidney Injury in Patients With CKD: A Registry Study in Queensland Australia. Kidney Medicine 1(4) (2019) 180–190. PMID: 32734198.

Zarbock A, Küllmar M, Kindgen-Milles D et al.; RICH Investigators and the Sepnet Trial Group: Effect of Regional Citrate Anticoagulation vs Systemic Heparin Anticoagulation During Continuous Kidney Replacement Therapy on Dialysis Filter Life Span and Mortality Among Critically Ill Patients With Acute Kidney Injury: A Randomized Clinical Trial. JAMA 324(16) (2020) 1629–1639. PMID: 33095849.

KAPITEL

3 Chronische Nierenkrankheit

Leonie Kraft und Jörg Latus

3.1 Definition und Basisinformation

Die chronische Nierenkrankheit (Chronic Kidney Disease, CKD; vormals chronische Nierenerkrankung, chronische Niereninsuffizienz) ist nach KDIGO-Initiative (Kidney Disease: Improving Global Outcomes) definiert als Zeichen einer Nierenfunktionseinschränkung, die über 3 Mon. persistiert und von gesundheitlicher Relevanz ist.

Zu den Indikatoren für eine chronische Nierenkrankheit zählen eine Albuminurie (> 30 mg/g), Auffälligkeiten im Urinsediment und/oder in der Histologie nach Nierenbiopsie, strukturelle Auffälligkeiten in bildgebenden Verfahren und eine glomeruläre Filtrationsrate (GFR) < 60 ml/min/1,73m². Die Stadieneinteilung erfolgt nach der errechneten oder abgeschätzten („estimated") glomerulären Filtrationsrate (eGFR; G1–G5) und Albuminurie (A1–A3).

Die Prävalenz der CKD in der deutschen Bevölkerung wird mit ca. 10 % angegeben und steigt mit zunehmendem Alter kontinuierlich an, wobei eine dialysepflichtige CKD in Deutschland bei ca. 80.000 Menschen vorliegt (Girndt et al. 2016). Patienten mit CKD haben nicht nur ein erhöhtes Risiko für eine weitere Verschlechterung der Nierenfunktion und die Notwendigkeit des Beginns einer Nierenersatztherapie, sondern auch ein erhöhtes Mortalitätsrisiko, insbesondere durch kardiovaskuläre Ereignisse (Hillege et al. 2002).

Ziele in der Behandlung der CKD ist die Abklärung der Ursachen für die Nierenschädigung, wenn möglich gezielte Intervention zur Behandlung von Ursachen, die Optimierung von oftmals erhöhten Blutdruckwerten, die Verlangsamung oder das Verhindern eines eGFR-Verlustes sowie das Management von Folgeerkrankungen und Komplikationen. Letztendlich zählen zu einer optimierten Behandlung auch bei Progredienz die vorbereitenden Maßnahmen zur Einleitung einer Nierenersatztherapie. Bei der medikamentösen Therapie der CKD hat es in den letzten Jahren einige Neuerungen gegeben, sodass eine Prävention der Progression oftmals gelingt.

3.2 Stadieneinteilung

Die Stadieneinteilung der CKD erfolgt nach eGFR und Albuminurie. Das Risiko für eine Progression der CKD steigt mit zunehmender Albuminurie und GFR-Verlust (➤ Abb. 3.1).

MERKE
Das Risiko für die Entwicklung einer dialysepflichtigen CKD steigt mit abnehmender eGFR und ansteigender Albuminurie.

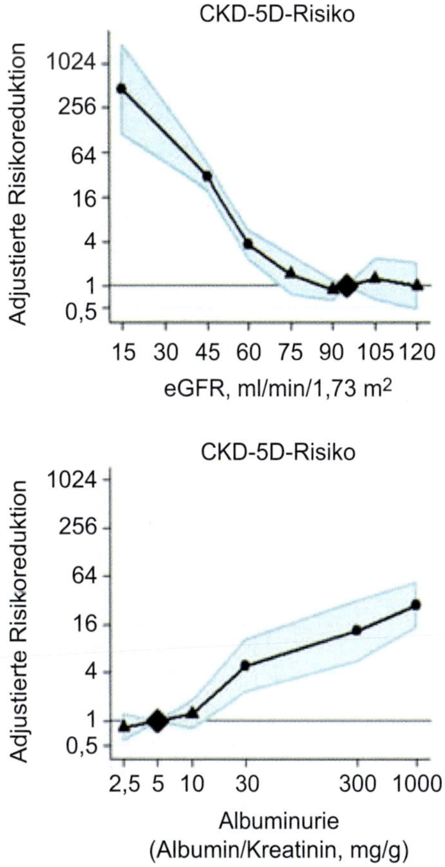

Abb. 3.1 Risiko für die Entwicklung einer dialysepflichtigen CKD [F779-018]

Die Kombination der Informationen zu eGFR und Albuminurie ermöglichen eine prognostische Risikoabschätzung für Morbiditäten und Mortalitätsraten (➤ Abb. 3.2 nach KDIGO 2024). So führt schon eine Albuminurie von > 300 mg/d bei noch normaler eGFR zu einem dreifach erhöhten Mortalitätsrisiko (Levey 2011). Aus diesem Grund sollten immer beide Werte herangezogen werden.

3.3 Ätiologie und Pathogenese

Die Ursachen einer CKD liegen oftmals in einer Stoffwechselerkrankung wie dem Diabetes mellitus oder einer Organschädigung durch langjährige arterielle Hypertonie. Des Weiteren betreffen diverse Systemerkrankungen (wie z. B. Lupus erythematodes oder Vaskulitiden

				Albuminausscheidung im Urin (mg/l)		
				A1	A2	A3
				normal bis leicht erhöht	mäßig erhöht	schwer erhöht
				< 30	30 – 300	> 300
Glomeruläre Filtrationsrate (GFR) (ml/min/ 1,73 m²)	G1	normal oder hoch	≥ 90			
	G2	leicht erniedrigt	60 – 89			
	G3a	leicht bis mäßig erniedrigt	45 – 59			
	G3b	mäßig bis schwer erniedrigt	30 – 44			
	G4	schwer erniedrigt	15 – 29			
	G5	Nierenversagen	< 15			

Abb. 3.2 KDIGO-Nomenklatur von CKD [F779-017]

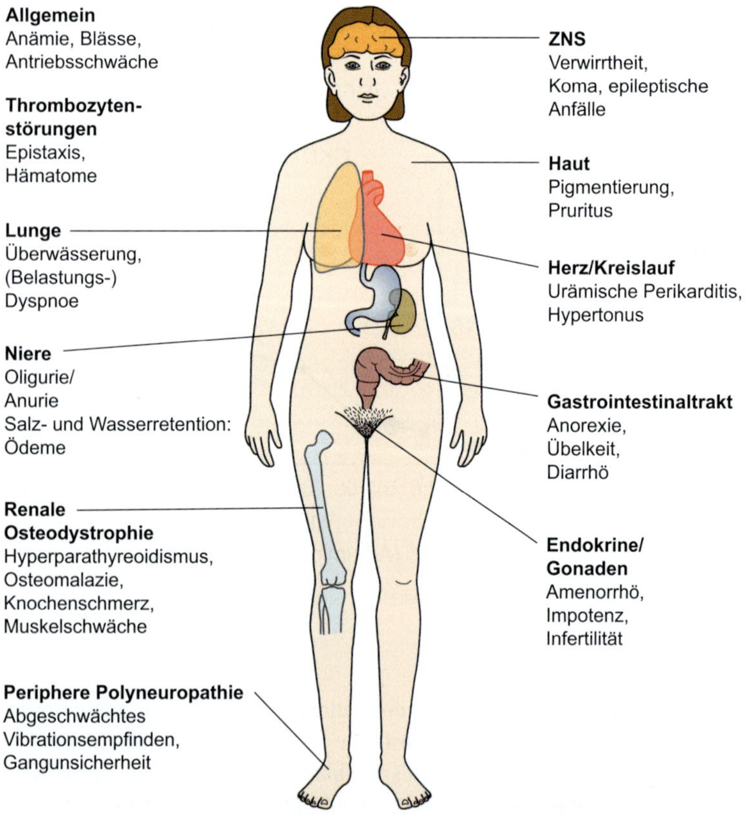

Abb. 3.3 Symptome und klinische Befunde bei chronischer Nierenerkrankung [L143, L157]

wie die granulomatöse Polyangiitis) die Nieren und führen zu einem bleibenden Organschaden. Primäre Nierenerkrankungen wie Glomerulonephritiden, interstitielle Nephritiden oder polyzystische Nierenerkrankungen sind hingegen seltener. Es muss jedoch erwähnt werden, dass die Diagnose einer CKD leider häufig erst im fortgeschrittenen Stadium erfolgt und oftmals auf eine bioptische Sicherung (aufgrund fehlender therapeutischer Konsequenz und möglicher Schrumpfnieren) verzichtet wird. Folglich wird eine primäre Ursache der CKD wahrscheinlich unterschätzt. Symptomatik und klinisches Bild

In frühen Stadien ist die CKD oft asymptomatisch, was häufig zu einer verspäteten und zufälligen Diagnose durch den Hausarzt führt. Das Bewusstsein für chronische Nierenerkrankungen ist in der Allgemeinbevölkerung gering. Ursache für das Auftreten der typischen Symptomatik sind die im Verlauf zunehmende endokrine und exokrine Funktionsstörung.

Die Symptome sind meist unspezifisch. Je weiter die CKD voranschreitet, desto mehr Symptome und Komplikationen treten auf (➤ Abb. 3.3).

INFO

CKD-Screening?

Aufgrund der unspezifischen und spät einsetzenden Symptomatik erfolgt die Diagnose der CKD häufig erst im fortgeschrittenen Stadium. Insbesondere aufgrund neuerer medikamentöser Therapien wird über mögliche Screeningverfahren in der Allgemeinbevölkerung diskutiert, wobei große Studien diesbezüglich noch fehlen. KDIGO empfiehlt in der neuen CKD-Leitlinie von 2024 ein Screening von Risikokohorten (Diabetes mellitus, arterielle Hypertonie, Herzinsuffizienz, positive Familienanamnese etc.).

Manifestation und Symptomatik CKD

- Säure-Basen- und Elektrolythaushalt: metabolische Azidose, Hyperkaliämie
- Wasserhaushalt: Überwässerung, Ödeme
- Blutdruckregulation: arterielle Hypertonie
- Knochenstoffwechsel: sekundärer Hyperparathyreoidismus, Störung Kalzium-Phosphat-Haushalt
- Hämatologische Symptomatik: renale Anämie
- Neurologische Symptomatik: periphere Polyneuropathie, urämische Enzephalopathie
- Kardiovaskuläre Komplikationen: Perikarditis, Herzrhythmusstörungen, KHK, Schlaganfall
- Gastrointestinale Symptomatik: Übelkeit, Appetitverlust
- Dermatologische Symptomatik: Pruritus
- Immunsystem: vermehrte Infektanfälligkeit

3.4 Diagnostik und Differenzialdiagnose

3.4.1 Anamnese

Die Anamnese sollte sich auf die Ursachenforschung der Grunderkrankung sowie auf etwaige Folgeerkrankungen fokussieren.

- Familienanamnese: Hinweise auf polyzystische Nierenerkrankungen?
- Medikamentenanamnese: Analgetikaabusus? Weitere nephrotoxische Medikation? Möglichkeit einer interstitiellen Nephritis?
- Vorerkrankungen: Insbesondere Diabetes mellitus oder arterielle Hypertonie?
- Hinweise auf kardiovaskuläre Folgeerkrankungen: Claudicatio intermittens, Angina-pectoris-Beschwerden, Palpitationen oder Synkopen?
- Urämische Symptomatik: Nausea, Pruritus, Inappetenz, Müdigkeit?

3.4.2 Labordiagnostik

Um die Diagnose einer CKD zu sichern, wird zur Abschätzung der GFR das Kreatinin bestimmt. Zusätzlich erfolgt die Bestimmung der Albuminurie. Diese kann entweder mittels 24-h-Sammelurin oder durch die Albumin-/Kreatinin-Ratio aus dem zweiten Morgenurin beurteilt werden (➤ Kap. 1).

Stadienabhängig sollte in regelmäßigen Abständen auf Folgeerkrankungen und mögliche Komplikationen untersucht werden.

Hierzu zählen:

- Renale Anämie: Blutbild, Eisenstatus, Vitamin B_{12}, Folsäure
- Knochenstoffwechsel: Parathormon (PTH), Phosphat, Kalzium
- Blutgasanalyse, Elektrolyte
- Aufgrund des erhöhten kardiovaskulären Risikos: Gesamtcholesterin, LDL-/HDL-Cholesterin, Triglyzeride, HbA_{1c}, Nüchternglukose, CRP

3.4.3 Bildgebende Diagnostik

- **Sonographie:** Die sonographische Untersuchung der Nieren dient einerseits zur Ursachenforschung (z. B. polyzystische Nierenerkrankung, Harnstauungsnieren, Nierenarterienstenosen), andererseits deuten kleine und parenchymreiche Nieren eher auf eine chronische Nierenkrankheit im Gegensatz zu einer akuten Nierenschädigung hin (große, echoarme, „geschwollene" Nieren). Eine Ausnahme bildet hier die CKD bei diabetischer Nephropathie, die sich sonographisch mit eher großen Nieren präsentiert (➤ Abb. 3.4).

MERKE

Jeder Patient mit erhöhten Kreatininwerten sollte sonographisch untersucht werden. Dies dient der Ursachenforschung und kann bei der Unterscheidung zwischen CKD und akuter Nierenschädigung helfen.

- **Angiographie:** Eine Angiographie kann zur Beurteilung der vaskulären Verhältnisse bei Verdacht auf eine Nierenarterienstenose sinnvoll sein (➤ Abb. 3.5).
- **Szintigraphie:** Eine Szintigraphie zur Beurteilung der GFR ist im klinischen Alltag nicht gebräuchlich. In Einzelfällen kann die Beurteilung der Seitenverteilung der Nierenfunktion mittels Szintigraphie (z. B. vor Tumoroperationen oder Lebendnierenspenden) sinnvoll sein.

3.4.4 Nierenbiopsie

Die Nierenbiopsie ist ein diagnostisches Verfahren, das eine entscheidende Rolle bei der Identifikation und Behandlung von verschiedenen Nierenerkrankungen spielt. Sie ist der Goldstandard in der Diagnostik nephrologischer Erkrankungen und ist bei richtiger Durchführung (sonographisch gesteuert mit normotonen Blutdruckwerten) eine relativ risikoarme Intervention (Marwah, Korbet 1996; Robert 2023).

Bei chronisch stark veränderten Nieren ist die Aussagekraft des histopathologischen Befunds oft eingeschränkt. Wenn sich aus dem histologischen Befund eine Behandlungskonsequenz erwarten lässt, ist die Nierenbiopsie trotzdem auch bei einer schon länger bestehenden Nierenkrankheit indiziert. Auch wenn eine primäre Nierenerkrankung wahrscheinlich erscheint, kann eine Nierenbiopsie insbesondere vor einer geplanten Nierentransplantation auch bei

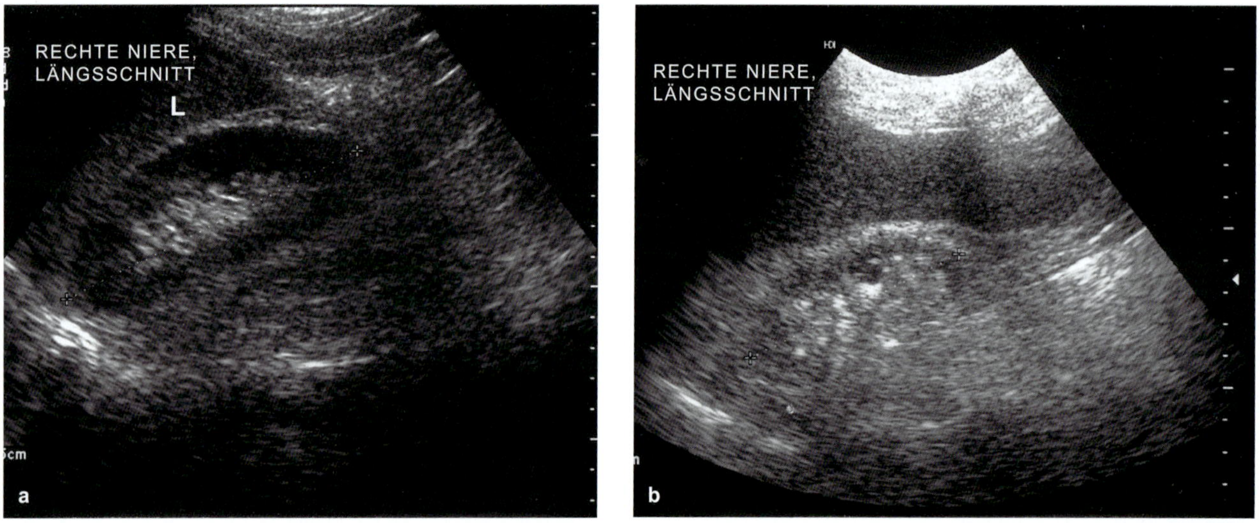

Abb. 3.4 Anhand eines Nierenultraschalls lassen sich akute und chronische Nierenerkrankungen differenzieren. **a** Normal große Niere bei akuter Nierenschädigung. Zu beachten ist das dunklere Erscheinungsbild der gesunden Niere (weniger echogen) im Vergleich zur benachbarten Leber (L). Zwischen den Markern ist die Niere von Pol zu Pol 10,95 cm lang. **b** Kleine, echogene Niere bei chronischer Nierenkrankheit. Zu beachten ist das hellere Erscheinungsbild der Niere (höhere Echogenität). Die Niere ist daher schwerer von den umliegenden Strukturen zu unterscheiden. Die Niere ist von Pol zu Pol 7,36 cm lang. [E1404]

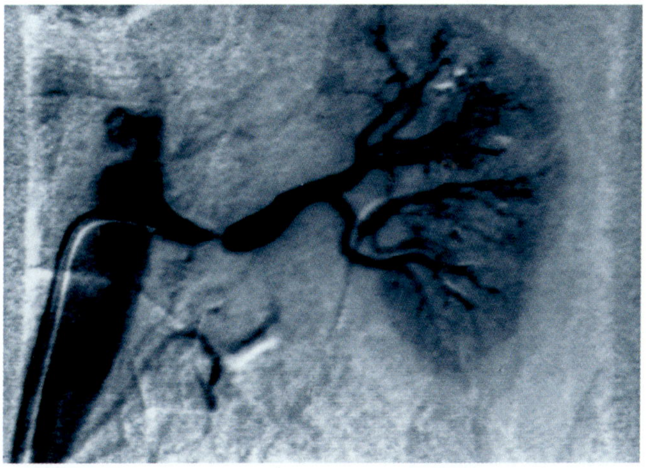

Abb. 3.5 Angiographie in DSA-Technik mit Nachweis einer umschriebenen linksseitigen Nierenarterienstenose atherosklerotischer Genese. [M181]

fortgeschrittener CKD indiziert sein, um das Risiko einer Rekurrenz im Transplantat abzuschätzen.

Diskutiert wird oft eine Biopsie bei Patienten mit Diabetes und CKD. Als anerkannte Biopsieindikationen bei Patienten trotz Diabetes mellitus sind das Vorliegen eines aktiven Urinsediments, eine nephrotische Proteinurie (> 3,5 g/d), ein rascher Abfall der GFR oder der Verdacht auf eine Systemerkrankung. Weiterhin ist eine Diskrepanz zwischen Dauer und Schwere des Diabetes sowie dem Ausmaß der Nierenerkrankung suspekt und sollte Anlass zu Durchführung einer Nierenbiopsie sein. Die häufigsten nichtdiabetischen Nierenerkrankungen bei Diabetikern sind IgA-Nephritis, membranöse Glomerulonephritis, akute interstitielle Nephritis sowie fokal-segmentale Glomerulosklerose.

3.4.5 Differenzialdiagnostik (➤ Tab. 3.1)

Tab. 3.1 Differenzialdiagnostik

Erkrankung	Befunde
Glomerulopathien	Dysmorphe Erythrozyten, Erythrozytenzylinder im Urinsediment, Proteinurie Ödeme und Anasarka bei nephrotischem Syndrom
Diabetes mellitus	Mikroalbuminurie (cave: 30 % ohne Proteinurie) Weitere diabetische Folgeerkrankungen: diabetische Retinopathie, diabetisches Fußsyndrom, Polyneuropathie
Vaskuläre Nephropathie	Anamnestisch: arterielle Hypertonie, KHK, pAVK Sonographisch häufig Nachweis von Plaques in der Aorta oder Carotis
Tubulointerstitielle Nephropathie (chronisch interstitielle Nephropathie)	Medikamentenanamnese (insbesondere Misch-Analgetika, NSAR, Analgetikanephropathie, chinesische Kräuter, Lithium) Tubuläre Proteinurie
Postrenale Genese	Prostatahypertrophie, sonographischer Nachweis einer Hydronephrose
Angeborene Nierenerkrankungen	**Alport-Syndrom:** Innenohrschwerhörigkeit, Mikrohämaturie, Proteinurie **Zystennieren:** Typischer sonographischer Befund bei positiver Familienanamnese: 15–39 J.: 3 Zysten ein-/beidseitig; 40–59 J.: mind. 2 Zysten jede Niere, > 60 J.: mind. 4 Zysten in jeder Niere; Leberzysten (Pei 2009), positive Familienanamnese, rezidivierende Zysteninfekte **Fabry-Krankheit:** Hautveränderungen, Hypohidrosis, kardiovaskuläre Ereignisse

Tab. 3.1 Differenzialdiagnostik *(Forts.)*

Erkrankung	Befunde
Nierenbeteiligung bei weiteren Systemerkrankungen	**Systemischer Lupus erythematodes:** typische Hautbefunde (Schmetterlingserythem), Fotosensitivität, ANA, dsDNA-AK, Komplementverbrauch, Arthritis, Serositis **ANCA-assoziierte Vaskulitiden:** PR3, MPO-AK-Nachweis, rezidivierendes Asthma bronchiale, Skleritis, Hautsymptome (Nekrosen) **Sarkoidose:** pulmonale Symptomatik, Hyperkalzämie, Nephrolithiasis **Amyloidose:** Proteinurie/nephrotisches Syndrom, je nach Organbefall: Herzinsuffizienz, Hepatomegalie, Makroglossie **Multiples Myelom:** CRAB-Kriterien (C: Hyperkalzämie, R: renale Beteiligung, A: Anämie, B: Bone Disease, Osteolysen, pathologische Frakturen), monoklonale Gammopathie

3.5 Folgeerkrankungen und Komplikationen

- **Urämie:** Erst im späten Verlauf der CKD entwickelt sich durch die gestörte exkretorische Funktion die typische urämische Symptomatik durch Retention urämischer Substanzen/Toxine (Harnstoff, Oxalate, β_2-Mikroglobulin, PTH etc.). Nur wenige dieser Moleküle sind eindeutig identifiziert und die urämische Wirkung vieler Substanzen ist umstritten. Typische Symptome sind Appetitlosigkeit, Übelkeit, Kopfschmerzen, Konzentrationsstörungen und Malnutrition. Bei ausbleibender Nierenersatztherapie kann sich eine urämische Enzephalopathie mit Koma entwickeln.
- **Wasser- und Elektrolythaushalt:** Auch der Wasser- und Elektrolythaushalt bleibt im Verlauf einer CKD lange stabil, sodass sich Überwässerungssymptomatik oder Elektrolytentgleisungen häufig erst bei CKD 4/5 präsentieren (Abboud und Henrich 2010). Trotzdem neigen CKD-Patienten auch in früheren Stadien insbesondere aufgrund iatrogener Ursachen (z. B. Gabe von Aldosteronantagonisten oder RAASi) zu Hyperkaliämie, sodass regelmäßige Laborkontrollen sinnvoll sind. Bei CKD-Patienten mit chronischer Hyperkaliämie werden folgende Maßnahmen empfohlen: Evaluation/Reduktion von RAASi oder MRA, Beurteilung und Empfehlung zur Kaliumaufnahme über die Nahrung, geeigneter Einsatz von Diuretika, Ausgleich einer metabolischen Azidose, Einsatz von kaliumsenkender Medikation (KDIGO 2024).

Zur Behandlung und Prävention einer Hypervolämie wird in der KDIGO-Leitlinie eine Natriumrestriktion auf < 2 g/d empfohlen. Falls dies und eine Trinkmengenrestriktion nicht ausreicht, kann eine Therapie mit Schleifendiuretika, Thiaziddiuretika oder MRA erwogen werden.

PRAXISTIPP

Bei CKD-Patienten mit chronischer Hyperkaliämie können folgende Maßnahmen hilfreich sein:
- Evaluation/Reduktion von RAASi oder MRA; eine regelmäßige Re-Evaluation und ggf. Wiederbeginn der Medikation ist notwendig!
- Beurteilung und Empfehlung zur Kaliumaufnahme über die Nahrung.
- Geeigneter Einsatz von Diuretika.
- Ausgleich einer metabolischen Azidose.
- Einsatz von kaliumsenkender Medikation.

- **Metabolische Azidose:** Die metabolische Azidose (aufgrund abnehmender Säureelimination und reduzierter Fähigkeit zur Rückresorption und Bildung von Bikarbonat) entsteht häufig erst ab einer CKD 3, da die Säureausscheidung kompensatorisch durch die verbliebenen Nephrone eine Zeit lang aufrechterhalten werden kann (Uribarri et al. 1995). Patienten mit CKD 5 sind hingegen fast alle betroffen. Die metabolische Azidose bleibt symptomlos, hat jedoch multiple extrarenale Auswirkungen wie Hyperkaliämie, Eiweißstoffwechselstörung, Verstärkung des sekundären Hyperparathyreoidismus und der Herzinsuffizienz. Eine große Metaanalyse mit 15 Studien (auch placebokontrolliert) suggeriert durch den Ausgleich einer Azidose einen positiven Effekt auf die weitere Progression einer CKD, wobei die Datenlage aktuell weiterhin noch dürftig ist (Hultin et al. 2021). Die neue KDIGO-Leitlinie ist im Vergleich zur Leitlinie aus 2012 bzgl. einer Therapie zurückhaltender, empfiehlt aber eine medikamentöse Therapie bei CKD-Patienten und Azidose (z. B. ab einem Bikarbonat von < 18 mmol/l) zu erwägen (KDIGO 2024).
- **Arterielle Hypertonie:** Die arterielle Hypertonie ist ein entscheidender Faktor für die Progression einer CKD und für das hohe kardiovaskuläre Risiko von CKD-Patienten mitverantwortlich. Sie entsteht bereits früh im Laufe einer CKD und im Stadium 4 haben bereits 80 % der Patienten eine arterielle Hypertonie (Muntner et al. 2010). Dialysepatienten zeigen zu Beginn der Dialyse fast alle hypertensive Blutdruckwerte, die jedoch auch nach Einstellung des Flüssigkeitshaushalts häufig noch medikamentös therapiert werden müssen (Charytan et al. 2012; s. Abschnitt „Progressionshemmung").
- **Dyslipoproteinämie:** Die Hypercholesterinämie ist ein entscheidender Faktor für das erhöhte Risiko von kardiovaskulären Komplikationen bei CKD-Patienten. KDIGO empfiehlt bei allen Risikopatienten (alle Patienten mit CKD > 50 J. oder jüngere Patienten mit einem Risikofaktor wie Diabetes mellitus Typ 2) eine Statintherapie, ohne dass Zielwerte definiert werden (Wanner und Tonelli 2014). Die Studienlage zum Vorteil einer Statintherapie bei Dialysepatienten ist noch unsicher.
- **Kardiovaskuläres Risiko:** Die Relevanz dieser CKD-Komplikation zeigt sich in der Statistik: Mehr als die Hälfte der Todesfälle von Dialysepatienten haben eine kardiale oder vaskuläre Ursache (Frei, Schober-Halstenberg 2007). Bei CKD-Patienten treffen häufig nicht nur die traditionellen Risikofaktoren (wie arterielle Hypertonie, Diabetes mellitus etc.) zu, sondern es bestehen auch spezifische Risikofaktoren wie hydropische Dekompensation, extraossäre Kalzifikationen aufgrund eines sekundären

3

Hyperparathyreoidismus, Urämietoxine oder Elektrolytentgleisungen (Hyperkaliämie).

- **Hyperurikämie:** Aufgrund der renalen Elimination von Harnsäure entwickelt sich bei CKD häufig eine Hyperurikämie. Ob eine erhöhte Harnsäure nur Folge oder auch Ursache einer CKD ist, wird schon lange diskutiert. Eine Metaanalyse aus 2017 konnte einen Vorteil einer harnsäuresenkenden Therapie nur bei Nephrolithiasis und Gicht feststellen (Li et al. 2017), wohingegen eine andere große Übersichtsarbeit einen klinischen Benefit einer harnsäuresenkenden Therapie bei CKD-Patienten mit Hyperurikämie feststellen konnte (Sato et al. 2019). Neuere, randomisierte Studien (CKD FIX und PERL) konnten keinen Effekt von Allopurinol auf die Progression einer CKD feststellen (Doria et al. 2020; Badve et al. 2020). Die Ergebnisse spiegeln sich auch in der KDIGO-CKD-Leitlinie wider: Eine harnsäuresenkende Therapie sollte bei symptomatischen Patienten initiiert werden, die Gabe zur Progressionshemmung wird nicht empfohlen (Empfehlungsgrad 2D; KDIGO 2024).
- **Pruritus:** Juckreiz ist bei CKD-Patienten ein Symptom, das nach Intensität und Lokalisation variiert. Auch wenn die Häufigkeit in den letzten Jahren am ehesten aufgrund der verbesserten Dialysequalität abgenommen hat, berichten laut DOPPS-Daten (Dialysis Outcomes and Practice Patterns Study) bis zu 30 % der Dialysepatienten in Deutschland über Pruritus. Therapiemöglichkeiten bestehen aus Intensivierung der Dialysetherapie, Topika oder medikamentöse Therapie mit Pregabalin oder Gabapentin. Eine neue Therapieoption hat sich mit dem selektiven Kappa-Opioid-rezeptor-Agonist Difelikefalin ergeben (Topf et al. 2022).
- **Gestörte Immunkompetenz:** Infektionen sind nach kardiovaskulären Ereignissen die zweithäufigste Todesursache bei CKD-Patienten (James et al. 2008). Sie sind anfälliger für virale und auch bakterielle Infektionen und die Antikörperbildung nach Impfungen ist oft vermindert (Hundemer, Sood 2022). Wichtig sind präventive Maßnahmen (Pflege von Dialysezugängen), ggf. angepasste Impfschemata und adäquate und rasche Einleitung einer antibiotischen Therapie.

Auf die Folgeerkrankungen Anämie und CKD-MBD und deren therapeutisches Management wird im Folgenden näher eingegangen.

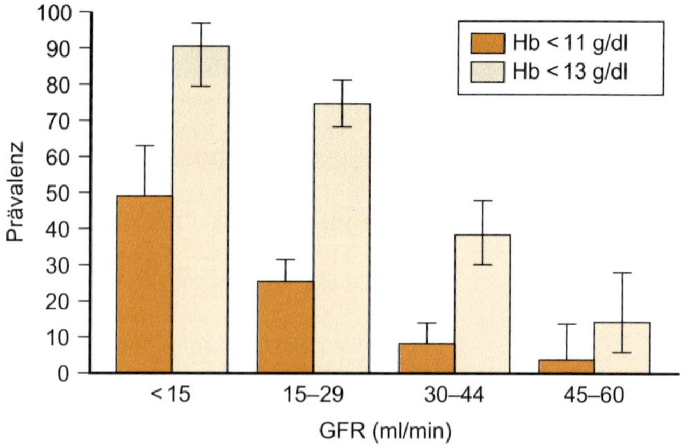

Abb. 3.6 Anämie-Prävalenz bei Patienten mit chronischer Nierenkrankheit ohne ESA-Therapie [F991-002]

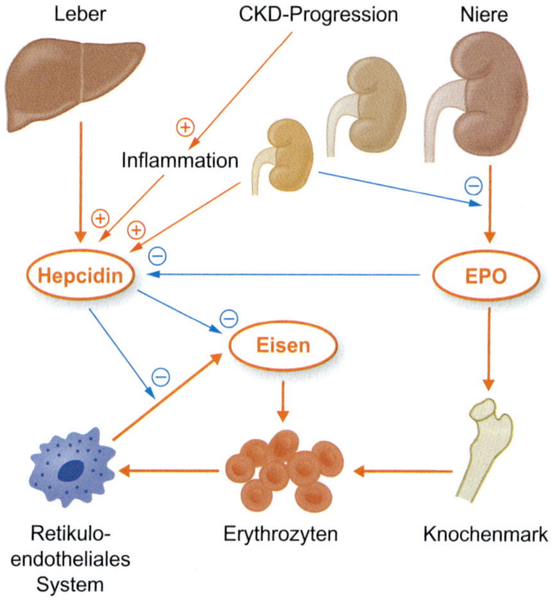

Abb. 3.7 Bedeutung von Hepcidin, Eisen und Erythropoietin (EPO) für Erythropoese und renale Anämie (mod. nach Locatelli et al. 2017) [L231]

3.5.1 Renale Anämie

Die renale Anämie hat die gleichen Grenzwerte wie Anämien anderer Ursachen (Frauen Hb < 12 g/dl, Männer < 13 g/dl) und ist per definitionem normochrom und normozytär.

Bei einer CKD 5 leiden bis zu 90 % der Patienten an einer renalen Anämie, sie kann jedoch bei einigen Patienten bereits ab einer GFR < 60 ml/min auftreten (McFarlane et al. 2008; ➤ Abb. 3.6).

Die Ursachen der Anämie bei CKD sind vielfältig:

- Erythropoetinmangel: Aufgrund der mangelnden Erythropoetinsynthese kommt es zu einer fehlenden Stimulation der Erythropoese im Knochenmark.
- Störung des Eisenstoffwechsels: Bei CKD liegt eine erhöhte Hepcidin-Konzentration vor, die die Eisenfreisetzung hemmt (➤ Abb. 3.7). Zusätzlich kommt es zu einer gestörten gastrointestinalen Resorption. Durch die chronische Inflammation bei CKD wird dieser Effekt verstärkt.
- Verkürzte Überlebenszeit von Erythrozyten: durch urämische Toxine und Hämolyse (durch Dialysemembran).
- Chronische Blutverluste an Dialyse.

Diagnostik

Die renale Anämie ist eine Ausschlussdiagnose. Zur Diagnostik zählt u. a. ein Test auf okkultes Blut im Stuhl sowie eine Hämolysediagnostik. Auch ein Vitamin-B_{12}- und Folsäure-Mangel sollte detektiert und ggf. ausgeglichen werden (➤ Abb. 3.8).

Aufgrund des gestörten Eisenstoffwechsels bei CKD-Patienten ist die wichtigste Untersuchung bei renaler Anämie die Bestimmung des Eisenhaushalts. Nach KDIGO-Leitlinie sollte eine Eisentherapie

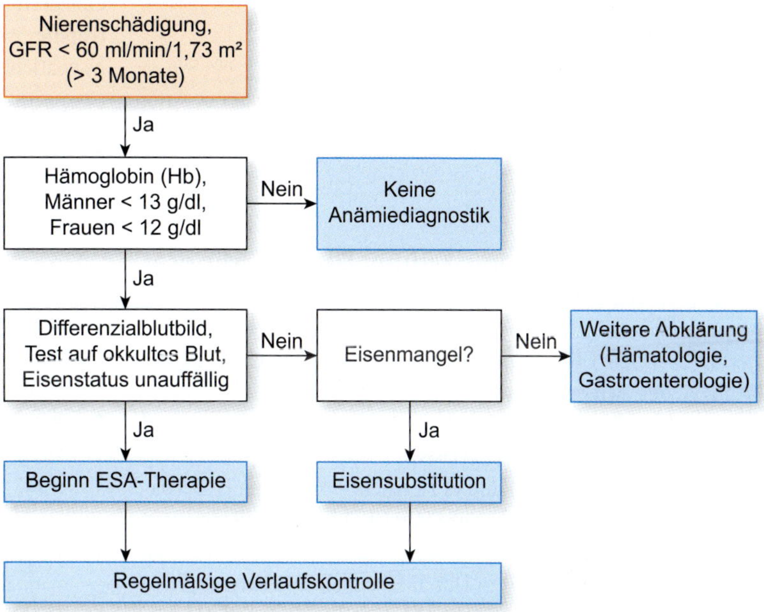

Abb. 3.8 Abklärung einer Anämie bei CKD-Patienten [E1405, L231]

ab einer Transferrinsättigung (TSAT) von < 30 % sowie einem Ferritin von < 500 µg/l erfolgen (KDIGO 2024). Bei Patienten mit einem Ferritin > 500 µg/l scheint die Wirkung einer Eisentherapie minimal, wobei der Ferritin-Wert bei Patienten mit chronischer Inflammation natürlich mit Vorsicht interpretiert werden muss, sodass immer beide Werte (Ferritin und TSAT) herangezogen werden müssen (KDIGO 2024).

Die Eisentherapie dient v. a. der Reduktion von Transfusionen, Anämiesymptomatik und Reduktion der Therapie mit erythropoesestimulierenden Agenzien (ESA).

Bei Dialysepatienten wird eine i. v. Eisentherapie aufgrund stärker ansteigender Hb-Werte und der einfachen Applikation über die Dialyse präferiert.

MERKE
Eine Eisengabe wird bei Patienten mit einer CKD bei Anämie, Ferritin < 500 µg/l und einer Transferrinsättigung < 30 % empfohlen.

PRAXISTIPP
Die intravenöse Eisengabe ist bei Dialysepatienten die Standardapplikationsform. Aufgrund der Gefahr von anaphylaktischen Reaktionen muss die erste i. v. Eisengabe unter direkter ärztlicher Aufsicht erfolgen. Außerdem sind eine langsame Infusionsdauer (15–30 min) sowie eine Risikoaufklärung obligat.

Therapie

Durch die Therapie mit erythropoesestimulierenden Agenzien (ESA) kann der Hb Wert signifikant erhöht werden, die Rate von Bluttransfusionen nimmt ab und anämieassoziierte Symptome werden reduziert.

Zu den Nebenwirkungen einer ESA-Therapie zählen eine erhöhte Rate thrombembolischer Ereignisse und Shuntverschlüsse sowie eine signifikante Blutdruckerhöhung bei ca. 10 % der Patienten (Krapf, Hulter 2009; Phrommintikul et al. 2007).

Aufgrund der in vielen Studien gezeigten erhöhten kardiovaskulären Komplikationsrate bei hohen Hb-Zielwerten wird bei Dialysepatienten keine Normalisierung des Hb-Werts angestrebt. Es wird ein Hb-Zielwert von < 11,5 g/dl und eine Vermeidung hoher ESA-Dosen empfohlen. Die ESA-Therapie sollte erst ab einem Hb-Wert < 10 g/dl initiiert werden (KDIGO 2012).

Vor Beginn einer ESA-Therapie sollten alle anderen Ursachen einer Anämie ausgeschlossen und adressiert worden sein. Dies gilt insbesondere für einen Eisenmangel.

PRAXISTIPP
Aufgrund der erhöhten kardiovaskulären Komplikationsrate wird bei Dialysepatienten ein Hb-Wert von < 11,5 g/dl und eine Vermeidung hoher ESA-Dosen empfohlen.

Neue Therapieansätze

HIF-Stabilisatoren hemmen die HIF-Prolylhydoxylase und führen durch Akkumulation von HIF (Hypoxie-induzierter Faktor) zu einer vermehrten EPO-Bildung (Fishbane et al. 2022). Seit 2021 ist der HIF-Stabilisator Roxadustat (in Deutschland, nicht in den USA) als orale Therapiealternative (3 ×/Wo.) zur Behandlung der renalen Anämie sowohl in der Prädialyse als auch in der Dialyse zugelassen. Auch hier muss vor Therapiebeginn das erhöhte thromboembolische Risiko bedacht werden. Ein möglicher Vorteil könnte sein, dass auch bei systemischen Entzündungswerten die HIF-Stabilisatoren noch einen positiven Einfluss auf die Erythropoese haben. In einigen Kasuistiken wird auf vermehrte thromboembolische Ereignisse unter Therapie hingewiesen.

MERKE

ESA-Therapie:
- Diagnose einer renalen Anämie (Ausschluss anderer Anämieursachen)
- Hb-Wert < 10 g/dl
- Eisenhaushalt ausgeglichen
- **Cave** bei erhöhtem thromboembolischem Risiko und unkontrollierter Hypertonie

3.5.2 CKD-MBD: Chronic Kidney Disease-Mineral and Bone Disorders

3

Unter CKD-MBD (CKD-Mineral and Bone Disorders) werden die Störungen des Mineral- und Knochenhaushalts wie sekundärer Hyperparathyreoidismus, Vitamin-D-Stoffwechselstörung und Hyperphosphatämie zusammengefasst.

Früh im Laufe einer CKD kann es zu einem sekundären Hyperparathyreoidismus kommen, sodass ab einer CKD 3 das Monitoring von Kalzium, Phosphat und Parathormon empfohlen wird (KDIGO 2024).

Die Pathogenese ist komplex: Durch Hypokalzämie, Hyperphosphatämie, Calcitriol-Mangel und den Anstieg des phosphaturischen Enzyms FGF-23 (durch die Hemmung der 1α-OH-Hydroxylase sowie als Gegenregulation auf die Hyperphosphatämie, da FGF-23 phosphaturisch wirkt) kommt es zum Anstieg der PTH-Synthese und einem sekundären Hyperparathyreoidismus, der multiple Organmanifestationen zeigen kann (Wang et al. 2013; ➤ Abb. 3.9).

Organmanifestation

Am Knochen induziert PTH durch Osteoklasten die Kalziumfreisetzung. Hierdurch kommt es zu einem hyperdynamen Knochenstoffwechsel mit Verminderung der Knochenstabilität.

Im Laufe einer CKD kann sich jedoch auch eine Resistenz der Osteoblasten auf die PTH-Wirkung entwickeln. Es entwickelt sich eine geringere Knochenmineralisation und eine adyname Osteodystrophie. Aus diesem Grund sind die PTH-Laborzielwerte bei Dialysepatienten höher als bei Gesunden (➤ Abb. 3.10, ➤ Abb. 3.11).

PRAXISTIPP

Aufgrund der zunehmenden PTH-Resistenz bei CKD-Patienten gilt ein höherer PTH-Zielspiegel (2- bis 9-Fache des Normbereichs) bei Dialysepatienten.

Weitere Organmanifestationen:
- Vaskuläre Kalzifikation
- Hautmanifestation mit Pruritus
- Kalziphylaxie
- Knochen- und Gelenkschmerzen

Therapie

Die Therapie des sekundären Hyperparathyreoidismus ist gestaffelt. Als ersten Schritt empfiehlt die KDIGO-Leitlinie die Normalisierung der Serumphosphatwerte. Eine phosphatarme Diät wird schon früh bei CKD empfohlen und die diätischen Maßnahmen sollten den Patienten entsprechend erklärt werden (KDIGO 2024).

Des Weiteren sollte bei Dialysepatienten und Hyperphosphatämie eine Steigerung der Dialysedosis (z. B. durch Verlängerung der Dialysesitzung) erfolgen, da ein großer Teil des Phosphats über die Dialyse eliminiert wird.

PRAXISTIPP

Phosphatreiche Lebensmittel: Milchprodukte, (Hart-)Käse, industriell gefertigte Lebensmittel (Fertiggerichte, Saucen, Sodagetränke), Wurst- und bestimmte Fleischwaren.

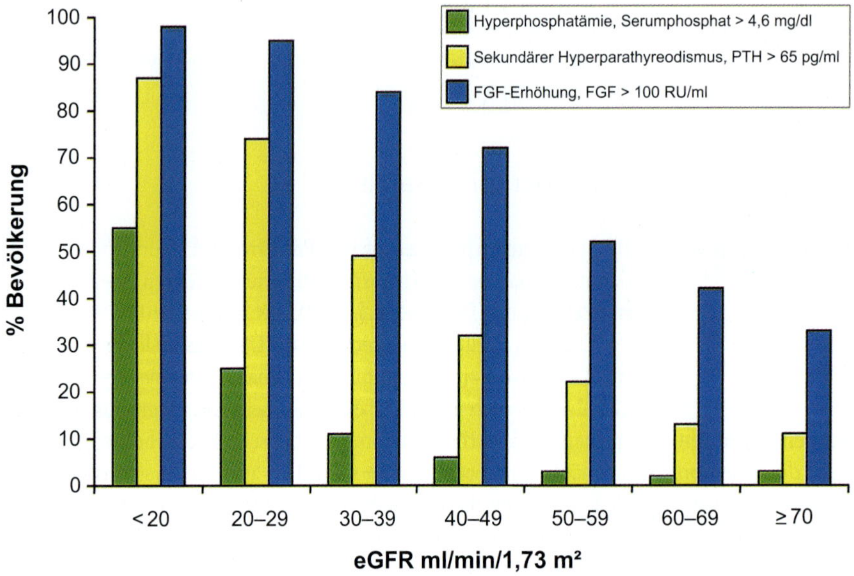

Abb. 3.9 Prävalenz: Hyperphosphatämie, sekundärer Hyperparathyreoidismus, erhöhtes FGF23 in Relation zur eGFR [F779-020]

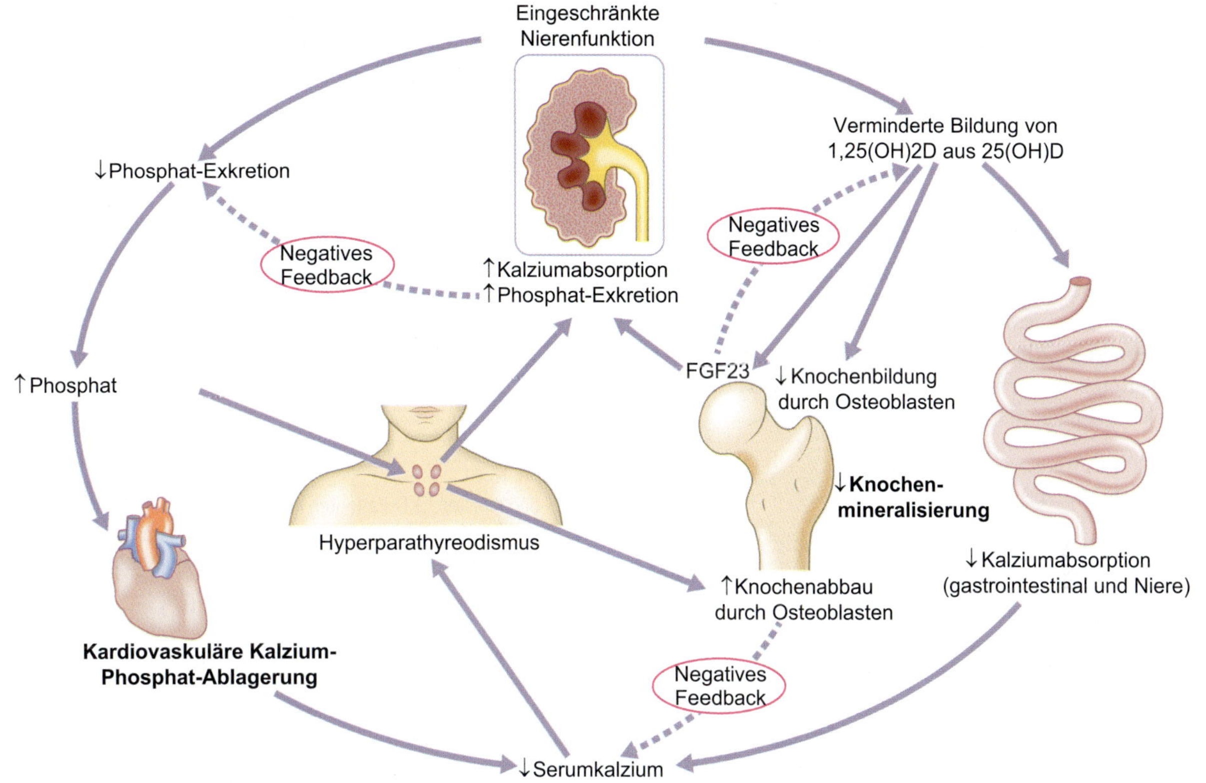

Abb. 3.10 Pathogenese einer Osteodystrophie [E499-003]

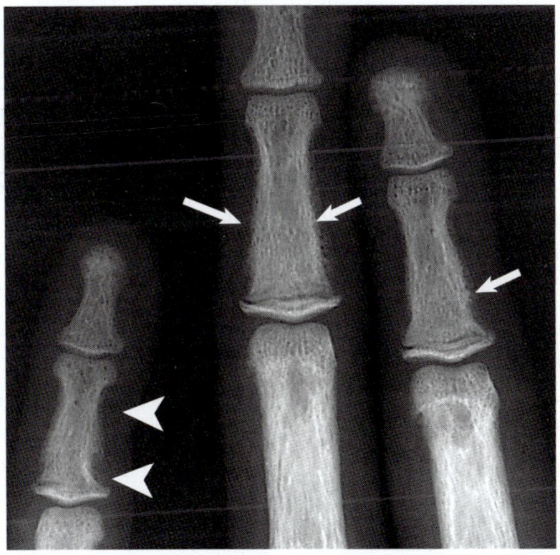

Abb. 3.11 Subperiostale Erosionen bei sekundärem Hyperparathyreoidismus. Schwere subperiostale Erosionen als Manifestation des Hyperparathyreoidismus (Pfeile). Das ausgedehnte, zackenförmige Erscheinungsbild der Mittelphalanx links (Pfeilspitzen) stellt einen kleinen braunen Tumor dar. [G516-003]

Phosphatbinder

Durch Phosphatbinder lässt sich eine verminderte intestinale Phosphataufnahme erreichen. Notwendig werden sie häufig bei Dialysepatienten, wenn die Steigerung der Dialysedosis nicht mehr ausreicht. Es stehen unterschiedliche Präparate zur Verfügung, die grundsätzlich in kalziumhaltig (Kalziumacetat, Kalziumkarbonat) und kalziumfrei (eisenhaltig, nicht resorbierbare Polymere, Magnesiumkarbonat) unterteilt werden können. Die Auswahl wird individuell – je nach Patienten und Vorerkrankungen – getroffen.

Kalziumhaltige Phosphatbinder sind gut verträglich und Basis der Therapie. Bei persistierend hohen Phosphatwerten können kalziumfreie Phosphatbinder ergänzt werden. Bei Patienten mit Hyperkalzämie, extraossären Kalzifikationen und hohem kardiovaskulärem Risiko müssen die Gabe von kalziumhaltigen Phosphatbindern kritisch evaluiert und hohe Dosen vermieden werden (KDIGO 2024).

PRAXISTIPP

Die Therapie mit Phosphatbindern stellt eine hohe Tablettenlast dar und ist häufig mit schlechter Adhärenz verbunden (Wang et al. 2014). Bei persistierend hohen Phosphatwerten sollte die Medikamentencompliance hinterfragt werden.

Vitamin-D-Substitution

Die Vitamin-D-Substitution kann durch Cholecalciferol (als Vorstufen zur Calcitriol-Aktivierung) sowie durch aktiviertes Vitamin-D3-Calcitriol erfolgen.

Grundlage der Therapie sollte das Auffüllen der Calcitriol-Vorstufen durch Gabe von Cholecalciferol sein. Bei persistierend hohen PTH-Werten kann um aktiviertes Vitamin D3 erweitert werden. Es sollten regelmäßige Laborkontrolle erfolgen, da eine Anpassung der Medikation bei Hyperkalzämie oder zu starker PTH-Suppression erfolgen muss.

MERKE

(Aktiviertes) Vitamin D3 steigert die intestinale Phosphataufnahme, sodass bei persistierender Hyperphosphatämie die Gabe von Vitamin D3 reduziert oder beendet werden muss.

Calcimimetika

Calcimimetika (z. B. Cinacalcet) erhöhen die Empfindlichkeit des kalziumsensitiven Rezeptors (CaSR) auf extrazelluläres Kalzium an der Nebenschilddrüse, wodurch die PTH-Synthese abnimmt. Eine Therapie mit Calcimimetika kann bei Dialysepatienten und Versagen der vorherigen Therapiemaßnahmen erwogen werden. Eine regelmäßige Kontrolle der Kalziumwerte ist obligat, da es zu Hypokalzämien kommen kann.

Parathyreoidektomie

Falls trotz ausgereizter medikamentöser Therapie die Einstellung des sekundären Hyperparathyreoidismus nicht gelingt, empfiehlt sich die Evaluation einer Parathyreoidektomie (KDIGO 2024). Weitere Indikationen können z. B. ein Transplantationswunsch, nicht einstellbare Hyperphosphatämie oder Hyperkalzämie sein.

Wichtig ist ein gutes perioperatives Management, da es nach Parathyreoidektomie aufgrund der fehlenden PTH-Wirkung zu einer verringerten Kalziumfreisetzung aus dem Knochen sowie einer Zunahme der Knochenmineralisation kommt. Das sog. Hungry-Bone-Syndrom tritt durch einen starken (und falls nicht therapiert: lebensgefährlichen) Serumkalziumabfall in Erscheinung und erfordert häufig eine i. v. Kalziumsubstitution zusätzlich zu oraler Kalzium- und Vitamin-D-Gabe.

MERKE

Die Hypokalzämie nach Parathyreoidektomie ist eine gefährliche und häufige postoperative Komplikation. Es muss ein engmaschiges Monitoring und eine entsprechende Substitutionstherapie erfolgen!

Die Therapie der CKD kann nach einem individualisierten Schema (➤ Abb. 3.12) erfolgen. Neben der Behandlung reversibler Ursachen, sowie Behandlung der Komplikationen einer CKD sollte ein besonderes Augenmerk auf der Verlangsamung der Progression der CKD liegen.

Progressionshemmung

Die meisten Patienten zeigen im Verlauf einen kontinuierlichen Abfall der GFR, der auch nach Behandlung der Grunderkrankung zu einer dialysepflichtigen CKD führen kann. Durch hämodynamische Adaptationsvorgänge mit intraglomerulärer Drucksteigerung und Hyperfiltration der verbliebenen Glomeruli kommt es zu einer Glomerulosklerose und weiteren Verschlechterung der Nierenfunktion.

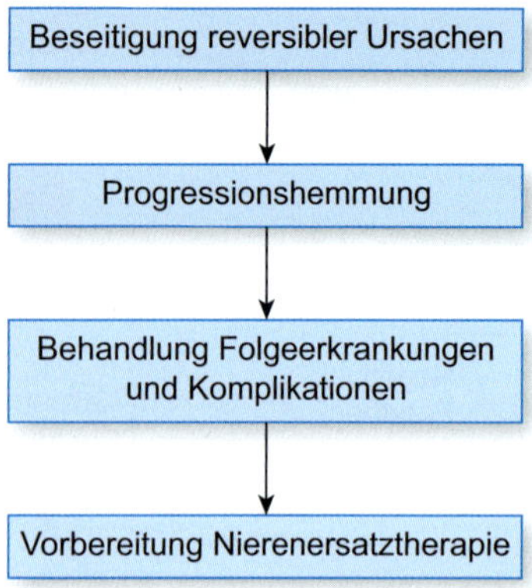

Abb. 3.12 Schaubild Therapie CKD [L231]

MERKE

Bei den meisten CKD-Patienten kommt es im Verlauf zu einem kontinuierlichen Abfall der GFR, der zu einer dialysepflichtigen CKD führt. Aus diesem Grund kommt der Progressionshemmung eine besondere Bedeutung zu.

Neben einer Lebensstiloptimierung mit Gewichtsreduktion, Nikotinstopp und körperlicher Bewegung sollte das Ziel der Progressionshemmung eine optimale Blutdruckeinstellung und Verminderung der Proteinurie sein.

Lange Zeit wurden CKD-Patienten erst in späten Stadien an die Nephrologie zur Dialyseeinleitung überwiesen. Heutzutage ist es jedoch aufgrund der neuen, therapeutischen Möglichkeiten zur Progressionshemmung essenziell, dass Patienten frühzeitig nephrologisch mitbetreut werden (➤ Abb. 3.13; DEGAM-S3-Leitlinie 2019).

- **Lebensstilmodifikation:** An erster Stelle steht weiterhin der Lebensstil: Wichtigste Maßnahmen sind die Rauchentwöhnung, eine ausgewogene Ernährung sowie regelmäßige sportliche Aktivität nach individueller Belastbarkeit im Umfang von mindestens 150 min/Wo. Auch eine Reduktion der Natriumaufnahme (< 2 g/d, entsprechend < 5 g/d NaCl) wird empfohlen (KDIGO 2024).
- **Blutdruckkontrolle (RAASi-Therapie):** Eine effektive Blutdruckkontrolle gilt als einer der wichtigsten Schritte zur Verlangsamung der CKD-Progression. Die präzise Einstellung des Blutdrucks auf individuelle Zielwerte reduziert die Belastung der Nieren und minimiert strukturelle Schäden. Ein erhöhter Blutdruck ist zeitgleich Ursache und Folge einer CKD und stellt den bedeutendsten modifizierbaren Risikofaktor für die Progression der Nierenerkrankung dar. Im Allgemeinen wird bei Patienten mit CKD zur Progressionshemmung und unter Berücksichtigung kardiovaskulärer Gesichtspunkte empfohlen, einen Zielblutdruck von unter 130/80 mmHg anzustreben, wenn eine Albuminurie oder Diabetes vorliegt. Ansonsten wird von der europäischen Hypertonie-Leitlinie aus 2023 ein Zielblutdruck von unter 140/90 mmHg empfohlen. Die 2021 überarbeitete KDIGO-Leitlinie zur arteriellen Hypertonie bei CKD sowie die aktuelle CKD-Leitlinie aus 2024 empfehlen bei CKD-Patienten sogar eine Senkung des Blutdrucks auf < 120 mmHg systolisch (KDIGO 2024). Grundlage hierfür ist die SPRINT-Studie (Lewis et al. 2021; ➤ Kap. 18).

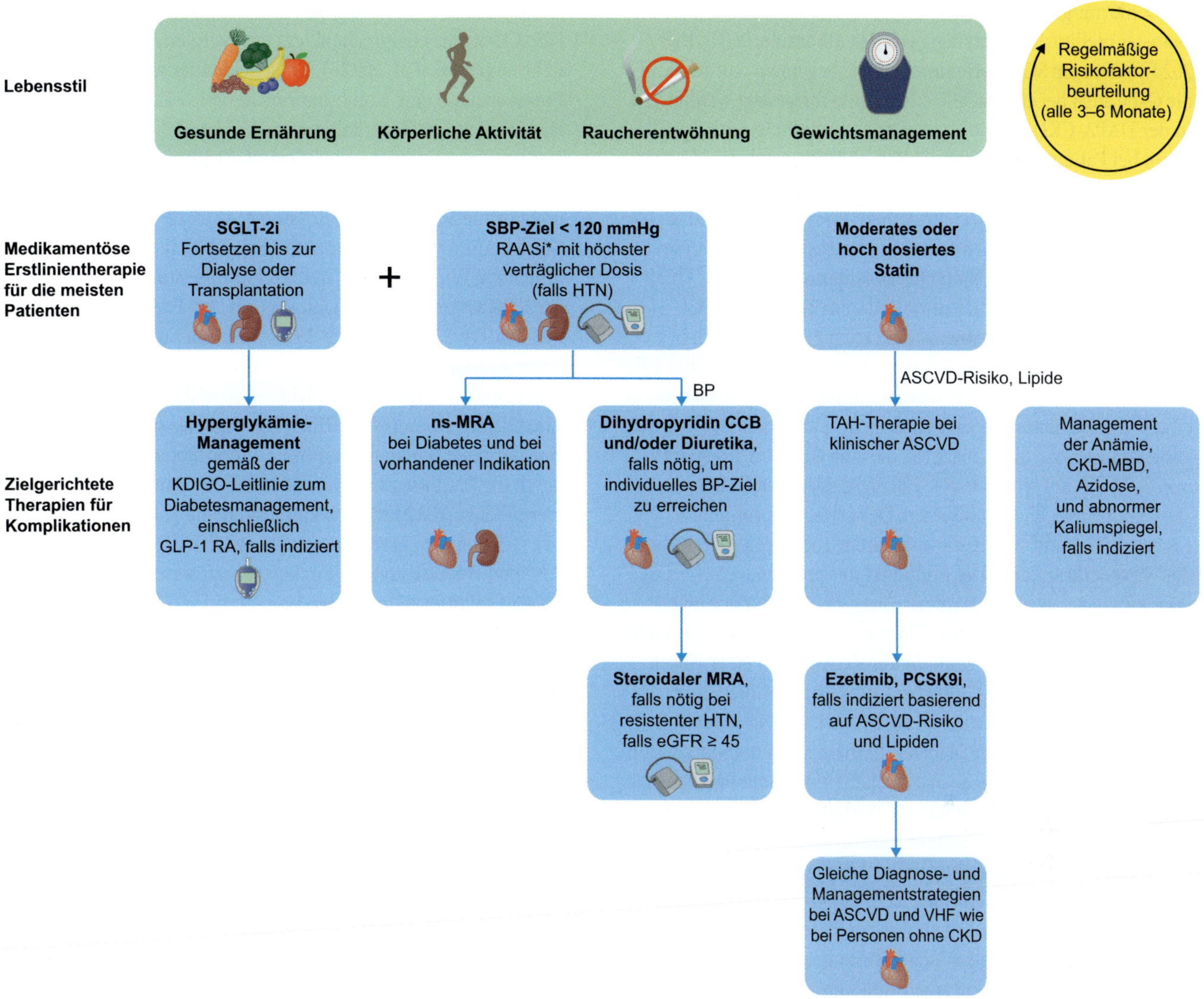

Abb. 3.13 Progressionshemmung (mod. nach KDIGO 2024; Übersetzung Leonie Kraft) [F779-017, L231]
SGLT2i: Sodium-Glukose-Transporter2-Hemmer, SBP: Systolic Blood Pressure, RAASi: Renin-Angiotensin-Aldosteron-System-Inhibitor, HTN: Hypertonie, GLP-1-RA: GLP-1-Rezeptor-Agonist, ns-MRA: nichtsteroidale Mineralokortikoid-Rezeptor-Antagonisten, CCB: Kalzium-Antagonist, TAH: Thrombozytenaggregationshemmer, ASCVD: atherosklerotische Herz-Kreislauf-Erkrankungen, PCSK9i: Proproteinkonvertase-Subtilisin-Kexin-Typ-9-Inhibitor

In vielen Studien (beispielhaft RENAAL) konnte bereits gezeigt werden, dass RAASi (ACE-Hemmer oder Angiotensin-Rezeptor-Antagonist) das Progressionsrisiko bis zur Dialysepflichtigkeit effektiv senken (Brenner et al. 2001; Jafar et al. 2003). Die antihypertensive Therapie sollte aus diesem Grund immer einen RAASi (ACE-Hemmer oder Angiotensin-Rezeptor-Antagonist) enthalten, die durch ihre Proteinuriereduktion sowie Senkung des intraglomerulären Drucks neben der systemischen Blutdrucksenkung zusätzlich nephroprotektiv wirken. Der nephroprotektive Effekt ist stärker bei Patienten mit Proteinurie, findet sich aber auch bei Patienten ohne Proteinurie (Agooa et al. 2001). Zusätzlich können sie die Entwicklung einer Albuminurie verzögern (Haller et al. 2011). RAASi sind erste Wahl in der Behandlung hypertensiver CKD-Stadien 1–4 und sollten bis zur maximal tolerierten Dosis konsequent gesteigert werden, um eine optimale Nephroprotektion zu erreichen (ggf. unter Hinzunahme eines modernen Kaliumsenkers). Eine Kombinationstherapie von ACEi und ARB sollte aufgrund des erhöhten Risikos von Hyperkaliämien und AKI nicht erfolgen (Fried et al. 2013).

- **SGLT2-Hemmer:** SGLT2-Hemmer haben durch große CKD- und Herzinsuffizienz-Studien in den nephrologischen und kardiologischen Leitlinien einen festen Platz als kardiovaskulär und renal protektive Therapien – unabhängig vom Vorliegen eines Diabetes (Heerspink et al. 2020; Herrington et al. 2023). Ähnlich wie RAASi wirken SGLT2 u. a. auch über die Senkung des intraglomerulären Drucks (u. a. Vasokonstriktion des Vas afferens), wodurch der initiale GFR-Abfall mit nachfolgender, längerfristiger Stabilisierung erklärt werden kann („initialer GFR-Dip").

Die KDIGO-Leitlinie empfiehlt die Gabe von SGLT2-Hemmern bei CKD-Patienten mit einer eGFR > 20 ml/min und Albuminurie

von > 200 mg/g sowie bei CKD-Patienten mit Herzinsuffizienz und Diabetes mellitus – unabhängig von der Albuminurie (KDIGO 2024). Wenn ein SGLT2-Hemmer bereits begonnen wurde, kann die Gabe auch bei einer eGFR < 20 ml/min fortgesetzt werden.
In der DAPA-CKD-Studie konnte eine Behandlung mit Dapagliflozin bei Patienten mit einer GFR 25–75 mg/min/1,73 m² sowie einer Urin-Albumin-Kreatinin-Ratio (UACR) ≥ 200 mg/dl den kombinierten primären Endpunkt – bestehend aus GFR-Verschlechterung ≥ 50 %, terminaler Nierenerkrankung (Dialysenotwendigkeit für 28 d, Nierentransplantation oder GFR-Abfall < 5) sowie renalem oder kardiovaskulärem Tod – um 39 % hochsignifikant senken, sowohl bei Patienten mit als auch bei jenen ohne Typ-2-Diabetes (Number Needed to Treat lag bei 19).
In der EMPA-Kidney-Studie wurden Empagliflozin vs. Placebo in einem vergleichbaren Design untersucht. Eingeschlossen wurden Patienten mit und ohne Diabetes, die eine GFR von 45–90 ml/min/1,73 m² und eine UACR ≥ 200 mg/g oder eine GFR von 20–45 ml/min/1,73 m² aufwiesen. Der primäre kombinierte Endpunkt bestand aus kardiovaskulärem Tod oder Progression der Nierenerkrankung. Der Endpunkt der progressiven Nierenerkrankung setzte sich zusammen aus einer Kombination von terminaler Niereninsuffizienz (Dialyse, Nierentransplantation oder renalem Tod) oder einer Veränderung der GFR mit einer Absenkung ≥ 40 % oder einem GFR-Abfall auf < 10 ml/min/1,73 m². Das mittlere Alter der Patienten lag bei 64 J. und 46 % der Teilnehmenden hatten einen Diabetes. In dieser Patientenpopulation reduzierte Empagliflozin hochsignifikant den primären Endpunkt um 28 %. Signifikant war die Wirkung auf die Progression der Nierenerkrankung: mit einer Hazard-Ratio (HR) von 0,71 (95 %-KI: 0,62–0,81). Subgruppenanalysen ergaben, dass – vergleichbar zu den Daten von DAPA-CKD – der Vorteil durch den SGLT2-Inhibitor konsistent war bei Patienten mit und ohne Diabetes und über den gesamten Bereich der eGFR. Die Analyse der sekundären Endpunkte ergab eine signifikante Reduktion der Gesamthospitalisierungsraten mit einer HR von 0,86 (95 %-KI: 0,78–0,95; p = 0,003). Tendenziell, aber nicht signifikant zurückgegangen ist auch das Risiko für Hospitalisierungen wegen Herzinsuffizienz oder das Risiko für kardiovaskulären Tod: mit einer HR von 0,84 (95 %-KI: 0,67–1,07; p = 0,15). Es wurden mehr Patienten in der EMPA-Kidney-Studie untersucht, die sich in einer niedrigeren Risikogruppe befanden, weshalb der Unterschied zwischen den beiden Studien nicht auf Unterschiede zwischen den Substanzen, sondern auf dem Studiendesign und der Patientenpopulation beruht.

- **Nichtsteroidale Aldosteronantagonisten:** Der Einsatz von nichtsteroidalen Aldosteronantagonisten (Finerenon) ist in Deutschland seit Kurzem zur Behandlung von CKD-Patienten mit Diabetes mellitus Typ 2 zugelassen. In der FIDELITY-Studie wurde durch den Einsatz von Finerenon zusätzlich zur Standardtherapie mit RAASi der renale Endpunkt bei Patienten mit Diabetes mellitus Typ 2 und Albuminurie signifikant seltener erreicht (Agarwal et al. 2022a). Aufgrund des unterschiedlichen Studiendesigns ist ein direkter Vergleich des nephroprotektiven Effekts zwischen Finerenon und SGLT2-Hemmern nicht möglich. Eine Post-hoc-Analyse der FIDELIO-DKD-Studie anhand von Patienten, die den Einschlusskriterien der CREDENCE-Studie entsprechen, legt eine vergleichbare Effektgröße nahe (Agarwal et al. 2022b). Entscheidender wird jedoch für die Praxis sein, ob eine Kombinationstherapie einen Benefit bringt. Hinsichtlich des Hyperkaliämierisikos kann diese Frage bejaht werden, da es unter gleichzeitiger SGLT2-Therapie halbiert wurde (8,1 vs. 18,7 %), Kaliumwerte über 6 mmol/l fanden sich nicht (ohne SGLT2i 4,7 %; Rossing et al. 2022). Inwieweit die Kombination von Finerenon und SGLT2i eine additive nephroprotektive Wirkung zeigt, werden künftige Studien zeigen.
  Die KDIGO-Leitlinie empfiehlt die Gabe bei Patienten mit Diabetes mellitus Typ 2, einer eGFR > 25 ml/min, einer normalen Kaliumkonzentration und Albuminurie > 30 mg/g trotz maximal verträglicher Dosis von RAASi (Empfehlungsgrad 2A; KDIGO 2024).
- **Einstellung Diabetes mellitus:** Bei Diabetes mellitus sollte eine optimale Blutzuckerkontrolle angestrebt werden. Falls dies durch die Erstlinientherapie mit Metformin und SGLT2-Hemmern nicht erreicht werden kann, sollte die Therapie um GLP-1-Agonisten erweitert werden (KDIGO 2024). In einer Post-hoc-Analyse konnte kürzlich gezeigt werden, dass der Nierenfunktionsverlust unter Semaglutid verglichen mit Placebo verlangsamt werden konnte (Tuttle et al. 2023). Die FLOW-Studie (Semaglutid vs. Placebo) ist die erste Studie eines GLP-1-RA mit einem primären kombinierten renalen Endpunkt. Sie wurde aufgrund einer Überlegenheit in der Verum-Gruppe abgebrochen.

Medikamentenmanagement

CKD-Patienten erhalten aufgrund vieler Komorbiditäten eine Vielzahl an Medikamenten und die Gefahr einer Polypharmazie ist hoch. Gleichzeitig werden viele dieser Medikamente renal eliminiert und eine schlechte GFR führt oft zu einer veränderten Pharmakodynamik und Pharmakokinetik der Medikation. Auch haben CKD-Patienten ein erhöhtes Risiko für nephrotoxische Effekte von Medikamenten.

Dieser Problematik sollte sich jeder Arzt bewusst sein und entsprechend reagieren (KDIGO 2024):

- Die Medikamentenliste sollte regelmäßig überprüft und angepasst werden.
- Die Dosierung sollte immer an die eGFR angepasst werden (die angemessene Anpassung findet man in der Fachinformation der Medikamente).
- Falls möglich sollten bei Medikamenten mit engem therapeutischem Fenster regelmäßige Spiegelbestimmungen erfolgen.
- Falls Medikamente aufgrund von akuten Ereignissen pausiert wurden (z. B. RAASi bei hypotensiven Phasen während eines Krankenhausaufenthalts), muss der Wiederbeginn regelmäßig re-evaluiert werden.

3.6 Vorbereitung Nierenersatztherapie

Der Grund für eine frühzeitige Auseinandersetzung mit einer Nierenersatztherapie ist die Verhinderung möglicher Komplikationen wie Lungenödem, metabolische Azidose oder Hyperkaliämie. Auch wenn sich gezeigt hat, dass ein früher Dialysebeginn keinen prognostischen Vorteil hat, sollten dem Patienten die unterschiedlichen Möglichkeiten aufgezeigt werden (Crews et al. 2014). Falls sich der Patient für eine Hämodialyse entscheidet, sollte eine Shuntanlage frühzeitig erfolgen, mit dem Anlegen eines Peritonealkatheters kann meist etwas länger gewartet werden.

Im Falle einer Nierentransplantation sollte rechtzeitig mit den geforderten Untersuchungen des jeweiligen Transplantationszentrums begonnen werden.

LEITLINIEN

DEGAM-S3-Leitlinie: Versorgung von Patienten mit chronischer nicht-dialysepflichtiger Nierenerkrankung in der Hausarztpraxis. 2019. www.degam.de/files/Inhalte/Leitlinien-Inhalte/Dokumente/DEGAM-S3-Leitlinien/053-048_Versorgung%20von%20Patienten%20mit%20nicht-dialysepflichtiger%20Niereninsuffizienz%20in%20der%20Hausarztpraxis/oeffentlich/053-048k_CKD_Vorgehen%20Erstdiagnose_%20korr27-07-2021.pdf.

Kidney Disease: Improving Global Outcomes (KDIGO) Anemia Work Group. KDIGO Clinical Practice Guideline for Anemia in Chronic Kidney Disease. Kidney Int, Suppl. 2 (2012) 279–335.

Kidney Disease: Improving Global Outcomes (KDIGO) CKD-MBD Update Work Group. KDIGO 2017 clinical practice guideline update for the diagnosis, evaluation, prevention, and treatment of chronic kidney disease-mineral and bone disorder (CKD-MBD). Kidney Int 7 (2017) 1–59.

Kidney Disease: Improving Global Outcomes (KDIGO) CKD Work Group. KDIGO 2024 Clinical Practice Guideline for the Evaluation and Management of Chronic Kidney Disease. Kidney Int 105(4) (2024) S117–S314. doi:10.1016/j.kint.2023.10.018.

LITERATUR

Abboud H, Henrich WL: Clinical practice. Stage IV chronic kidney disease. N Engl J Med 362(1) (2010) 56–65.

Agarwal R et al.: Cardiovascular and kidney outcomes with finerenone in patients with type 2 diabetes and chronic kidney disease: the FIDELITY pooled analysis. Eur Heart J 43(6) (2022a) 474–484.

Agarwal R et al.: Effects of canagliflozin versus finerenone on cardiorenal outcomes: exploratory post hoc analyses from FIDELIO-DKD compared to reported CREDENCE results. Nephrol Dial Transplant 37(7) (2022b) 1261–1269.

Agodoa LY et al.: Effect of ramipril vs amlodipine on renal outcomes in hypertensive nephrosclerosis: a randomized controlled trial. Jama 285(21) (2001) 2719–2728.

Badve SV et al.: Effects of Allopurinol on the Progression of Chronic Kidney Disease. N Engl J Med 382(26) (2020) 2504–2513.

Brenner BM et al.: Effects of losartan on renal and cardiovascular outcomes in patients with type 2 diabetes and nephropathy. N Engl J Med 345(12) (2001) 861–869.

Charytan DM et al.: Risks of death and end-stage renal disease after surgical compared with percutaneous coronary revascularization in elderly patients with chronic kidney disease. Circulation 126(11 Suppl 1) (2012) S164–S169.

Crews DC et al.: Comparative effectiveness of early versus conventional timing of dialysis initiation in advanced CKD. Am J Kidney Dis 63(5) (2014) 806–815.

Doria A et al.: Serum Urate Lowering with Allopurinol and Kidney Function in Type 1 Diabetes. N Engl J Med 382(26) (2020) 2493–2503.

Fishbane S et al.: Roxadustat Versus Epoetin Alfa for Treating Anemia in Patients with Chronic Kidney Disease on Dialysis: Results from the Randomized Phase 3 ROCKIES Study. J Am Soc Nephrol 33(4) (2022) 850–866.

Frei U, Schober-Halstenberg H-J: Nierenersatztherapie in Deutschland – Bericht über Dialysebehandlungen und Nierentransplantation in Deutschland 2006/2007. 2007. www.bundesverband-niere.de/wp-content/uploads/2019/02/QuaSi-Niere-Bericht_2006-2007.pdf.

Fried LF et al.: Combined Angiotensin Inhibition for the Treatment of Diabetic Nephropathy. New England Journal of Medicine 369(20) (2013) 1892–1903.

Gansevoort RT et al.: Lower estimated GFR and higher albuminuria are associated with adverse kidney outcomes. A collaborative meta-analysis of general and high-risk population cohorts. Kidney Int 80(1) (2011) 93–104. doi:https://doi.org/10.1038/ki.2010.531.

Girndt M et al.: The Prevalence of Renal Failure. Results from the German Health Interview and Examination Survey for Adults, 2008–2011 (DEGS1). Dtsch Arztebl Int 113(6) (2016) 85–91.

Haller H et al.: Olmesartan for the delay or prevention of microalbuminuria in type 2 diabetes. N Engl J Med 364(10) (2011) 907–917.

Heerspink HJL et al.: Dapagliflozin in Patients with Chronic Kidney Disease. N Engl J Med 383(15) (2020) 1436–1446.

Herrington WG et al.: Empagliflozin in Patients with Chronic Kidney Disease. N Engl J Med 388(2) (2023) 117–127.

Hillege HL et al.: Urinary albumin excretion predicts cardiovascular and noncardiovascular mortality in general population. Circulation 106(14) (2002) 1777–1782.

Hultin S et al.: A Systematic Review and Meta-Analysis on Effects of Bicarbonate Therapy on Kidney Outcomes. Kidney Int Rep 6(3) (2021) 695–705.

Hundemer GL, Sood MM: Growing Understanding of the Clinical and Serologic Effects of COVID-19 Vaccines in Patients Undergoing Long-Term Dialysis. Clin J Am Soc Nephrol 17(3) (2022) 335–337.

Jafar TH et al.: Progression of chronic kidney disease: the role of blood pressure control, proteinuria, and angiotensin-converting enzyme inhibition: a patient-level meta-analysis. Ann Intern Med 139(4) (2003) 244–252.

James MT et al.: Risk of bloodstream infection in patients with chronic kidney disease not treated with dialysis. Arch Intern Med 168(21) (2008) 2333–2339.

Krapf R, Hulter HN: Arterial hypertension induced by erythropoietin and erythropoiesis-stimulating agents (ESA). Clin J Am Soc Nephrol 4(2) (2009) 470–480.

Levey AS et al.: The definition, classification, and prognosis of chronic kidney disease: a KDIGO Controversies Conference report. Kidney Int 80(1) (2011) 17–28.

Lewis CE et al.: Final Report of a Trial of Intensive versus Standard Blood-Pressure Control. N Engl J Med 384(20) (2021) 1921–1930.

Li X et al.: Serum uric acid levels and multiple health outcomes: umbrella review of evidence from observational studies, randomised controlled trials, and Mendelian randomisation studies. Bmj 357 (2017) j2376.

Marwah DS, Korbet SM: Timing of complications in percutaneous renal biopsy: what is the optimal period of observation? Am J Kidney Dis 28(1) (1996) 47–52.

McFarlane SI et al.: Prevalence and associations of anemia of CKD: Kidney Early Evaluation Program (KEEP) and National Health and Nutrition Examination Survey (NHANES) 1999–2004. Am J Kidney Dis 51(4 Suppl 2) (2008) S46–S55.

Muntner P et al.: Hypertension awareness, treatment, and control in adults with CKD: results from the Chronic Renal Insufficiency Cohort (CRIC) Study. Am J Kidney Dis 55(3) (2010) 441–451.

Pei Y et al.: Unified criteria for ultrasonographic diagnosis of ADPKD. J Am Soc Nephrol 20(1) (2009) 205–212.

Phrommintikul A et al.: Mortality and target haemoglobin concentrations in anaemic patients with chronic kidney disease treated with erythropoietin: a meta-analysis. Lancet 369(9559) (2007) 381–388.

Robert SC et al.: Complications After Renal Mass Biopsy: Frequency, Nature, Timing, and Associated Characteristics. AJR Am J Roentgenol 221(3) (2023) 344–353.

Rossing P et al.: Finerenone in Predominantly Advanced CKD and Type 2 Diabetes With or Without Sodium-Glucose Cotransporter-2 Inhibitor Therapy. Kidney Int Rep 7(1) (2022) 36–45.

Sato Y et al.: The case for uric acid-lowering treatment in patients with hyperuricaemia and CKD. Nat Rev Nephrol 15(12) (2019) 767–775.

Topf J et al.: Efficacy of Difelikefalin for the Treatment of Moderate to Severe Pruritus in Hemodialysis Patients: Pooled Analysis of KALM-1 and KALM-2 Phase 3 Studies. Kidney Med 4(8) (2022) 100512.

Tuttle KR et al.: Post hoc analysis of SUSTAIN 6 and PIONEER 6 trials suggests that people with type 2 diabetes at high cardiovascular risk treated with semaglutide experience more stable kidney function compared with placebo. Kidney Int 103(4) (2023) 772–781.

Uribarri J, Douyon H, Oh MS: A re-evaluation of the urinary parameters of acid production and excretion in patients with chronic renal acidosis. Kidney Int 47(2) (1995) 624–627.

Wang M et al.: Association of circulating fibroblast growth factor-23 with renal phosphate excretion among hemodialysis patients with residual renal function. Clin J Am Soc Nephrol 8(1) (2013) 116–125.

Wang S et al.: Serum phosphorus levels and pill burden are inversely associated with adherence in patients on hemodialysis. Nephrol Dial Transplant 29(11) (2014) 2092–2099.

Wanner C, Tonelli M: KDIGO Clinical Practice Guideline for Lipid Management in CKD: summary of recommendation statements and clinical approach to the patient. Kidney Int 85(6) (2014) 1303–1309.

KAPITEL

4

Claudia Seikrit und Peter R. Mertens

Glomeruläre Nierenkrankheiten

4.1 Definition und Basisinformation

Glomerulonephritiden (GN) sind vorwiegend immunologisch vermittelte Erkrankungen, die diffus oder fokal, d. h. nur in einzelnen Glomeruli, und innerhalb der Glomeruli segmental oder global (das gesamte Glomerulum betreffend) auftreten. Wichtige klinische Manifestationstypen können unterteilt werden in:

- Nephrotische Verlaufsform (Ödeme, Proteinurie > 3,5 g/d, Hypoproteinämie, Hyperlipoproteinämie)
- Rapid progrediente Verläufe (Nierenfunktionsverlust in Wochen bis Monaten)
- „Nephritisches Syndrom" (Hämaturie, Hypertonie, nichtnephrotische Proteinurie). Dieses kann oligosymptomatisch sein.

Inzidenz und Prävalenz der einzelnen Formen der Glomerulonephritis sind u. a. abhängig von ethnischen Faktoren, dem Alter der Patienten und dem Qualitätsstandard der einzelnen Gesundheitssysteme.

Die individuelle Prognose und die Verlaufsformen einzelner GN sind prinzipiell hochvariabel, häufig lassen sich aber prognostisch wichtige Parameter bzw. typische Verläufe identifizieren (➤ Kap. 4.2). Bei allen progredienten GN findet sich sekundär eine Schädigung des renalen Tubulointerstitiums. Von den GN werden die Glomerulopathien unterschieden, bei denen primär nichtentzündliche, krankhafte Veränderungen der Glomeruli zugrunde liegen (z. B. diabetische Nephropathie, renale Amyloidose). Letztere weisen im Verlauf jedoch regelhaft ebenso entzündliche Veränderungen (Leukozyteninfiltration, Anstieg von Entzündungsmediatoren) auf.

4.2 Klassifikation

Primäre GN: Klinisch-pathologische Befunde sind (weitestgehend) auf die Nieren beschränkt.

Klassifikation nach dem histologischen Befund:

- Mesangioproliferative GN mit (oder selten ohne) glomerulären IgA-Ablagerungen (IgA-Nephropathie)
- „Minimal-Change"-GN (MC-GN)
- Fokal-segmentale Glomerulosklerose (FSGS)
- Membranöse GN
- Immunglobulin- und komplementvermittelte glomeruläre Erkrankungen mit membranoproliferativem Muster
- Antibasalmembran-Antikörper-GN (lineare Immunglobulinablagerungen) ohne Lungenbeteiligung
- Immunhistologisch negative („pauci immune"), ANCA-positive GN (renal limitierte Vaskulitis; meist rapid progrediente Verlaufsform)

Sekundäre GN und Glomerulopathien bei Systemerkrankungen (die glomeruläre Schädigung stellt nur einen Teil der Gesamtschädigung des Organismus dar):

- GN bei systemischem Lupus erythematodes (Einteilung in sechs Unterklassen, ➤ Tab. 4.1)

Tab. 4.1 Klassifikation der Lupusnephritis sowie Therapievorschläge (nach Vorschlag der International Society of Nephrology/Renal Pathology Society; Appel et al. 2015; KDIGO 2024b)

Klasse	Morphologie	Therapie
	Alle Klassen	Hydroxychloroquin und supportive Therapie (z. B. RAS-Blockade, SGLT2 Inhibitor, Lifestylemodifikation; **Empfehlungsgrad B;** KDIGO 2024b)
I	Minimale mesangiale Lupusnephritis	Bei niedriger Proteinurie: keine spez. Therapie bzw. nur Behandlung der extrarenalen Manifestationen Bei nephrotischem Syndrom: Glukokortikoide (analog zu MC-GN), Langzeittherapie ggf. mit kortisonsparendem Agens (z. B. MMF; **Empfehlungsgrad B;** KDIGO 2024b)
II	Mesangioproliferative Lupusnephritis	
III	Fokale Lupusnephritis (mit Angabe des Prozentsatzes von Glomeruli mit aktiven sowie sklerotischen Veränderungen)	Glukokortikoide in Kombination mit entweder • Mykophenolsäure (MMF) **oder** • niedrig dosiertem, intravenösem Cyclophosphamid **oder** Belimumab plus MMF oder niedrig dosiertem, intravenösem Cyclophosphamid **oder** MMF plus Calcineurininhibitoren (bei eGFR > 45 ml/min/1,73 m^2; **Empfehlungsgrad A;** KDIGO 2024b)
IV	Diffuse, segmentale (IV-S) oder globale (IV-G) Lupusnephritis (mit Angabe des Prozentsatzes von Glomeruli mit fibrinoiden Nekrosen und zellulären Halbmonden sowie aktiven bzw. chronischen Veränderungen)	

Tab. 4.1 Klassifikation der Lupusnephritis sowie Therapievorschläge (nach Vorschlag der International Society of Nephrology/Renal Pathology Society; Appel et al. 2015; KDIGO 2024b) *(Forts.)*

Klasse	Morphologie	Therapie
V	Membranöse Lupusnephritis (Klasse V kann in Kombination mit proliferativen Veränderungen existieren)	Bei nephrotischer Proteinurie (oder Erwägen bei Verschlechterung einer nichtnephrotischen Proteinurie) Kombination aus Glukokortikoiden und einem weiteren Agens (MMF, Cyclophosphamid, CNI, Rituximab, Azathioprin; **Empfehlungsgrad B;** KDIGO 2024b)
VI	Fortgeschrittene, sklerosierende Lupusnephritis	
Zusätzlich sollen das Ausmaß (mild, mäßig, schwer) von tubulärer Atrophie, interstitieller Infiltration sowie die Schwere arteriosklerotischer und anderer vaskulärer Läsionen angegeben werden.		

4

- GN bei systemischen Vaskulitiden (z. B. Granulomatose mit Polyangiitis [GPA], mikroskopische Polyangiitis [MPA], Kryoglobulinämie, Morbus Behçet, IgA-Nephropathie mit Vaskulitis [Schönlein-Henoch-Purpura]; ➤ Kap. 7)
- Antibasalmembran-Antikörper-GN mit Lungenbeteiligung (Goodpasture-Syndrom)
- GN bei Virusinfektionen (z. B. Hepatitis B, C, HIV)
- GN bei bakteriellen und parasitären Infektionen (bakterielle Infektionen, z. B. Poststreptokokken-GN oder GN bei Endokarditis, Shunt-Nephritis; Mykoplasmen, Malaria, Schistosomiasis etc.)
- Medikamentös oder durch Drogen (z. B. Pantoprazol, Heroin) induzierte GN
- Paraneoplastisch bedingte Glomerulopathien (solide Tumoren, Lymphome)
- Diabetische Nephropathie (diffus oder nodulär, ➤ Kap. 6)
- Hereditäre Glomerulopathien (z. B. Alport-Syndrom; ➤ Kap. 8)
- Glomerulopathie bei primärer oder sekundärer Amyloidose (z. B. multiples Myelom, rheumatoide Arthritis)
- Leichtkettenglomerulopathien (z. B. bei multiplem Myelom)
- Glomeruläre Beteiligung bei thrombotischer Mikroangiopathie (➤ Kap. 7)
- Fokal-segmentale Glomerulosklerose bei extremer Adipositas, Nephronreduktion (z. B. Frühgeburt, Einnierigkeit u. a.) oder medikamentös toxischen Schäden

Algorithmen zur Behandlung der Lupusnephritis orientieren sich an dem histologischen Befund.

Die Optionen zur Immunsuppression sind bei der Lupusnephritis vielfältig und in Studien belegt. Eine Überimmunsuppression sollte aufgrund von infektionsassoziierten Komplikationen vermieden werden, daher ist eine Eskalationsstrategie sinnvoll.

Ein MMF-haltiges Therapieschema ist bei jungen Menschen mit Familienplanung und nach schon stattgehabter mittlerer bis hoher Cyclophosphamidexposition die Therapie der ersten Wahl. Ein initiales Therapieschema mit Calcineurininhibitoren (Tacrolimus oder Cyclosporin A) kann bei Patienten mit erhaltener Nierenfunktion und nephrotischer Proteinurie (bei ausgedehnter podozytärer Schädigung) von Vorteil sein. Voclosporin hat in Deutschland keine Zulassung erhalten, obgleich es sich in Studien protektiv gezeigt hat und die Proteinurie deutlich senkte. Ebenso bei MMF- oder Cyclophosphamidunverträglichkeit/-kontraindikation sollen Calcineurininhibitoren erwogen werden (**Empfehlungsgrad A;** KDIGO 2021; KDIGO 2024b). Eine Behandlung mit Rituximab kann beim Nichtansprechen der initialen Therapie als additive Immunsuppression zusätzlichen Nutzen bringen, jedoch unterscheiden sich die Effekte interindividuell sehr.

Nach Abschluss der initialen Therapie sollten alle Patienten MMF als Erhaltungstherapie erhalten (**Empfehlungsgrad A;** KDIGO 2024b). Glukokortikoide sollten in der Erhaltungstherapie bis zu einer möglichst niedrigen Dosis reduziert werden. Nach einem erfolgreichen, kompletten Therapieansprechen über 12 Mon. kann die Therapie mit Glukokortikoiden ganz ausgeschlichen werden (**Empfehlungsgrad B;** KDIGO 2024b).

4.3 Diagnostik

4.3.1 Indikationen zur Diagnostik

Hinweise aus Anamnese und klinischem Befund:

- **Anamnese**
  - Familienanamnese und eigene Anamnese (z. B. Nierenerkrankungen, Diabetes mellitus und Hypertonie in der Familie; Schwerhörigkeit, Kopfschmerzen) inkl. Medikamenten- und Drogenanamnese
  - Angaben zur Veränderung von Farbe und Menge des Urins, Episoden von Makrohämaturie
  - Gelenkbeschwerden, respiratorische Probleme unklarer Ursache, häufige Infektionen im Nasen-Rachen-Raum
  - Anamnestische Hinweise auf Infektionen oder Tumoren
- **Klinische Befunde**
  - Periphere und periorbitale Ödeme, erhöhter Blutdruck, Blässe
  - Lymphknotenvergrößerungen, Hinweise auf Tumoren oder Infekte
  - Petechien, Hauterscheinungen bei Leberzirrhose, Urämie oder immunologische Systemkrankheiten

4.3.2 Diagnostische Maßnahmen

➤ Kap. 1.

Urinuntersuchungen:

- Stufe I: Urin-Teststreifen
- Stufe II (bei positivem Befund in Stufe I): Urinsediment, Erythrozytenmorphologie

- Proteinausscheidung im 24-h-Sammelurin (alternativ und favorisiert: Urin-Protein/Urin-Kreatinin im 2. Morgenurin); ggf. Bestimmung von Markerproteinen (z. B. α_1-Mikroglobulin, α_2-Makroglobulin, Albumin, IgG)
- Urinkultur
- Kreatinin-Clearance

Blutanalysen:

- Stufe I: Blutbild, Differenzialblutbild (einschließlich Quantifizierung Fragmentozyten), Retentionswerte (Kreatinin, Harnstoff) inkl. GFR-Abschätzung (z. B. nach der CKD-EPI- oder MDRD-Formel), ggf. Cystatin-C-GFR-Ermittlung nach Abwägung, ob aufgrund geringen Gewichts/Sarkopenie eine ungenaue GFR mittels Kreatinin-Werten errechnet wurde, Elektrolyte, Transaminasen, Gesamteiweiß mit Eiweißelektrophorese, CRP, Blutzucker Lipidstatus, LDH, Haptoglobin, freies Hb.
- Stufe II (bei verdächtigem Befund aus Stufe I oder im Urin): z. B. Hepatitis-Serologie (B, C), ANA, Anti-Doppelstrang-DNS-Antikörper, Phospholipase-A2-Rezeptor-Antikörper, THSD7A-AK, Kryoglobuline, Cardiolipin-Antikörper, C3, C4, CH50, c- und p-ANCA, MPO-, PR3-Titer, Paraproteine, Anti-GBM-Antikörper und weitere serologische Analysen (z. B. Hantavirus, Immunfixation).

Bildgebende Verfahren:

- Obligat: Sonographie von Nieren, Harnblase und Oberbauchorganen
- Bei V. a. Minderdurchblutung oder Nierenvenenthrombose: Doppler-Untersuchung der Nieren
- Weitere bildgebende Verfahren: je nach Verdachtsdiagnose (CT-Diagnostik z. B. bei V. a. Nierenrindennekrose)

Indikationen zur Nierenbiopsie ➤ Kap. 1. Weitergehende Diagnostik, z. B. Augenfundus-Untersuchung bei Hypertonie, 24-h-Blutdruckmessung, Audiometrie und Augenuntersuchung auf Linsenveränderungen bei V. a. Alport-Syndrom.

4.3.3 Differenzial- und Ausschlussdiagnostik

Zur **akut verlaufenden GN:**

- Akute interstitielle Nephritis (z. B. medikamenteninduziert wie Antibiotika, Pantoprazol, Checkpoint-Inhibitoren, IgG4-assoziierte Nephritis)
- Akutes Nierenversagen anderer Genese (z. B. Hantavirus-Infektion)
- Thrombotische Mikroangiopathie (hämolytisch-urämisches Syndrom, thrombotische thrombozytopenische Purpura)

Zur **chronisch verlaufenden GN:**

- Chronische interstitielle Nephritis (z. B. durch Medikamente verursacht)
- Refluxnephropathie oder interstitielle Nephropathie anderer Genese
- Nephrosklerose (z. B. sekundär bei Hypertonie)

Zur **GN mit schweren Ödemen:**

- Herzinsuffizienz
- Chronische Lebererkrankungen
- Enteraler Eiweißverlust

PRAXISTIPP

- Die Behandlung chronischer Glomerulonephritiden sollte von spezialisierten Zentren/Nephrologen erfolgen.
- Eine frühzeitige Vorstellung aufgrund des Nachweises einer Proteinurie und/oder erniedrigter GFR ist imperativ zur Planung einer Diagnostik und rechtzeitigen therapeutischen Intervention.

4.4 Therapie der primären glomerulären Erkrankungen

4.4.1 Allgemeine Therapieziele

- Heilung durch grunderkrankungsbezogene Therapie, z. B. Behandlung von Malignomen, antivirale Therapie bei Hepatitisvirus-Infektion
- Verbesserung oder Erhaltung der Nierenfunktion und Reduktion der Proteinurie (ideal auf < 0,5 g/d)
- Reduktion des kardiovaskulären Risikos
- Frühzeitige Therapie von sekundären Störungen bei chronischer Niereninsuffizienz (Anämie, Störungen im Kalzium-Phosphat-Stoffwechsel, metabolische Azidose etc.)

4.4.2 Allgemeine („supportive") Maßnahmen bei chronisch progredienter Erkrankung

- Konsequente antihypertensive Therapie bei arterieller Hypertonie (systolischer Zielblutdruck < 120 mmHg, nach SPRINT-Messkriterien, sofern klinisch vertretbar und toleriert; **Empfehlungsgrad A;** KDIGO 2021; KDIGO 2024a).
- Bei Proteinurie > 0,5 g/d unabhängig vom Blutdruck Beginn einer einschleichenden ACE-Hemmer- oder ARB-Therapie bis zur maximalen bzw. maximal verträglichen Dosis bei persistierender Proteinurie (**Empfehlungsgrad A;** KDIGO 2021; KDIGO 2024a).
- Einsatz eines SGLT2-Hemmers zur Progressionsminderung des Nierenfunktionsverlustes bei eGFR ≥ 20 ml/min/1,73 m² und UACR ≥ 200 mg/g Kreatinin (**Empfehlungsgrad A;** KDIGO 2024a) oder eGFR zwischen 20–45 ml/min/1,73 m² und UACR < 200 mg/g Kreatinin (**Empfehlungsgrad C;** KDIGO 2024a; Herrington et al. 2023; Baigent et al. 2022).
- Diät: salzarme Kost (ideal < 5 g Kochsalz/d). Eiweißzufuhr 0,8 g/kg KG/d, sofern GFR-Reduktion < 60 ml/min (**Empfehlungsgrad C;** KDIGO 2024a), ggf. ergänzt um Urin-Proteinverluste bei schwerem nephrotischem Syndrom. Eine Mangelernährung sollte dringend vermieden werden, da ansonsten die körpereigenen Eiweißreserven abgebaut werden.
- Trinkmenge an Diurese und Temperaturen anpassen. Keine routinemäßige Verordnung von Trinkmengen > 2 l/d **(Empfehlungsgrad B).**
- Ausgleich einer metabolischen Azidose **(Empfehlungsgrad B).** Das Standardbikarbonat sollte über 22 mmol/l liegen. Eine Überkorrektur der metabolischen Azidose ist zu verhindern, indem regelmäßige engmaschige Kontrollen des Säure-Basen-Haushalts erfolgen. Diätberatung und bei Neigung zu Hyperkaliämie

trotz Ausgleich einer metabolischen Azidose Empfehlung einer kaliumarmen Diät.

- Prävention und Therapie eines sekundären Hyperparathyreoidismus durch Substitution von Vitamin D, initial mittels Cholecalciferol (z. B. 20.000 IE/Wo.; **Empfehlungsgrad B**).
- Bei sekundärem Hyperparathyreoidismus und Hyperphosphatämie: phosphatarme Kost.
- Bei Ödemen ggf. Diuretika: Schleifendiuretika, z. B. Furosemid oder Torasemid, ggf. in sehr hohen Dosen und/oder i. v. bei nephrotischem Syndrom, Thiazide (z. B. Indapamid oder Chlortalidon) als Monotherapie, solange GFR > 30 ml/min, darunter nur in Kombination mit Schleifendiuretika. Therapiekontrolle: Ödeme, Körpergewicht, Serum-Kalium.

Cave:

! Erhöhtes Risiko für Plattenepithelkarzinome unter Hydrochlorothiazid.

! Unter diuretischer Therapie steigt die Serum-Harnsäurekonzentration an, was einen Gichtanfall auslösen kann.

- Thromboseprophylaxe bei nephrotischem Syndrom (Plasma-Albumin < 20 g/l): therapeutische Antikoagulation; bei Serum-Albumin 20–25 g/l sollte das individuelle und krankheitsspezifische Thromboserisiko mit dem Blutungsrisiko abgewogen und abhängig davon eine Antikoagulation erwogen werden **(Empfehlungsgrad C).**
- Fettstoffwechselstörungen: bei bestehender Hypercholesterinämie Behandlung wie bei anderen Formen der Hypercholesterinämie. Bestimmung des 10-Jahres-Risikos für kardiovaskuläre Ereignisse und Therapiebeginn bei Patienten zwischen 18 und 49 J., wenn > 10 %. Bei nephrotischem Syndrom Anstreben einer zügigen Statin-Therapie (**Empfehlungsgrad B;** KDIGO 2024a).
- Nikotinkonsum einstellen **(Empfehlungsgrad A).**
- Moderater Ausdauersport (**Empfehlungsgrad C;** KDIGO 2021; KDIGO 2024a).
- Optimierung des Körpergewichts: Normgewicht (BMI 20–25), ausgewogene Ernährung (**Empfehlungsgrad C;** KDIGO 2021; KDIGO 2024a).
- Meiden von Nephrotoxinen, soweit möglich (z. B. nephrotoxische Antibiotika, Kontrastmittel, NSAID; **Empfehlungsgrad B**).
- Nephrologische (Mit-)Betreuung empfohlen bei Nachweis einer Nierenschädigung zur Diagnostik und Grunderkrankung und optimierten Therapieplanung **(Empfehlungsgrad A).**

MERKE

- Patienten mit Glomerulonephritiden benötigen eine anhaltende, supportive Therapie der chronischen Nierenkrankheit (Chronic Kidney Disease, CKD).
- Patienten mit progredienten Verläufen sollte der Einschluss in eine klinische Studie angeboten werden.

4.4.3 Immunsuppressive Therapie

Siehe einzelne Entitäten.

Voraussetzung: histologisch gesicherte Diagnose mit deutlichen, immunologischen Aktivitätszeichen.

Kontraindikation: sonographisch bilaterale Schrumpfnieren (< 9 cm), ausgeprägte histologische Chronizitätszeichen (tubulointerstitielle Fibrose), GFR < 20–30 ml/min (Ausnahme: Einzelfälle immunologischer Systemkrankheiten, z. B. ANCA-positive Vaskulitis, hämolytisch-urämische Syndrome).

Spezielle Therapieempfehlungen: Vor Einleitung spezieller Therapien muss eine sekundäre Genese ausgeschlossen werden. Bei Patienten mit primären GN liegen für viele klinische Situationen keine eindeutigen Therapieempfehlungen vor. Dies gilt insbesondere für die langfristige Therapie der meist chronisch verlaufenden Erkrankungen wie z. B. Fragen zur remissionserhaltenden Therapie bzw. der Therapie von Rezidiven. Die Therapie von Patienten mit chronischer GN sollte daher vorzugsweise durch spezialisierte Zentren bzw. Nephrologen erfolgen. Zusätzlich sollte immer geprüft werden, ob solche Patienten im Rahmen von Studienprotokollen behandelt werden können.

Angesichts der hoch variablen Verläufe müssen vor Einsatz von Immunsuppressiva (z. B. Kortikosteroide, Calcineurin-Hemmer [CNI], Cyclophosphamid, Komplementinhibitoren) oder immunmodulierenden Maßnahmen (z. B. Plasmapherese, Immunadsorption, CD20-Antikörper-Gabe) **prognostische Faktoren** herangezogen werden, die einen progredienten Verlauf anzeigen. In der Regel sind dies:

- Ausmaß der Proteinurie pro Tag, insbesondere persistierendes nephrotisches Syndrom
- Ausmaß der Nierenfunktionseinschränkung bei Erstdiagnose
- Arterielle Hypertonie
- Männliches Geschlecht
- Hohes Lebensalter
- Histologische Parameter wie Glomerulosklerose, tubulointerstitielle Fibrose, Ausmaß extrakapillärer Proliferate (sog. glomeruläre Halbmonde), frische Nekrosen, tubulointerstitielle Zellinfiltration

4.4.4 Verlaufskontrolle

Klinik: körperliche Untersuchung, Kontrolle von Körpergewicht, Ödemen und Blutdruck (einschließlich 24-h-Blutdruckmessung mind. einmal jährlich) alle 3–6 Mon.

Laborparameter (entsprechend der Grunderkrankung und Komplikationen):

- Serum: Retentionswerte, Gesamteiweiß und Serum-Elektrophorese, Elektrolyte, Kalzium, Phosphat, Säure-Basen-Haushalt, Blutzucker, Serum-Lipide, Haptoglobin, Leberwerte, Blutbild, Fragmentozyten. Bei Systemerkrankungen Kontrolle von Titern MPO oder PR3 (je nach ursprünglich positivem Befund bei Erstdiagnose), CRP, Anti-DNS-Antikörper, ANA, Komplementfaktoren, PLA2R- und THSD7A-Antikörpern.
- Urin: Sediment, Proteinurie.
- Kreatinin-Clearance.

Sonstige Maßnahmen: Sonographie.

4.5 Spezifische Therapie

4.5.1 Vorbemerkungen

- Alle Empfehlungen beziehen sich auf erwachsene Patienten.
- In praktisch allen GN-Studien wurden sowohl Prednison und Prednisolon eingesetzt. Es existieren weder Hinweise auf die Überlegenheit einer der Formen noch auf Dosisunterschiede. Prednison und Prednisolon werden daher im gesamten Beitrag synonym genutzt.

4.5.2 Minimal-Change-Nephropathie (MCN)

Die MCN ist eine klassische Podozytopathie und führt nicht regelhaft zu einer chronischen Niereninsuffizienz, sie birgt diesbezüglich Risiken durch die meist nephrotische Proteinurie. Sie ist die häufigste Form des nephrotischen Syndroms im Kindesalter, nicht jedoch im Erwachsenenalter. Die Diagnose wird mithilfe der Elektronenmikroskopie gestellt (Veränderungen der Podozytenfußfortsätze), da lichtmikroskopisch keine Veränderungen sichtbar sind. Neuere Untersuchungen weisen darauf hin, dass bei einem Teil der Patienten Antikörper gegen Nephrin pathophysiologisch als Ursache vorliegen. Einen kommerziellen Test zum Nachweis dieser Antikörper gibt es zurzeit noch nicht.

Kortikosteroide induzieren meist eine Remission, wobei ältere Patienten später ansprechen (nach bis zu 12 Wo.) als jüngere (nach etwa 4 Wo.). Eine alternative immunsuppressive Therapie ist bei schweren Nebenwirkungen der Kortikosteroide, häufigen Rezidiven oder Steroidresistenz indiziert. Ein Therapieversagen kann bedingt sein durch eine in der Biopsie nicht erkannte fokal-segmentale Glomerulosklerose (➤ Kap. 4.5.3). Es gibt vermehrt Hinweise auf eine äquivalente Effizienz von Calcineurin-Hemern (Tacrolimus) im Vergleich zu einer hoch dosierten Glukokortikoidgabe in der Erstlinientherapie, die Eingang in die nächsten aktualisierten Leitlinien erhalten dürften (Medjeral-Thomas et al. 2020).

- Supportive CKD-Therapie (➤ Kap. 4.4.2) bei allen Patienten.
- Prednisolon 1 mg/kg KG/d, maximal 80 mg/d, oder 2 mg/kg KG jeden 2. Tag, maximal 120 mg (**Empfehlungsgrad B;** KDIGO 2021). Initialdosis über maximal 16 Wo. Frühestens 2 Wo. nach Remission (Proteinurie < 1 g/d) Beginn einer Dosisreduktion über 6 Mon. Bei Patienten mit schweren Nebenwirkungen der Glukokortikoidtherapie kann ein beschleunigtes Reduktionsschema (Medjeral-Thomas et al. 2020) angewandt werden.
- Bei Rezidiv während der Dosisreduktion oder bei Erstrezidiv 2–3 Mon. nach Behandlungsende erneute Kortikosteroid-Therapie mit gleicher Initialdosis und Reduktion (**Empfehlungsgrad B;** KDIGO 2021).
- Bei Steroidresistenz (fehlende Remission nach 16 Wo. Initialtherapie) oder bei schweren Steroid-Nebenwirkungen: Re-Biopsie zur Diagnosesicherung und Ausschluss einer fokal-segmentalen GN.
- Bei Versagen einer Steroid-Monotherapie oder schweren Steroid-Nebenwirkungen: niedrig dosierte Dauertherapie mit Steroiden kombiniert mit CNI, (z. B. in einer Dosierung von 0,05–0,1 mg/kg KG Tacrolimus, Zielspiegel 6–8 ng/ml, z. B. über 1–2 J.) oralem Cyclophosphamid (z. B. 8–12 Wo.) oder Mycophenolat-Mofetil (MMF; **Empfehlungsgrad B;** KDIGO 2021).
- Rituximab ist bei MCN ebenso wirksam (Munyentwali et al. 2013).

Leitlinien geben derzeit noch keine Empfehlung für ein bestimmtes dieser Medikamente, sodass individuelle und regionale Aspekte die Auswahl bestimmen sollten. Beispielsweise ist eine CNI-Therapie nebenwirkungsärmer als orales Cyclophosphamid, aber nach Beendigung des Calcineurin-Hemmers entwickeln sich deutlich häufiger Rezidive des nephrotischen Syndroms. Eine dauerhaft niedrig dosierte Gabe von Calcineurininhibitoren kann in Einzelfällen eine Rezidiventstehung verhindern.

4.5.3 Fokal-segmentale Glomerulosklerose (FSGS)

Die FSGS ist eine häufige Ursache für ein nephrotisches Syndrom im jungen Erwachsenenalter. Sie ist ebenfalls eine Podozytopathie, bei der es bereits zu lichtmikroskopisch sichtbaren Schäden der Glomeruli gekommen ist, im Sinne von segmentalen Sklerosen.

Sie tritt als primäres Krankheitsbild (z. T. mit genetischer Ursache, s. u.) oder in verschiedenen histologischen Varianten, z. B. infolge von Medikamenten (z. B. Bisphosphonate, Anabolika, Heroin, Interferone, Lithium), Infekten (z. B. HIV, Parvovirus B19) bzw. bei extremer Adipositas auf. Solche sekundären Varianten müssen unbedingt vor Einleitung einer immunsuppressiven Therapie ausgeschlossen werden.

Vor allem bei seltenen familiären Formen der FSGS, aber zunehmend häufig auch bei sporadischen Formen, sind Mutationen in podozytären Proteinen (z. B. Nephrin, Podocin, α-Aktinin-4, CD2AP, WT1, TRPC-6, Formin, PLCε1) nachgewiesen worden. Möglicherweise liegen solche Mutationen vermehrt den therapierefraktären Fällen zugrunde. Zudem können Mutationen in Komplementfaktoren vorliegen. Einzelne genetische Labors bieten bereits entsprechende Tests an. Dennoch empfehlen die aktuellen Leitlinien (KDIGO 2021) bei Erwachsenen mit FSGS derzeit keine genetische Testung, sofern nicht eine positive Familienanamnese vorliegt oder Hinweise auf ein Syndrom existieren (De Vriese et al. 2018). Weitere Befunde weisen auf einen zirkulierenden Faktor hin, der eine direkte Schädigung der Podozyten hervorruft und als Permeabilitätsfaktor beschrieben wird. Insbesondere die unmittelbare Rekurrenz einer FSGS bei frisch nierentransplantierten Patienten weist auf das Vorhandensein eines derartigen Pathomechanismus hin. In solchen Fällen liegen die therapeutischen Möglichkeiten in der Entfernung von Plasmabestandteilen durch Apheresebehandlungen.

INFO
Eine FSGS kann auch in Verbindung mit Varianten der APOL1- und der Kollagen-4-Gene entstehen.

Therapie:

- Supportive CKD-Therapie (➤ Kap. 4.4.2) bei allen Patienten. Eine rein supportive Therapie ist ausreichend bei nichtnephrotischem Verlauf (**Empfehlungsgrad B;** KDIGO 2021).
- Bei Patienten mit allen sekundären Formen der FSGS sollte keine immunsupressive Therapie erfolgen.

- Bei nephrotischem Verlauf kann vor allem in Frühfällen mit noch geringen Schäden und/oder selektiver Proteinurie eine Prednisolon-Monotherapie (analog zur MCN; ➤ Kap. 4.5.2) erfolgreich sein. Diese Dosis sollte für mindestens 4 Wo. beibehalten werden; eine Fortsetzung für insgesamt 16 Wo. (sofern toleriert) oder bis zum Erreichen einer kompletten Remission ist sinnvoll. Danach sollte die Therapie über 3–6 Mon. ausgeschlichen werden (**Empfehlungsgrad B;** KDIGO 2021).
- Eine Primärtherapie mit Calcineurin-Hemmern empfiehlt sich bei Patienten mit relativen Kontraindikationen gegen eine Hochdosis-Steroidtherapie bzw. schweren Nebenwirkungen. Rezidive sollten analog zur MCN (➤ Kap. 4.5.2) therapiert werden (**Empfehlungsgrad C;** KDIGO 2021).
- Bei steroidabhängigen bzw. -resistenten Patienten oder bei häufigen Rezidiven führt die Kombination von niedrig dosierten Steroiden mit Cyclosporin A (3–5 mg/kg/d, Zielspiegel 125–175 ng/ml initial) oder Tacrolimus (0,1–0,2 mg/kg/d, Zielspiegel 5–10 ng/ml initial) über 6–12 Mon. in über 50 % der Fälle zu einer Voll- oder zumindest Teilremission des nephrotischen Syndroms (**Empfehlungsgrad C;** KDIGO 2021). Nach Absetzen der Steroide oder des Calcineurin-Hemmers bei den steroidresistenten Patienten in der Remission kommt es häufig zu einem Rezidiv.
- Cyclophosphamid, Chlorambucil, Sirolimus, MMF oder Rituximab sind trotz gelegentlicher Berichte aus Fallserien oder unkontrollierten Studien bei Patienten mit FSGS nicht gesichert wirksam. Durch eine Plasmapherese bzw. Immunadsorption mit Protein A kann v. a. bei rekurrenter FSGS nach Transplantation in einigen, jedoch nicht in allen Fällen eine temporäre Reduktion der Proteinurie erreicht werden. Über die Wirksamkeit dieses Ultima-Ratio-Ansatzes bei FSGS der nativen Nieren gibt es nur unzureichende Berichte.

PRAXISTIPP

Bei therapierefraktären Fällen sollte eine genetische Testung erwogen werden.

4.5.4 Mesangioproliferative Glomerulonephritis (IgA-Nephropathie)

Der natürliche Verlauf der Erkrankung reicht von dauerhaft normaler Nierenfunktion bis zum rasch progredienten Nierenversagen. Im Langzeitverlauf tritt bei einem substanziellen Anteil von Patienten innerhalb von 20 J. eine Dialysepflichtigkeit auf (Prognoseparameter: ➤ Kap. 4.2). Bei der IgA-Nephropathie wird davon ausgegangen, dass es sich nicht um eine Krankheitsentität handelt, sondern unterschiedliche Pathomechanismen zu einer Ablagerung von IgA im Mesangium führen. In den IgA-Molekülen liegt i. d. R. eine veränderte Konstellation der Zuckermoleküle vor (Untergalaktosylierung). Histomorphologisch können neben den IgA Ablagerungen Nekrosen in den glomerulären Gefäßen mit Austritt von Fibrin und extrakapillären Proliferaten vorliegen, die oftmals mit einem raschen Nierenfunktionsverlust einhergehen. Zudem weisen Patienten mit chronisch-entzündlichen Erkrankungen des Darms und der Leber überproportional häufig IgA-Ablagerungen in der Niere auf.

Therapie bei Vorliegen von Risikofaktoren (➤ Abb. 4.1, ➤ Abb. 4.2)**:**

- Intensivierte, supportive CKD-Therapie inkl. Gabe von SGLT2-Hemmern insbesondere hinsichtlich der langjährigen und langsam progredienten Verläufe (➤ Kap. 4.4.2; **Empfehlungsgrad A;** KDIGO 2021; Wheeler et al. 2021). Die Wichtigkeit des Ausdosierens der RAS-Blockade bis zur maximal zugelassenen und verträglichen Dosis wird durch die Ergebnisse der STOP-IgAN- und PROTECT-Studien unterstrichen (Rauen et al. 2015; Rauen et al. 2020; Rovin et al. 2023). In Zukunft kann auch Sparsentan, ein dualer Endothelin- und Angiotensin-II-Rezeptor-Antagonist eine wichtige Rolle in der supportiven Therapie der IgAN spielen. Ab einer Proteinurie ≥ 1 g/d bzw. ≥ 0,75 g/g Kreatinin kann Sparsentan anstelle einer ausdosierten RAS-Blockade angewandt werden. Sparsentan wurde für die Therapie der IgAN im April 2024 in Europa zugelassen (Rovin et al. 2023).
- Für Patienten mit hohem Progressionsrisiko ab einer Proteinurie ≥ 1 g/d bzw. 0,8 g/g Kreatinin besteht die Option einer hauptsächlich lokal im Darm wirksamen Therapie mit Nefecon, welches 7/2022 erstmals für die Therapie der IgAN zugelassen wurde. Nach einer 9-monatigen Therapie mit Nefecon konnte bei Patienten mit hohem Progressionsrisiko ein Benefit bezüglich der Reduktion der Proteinurie und des eGFR-Verlustes nachgewiesen werden (Barratt et al. 2023; Lafayette et al. 2023). Gleichzeitig bestand im Vergleich zu einer systemischen Steroidtherapie ein deutlich günstigeres Nebenwirkungsprofil. Die Therapie mit Nefecon ist in die aktualisierten Leitlinien aufgenommen worden und hat eine Zulassung im europäischen Raum für Patienten mit hochgradiger Proteinurie erhalten (1 g/d).
- Patienten mit einem hohen Progressionsrisiko trotz optimierter und maximaler supportiver Therapie sollte auch die Teilnahme an einer der vielen klinischen Studien (z. B. Komplementinhibition, B-Zell-Modulation) angeboten werden.
- Die hoch dosierte, orale, klassische Gulokortikoidtherapie sollte vorbehalten sein für gut diskutierte Einzelfälle und nach ausführlicher Nutzen-Risiko-Bewertung. Wenn durch die o. g. Maßnahmen die Proteinurie nicht < 0,5–1 g/d reduziert werden kann und/oder sich ein progredienter Verlust an Nierenfunktion findet und sofern die GFR noch > 50 ml/min liegt, kann eine 6-monatige Prednisolon-Therapie in Einzelfällen erwogen werden (z. B. orale Gabe von 0,8–1 mg/kg/d für 2 Mon. und dann monatliche Reduktion um

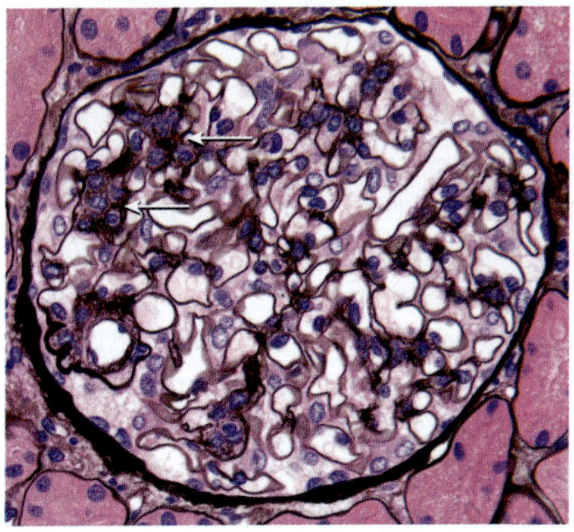

Abb. 4.1 Mesangioproliferative Glomerulonephritis [G516-003]

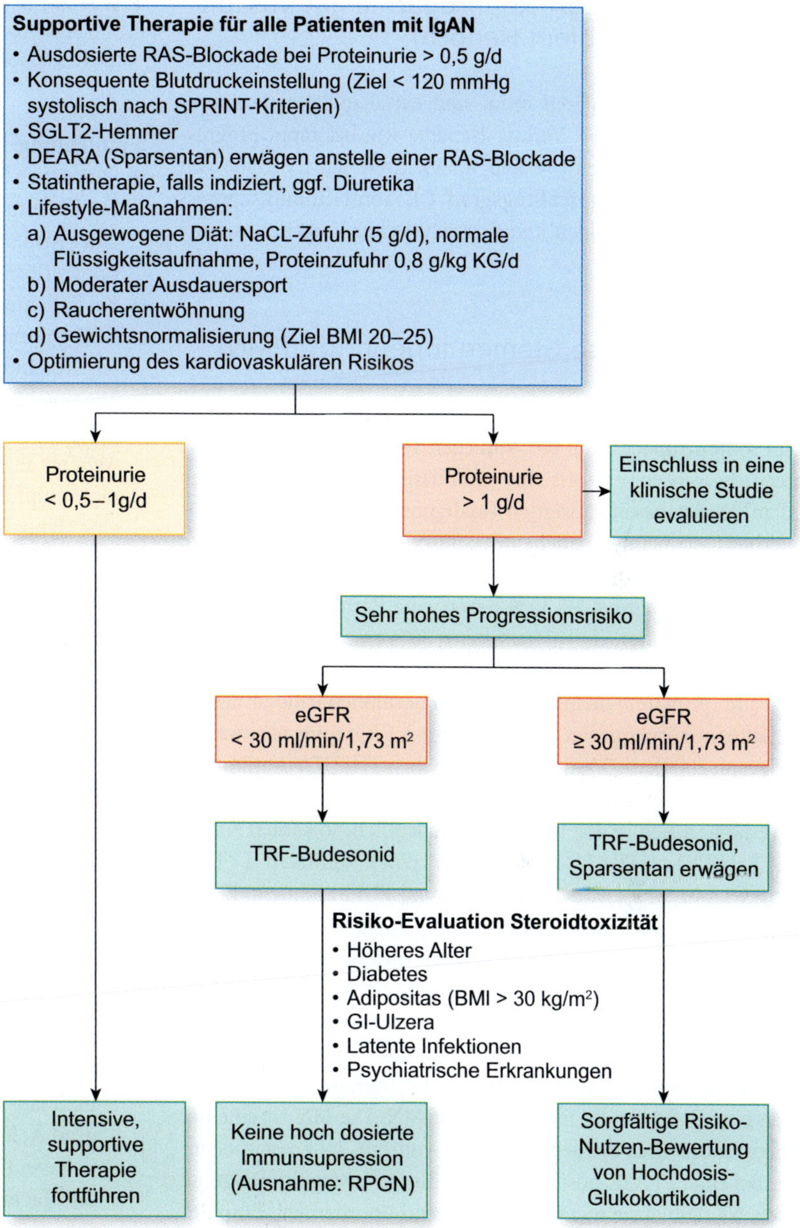

Abb. 4.2 Therapie der IgAN: TRF-Budesonid, dualer Endothelin/Angiotensin-II-Rezeptor-Antagonist (DEARA) [L231]
TRF: Targeted Release Formulation

0,2 mg/kg/d; **Empfehlungsgrad B;** KDIGO 2021). Dabei ist das erhöhte Risiko von teils schweren und fatalen infektiösen Nebenwirkungen zu bedenken (Lv et al. 2022). Eine Prophylaxe gegen Infektionen durch Pneumocystis jirovecii sollte durchgeführt werden. Die aktuellen Leitlinien betonen allerdings, dass Nebenwirkungen (insbesondere infektiöser Art) deutlich zunehmen, wenn die GFR schon reduziert ist, und raten zu größter Zurückhaltung bei präexistenter Adipositas, Diabetes mellitus, psychiatrischen Störungen etc. Wenn eine umfassende supportive Therapie allerdings konsequent umgesetzt wird, konnte in der STOP-IgAN-Studie kein Zusatznutzen einer Steroidtherapie auf den GFR-Verlauf belegt werden (Rauen et al. 2015; Rauen et al. 2020). Neue Daten legen auch die Möglichkeit einer reduzierten Glukokortikoid-Dosis für diese gut diskutierten Einzelfälle nahe (Kim et al. 2024).

- Eine höhergradige Immunsuppression (z. B. die Kombination von Kortikosteroiden mit Azathioprin, MMF oder Cyclophosphamid) wird nicht empfohlen, sofern kein rapid progressiver Verlauf mit glomerulären Halbmonden in mehr als 25 % der Glomeruli vorliegt.
- Bei einer GFR < 30 ml/min sollte keine systemische Kortikosteroid- oder immunsuppressive Therapie mehr erfolgen (**Empfehlungsgrad C;** KDIGO 2021).

MERKE

Sparsentan und TRF-Budesonid sind neue, zugelassene Therapieoptionen der IgA-Nephropathie.

4.5.5 Sonderfall: IgA-Nephropathie mit Vaskulitis (Purpura Schönlein-Henoch)

Therapie: Bei glomerulären intra- und extrakapillären Proliferationen mit raschem GFR-Verlust Therapie wie bei rapid progressiver Glomerulonephritis (➤ Kap. 4.5.9). Eventuell i. v. Gabe von Immunglobulinen **(Empfehlungsgrad C).** Sonst immunsuppressive Therapie mit Steroiden und therapeutisches Vorgehen wie bei IgA-Nephropathie.

4.5.6 Membranöse Glomerulonephritis (PMN)

Alle Patienten mit membranöser GN (und v. a. im höheren Lebensalter) sollten zunächst auf das Vorliegen von Begleiterkrankungen untersucht werden. Es muss eine sekundäre Genese ausgeschlossen und möglichst beseitigt werden (Malignom, Infekt, Autoimmunkrankheit, Medikamentennebenwirkung). Etwa 20 % der Patienten erleiden innerhalb von 5 J. eine terminale Niereninsuffizienz, 20 % eine komplette Remission, 30 % haben eine Proteinurie mit langsam fortschreitender Niereninsuffizienz, 30 % eine Proteinurie ohne nennenswerte Nierenfunktionsverschlechterung. In ca. 70–80 % der Fälle primärer membranöser Glomerulonephritiden lassen sich Autoantikörper gegen Phospholipase-A2-Rezeptor nachweisen (Beck et al. 2009), ca. 3 % der Patienten haben THSD7A-Antikörper. Die Liste der pathogenetisch relevanten Antigene der membranösen GN verlängert sich in den letzten Jahren deutlich, so kamen zuletzt NELL1 (10 %), HTRA1 (2 %), PCDH7 (2 %), SEMA3B (< 1 %), Netrin G1 (< 1 %) Exostin 1/2, NCAM1 und TGFBR3 hinzu. Einige dieser Antigene sind auch mit sekundären Formen der MN assoziiert. Außer PLA2R und THSD7A können zum heutigen Zeitpunkt keine Standardassays zur Diagnosesicherung erfolgen und die Diagnostik kann nur an spezialisierten Forschungszentren durchgeführt werden. Möglicherweise spielt die Einnahme von Medikamenten der traditionellen chinesischen Medizin (Phytopräparate) in einigen Fällen eine Rolle für die Entstehung der MN. Die MN ist eine der häufigsten Ursachen des nephrotischen Syndroms im Erwachsenenalter. Bei einer PLA2R-positiven MN ist die Sicherung der Diagnose mittels Nierenbiopsie nicht mehr zwingend erforderlich (**Empfehlungsgrad C;** KDIGO 2021), **jedoch wird diese oft aufgrund der Prognose-Abschätzung weiterhin durchgeführt.**

PRAXISTIPP

Als Standardassays zur Detektion einer Autoimmunität bei MN sind PLA2R- und THSD7A-Autoantikörper in Speziallaboren verfügbar.

Empfehlung:

- Supportive CKD-Therapie (➤ Kap. 4.4.2).
- Die Einleitung einer immunsupressiven Therapie erfolgt nach einer Risikoeinschätzung für einen fortschreitenden Nierenfunktionsverlust (➤ Tab. 4.2).
- Bei Patienten mit normaler eGFR, persistierender Proteinurie > 3,5 g/d und Proteinurie persistierend höher als 50 % der initialen Proteinurie und fehlendem Abwärtstrend trotz supportiver Therapie für 6 Mon. besteht ein moderat erhöhtes Risiko für eine Progredienz der Nierenerkrankung und es wird entweder ein weiteres abwartendes Verhalten oder eine immunsupressive Therapie empfohlen. Bestehen weitere zusätzliche Risikofaktoren wie eine Hypoalbuminämie (< 25 g/l) oder ein Immunglobulindefizit oder einem PLA2R-Titer > 50 RU/ml, dann besteht ein hohes Progressionsrisiko und es wird empfohlen, die Patienten immunsuppressiv zu behandeln. Eine besondere Therapieindikation besteht bei Patienten mit schwerstem nephrotischem Syndrom mit einer eGFR < 60 ml/min/1,73m^2 oder lebensbedrohlichen Komplikationen (**Empfehlungsgrad B;** KDIGO 2021).
- Wird erstmalig die Indikation zur Immunsuppression gestellt, sollte die Therapieentscheidung auch das zu erwartende Progressionsrisiko einbeziehen.
  - Niedriges Progressionsrisiko: Supportive Therapie, keine immunsupressive Therapie bei Patienten ohne nephrotisches Syndrom und Hypoalbuminämie bei normaler Nierenfunktion, regelmäßige klinische Kontrollen.
  - Moderates Progressionsrisiko: Supportive Therapie oder Therapie mit Rituximab (je 1 g an Tag 1 und Tag 14; **Empfehlungsgrad A;** KDIGO 2021; Fervenza et al. 2019). **Cave:** Niedrigere Dosen sind vermutlich nicht gut wirksam wegen renaler Rituximab-Verluste bei nephrotischem Syndrom (**Empfehlungsgrad A;** KDIGO 2021; Fervenza et al. 2019). Oder Therapie mit Calcineurininhibitoren und Glukokortikoiden: Cyclosporin und Tacrolimus (6 bis > 12 Mon., je nach Ansprechen) bieten sich als Alternativen v. a. bei den komplikationsträchtigen älteren Patienten oder bei Kontraindikationen für eine zytostatische Therapie an. Viele der Patienten mit moderatem Pro-

Tab. 4.2 Progressionsrisiko der membranösen GN (adaptiert nach KDIGO 2021) [F779-014]

Geringes Progressionsrisiko	Moderates Progressionsrisiko	Hohes Progressionsrisiko	Sehr hohes Progressionsrisiko
Normale eGFR, Proteinurie < 3,5 g/d und Serumalbumin > 30 g/l **oder** Normale eGFR, Proteinurie < 3,5 g/d oder ein > 50-prozentiger Abfall der Proteinurie nach einer 6-monatigen konservativen Therapie mit RAASi	Normale eGFR, Proteinurie > 3,5 g/d und kein > 50-przentiger Abfall der Proteinurie nach einer 6-monatigen konservativen Therapie mit RAASi **und** Kein Erfüllen der Kriterien für ein hohes Progressionsrisiko	eGFR < 60 ml/min/1,73 m^2 und/oder Proteinurie > 8 g/d für > 6 Mon. **oder** Normale eGFR, Proteinurie > 3,5 g/d und kein > 50-prozentiger Abfall der Proteinurie nach einer 6-monatigen konservativen Therapie mit RAASi **und mind. 1 weiteres Kriterium aus:** • Serumalbumin < 25 g/l • PLA2Rab > 50 RU/ml • **Urin IgG > 1 µg/min** • **Urin β2-Mikroglobulin > 250 mg/d**	Lebensbedrohliches nephrotisches Syndrom **oder** Schneller Abfall der Nierenfunktion, der sich nicht auf eine andere Ursache zurückführen lässt.

gressionsrisiko werden eine spontane Remission erreichen und die Calcineurininhibitor-Therapie dient der Verkürzung der Proteinuriedauer. Rezidive nach Beendigung der Therapie treten jedoch regelhaft ein, sodass nicht von einem Ausheilen der Erkrankung ausgegangen werden kann. Bei Wechsel zu einem hohen Progressionsrisiko wird geraten, zusätzlich Rituximab zu geben, es sei denn, die Patienten sind bereits PLA2R-negativ im Serum. Die Behandlung mit Anti-CD20-Antikörpern ist in den Leitlinien aufgenommen, bedarf jedoch einer Beantragung im deutschen Gesundheitssystem.

- Hohes Progressionsrisiko: Therapie mit Rituximab (s. o.) oder mit Calcineurininhibitoren und Glukokortikoiden oder mit zytotoxischen Medikamenten: 250 mg–1 g Methylprednisolon i. v. an den d 1, 2 und 3 der Mon. 1, 3 und 5, jeweils gefolgt von 0,4 mg/kg/d Prednison für 27 d. Zusätzlich orales Cyclophosphamid (1,5–2,5 mg/kg/d p. o.; evtl. weniger bei Leukozytopenie, hohem Lebensalter bzw. Niereninsuffizienz) in den Mon. 2, 4 und 6 (**Empfehlungsgrad A;** KDIGO 2021).
- Sehr hohes Progressionsrisiko: Lebensbedrohliches nephrotisches Syndrom oder RPGN ohne andere Ursache: zytotoxischen Medikamenten: 250 mg–1 g Methylprednisolon i. v. an den d 1, 2 und 3 der Mon. 1, 3 und 5, jeweils gefolgt von 0,4 mg/kg/d Prednison für 27 d. Zusätzlich orales Cyclophosphamid (1,5–2,5 mg/kg/d p. o.; evtl. weniger bei Leukozytopenie, hohem Lebensalter bzw. Niereninsuffizienz) in den Mon. 2, 4 und 6 (**Empfehlungsgrad A;** KDIGO 2021).

Eine Initialtherapie mit Kortikosteroiden, MMF oder adrenokortikotropem Hormon (ACTH) erscheint nicht sinnvoll. ACTH (Rauen et al. 2009) wurde jedoch teilweise mit Erfolg bei therapierefraktären Patienten eingesetzt. Grundsätzlich sind die immunsuppressiven Therapien individuell abzuwägen hinsichtlich des Infektionsrisikos und dauerhafter Schäden durch Steroide (aggravierte Atherosklerose, Osteoporose). Die Gabe von Cyclophosphamid als orale Therapie birgt das Risiko einer deutlich höheren kumulativen Dosierung als im Vergleich mit einer intravenösen Dosierung. Daher wird die i. v. Gabe durch viele Kliniker bevorzugt. Eine begleitende Therapie zur Vermeidung einer Osteoporose mit Supplementierung von Vitamin D (z. B. Cholecalciferol 20.000 IE/Wo.) und Kalzium sollte bei einer Steroidgabe nicht vergessen werden.

MERKE

- Therapieentscheidungen sollte die Ermittlung des Progressionsrisikos vorangehen und mit den Patienten unter Abwägung der Möglichkeiten konsentiert werden.
- Die begleitende Therapie zur Vermeidung einer Osteoporose und von infektiologischen Komplikationen (z. B. Pneumocystis-Infektion, Soorösophagitis) ist dringend mitzuinitiieren.

Die Therapieeffizienz sollte 3–6 Mon. nach Therapiebeginn überprüft werden (➤ Abb. 4.3).

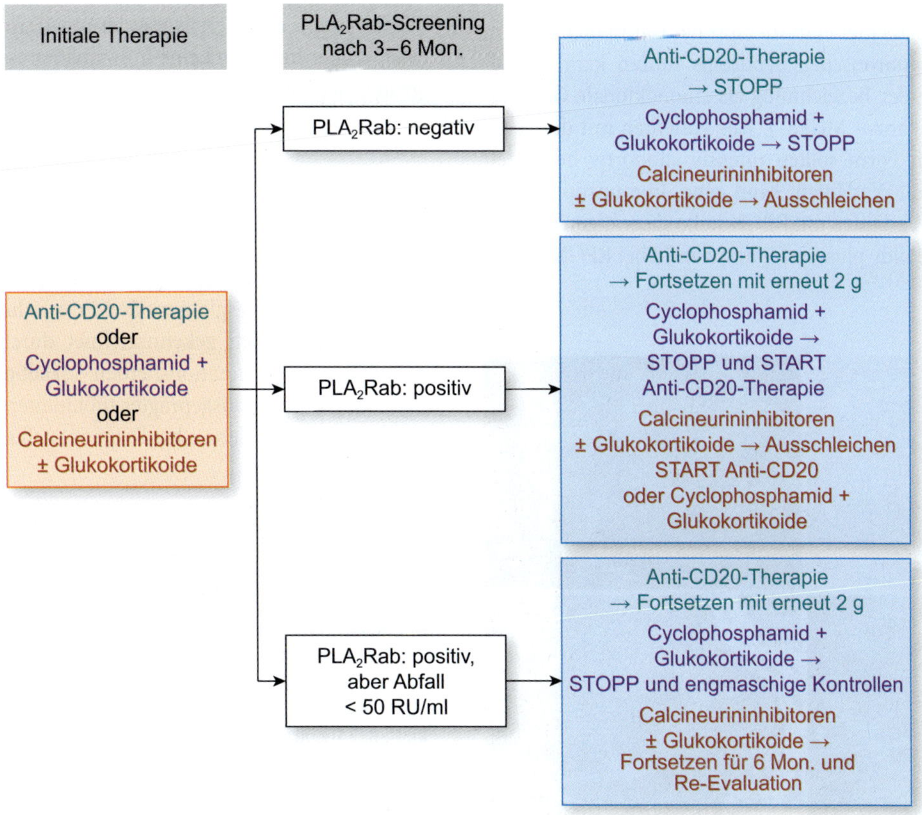

Abb. 4.3 Überprüfung der Therapieeffizienz bei PLA2R-positiver PMN (adaptiert nach KDIGO 2021) [F779-014, L231]

4.5.7 Immunglobulin- und komplementvermittelte glomeruläre Erkrankungen mit membranoproliferativem Muster

Hierbei handelt es sich um heterogene Sammlung von Erkrankungen, denen histologisch ein membranoproliferatives (mesangiokapilläres) Schädigungsmuster gemeinsam ist. Vorrangig liegen den Erkrankungen Infekte mit Immunkomplexbildung (z. B. Hepatitiden, Endokarditis, Abszesse, parasitäre Erkrankungen) oder monoklonale Gammopathien bzw. B-Zell-Lymphome zugrunde. Die membranoproliferative Erkrankung ist in ihrer idiopathischen Form ausgesprochen selten (KDIGO 2021).

Ebenfalls in diese Gruppe gehören seltene genetische oder erworbene Störungen im alternativen Komplementweg, sei es die Dense Deposit Disease (vorwiegend) bei Kindern oder seltene, autoimmune oder durch Mutationen von C3 oder anderen Komplementregulatoren hervorgerufene C3-Glomerulonephritis (C3-GN) vorwiegend bei Erwachsenen (➤ Abb. 4.4).

4

PRAXISTIPP

Lymphome oder „subklinische" Infektionsherde sollten bei der Aufarbeitung einer Immunkomplex-Glomerulonephritis bedacht werden.

Therapie: Essenziell ist die Ursachensuche und – soweit möglich – deren Therapie bei den Formen der immunkomplexvermittelten MPGN. Insbesondere hat sich in den letzten Jahren bei monoklonaler Gammopathie im Sinne einer „Gammopathie unbestimmter Signifikanz" gezeigt, dass hier eine Therapie der Gammopathie zum Verschwinden des nephrotischen Syndroms führen kann (daher dann die Etablierung der Bezeichnung als „monoklonale Gammopathie renaler Signifikanz – MGRS"). Alle Patienten mit der selteneren, idiopathischen Form sollten intensiv supportiv behandelt werden. Bei schweren Verläufen kann eine Immunsuppression erwogen werden, bei Verläufen mit RPGN sollte sie erfolgen (Rituximab oder Glukokortikoide plus Cyclophosphamid bei RPGN).

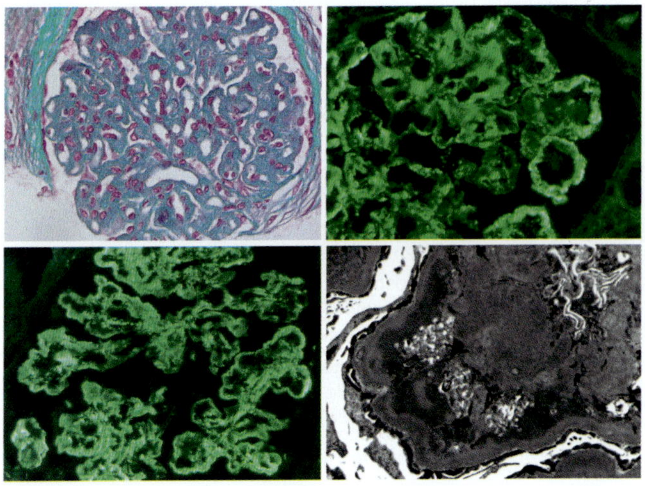

Abb. 4.4 Proliferative Glomerulonephritis [G516-003]

Eine komplementvermittelte MPGN wird ebenfalls abhängig vom Schweregrad behandelt. Es existieren jedoch keine randomisierten kontrollierten Studien aufgrund der Seltenheit der Erkrankung. Die Leitlinien empfehlen eine intensive supportive Therapie bei einer milden Erkrankung ohne nephrotisches Syndrom (KDIGO 2021). Bei einer Proteinurie > 1,5 g/g oder abnehmender Nierenfunktion sollte eine Therapie mit MMF plus Glukokortikoiden und im Falle eines Nichtansprechens die Gabe eines C5-Komplementinhibitors (z. B. Eculizumab) erwogen werden. Auch hier sollten Verläufe mit RPGN aggressiv behandelt werden (s. o., z. B. Gabe von Cyclophosphamid).

4.5.8 Akute endokapilläre Glomerulonephritis

Meist sekundäre Immunkomplexnephritis 2–4 Wo. nach einer Streptokokken- oder Staphylokokkeninfektion mit relativ guter Prognose bei Kindern, jedoch in bis zu 20 % der Erwachsenen mit dauerhafter Einschränkung der Nierenfunktion. Die endokapilläre Glomerulonephritis tritt aufgrund der breiten Anwendung von Antibiotika seltener auf und geht mit einem Komplementverbrauch einher, der diagnostisch hinweisend sein kann.

Therapie:

- Symptomatisch: körperliche Schonung, Salz- und Wasserrestriktion bei Ödemen, ggf. Diuretika, Antihypertensiva (**Empfehlungsgrad C;** KDIGO 2021)
- Behandlung des auslösenden Infekts antibiogrammgerecht, falls bei Diagnosestellung persistierend
- Bei Persistenz der Nierenveränderungen trotz ausgeheilter auslösender Infektion keine Immunsuppression (**Empfehlungsgrad C;** KDIGO 2021)

4.5.9 Rapid progressive Glomerulonephritis (RPGN)

Akute entzündliche, unbehandelt rasch zur terminalen Niereninsuffizienz führende glomeruläre Entzündung unterschiedlicher Ätiologie, histologisch gekennzeichnet durch das Auftreten von extrakapillären Proliferationsherden („Halbmonde"). Ungünstige Prognose besteht bei ausgeprägter tubulointerstitieller Fibrose und/ oder glomerulärer Sklerose bei Diagnosestellung (➤ Kap. 7).

LEITLINIEN

KDIGO 2021 Clinical practice guidelines for the Management of Glomerular Diseases. Kidney Int 100(4) (2021) 753–779. doi: https://doi.org/10.1016/j.kint.2021.05.015.

KDIGO 2024a Clinical Practice Guideline for the Evaluation and Management of Chronic Kidney Disease. Kidney Int 105(4S) (2024a) S117–S314. doi: https://doi.org/10.1016/j.kint.2023.10.018.

KDIGO 2024b Clinical practice guideline for the Management of LUPUS NEPHRITIS. Kidney Int 105(1S) (2024b) S1–S69. doi: 0.1016/j.kint.2023.09.002.

KDIGO 2024c Clinical practice guideline for the Management of Anti-neutrophil Cytoplasmatic Antibody (ANCA) – Associated Vasculitis. Kidney Int 105(3S) (2024c) S71–S116. doi: https://doi.org/10.1016/j.kint.2023.10.008.

LITERATUR

Appel GB, Jayne D, Rovin B: Lupus nephritis. In: Johnson RJ, Floege J, Feehally J (eds.): Comprehensive Clinical Nephrology. Philadelphia: Elsevier, 2015.

Baigent C, Emberson JR, Haynes R et al.: Impact of diabetes on the effects of sodium glucose co-transporter-2 inhibitors on kidney outcomes: collaborative meta-analysis of large placebo-controlled trials. Lancet 400(10365) (2022) 1788–1801.

Barratt J et al.: Results from part A of the multi-center, double-blind, randomized, placebo-controlled NefIgArd trial, which evaluated targeted-release formulation of budesonide for the treatment of primary immunoglobulin A nephropathy. Kidney Int 103(2) (2023) 391–402.

Beck LH Jr, Bonegio RG, Lambeau G et al.: M-type phospholipase A2 receptor as target antigen in idiopathic membranous nephropathy. N Engl J Med 361(1) (2009) 11–21.

De Vriese AS, Sethi S, Nath KA et al.: Differentiating Primary, Genetic,and Secondary FSGS in Adults: A Clinicopathologic Approach. J Am Soc Nephrol 29(3) (2018) 759–774. doi https://doi.org/10.1681/ASN.2017090958.

Fervenza FC, Appel GB, Barbour SJ et al.: MENTOR Investigators: Rituximab or Cyclosporine in the Treatment of Membranous Nephropathy. New Engl J Med 381(1) (2019) 36–46. doi: https://doi.org/10.1056/NEJMoa1814427.

Herrington WG et al.: Empagliflozin in Patients with Chronic Kidney Disease. N Engl J Med 388(2) (2023) 117–127.

Jayne DRW et al.: Avacopan for the Treatment of ANCA-Associated Vasculitis. N Engl J Med 384(7) (2021) 599–609.

Jones RB, Furuta S, Tervaert JW et al.: Rituximab versus cyclophosphamide in ANCA-associated renal vasculitis: 2-year results of a randomised trial. Ann Rheum Dis 74(6) (2015) 1178–1782. doi: 10.1136/annrheumdis-2014–206404. Epub 2015 Mar 4.

Kim D, Lv J, Hladunewich M et al.: The Efficacy and Safety of Reduced-Dose Oral Methylprednisolone in High-Risk Immunoglobulin A Nephropathy. Kidney international reports 9(7) (2024) 2168–2179. Epub 20240403. doi: https://doi.org/10.1016/j.ekir.2024.03.032.

Lafayette R et al.: Efficacy and safety of a targeted-release formulation of budesonide in patients with primary IgA nephropathy (NefIgArd): 2-year results from a randomised phase 3 trial. Lancet 402(10405) (2023) 859–870.

Lv J et al.: Effect of oral Methylprednisolone on Decline in Kideny function or kidney failure in patients with IgA Nephropathy: the TESTING randomized clinical trial. JAMA 327(19) (2022) 1888–1898. doi: https://doi.org/10.1001/jama.2022.5368.

Medjeral-Thomas NR et al.: Randomized, Controlled Trial of Tacrolimus andPrednisolone Monotherapy for Adults with De Novo Minimal Change Disease: A Multicenter, Randomized, Controlled Trial. Clin J Am Soc Nephrol 15(2) (2020) 209–218.

Munyentwali H, Bouachi K, Audard V et al.: Rituximab is an efficient and safe treatment in adults with steroid-dependent minimal change disease. Kidney Int 83 (2013) 511–516.

Parikh SV, Haddad N, Hebert LA: Retarding progression of kidney disease. In: Johnson RJ, Floege J, Feehally J (eds.): Comprehensive Clinical Nephrology. Philadelphia: Elsevier, 2015.

Rauen T et al.: After ten years of follow-up, no differnence between supportive care plus immunosuppression and supportive care alone in IgA nephropathy. Kidney Int 98(4) (2020) 1044–1052. doi: https://doi.org/10.1016/j.kint.2020.04.046.

Rauen T et al.: Intensive Supportive Care plus Immunosuppression in IgA Nephropathy. N Engl J Med 373(23) (2015) 2225–2236.

Rauen T, Michaelis A, Floege J et al.: Case series of idiopathic membranous nephropathy with long-term beneficial effects of ACTH peptide 1–24. Clin Nephrol 71 (2009) 637–642.

Rovin BH, Barratt J, Heerspink HJL et al.: Efficacy and safety of sparsentan versus irbesartan in patients with IgA nephropathy (PROTECT): 2-year results from a randomised, active-controlled, phase 3 trial. Lancet 402(10417) (2023) 2077–2090.

Uhlin F et al.: Endopeptidase Cleavage of Anti-Glomerular Basement Membrane Antibodies in vivo in Severe Kidney Disease: An Open-Label Phase 2a Study. J Am Soc Nephrol 33(4) (2022) 829–838.

Unizony S et al.: Clinical outcomes of treatment of anti-neutrophil cytoplasmic antibody (ANCA)-associated vasculitis based on ANCA type. Ann Rheum Dis 75(6) (2016) 1166–1169.

Walsh M et al.: The effects of plasma exchange in patients with ANCA-associated vasculitis: an updated systematic review and meta-analysis. BMJ 376 (2022) e064604.

Wheeler DC et al.: A pre-specified analysis of the DAPA-CKD trial demonstrates the effects of Dapaglifozin. On major kidney events in patients with IgA nephropathy. Kidney Int 100(1) (2021) 215–224. doi: https://doi.org/10.1016/j.kint.2021.03.033. Epub 2021 Apr 18.

4

KAPITEL

5

Frank Strutz

Tubulointerstitielle Nierenkrankheiten

5.1 Definition und Überblick

Tubulointerstitielle Nierenkrankheiten (TIN) sind akute und chronische Nierenkrankheiten unterschiedlicher Ätiologie, die gekennzeichnet sind durch primäre Läsionen im Interstitium (wie Infiltration von Entzündungszellen) und an den Tubuli der Niere. Als Schädigungsmechanismen liegen zumeist Autoimmunprozesse vor, die durch verschiedene Faktoren getriggert werden (Rossert 2001). ➤ Abb. 5.1 zeigt ein charakteristisches Biopsiebild in 200- und 400-facher Vergrößerung. Die infiltrierenden Zellen bestehen typischerweise aus T-Lymphozyten, Plasmazellen und Monozyten/Makrophagen. Klinisch am bedeutsamsten ist die interstitielle Nephritis, als akute und chronische Formen der TIN. Hier nicht weiter ausgeführt werden die eitrigen bakteriellen Infektionen der Nieren (➤ Kap. 9). Die akute tubulointerstitielle Nephritis ist eine häufige Ursache einer akuten Nierenschädigung, sodass bei jedem unklaren akuten Anstieg der Retentionsparameter an eine akute TIN, dann meist durch Medikament getriggert, gedacht werden sollte.

MERKE

Bei jeder unklaren akuten Nierenschädigung sollte an eine mögliche tubulointerstitielle Nephritis gedacht werden. Im Zweifelsfall sollte eine bioptische Abklärung erwogen werden, da nur diese die Diagnose sichert.

5.2 Akute tubulointerstitielle Nephritis

5.2.1 Basisinformationen

Formen:

- Medikamentös induzierte akute interstitielle Nephritis
- Infektiös induzierte akute interstitielle Nephritis
- Nichteitrige infektiöse TIN
- Parainfektiöse TIN
- Allergische/toxische TIN
- Bei Systemerkrankungen (SLE, Vaskulitis, Sjögren-Syndrom, IgG4-assoziierte Erkrankung, Sarkoidose, Kryoglobulinämie, lymphoproliferative Erkrankungen, Vaskulitiden, Paraproteinämie)
- Im Rahmen einer akuten Transplantatabstoßung
- Idiopathische akute TIN mit Uveitis (TINU; möglicherweise durch Autoimmunität gegen modifiziertes CRP)
- DRESS-Syndrom (Drug Reaction with Eosinophilia and Systemic Symptom)

5.2.2 Ursachen

Medikamentenhypersensitivität bzw. -toxizität (häufigste Ursache): Bei praktisch jedem Medikament ist eine derartige Reaktion möglich. Häufig beschrieben sind sie bei Antibiotika, Protonenpumpen-/H_2-Blockern, Virustatika, Diuretika, NSAID, Allopurinol, Interferon, seit einigen Jahren zunehmend auch bei Checkpoint-Inhibitoren (Anker et al. 2020). Zeitlicher Abstand zwischen Medikamentenexposition und Auftreten der entzündlichen Nierenveränderungen meist innerhalb von Tagen bis Wochen, bei Checkpoint-Inhibitoren auch bis zu 2 J. (Median 116 d; Wanchoo et al. 2017).

Virale Infektionen: Hanta-Virus, insbesondere Puumala-Virus, selten bei anderen viralen Infektenen wie Hepatitis A, Hepatitis C, Masern, EBV, CMV, HIV, Polyomavirus (BK-Virus, fast nur bei Patienten nach Nierentransplantation unter Immunsuppression mit MMF/Tacrolimus).

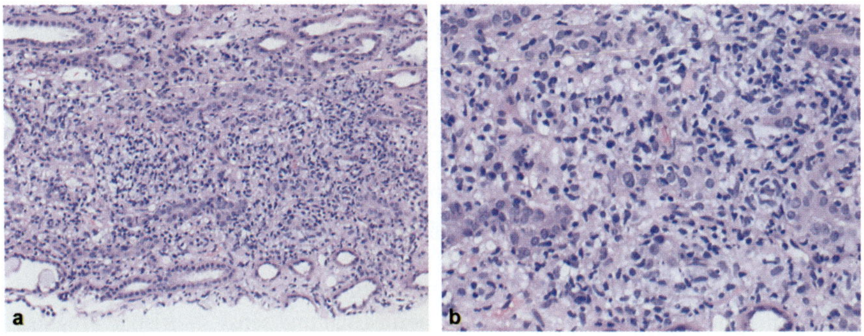

Abb. 5.1 Biopsiebild in 200- und 400-facher Vergrößerung [P834]

Bakterielle Infektionen (infektiös/parainfektiös): z. B. Streptokokken, Staphylokokken, Corynebacterium diphtheriae, Legionellen, Salmonellen, Yersinien, Brucellose, Spirochäten.

Systemerkrankungen (s. o.).

5.2.3 Symptomatik und klinisches Bild

Akut auftretende Verschlechterung der Nierenfunktion mit (selten) oder ohne (häufiger) Oligo-/Anurie, verbunden mit wechselnder, aber oft nicht vorhandener Symptomatik wie Fieber, Arthralgien, Flankenschmerz und Hautexanthem. Hautveränderungen (bei Medikamentenallergien und Autoimmunerkrankungen), Augenveränderungen (Uveitis beim TINU-Syndrom, Conjunctivitis sicca beim Sjögren-Syndrom). Laborchemisch neben Erhöhung der Retentionswerte oft Leukozyturie (mit Zylindern), geringe Proteinurie (< 2 g/d, tubuläre Proteinurie mit Ausscheidung kleinmolekularer Proteine wie α_2-Mikroglobulin), selten auch nephrotisches Syndrom (insbesondere nach Einnahme von NSAR), Tubulusfunktionsstörungen (tubuläre Azidosen, Aminoazidurie, normoglykämische Glukosurie, vermindertes Konzentrierungsvermögen des Urins), Hämaturie (nicht obligat).

5

Klinische Besonderheiten bei der medikamentenallergischen TIN: häufig Exanthem, Flankenschmerzen, Eosinophilie, Eosinophilurie. Klassische Trias aus Exanthem, Fieber, Eosinophilie nur bei 10 %.

5.2.4 Diagnostik und Differenzialdiagnose

Anamnese

- Medikamentenexposition (bei Checkpoint-Inhibitoren auch lange zurückliegend)
- Exposition am Arbeitsplatz/Tätigkeitsumfeld
- Vorausgegangene oder synchron ablaufende Infektion; Hinweise auf Infektion oder Toxine
- Hinweise auf vorbestehende Nierenerkrankungen
- Hinweise auf Systemerkrankungen

Labor- und apparative Diagnostik

Obligatorisch: Retentionsparameter, Elektrolyte, Blutbild mit Differenzialblutbild (Eosinophilie). Urinstatus und -sediment. Sonographie.

Fakultativ: Eosinophilenfärbung im Urin (wenig spezifisch!), freie Leichtketten im Serum (und Urin), infektiologische Diagnostik einschließlich Blutkulturen. Gegebenenfalls Hanta-Virus-Serologie und andere virale Serologien, Autoimmundiagnostik (ANA, Anti-DNA-Antikörper, ANCA, Anti-GBM-Antikörper bei entsprechendem Verdacht), ACE und 1,25-Vitamin D_3 im Serum bei V. a. Sarkoidose, IgG, bzw. IgG4 bei V. a. IgG4-assoziierte Erkrankung (**Cave:** Erhöhung nicht spezifisch, kommt auch bei ANCA-assoziierter Vaskulitis vor!).

Aktuell erschien eine viel beachtete Arbeit, die den Nachweis des Chemokinliganden CXCL-9 als hochgradig spezifischen und sensitiven Biomarker für die Diagnose der akuten tubulointerstitiellen Nephritis erbrachte (Moledina et al. 2023). Es bleibt allerdings abzuwarten, ob sich diese Ergebnisse in weiteren Untersuchungen belegen lassen und ob der Test Eingang in die Routinediagnostik findet.

Sicherung der Diagnose: Weiterhin nur durch Nierenbiopsie definitiv möglich (Eddy 2020; Perazella 2017).

Differenzialdiagnose

Funktionelle Oligurie, akutes Nierenversagen anderer Genese, akute glomeruläre oder vaskuläre Nierenkrankheiten.

5.2.5 Therapie

Bei infektiöser/parainfektiöser TIN und Systemerkrankungen: Behandlung der Grundkrankheit.

Bei allergischer TIN: Spontanremission bei Absetzen des Allergens. Gegebenenfalls kurzzeitige Gabe von Steroiden (orales Prednisolon 1 mg/kg KG/d für 3–4 Wo., dann Reduktion) bei zusätzlichen extrarenalen Komplikationen oder nur zögerlicher Verbesserung der Nierenfunktion. Alternativ Beginn mit 250 mg Steroidboli über 3 d, dann 1 mg/kg KG/d über 8–12 Wo. (Gonzalez et al. 2008). Allerdings hat eine kürzliche Studie keinen Benefit einer prolongierten Glukokortikoidtherapie von mehr als 3 Wo. zeigen können (Fernandez-Juarez et al. 2018).

Bei schwerer, histologisch gesicherter, akuter TIN und fehlender Verbesserung unter Steroiden Versuch mit Cyclophosphamid oder MMF oral (**Empfehlungsgrad D,** Praga et al. 2015).

Bei Auftreten einer TIN unter einer **Therapie mit Checkpoint-Inhibitoren** sollte die Therapie pausiert und Glukokortikoide sofort angewendet werden, wobei eine Behandlung über 3 Wo. ausreichen sollte. Im Anschluss ist ein Re-Expositionsversuch mit einem niedrigen Rezidivrisiko assoziiert (ca. 16 %), sodass dies unter entsprechender klinischer Abwägung durchaus möglich erscheint.

Bei Systemerkrankungen wie Sarkoidose, TINU, IgG4-assoziierter Erkrankung und Sjögren-Syndrom mit renaler Beteiligung ist immer ein Versuch mit Prednisolon (1 mg/kg KG/d) sinnvoll, ggf. Ergänzung über spezifische Immunsuppression (Oliva-Damaso et al. 2018).

INFO

Es gibt keine Leitlinien zur Diagnostik und Therapie der tubulointerstitiellen Nephritis. Bei entsprechendem Verdacht sollte im Zweifelsfall das am ehesten auslösende Medikament pausiert werden.

5.2.6 Prognose

Bei Vermeidung der Re-Exposition und nicht vorgeschädigter Niere ist die Prognose gut. Nicht selten allerdings kommt es zum Übergang in eine chronische Nierenkrankheit. Im Zweifelsfall frühzeitige Steroidtherapie. Je kürzer die Zeit zwischen Diagnosestellung und Einleitung einer Glukokortikoidtherapie, desto besser die langfristige Prognose (Fernandez-Juarez et al. 2018). Selten kommt es zu Rezidiven, bei denen die Prognose deutlich schlechter ist als bei Einzelmanifestationen (Caravaca-Fontan et al. 2021).

PRAXISTIPP

Im Zweifelsfall sollte eine Glukokortikoidtherapie versucht werden bei fehlenden Kontraindikationen und fehlender bzw. zögerlicher Besserung der Nierenfunktion bei akuter Nierenschädigung und hochgradigem V. a. TIN bzw. bioptischer Sicherung. Ein zögerliches Vorgehen kann sich negativ auf die langfristige Entwicklung der Nierenfunktion auswirken.

5.3 Chronische tubulointerstitielle Nierenkrankheiten

Formen:

- Als Begleiterkrankung bei primär glomerulären Erkrankungen (sog. sekundäre TIN)
- Analgetikanephropathie („klassische"/nichtklassische)
- Balkan-Nephropathie
- Nephropathie durch pflanzliche Stoffe, z. B. chinesische Kräutertees (Aristolochiasäure)
- Erbliche Formen (autosomal-dominante interstitielle Nierenerkrankungen)
- Sonderformen

5.3.1 Sekundäre TIN

Definition

Eine chronische TIN ist Begleiterscheinung fast jeder glomerulären Erkrankung. Pathophysiologisch bedeutsam ist das Ausmaß der Proteinurie. Die sekundäre TIN bestimmt das Ausmaß des Fortschreitens der Niereninsuffizienz.

Therapie

Reduktion der Proteinurie durch ACE- oder AT_1-Blocker **(Empfehlungsgrad A).**

Allgemeine Therapieprinzipien der chronischen Nierenkrankheit:

- Substitution von Vitamin D (initial natives Cholecalciferol, z. B. 20.000 IU/Wo.),
- Therapie des sekundären Hyperparathyreoidismus
- Korrektur des Säure-Basen-Haushalts bei metabolischer Azidose (Ziel: Standardbikarbonat > 22 mmol/l)

5.3.2 Analgetikanephropathie

Definition

Chronisch-progredienter Prozess, der durch eine toxische Markschädigung bis hin zur Papillennekrose und eine chronische TIN mit Übergang in eine interstitielle Fibrose charakterisiert ist („klassische" Form durch Mischanalgetika). Nichtklassische Form mit chronischem Verlauf bis zur terminalen Niereninsuffizienz durch Langzeitexposition mit NSAID unter dem Bild der chronisch-interstitiellen Entzündung.

Ätiologie und Klinik

„Klassische" Form: Jahre- bis jahrzehntelange regelmäßige Einnahme von Kombinationsanalgetika mit Phenacetin/Paracetamol, Salizylaten und Koffein (mehr als 1–2 kg insgesamt). Im Gegensatz zur Einnahme phenacetinhaltiger Kombinationen liegen für paracetamolhaltige Mischpräpate nur begrenzt Daten vor (De Broe, Elseviers 1998; Feinstein et al. 2000). Die Einnahme verschiedener Analgetika einschließlich Paracetamol in hoher kumulativer Dosis (> 1 kg) kann allerdings zu einer Progression einer vorbestehenden Niereninsuffizienz führen und ist mit einem erhöhten Risiko der chronischen Nierenkrankheit verknüpft (Fored et al. 2001).

Syndromaler Verlauf ist gekennzeichnet durch folgende Befunde:

- Chronische, langsam progrediente Niereninsuffizienz
- Tubuläre Funktionsdefekte, sterile Leukozyturie, geringe Proteinurie (< 1 g/d)
- Unregelmäßig geschrumpfte Nieren mit Nachweis verkalkter Papillennekrosen, ggf. Makrohämaturie und Harnstauung bei Abstoßung von Papillennekrosen
- Zum Ausmaß der Niereninsuffizienz inadäquate Anämie, Magen- und Duodenalulzera, Hyperpigmentierung der Haut, Hypertonie (> 50 %), vorzeitige Arteriosklerose und ein erhöhtes Risiko für Urothelkarzinome

„Nichtklassische" Form durch Langzeiteinnahme von NSAR (oft Selbstmedikation) mit z. T. rascher, sprunghafter Nierenfunktionsverschlechterung. Kein syndromaler Verlauf. Hohes Risiko peptischer Läsionen im Gastrointestinaltrakt.

Diagnostik und Differenzialdiagnose

Obligatorisch: Retentionsparameter, Elektrolyte, Blutgase, Urinstatus und -sediment. Nachweis der Papillennekrosen mit Sonographie. Goldstandard zum Nachweis von Papillennekrosen ist das CT ohne Kontrast. Urinzytologie aus dem zweiten Morgenurin (Urotheltumoren).

Differenzialdiagnose der Papillennekrose:

- Sichelzellkrankheit
- Diabetes mellitus
- Obstruktive Uropathie
- Nichtsteroidale Analgetika
- Pyelonephritis
- Vaskulitis

Therapie

- Weglassen aller peripheren Analgetika und nichtsteroidalen Antiphlogistika (**Empfehlungsgrad D;** Fored et al. 2001; Jafar et al. 2001; Allard et al. 2013).

- Bei bestehender Analgetikanephropathie halbjährliche Sonographie und Urinzytologie zur frühzeitigen Erkennung eines Urotheltumors.
- Bei Harnwegsobstruktion durch sequestrierte Papillennekrosen urologische Intervention. Schmerztherapie.
- Hypertoniebehandlung (bei Niereninsuffizienz mit ACE-Hemmern oder AT_1-Rezeptorblocker zur Progressionsverlangsamung; **Empfehlungsgrad A;** Eddy 2020).
- Allgemeine Therapieprinzipien der chronischen Nierenkrankheit.

Prognose

Falls Diagnosestellung und Auslass der Analgetika bei einer Kreatinin-Clearance > 30 ml/min erfolgen, kann mit einer Stabilisierung der Nierenfunktion gerechnet werden. Die Langzeitprognose ist durch die Entwicklung von Urotheltumoren eingeschränkt.

5.3.3 Balkanendemische Nephropathie

Definition und Basisinformationen

Chronische TIN mit progredientem Verlauf.

Die Erkrankung ist streng gebunden an eine mindestens zehnjährige Lebensphase in einem der Endemiegebiete (Serbien, Bulgarien, Rumänien).

Ursache: vermutlich toxisch durch mit Aristolochiasäure verunreinigten Weizen, ähnliche Fälle auch in anderen Ländern beschrieben, z. B. Taiwan (Jelakovic et al. 2001).

Symptomatik

Renale Symptome ähnlich wie bei Analgetikanephropathie (➤ Kap. 5.3.2), aber keine Papillennekrosen. Hohes Risiko für die Entwicklung von Urotheltumoren.

Therapie

Keine spezifische bekannt. Meiden von verunreinigten Nahrungsmitteln.

Bei Niereninsuffizienz: ACE-Hemmer oder AT_1-Rezeptorblocker zur Progressionsverlangsamung (**Empfehlungsgrad A;** Eddy 2020).

5.3.4 Nephropathie durch pflanzliche Stoffe (chinesische Kräutertees u. a.)

Definition und Klinik

Hauptsächlich in Belgien und Japan beschriebene chronische hypozelluläre, fibrosierende TIN nach regelmäßiger Einnahme von chinesischen Kräuterpräparaten, die Aristolochiasäure enthalten; damit vergleichbare Pathogenese wie Balkannephropathie (➤ Kap. 5.2.3). Es besteht eine Korrelation zwischen kumulativer Dosis und Progression der Niereninsuffizienz. Als Spätfolge treten Urothelkarzinome auf. Weitere pflanzliche Toxine mit unterschiedlichen Schädigungsmustern sind beschrieben (Brown 2017).

Therapie

Keine spezifische bekannt. Exposition definitiv beenden.

Bei Niereninsuffizienz: ACE-Hemmer zur Progressionsverlangsamung (**Empfehlungsgrad A;** Eddy 2020).

5.3.5 Autosomal-dominante polyzystische Nierenerkrankungen (ADPKD; medulläre zystische Nierenerkrankungen)

Neu klassifizierte Erkrankungen, selten, meist langsam progredient verlaufend (Cornec-Le Gall et al. 2019). Unterschieden werden:

- Mutationen im Uromodulin-Gen (UMOD): häufigste Form (ca. 70 %); Gicht oft bereits im Jugendalter; dann Therapie mit Allopurinol
- Mutationen im Renin-Gen (REN): seltenste Form. Therapie mit Fludrocortison möglich
- Mutationen im Mucin-1-Gen (MUC1): häufig mit Gicht, Anämie und Hyperkaliämie
- Sonstige, bislang noch nicht identifizierte Gene

5.3.6 Sonderformen der chronischen TIN

Beispiele:

- Diffuse oder granulomatöse TIN bei nichtsteroidalen Antiphlogistika.
- Granulomatöse TIN bei Sarkoidose, Tuberkulose, Granulomatose mit Polyangiitis (früher Morbus Wegener), Lues, Pilzerkrankungen.
- Bei kongenitalen Erkrankungen wie Nephronophthise, Alport-Syndrom und andere. Eine spezielle Form der chronischen TIN durch Mutationen der mitochondrialen DNA ist beschrieben.
- Bei chronischem vesikoureteralem Reflux.
- Stoffwechselerkrankungen und Elektrolytstörungen (Hyperkalzämie, Hyperurikämie, Oxalose, Kaliumdepletion u. a.).
- Plasmozytom, Leichtkettenerkrankung, lymphoproliferative Erkrankungen, aplastische Anämie.
- Chronische Schwermetallintoxikationen (Cadmium, Blei, Kupfer).
- Medikamenteneinnahme (Lithium, Ciclosporin, Cisplatin und viele andere). Die Lithiumnephropathie ist von großer Bedeutung, da das Medikament immer noch für viele Patienten mit bipolarer Störung die effektivste Therapie darstellt. Risiko einer chronischen Nierenschädigung bei 15–20 %, bei niedrigen Spiegeln evtl. geringer. Frühzeitige nephrologische Mitbetreuung!
- Amyloidose.
- Nach Radiatio.

Diagnostik

Serum-Elektrolyte (Kalium, Natrium, Kalzium, Phosphat), Retentionswerte, venöser Säure-Basen-Status, außerdem ACE, löslicher IL2-Rezeptor und 1,25-Vitamin D_3 im Serum bei V. a. granulomatöse Erkrankungen. Elektrophorese, Leichtketten im Urin (Bence-Jones-Protein), Urinsediment. Nierenbiopsie, soweit definitive Ursache aus klinischem Kontext nicht klärbar und Ergebnis prognostisch oder therapeutisch relevant.

LITERATUR

Allard T, Wenner T, Greten HJ, Efferth T: Mechanisms of herb-induced nephrotoxicity. Curr Med Chem 20(22) (2013) 2812–2819.

Anker S, Hannemann L, Benesova K et al.: Renale Toxizitäten von Checkpoint-Inhibitoren bei onkologischen Therapien. Nephrologe 15 (2020) 20–29.

Brown AC: Kidney toxicity related to herbs and dietary supplements: Online table of case reports. Part 3 of 5 series. Food Chem Toxicol 107(Pt A) (2017) 502–519.

Caravaca-Fontan F, Shabaka A, Sanchez-Alamo B et al.: Recurrent acute interstitial nephritis: what lies beneath. Clin Kidney J 14(1) (2021) 197–204.

Cornec-Le Gall E, Alam A, Perrone RD: Autosomal dominant polycystic kidney disease. Lancet 393(10174) (2019) 919–935.

De Broe ME, Elseviers MM: Analgesic nephropathy. N Engl J Med 338(7) (1998) 446–452.

Eddy AA: Drug-induced tubulointerstitial nephritis: hypersensitivity and necroinflammatory pathways. Pediatr Nephrol 35(4) (2020) 547–554.

Feinstein AR, Heinemann LA, Curhan GC et al.: Relationship between nonphenacetin combined analgesics and nephropathy: a review. Ad Hoc Committee of the International Study Group on Analgesics and Nephropathy. Kidney Int 58(6) (2000) 2259–2264.

Fernandez-Juarez G, Perez JV, Caravaca-Fontan F et al.: Duration of Treatment with Corticosteroids and Recovery of Kidney Function in Acute Interstitial Nephritis. Clin J Am Soc Nephrol 13(12) (2018) 1851–1858.

Fored CM, Ejerblad E, Lindblad P et al.: Acetaminophen, aspirin, and chronic renal failure. N Engl J Med 345(25) (2001) 1801–1808.

Gonzalez E, Gutierrez E, Galeano C et al.: Early steroid treatment improves the recovery of renal function in patients with drug-induced acute interstitial nephritis. Kidney Int 73(8) (2008) 940–946.

Gupta S, Short SAP, Sise ME et al.: Acute kidney injury in patients treated with immune checkpoint inhibitors. J Immunother Cancer. (2021) 9, 1–12.

Jafar TH, Schmid CH, Landa M et al.: Angiotensin-converting enzyme inhibitors and progression of nondiabetic renal disease. A meta-analysis of patient-level data. Ann Intern Med 135(2) (2001) 73–87.

Jelakovic B, Dika Z, Arlt VM et al.: Balkan Endemic Nephropathy and the Causative Role of Aristolochic Acid. Semin Nephrol 39(3) (2019) 284–296.

Moledina DG, Obeid W, Smith RN et al.: Identification and validation of urinary CXCL9 as a biomarker for diagnosis of acute interstitial nephritis. J Clin Invest 2023; 133.

Oliva-Damaso N, Oliva-Damaso E, Payan J: Acute and Chronic Tubulointerstitial Nephritis of Rheumatic Causes. Rheum Dis Clin North Am 44(4) (2018) 619–633.

Perazella MA: Clinical Approach to Diagnosing Acute and Chronic Tubulointerstitial Disease. Adv Chronic Kidney Dis 24(2) (2017) 57–63.

Praga M, Sevillano A, Aunon P, Gonzalez E: Changes in the aetiology, clinical presentation and management of acute interstitial nephritis, an increasingly common cause of acute kidney injury. Nephrol Dial Transplant 30(9) (2015) 1472–1479.

Rossert J: Drug-induced acute interstitial nephritis. Kidney Int 60(2) (2001) 804–817.

Wanchoo R, Karam S, Uppal NN et al.; Cancer, Kidney International Network Workgroup on Immune Checkpoint I: Adverse Renal Effects of Immnune Checkpoint Inhibitors: A Narrative Review. Am J Nephrol 46(2) (2017) 57–63.

KAPITEL

6 Diabetische Nephropathie (DN)

Gunter Wolf und Peter R. Mertens

6.1 Definition

Die diabetische Nephropathie (DN) ist eine chronisch-progrediente Nierenerkrankung, deren Ursache in einem gestörten Glukosestoffwechsel mit erhöhten systemischen Glukosewerten begründet ist. Diabetes mellitus (DM) dient hierbei als Überbegriff, die Unterscheidung in unterschiedliche Formen und Untertypen ist nachrangig in seiner Bedeutung, da es in den Therapiealgorithmen keine spezifische Therapie bei divergierenden Mechanismen der Nierenschädigung gibt. für die Mechanismen der Nierenschädigung. Im engeren Sinne sollten charakteristische histopathologische Veränderungen in den Nieren mittels Probenentnahme (d.h. mittels Biopsie) nachweisbar sein, bevor die Diagnose einer diabetischen Nephropathie gestellt werden kann. Liegt kein histologischer Befund zur Nephropathologie vor, ist die Bezeichnung „Nephropathie bei Diabetes mellitus" oder „Diabetes mit chronischer Nierenschädigung (CKD)" zu bevorzugen, da in nicht unerheblichem Umfang andere Veränderungen und Schädigungsmechanismen einen Funktionsverlust der Nieren herbeiführen. Zudem liegt bei der Mehrzahl der Patienten mit Diabetes mellitus und Nierenfunktionseinschränkung eine arterielle Hypertonie vor, die als Folge eine Nephrosklerose und somit ebenso erhebliche Nierenschäden bedingen kann.

MERKE

Die Beschreibung „Nephropathie bei Diabetes mellitus" oder „Diabetes mit CKD" ist bei fehlender histologischer Sicherung typischer Befunde in der Nierenbiopsie zu favorisieren.

Die Funktionsschäden der Nieren durch einen hyperglykämen Stoffwechsel treten nicht kurz- oder mittelfristig auf, sondern stellen eine Langzeitfolge mit einer Latenz von im Mittel 15 J. dar. In diesem Zusammenhang wird von einem glykämischen Gedächtnis gesprochen, das im Nierengewebe und den Zellen vorliegt. Bei einer Besserung der glykämischen Stoffwechsellage über einen langen Zeitraum sind Funktionsschäden teilweise reversibel, zudem ist über viele Jahre hinweg ein positiver Einfluss einer guten Blutzuckereinstellung nachweisbar (ADVANCE-ON; Wang et al. 2016).

Laborchemisch kommt es zu Beginn der Erkrankung aufgrund von physiologischen Kompensationsmechanismen zu einer Hyperfiltration mit erhöhter glomerulärer Filtrationsrate. Erst im weiteren Verlauf fällt die GFR ab und weist einen schnelleren Verlust als altersgleiche Kontrollen auf. Hinsichtlich der glomerulären Schäden kann es zu einer initial minimalen Proteinurie kommen (Mikroalbuminurie ≤ 300 mg/d), die weiter ansteigt und bei > 300 mg/d als Makroalbuminurie bezeichnet wird. Die Bestimmung der Albumin- (oder Protein-) und Kreatininkonzentration im Urin und die Bildung des Protein/Kreatinin-Verhältnisses mit dem Spontanurin ist somit ein Nachweisverfahren mit Relevanz für diejenigen Patienten, die eine Proteinurie entwickeln und bei denen der Nierenschaden mit der Proteinurie korreliert.

Bei einem erheblichen Teil der Patienten kommt es trotz fortschreitender Vernarbung der Nieren nicht zu einer relevanten Proteinurie (MacIsaac et al. 2014). In diesen Fällen versagt das beschriebene Nachweisverfahren und die Patienten und behandelnden Ärzte wiegen sich zu Unrecht in Sicherheit vor einer Nierenfunktionsschädigung und dem Nierenfunktionsverlust.

MERKE

Die Abfolge des Nachweises von Mikroalbuminurie (Albumin/Kreatinin-Quotient im Spontanurin > 20 mg/g und < 299 mg/g) und Makroalbuminurie (> 300 mg/g) ist nicht bei allen Patienten mit diabetischer Nephropathie nachweisbar.

Sollte eine progrediente Proteinurie auftreten, stellt diese einen guten Marker für die eingetretenen Nierenschäden dar.

Die Manifestation der DN erfolgt beim Typ-1-DM nach über 10 J., mit einer Spitze nach 15 J. Diese Beobachtung weist auf eine genetische Beeinflussung hin. Beim Typ-2-DM ist die Diagnose einer DN nach unterschiedlich langer Zeit möglich. Oftmals wird der Typ-2-DM verzögert diagnostiziert; daher ist keine Aussage möglich, mit welcher Verzögerung die DN entsteht. Gelegentlich findet sich schon bei der Diagnose des Typ-2-DM eine DN, da der Typ-2-DM schon einige Zeit unbemerkt bestand.

Neben dem Grad und der Dauer der bestehenden Hyperglykämie und der diabetesassoziierten Begleiterkrankungen bzw. Risikofaktoren (z.B. Bluthochdruck, Adipositas, Mikro- und Makroangiopathie) gibt es zahlreiche weitere Risikofaktoren für das Auftreten und die Progression der Nierenerkrankung beim DM.

INFO

Risikofaktoren

- Beeinflussbare/modifizierbare Risikofaktoren sind: erhöhter Body-Mass-Index, mangelnde Bewegung, Fehlernährung, arterieller Bluthochdruck, Tabakkonsum, hohes LDL-Cholesterin, niedriges HDL-Cholesterin; Albuminausscheidungsrate, sozioökonomischer Status (teilweise; Wolf et al. 2011).

- Nicht modifizierbare Risikofaktoren sind: höheres Alter, männliches Geschlecht (Ziller et al. 2020), längere Diabeteserkrankung, Beginn des Typ-1-DM in einem Alter < 20 J., Vorliegen einer Retinopathie, positive Familienanamnese arterielle Hypertonie und/oder diabetische Nephropathie, ethnische Herkunft (Afroamerikaner, Lateinamerikaner, indigene amerikanische Völker), sonstige genetische Faktoren.

MERKE

Patienten mit DN haben ein signifikant höheres Risiko, ein diabetisches Fußsyndrom zu entwickeln (Wolf et al. 2009).

6.2 Morphologie

Makroskopisch sind die Nieren bis ins Spätstadium, bedingt durch eine Hyperperfusion und Hypertrophie, groß.

Histologisch finden sich verdickte Basalmembranen, vergrößerte Glomeruli und Tubuli, eine Expansion der mesangialen und interstitiellen Matrix sowie Podozytenschäden. Das histologische Bild wird oftmals in ein Muster der diffusen oder nodulären Glomerulosklerose oder einer Kombination beider Fibroseformen eingeteilt. Im Verlauf dominiert eine interstitielle Fibrose und Tubulusatrophie. Die noduläre (Kimmelstiel-Wilson) Sklerose ist nur bei einem Teil der Patienten nachweisbar (➤ Abb. 6.1a). Eine Basalmembranverbreiterung stellt die charakteristische Veränderung bei der DN dar, die in der Elektronenmikroskopie sichtbar wird. Frühzeitig tritt auch eine Schädigung der Podozyten mit Verlust und Verschmelzung der Fußfortsätze auf. Seit 2010 besteht eine detaillierte internationale Klassifikation der diabetischen Veränderungen (pathologische Klassifikation der diabetischen Nephropathie; ➤ Tab. 6.1; Tervaert et al. 2010; Pfister et al. 2017), die sich ausschließlich an den glomerulären Veränderungen orientiert und vier Stadien unterscheidet (➤ Tab. 6.1). Tubulointerstitielle und vaskuläre Veränderungen werden quantifiziert und mit einem Score versehen, gehen aber nicht in die eigentliche Klassifikation ein (Pfister et al. 2017).

Kritisch anzumerken ist jedoch, dass die Schädigungen nicht uniform bei den Patienten eintreten und hinsichtlich der Prognose keine validen Daten vorliegen.

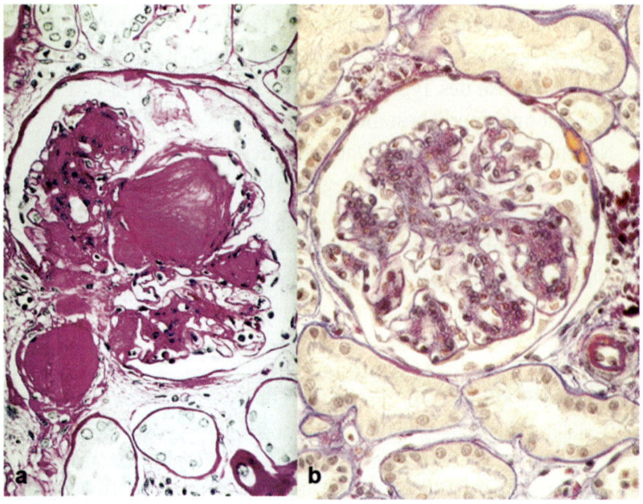

Abb. 6.1 Glomeruläre histologische Veränderungen bei DN. **a** Typische noduläre Glomerulosklerose (Kimmelstiel-Wilson); **b** Diffuse Glomerulosklerose (Stadium IIb der Klassifikation). [T816-8]

Tab. 6.1 Pathologische Klassifikation der diabetischen Nephropathie (nach Tervaert et al. 2010; Pfister et al. 2017)

Stadium	Beschreibung	Kriterien
I	Milde o. unspezifische lichtmikroskopische Veränderungen u. Verbreiterung der glomerulären Basalmembran elektronenmikroskopisch	• Biopsie trifft nicht für die Kriterien der Klassen II, III u. IV zu • Glomeruläre Basalmembran > 395 nm bei Frauen bzw. > 430 nm bei Männern
IIa	Milde mesangiale Expansion	• Biopsie trifft nicht für die Kriterien der Klassen III u. IV zu • Milde mesangiale Expansion in < 25 % des Mesangiums
IIb	Schwere mesangiale Expansion ➤ Abb. 6.1b	• Biopsie trifft nicht für die Kriterien der Klassen III u. IV zu • Milde mesangiale Expansion in > 25 % des Mesangiums
III	Noduläre Sklerose (Kimmelstiel-Wilson) ➤ Abb. 6.1a	• Biopsie trifft nicht für die Kriterien der Klasse IV zu • Mind. eine klassische Kimmelstiel-Wilson-Läsion
IV	Fortgeschrittene diabetische Glomerulosklerose	• Globale glomeruläre Sklerose in > 50 % der Glomeruli • Läsionen der Klassen I–III

6.3 Diagnostik

- In der Frühphase Nachweis einer konstanten Mikroalbuminurie (> 20 mg/d) auch bei negativem Stäbchentest auf Protein (da unterhalb der Nachweisgrenze, daher Spezialstäbchentest erforderlich: Micraltest), quantitative Proteinbestimmung im Urin (auch als Albumin/Kreatinin-Ratio im Spontanurin), Urinsediment
- Retentionsparameter (Serum-Kreatinin, Berechnung der Schätz-Clearance mithilfe der CKD-EPI-Formel), Elektrolyte, Säure-Basen-Status, HbA_{1c}, Sonographie der Nieren, 24-h-Blutdruckmessung zur kardiovaskulären Risikoabschätzung (Dipper vs. Non-Dipper)
- Diagnostik der diabetischen Retinopathie/Neuropathie

Indikationen zur Nierenbiopsie: ➤ Abb. 6.2 zeigt einen möglichen Algorithmus für die Indikation zur Nierenbiospie bei DM auf.

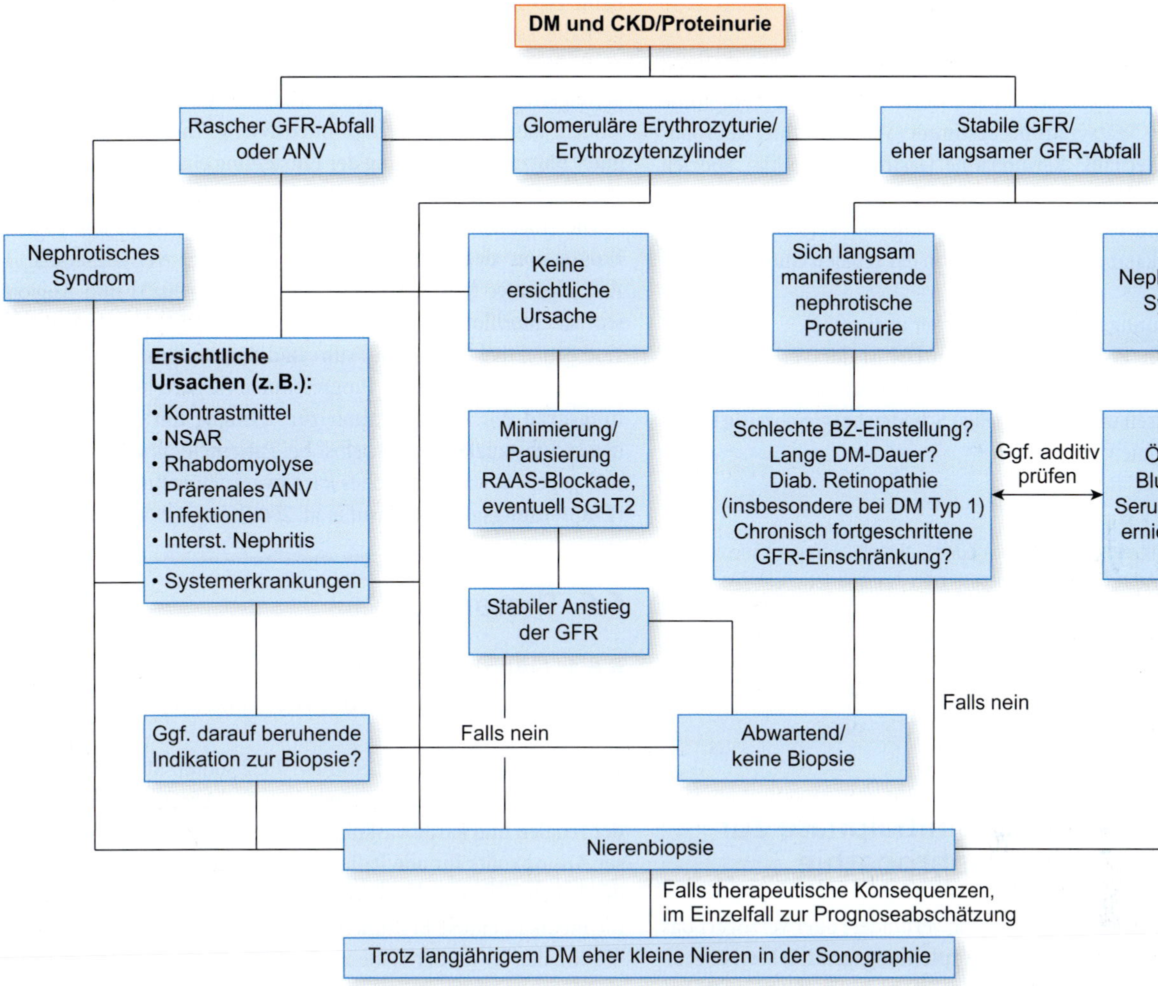

Abb. 6.2 Möglicher Algorithmus zur Entscheidung zur Nierenpunktion bei Patienten mit Diabetes mellitus und V. a. Nierenbeteiligung (mod. nach Busch et al. 2015) [L231]
DM = Diabetes mellitus; CKD = Chronic Kidney Disease; GFR = glomeruläre Filtrationsrate; ANV = akutes Nierenversagen; NSAR = nichtsteroidale Antirheumatika; RAAS = Renin-Angiotensin-Aldosteron-System; BZ = Blutzucker

MERKE

Grundsätzlich ist die Diagnose einer diabetischen Nephropathie nur durch eine Biopsie sicherzustellen. Alle nachfolgenden Hinweise auf eine spezifisch diabetische Schädigung der Nieren sind nur Hilfestellungen. Oftmals werden begleitende nichtdiabetische Nierenerkrankungen ohne Biopsie übersehen. Dies kann die Hälfte aller Patienten umfassen. Erschwerend tritt hinzu, dass bestimmte Erkrankungen wie die IgA-Nephropathie bei Menschen mit DM häufiger auftreten als in der Normalbevölkerung.

Bei Patienten mit Typ-2-DM und Niereninsuffizienz können bis zu 50 % diabetesunabhängige Ursachen der Nephropathie vorliegen. Oftmals ist die Differenzialdiagnose zwischen DN und hypertensiver Nephropathie bei Patienten mit Typ-2-DM schwierig, eine Koinzidenz ist die Regel. Das Auftreten einer DN mit Progredienz bis zur Dialysepflichtigkeit ohne signifikante Proteinurie in ca. 20–30 % der Fälle weist darauf hin, dass die Bestimmung der (Makro-)Albuminurie kein sicheres Nachweisverfahren zur Differenzierung darstellt (Yamanouchi et al. 2020). In 66 % der Fälle mit diabetischer Nephropathie sind zudem vermehrt Erythrozyten im Urin nachweisbar (Akimoto et al. 2008).

MERKE

Menschen mit DM und renalen Schädigungszeichen stellen eine kardiovaskuläre **Hochrisikogruppe** dar. Die Wahrscheinlichkeit für Menschen mit Diabetes und Albuminurie an einem kardiovaskulären Ereignis zu sterben ist höher als die Wahrscheinlichkeit, einen Nierenfunktionsverlust zu erleiden (Adler et al. 2003). Sofern es aber dazu kommt, ist das Todesrisiko vervielfacht. Dies gilt besonders für insulinbehandelte Patienten mit Typ-2- (Anyanwagu et al. 2020) und für Patienten mit Typ-1-Diabetes (Heller 2018). Deshalb sollen Diabetespatienten mit Nephropathie regelmäßig auf weitere diabetesassoziierte Endorganschäden untersucht werden. Während beim Typ-1-DM die Entwicklung einer diabetischen Retinopathie eng mit der DN-Entwicklung assoziiert ist, ist dies beim Typ-2-DM nicht der Fall (Wolf et al. 2007).

6.4 Klinik

Das klinische Bild wird vor Entwicklung einer fortgeschrittenen Niereninsuffizienz meist wesentlich durch extrarenale Symptome des diabetischen Spätsyndroms bestimmt (Vaskulopathie, Neuropathie, „diabetischer Fuß", Retinopathie, Gastroenteropathie). Speziell bei Typ-2-DM verbessert sich regelhaft die diabetische Stoffwechselsituation bei Eintreten der Dialysepflichtigkeit (Verminderung des renalen Insulinkatabolismus, Reduktion der renalen Glukoneogenese).

Stadieneinteilung: ➤ Tab. 6.2 (Merker et al. 2022).

Bei der durch Typ-2-DM bedingten DN ist der Verlauf weniger charakteristisch und oft kürzer. Häufig liegt eine Kombination der DN mit vaskulären und interstitiellen Schäden bei gleichzeitig bestehender Hypertonie vor.

PRAXISTIPP

Eine Niereninsuffizienz ohne Mikro- oder Makroalbuminurie kann ischämisch bedingt (Arterio-Arteriolosklerose oder Nierenarterienstenosen, oft GFR-Abfall durch RAAS-Blockade verstärkt) oder Folge anderer renaler Schädigungsursachen sein, z. B. Kontrastmittelgabe, Cholesterinembolien, rezidivierende akute Nierenversagen. Eine prospektive Studie aus Italien zeigte, dass eine renale Schädigung ohne Albuminurie ein starker Prädiktor für die Gesamtmortalität ist (Penno et al. 2018).

6.5 Prophylaxe in der Initialphase zur Verhinderung der Nephropathie

Eine normale Stoffwechseleinstellung verhindert oder verzögert das Auftreten der Mikroalbuminurie (**Empfehlungsgrad A;** Merker et al. 2022; Abholz et al. 2023). In fortgeschritteneren Stadien der DN hat eine normnahe Blutzuckereinstellung einen geringeren, aber immer noch nachweisbaren Einfluss auf die Geschwindigkeit des Nierenfunktionsverlusts. Eine schlechte Blutzuckereinstellung hat auch in diesem Stadium noch einen nachweislich nachteiligen Effekt auf das Patientenüberleben. Allerdings ist der Grad der Hyperglykämiekontrolle individuell an das Alter, die Prognose und die Lebensumstände anzupassen. Eine sehr strenge Blutzuckereinstellung reduziert zwar beim Typ-2-DM die Entwicklung mikrovaskulärer Schäden, verlängert die Lebenserwartung aber nicht (ACCORD-Studie; ACCORD et al. 2008; Ismali-Beigi et al. 2010) und wird mit einer deutlich gesteigerten Hypoglykämierate erkauft. Studienergebnisse belegen jedoch, dass eine frühzeitige intensivierte Therapie mit möglichst guter Blutzuckereinstellung der Entstehung einer DN auch nach 10 J. vorbeugen kann (ADVANCE-ON; Wang et al. 2016).

Die (medikamentöse) Blutdruckeinstellung ist in der Lage, die Progression des Nierenfunktionsverlusts zu verlangsamen. Für ACE-Hemmer (bei Typ-1-DM; Abholz et al. 2023) und Angiotensin-Rezeptorblocker (AT-Blocker, bei Typ-2-DM; Abholz et al. 2023) sind protektive Effekte im Früh- und Spätstadium gesichert, da sie blutdruckunabhängig die Progression verzögern können **(Empfehlungsgrad A).** Die Indikation zur Therapie mit Antihypertensiva dieser Substanzklassen ist selbst bei Patienten ohne Mikroalbuminurie gegeben, wenn ein hohes kardiovaskuläres Risikoprofil vorliegt (**Empfehlungsgrad A;** Yusuf et al. 2000).

6.6 Therapie

6.6.1 Ganzheitlicher Ansatz zur Verbesserung der renalen und kardiovaskulären Prognose

Nach den neuen KDIGO-Leitlinien 2022 sollten Menschen mit Typ-2-DM und CKD mit einem ganzheitlichen Ansatz zur Verbesserung der renalen und kardiovaskulären Prognose behandelt werden. Dieser Ansatz sollte für alle Patienten die Grundlage für die Änderung des Lebensstils und das Selbstmanagement darstellen. Darauf baut die medikamentöse Erstlinientherapie auf, basierend auf klinischen Merkmalen sowie der Gabe zusätzlicher Medikamente zur Kardio- und Renoprotektion.

Die Empfehlungen sind in Form eine Pyramide aufgebaut. Die Basis sind **Lebensstilveränderungen** (gesunde Ernährung, Bewegung [3 ×/Wo. 40 min sportliche Betägigung], Beendigung des Rauchens bzw. Raucherentwöhnung, Gewichtsreduktion). Flankiert werden diese Maßnahmen zudem durch eine medikamentöse Erstlinientherapie. Die überragenden Effekte der SGLT2-Hemmer wurde in großen Studien mit verschiedenen Substanzen belegt,

Tab. 6.2 Stadien der DN nach der DDG-Praxisleitlinie (nach Merker et al. 2022)

Stadium		GFR [ml/min]	Albumin/Kreatinin-Ratio im Urin [mg/g]	Bemerkungen
Nierenschaden mit normaler Nierenfunktion				
1a	Mikroalbuminurie	≥ 90	F: 30–300 M: 20–200	Blutdruck normal bis erhöht
1b	Makroalbuminurie	≥ 90	F: > 300 M: > 200	
Nierenschädigung mit Einschränkung der Nierenfunktion				
2	Geringe Niereninsuffizienz	60–89	Unterschiedlich	Hypertonie, Dyslipidämie, hohes kardiovaskuläres Risiko
3	Mäßige Niereninsuffizienz	30–59	Abnahme der Proteinurie	
4	Hochgradige Niereninsuffizienz	15–29	Abnahme der Proteinurie	
5	Dialysepflichtigkeit	< 15		

F = Frauen; M = Männer

wobei die positiven schützenden Mechanismen vermutlich eine Kombination aus Schutzmechanismen für den intrakapillären Druck (Stichwort: tubuloglomeruläres Feedback) und Einflüssen auf den Metabolismus der Tubulusszellen darstellen. Bei Patienten mit Diabetes Typ 2 wurden die Präparate hinsichtlich der initialen GFR-Abfälle sehr gut charakterisiert, im Langzeitverlauf fallen die GFR-Werte dann langsamer ab und steigen nach dem Absetzen der Medikation wieder an. Die Rate an akuten Nierenschäden fiel in der Therapiegruppe ebenso ab, sodass bei Typ-2-Diabetes die Substanzklassen über alle Stadien der renalen Funktionseinschränkung empfohlen werden. Nebenwirkungen betreffen das Auftreten von genitalen Mykosen sowie von Ketoazidosen, die im Rahmen von Fasten oder einer Malnutrition im Blut auftreten und nicht im Urin nachweisbar sind. Eine Vorsichtsmaßnahme stellt in diesem Zusammenhang die grundsätzliche Empfehlung dar, SGLT2-Hemmer bei akuten Erkrankungen zu pausieren. Nähere Informationen zum Wirkmechanismus und Dosierungsanleitung finden sich in der Leitlinie KDIGO 2022.

PRAXISTIPP

Gliflozine, SGLT2-Hemmer

Die SGLT2-Hemmer haben einen überragenden Effekt sowohl auf die Progressionsverlangsamung einer Nierenschädigung bei Diabetes mellitus als auch bei anderen chronischen Nierenerkrankungen. Die Medikamente sollten bei akuten Erkrankungen pausiert werden, da hierunter häufiger Ketoazidosen auftreten („Drug Holiday"; **Empfehlungsgrad A**).

Zusätzliche Substanzen zum Schutz von Herz und Nieren (GLP1-RA, Thrombozytenaggerationshemmer, nichtsteroidale Mineralkortkoidrezeptorantagonisten). Zielparameter sind die Lipidsenkung, Blutdruck- und Blutzuckerkontrolle.

Der progressionshemmende Effekt einer strengen Proteinrestriktion ist nicht gesichert. Eine Proteinzufuhr von 0,8–1 g/kg/d, wie von der Deutschen Gesellschaft für Ernährung für die Normalbevölkerung empfohlen, stellt bei Menschen mit DM einen guten Anhaltswert dar. Eine Ausnahme bilden Peritonealdialysepatienten, die aufgrund eines erhöhten Eiweißverlustes im Dialysat eine höhere Proteinzufuhr benötigen.

PRAXISTIPP

RAAS-Hemmung

- Eine Kontrolle bezüglich Änderungen des Blutdrucks, des Serum-Kreatinins und des Serum-Kaliums sollte innerhalb von 2–4 Wo. nach Initiierung oder Dosiserhöhung von ACE-Hemmern (ACE-H) oder AT_1-Rezeptorblocker (Sartane, ARB) erfolgen **(Empfehlungsgrad A).**
- Eine ACE-H- oder ARB-Therapie sollte konsequent fortgesetzt werden, sofern das Kreatinin nicht mehr als 30 % innerhalb von 4 Wo. nach Beginn der Therapie oder einer Dosiserhöhung ansteigt. Obwohl es erste Daten gibt, die Therapie selbst beim akuten Nierenversagen fortzusetzen, kann dies noch nicht allgemein empfohlen werden.
- Eine Kontrazeption ist bei Frauen im gebärfähigen Alter, die eine ACE-H- oder ARB-Therapie erhalten, anzuordnen (da diese Substanzen zu Missbildungen führen können). Eine ACE-H- oder ARB-Therapie ist auf andere Antihypertensiva umzusetzen, sofern Frauen eine Schwangerschaft planen oder schwanger werden.
- Eine Hyperkaliämie, die mit dem Gebrauch von ACE-H oder ARB assoziiert ist, kann meist besser mit Maßnahmen zur Senkung des Serum-Kaliums (z. B. Kaliumbinder, kaliumarme Ernährung) behandelt werden, als mit einer sofortigen Dosisverminderung oder Therapiebeendigung von ACE-H oder ARB. Eine Diätberatung ist zudem durchzuführen.
- Es sollte nur eine RAAS-blockierende Substanz gleichzeitig genutzt werden. Die Kombination eines ACE-H mit einem ARB ist potenziell schädlich (Eintreten von mehr akuten Nierenschädigungen).
- Bei therapierefraktärer Hypertonie trotz Gabe von drei Antihypertensiva einschließlich eines Diuretikums sollte zudem die Gabe eines steroidalen Aldosteronantagonisten erwogen werden.
- Bei ausgeprägtem kardiovaskulären Risikoprofil und diabetischer Schädigung der Nieren stellen die nichtsteroidalen Mineralokortikoidantagonisten ein zusätzliches Therapiekonzept dar, das in Studien eine signifikante kardiovaskuläre und renale Risikoreduktion für das Erreichen eines Endpunkts zeigt.

Sobald eine Mikroalbuminurie vorliegt, ist die Indikation zur antihypertensiven Therapie, in erster Linie mit ACE-H mit einem ARB, definitiv gegeben, selbst wenn der Patient normotensiv ist.

Experimentelle und erste klinische Studien belegen, dass eine Behandlung mit Vitamin-D-Präparaten/-Analoga (wie Cholecalciferol, Paricalcitol) die Proteinurie bei DN verbessern kann. Eine Reihe weiterer Substanzen (z. B. Tyrosinkinaseinhibitoren, Endothelin-Rezeptorantagonisten) befinden sich zurzeit in klinischer Erprobung. Die KDIGO-Leitlinien 2022 (Busch et al. 2023) schlagen einen nichtsteroidalen Mineralokortikoid-Rezeptorantagonisten (MRA) mit belegtem renalem oder kardiovaskulärem Nutzen für Patienten mit Typ-2 DM-vor, die trotz einer maximal tolerierten Dosis von RAAS-Inhibitoren, eine eGFR ≥ 25 ml/min, eine normale Serum-Kalium-Konzentration sowie eine Albuminurie (≥ 30 mg/g; Kreatinin ≥ 3 mg/mmol) aufweisen **(Evidenzgrad A).** Nichtsteroidale MRA sind am besten für Patienten mit Typ-2-DM geeignet, die ein hohes Risiko für eine Progression der CKD oder kardiovaskuläre Ereignisse aufweisen, was sich in einer persistierenden Albuminurie trotz Standardtherapie zeigt.

PRAXISTIPP

Nichtsteroidaler MRA

- Ein nichtsteroidaler MRA kann zur Therapie mit RAAS-Hemmung und SGLT2-Hemmer für die Behandlung des Typ-2-DM und der CKD hinzugegeben werden **(Empfehlungsgrad A).**
- Um das potenzielle Risiko einer Hyperkaliämie zu reduzieren, sollten Patienten mit einer anhaltend normalen Serum-Kalium-Konzentration ausgewählt werden und die Serum-Kalium-Spiegel sollten nach einem Therapiebeginn mit nichtsteroidalen MRA monatlich kontrolliert werden.
- Die Auswahl eines nichtsteroidalen MRA sollte Substanzen priorisieren, die einen belegten renalen oder kardiovaskulären Nutzen haben (z. B. Finerenon).
- Steroidale (konventionelle) MRA sollten für die Behandlung von Herzinsuffizienz, Hyperaldosteronismus oder der therapierefraktären arteriellen Hypertonie genutzt werden, können jedoch genauso wie nichtsteroidale MRA Hyperkaliämie oder einen reversiblen Abfall der glomerulären Filtration bewirken, insbesondere bei Patienten mit einer initial schon niedrigen eGFR.

6

6.6.2 Verlangsamung der Progression bei manifester DN

Auch bei manifester DN ist eine sorgfältige Blutzuckereinstellung, ggf. mittels Basis-Bolus-Konzept, effektiv. Der HbA1c-Wert sollte auf alle Fälle < 8 % liegen. Bei eingeschränkter Nierenfunktion ist auf die Hypoglykämiegefahr infolge abnehmenden Insulinbedarfs/fehlender renaler Glukoneogenese zu achten.

Die Blutdrucksenkung ist hoch effektiv hinsichtlich einer Progressionshemmung (Busch et al. 2023). Zur Blutdrucksenkung sollen bevorzugt ACE-H oder ARB eingesetzt werden (**Empfehlungsgrad A;** Lewis et al. 2001; Schrier et al. 2002). Deren Wirksamkeit wird verstärkt durch kochsalzbeschränkte Kost (max. 6 g/d), eventuell Trinkmengenrestriktion (Flüssigkeitszufuhr sollte i. d. R. nicht > 2 l betragen) sowie Diuretika. Ab einer Kochsalzzufuhr von mehr als 12 g/d kommt es zu einem signifikant schnelleren Abfall der Nierenfunktion. Kalziumantagonisten sind in der Monotherapie oft nicht ausreichend, aber wertvolle und notwendige Ergänzungen der antihypertensiven Therapie, um den Blutdruck in den Zielbereich zu senken.

Bei eGFR < 30 ml/min sollte eine Eiweißzufuhr von 1 g/kg/d wegen der hohen Gefahr des Katabolismus und einer Malnutrition nicht unterschritten werden. Auf jeden Fall sollte auf eine ausreichende Kalorienzufuhr geachtet werden. Die Kombination der unterschiedlichen Maßnahmen (multifaktorielle Therapie; Gaede et al. 1999) mit gleichzeitig normaler Blutzuckereinstellung, effektiver Blutdrucksenkung, pharmakologischer Blockade des RAAS, Behandlung mit Statinen und diätetischen Maßnahmen zeigt eine beeindruckende Verbesserung der renalen und kardiovaskulären Prognose. Die Bedeutung einer Statintherapie bei dialysepflichtiger Niereninsuffizienz tritt zurück. Bei deutlich erhöhten Lipidwerten scheint eine Statintherapie die Prognose zu verbessern (Gaede et al. 1999).

Ab Stadium 3 der Niereninsuffizienz können eine renale Anämie und eine metabolische Azidose eintreten, deren medikamentöse Korrektur positive Effekte hat (oftmals Kombination aus Eisen- und Erythropoietin-Mangel, Ziel-Hb-Wert nicht ≥ 11,5 g/dl; Pfeffer et al. 2009). Eine orale Eisensubstitution ist bei fortgeschrittener Niereninsuffizienz aufgrund reduzierter Resorptionsrate und gesteigerten Verlusten ineffektiv. Studien weisen auf einen progressionshemmenden Einfluss eines ausgeglichenen Säure-Basen-Haushalts auf die Nierenfunktionsverschlechterung hin. Einem sekundären Hyperparathyreoidismus sollte durch Korrektur des Vitamin-D-Haushalts, diätetische Maßnahmen zur Reduktion der Phosphataufnahme und eventuell Phosphatbinder begegnet werden (➤ Kap. 3).

Absolut notwendig ist die frühzeitige Diagnose und Intervention bei kardialen Risikofaktoren (Gaede et al. 1999).

Die Bestimmung der Güte der Blutzuckereinstellung ist bei fortschreitendem Nierenfunktionsverlust anhand des HbA1c-Werts nur begrenzt möglich. Aufgrund veränderter mittlerer Lebenszeiten der Erythrozyten bei Niereninsuffizienz, einer verlängerten Wirkdauer von Insulin aufgrund eingeschränkter Metabolisierung von Insulin durch die Nieren und der gesteigerten Gefahr für Unterzuckerungen sollte der Ziel-HbA1c jedoch i. d. R. nach oben korrigiert werden.

Diabetestherapie

PRAXISTIPP

Therapieziele

- Für Patienten mit Diabetes und CKD, die nicht an der Dialyse behandelt werden, wird ein HbA1c-Zielkorridor von < 6,5 % bis < 8,0 % empfohlen **(Empfehlungsgrad A).**
- Ein tägliches Glykämie-Monitoring durch CGM (Continous Glucose Monitoring) durch Messung der Glukosekonzentration nicht im Blut, sondern über einen in der Haut platzierten Nadelsensor im Interstitium. Die Messungen erfolgen alle 5 min. Mittels Kalibrierung werden diese an die Blutglukosekonzentration angepasst. Mit einer Selbstmessung der Blutglukose können Hypoglykämien vermieden und die glykämische Kontrolle verbessert werden.
- CGM-Messwerte, wie die Zeit im Glukosezielbereich (Time in Range) sowie die Dauer und Häufigkeit von Hypoglykämien, können bei bestimmten Patientengruppen als Alternative zum HbA1c-Wert genutzt werden, um Blutzuckerziele zu definieren.
  Zielbereich für Blutglukose: 70–180 mg/dl (3,9–10,0 mmol/l), bei Patienten ohne erhöhtes Risiko sollten > 70 % der Werte in diesem Bereich liegen (für Dialysepatienten gibt es bisher noch keine detaillierten Empfehlungen).
- Für Patienten mit T2D und CKD, die CGM oder Selbstmessungen nicht nutzen wollen, sollten bevorzugt antidiabetische Substanzen genutzt werden, die ein niedriges Hypoglykämie-Risiko haben.

Für die praktische Beratung und Betreuung der Patienten ist es wichtig, ob ein Medikament Unterzuckerungen verursachen kann. Während beim Typ-1-Diabetes nur eine Insulintherapie in verschiedenen Formen bzw. eine Pankreas-/Nierentransplantation möglich ist, stehen zur Behandlung des Typ-2-Diabetes multiple Medikamente zur Verfügung, die nephro- und kardioprotektive Effekte aufweisen (SGLT2-Hemmer, GLP1-Agonisten oder -Analoga).

Insulintherapie bei Typ-1-DM

Insulin kann in allen Stadien der Niereninsuffizienz gegeben werden. Bei Typ-1-DM ist die intensivierte Therapie mit Pen oder Insulinpumpe die Therapie der Wahl. Insulin glargin kann im Rahmen einer intensivierten Insulintherapie angezeigt sein, wenn nach individueller Therapiezielüberprüfung und individueller Anpassung des Ausmaßes der Blutzuckersenkung in Einzelfällen ein hohes Risiko für schwere Hypoglykämien bestehen bleibt.

Insbesondere Patienten mit fortgeschrittener Niereninsuffizienz bzw. Dialysepatienten haben ein höheres Hypoglykämie-Risiko, da die Niere nicht mehr ausreichend zur Glukoneogenese beiträgt und die Halbwertszeit von Insulin aufgrund des reduzierten Abbaus in der Niere verlängert ist. Zum anderen steigt bei zunehmender Urämie die Insulinresistenz, sodass im Einzelfall eine engmaschige Überwachung notwendig ist. Bei Dialysepatienten kann es zum Verlust von Glukose über das Dialysat kommen. Die Gefahr schwerer Unterzuckerungen lässt sich durch strukturierte Schulung und Behandlung senken. Auch bei Patienten mit einem besonders hohen Risiko für schwere Hypoglykämien, und dazu gehören Patienten mit Niereninsuffizienz, ist das Standardschulungsprogramm wirksam.

Therapie bei Typ-2-DM

In den neuen KDIGO-Leitlinien von 2022 sind Metformin, SGLT2-Hemmer (SGLT2H) und GLP1-Analoga die Hauptsubstanzen (Busch et al. 2023), die aufgrund ihrer nephro- und kardioprotektiven Wirkung zum Einsatz kommen. Wobei die Kombination aus Metformin und SGLT2H die Erstlinientherapie ist **(Evidenzgrad A).** Andere Substanzen wie Sulfonylharnstoffe, Glinide, Alpha-Glucosidasehemmer, DPP4-Hemmer, Insulin (hier gibt es verschiedene Ansätze wie die basalunterstützte orale Therapie, BOT), Glitazone werden für Sonderfälle empfohlen, bei denen eine Blutzuckerkontrolle mit Metformin/SGLT2H und zusätzlich GLP1-Analoga nicht gelingt.

Metformin

Metformin aktiviert die AMP-Kinase in der Leber und stimuliert die GLP1-Ausschüttung im Dünndarm. Dadurch kommt es zur Hemmung der Glukagonausschüttung und zur Verminderung der hepatischen Glukoseproduktion. Vorteil der Substanz sind die große Erfahrung, die Verbesserung von patientenrelevanten mikro- und makrovaskulären Endpunkten und Tod sowie die fehlende bis minimale Hypoglykämie-Neigung.

PRAXISTIPP

- Bei einer eGFR >60–45 initial 500 mg oder 850 mg 1 ×/d steigern bis zur Maximaldosis (max. 2000 mg/d), alle 7 d Dosis um 500 mg/d oder 850 mg/d erhöhen. Jährliche Kontrolle der eGFR.
- Bei einer eGFR von 44–30 ml/min Beginn mit halber Dosis und Steigerung bis zur Hälfte der empfohlenen Maximaldosis. GFR-Kontrolle alle 12 Wo.
- Bei einer eGFR <30 ml/min kein Neubeginn einer Metformintherapie bzw. Beendigung einer bestehenden Therapie aufgrund des gesteigerten Risikos einer Laktatazidose.
- Patienten, die mit Metformin für >4 J. behandelt werden, sollten bzgl. eines Vitamin-B_{12}-Mangels überwacht bzw. substituiert werden.

SGLT2-Hemmer (SGLT2H)

Eine neue Generation von Medikamenten, die sog. Gliflozine, blockieren spezifisch den renalen Natrium-Glukose-Co-Transporter (SGLT-2) und steigern dadurch die renale Glukose- und Natriumexkretion. Hierdurch verbessert sich der HbA1c-Wert, das Körpergewicht sinkt, die B-Zell-Glukose- und die Insulinsensitivität werden günstig beeinflusst. Durch die Natriurese sinkt der Blutdruck leicht (Gerdes et al. 2023). Durch den Glukoseverlust im Urin wird oft eine negative Energiebilanz erreicht und es kommt zu einer Gewichtsreduktion. Weiterhin wird durch die Gliflozine einer glomerulären Hyperfiltration entgegengewirkt. Unabhängig hiervon haben SGLT2H direkte antiinflammatorische und antifibrotische Effekte auf die Nieren. In verschiedenen großen klinischen Studien konnte gezeigt werden, dass diese Substanzen die CKD-Progression (selbst bei nichtdiabetischen Nierenerkrankungen) und kardiovakuläre Ereignisse signifikant reduzieren (➤ Tab. 6.3).

PRAXISTIPP

SGLT2-Inhibitoren

- Patienten mit Typ-2-Diabetes (T2D), CKD und einer eGFR ≥20 ml/min/1,73 m² sollten mit einem SGLT2H behandelt werden **(Evidenz 1A).**
- Die Empfehlung für SGLT2H dient dem renalen, aber auch dem kardiovaskulären Schutz, wobei SGLT2H gezeigt haben, dass sie sicher und vorteilhaft für CKD-Patienten sind. Daher sollte bei Patienten, die bereits mit anderen blutzuckersenkenden Substanzen (Metformin) behandelt werden, ein SGLT2H zum bestehenden Therapieregime hinzugefügt werden **(Evidenz A).**
- Bei der Auswahl des SGLT2H sollten Präparate zum Einsatz kommen, deren renaler oder kardiovaskulärer Nutzen in Studien belegt ist (➤ Tab. 6.3).
- Es ist sinnvoll, SGLT2H während prolongierter Nüchternphasen, größeren chirurgischer Eingriffe oder kritischer Erkrankungen (sofern Patienten ein erhöhtes Risiko für eine Ketoazidose haben) zu pausieren.

Tab. 6.3 Übersicht über klinische Studien mit renalen und kardiovaskulären Endpunkten (nach Gerdes et al. 2023)

			Studienteilnehmer mit erhöhtem kardiovaskulärem Risiko			Studienteilnehmer mit chronischer Nierenkrankheit		
	Empa-Reg-Outcome	CANVAS-Programm	VERTIS CV	DECLARE-TIMI	DAPA-CKD	CREDENCE	SCORED	EMPA-KIDNEY
Wirkstoff	Empagliflozin	Canagliflozin	Ertugliflozin	Dapagliflozin	Dapagliflozin	Canagliflozin	Sotagliflozin	Empagliflozin
Anzahl Patienten	7020	10.142	8246	17.160	4304	4401	10.584	6609
Dauer [J.]	3,1	3,6	3,5	4,2	2,4	2,6	1,3	2,0
Population	CVD: 100 % Herzinsuffizienz: 10,1 % Diabetes: 100 %	CVD: 66 % Herzinsuffizienz: 14,4 % Diabetes: 100 %	CVD: 100 % Diabetes 100 %	CVD: 41 % Herzinsuffizienz: 10 % Diabetes: 100 %	CVD: 37,4 % Herzinsuffizienz: 10,9 % Diabetes: 68 %	CVD: 50,4 % CKD: 100 % Herzinsuffizienz: 14,8 % Diabetes: 100 %	CVD: 31 % Diabetes: 100 %	CVD: 10 % Diabetes: 46 %
Mittlere eGFR-Baseline (ml/min/1,73 m²) (SD)	74 (21)	77 (21)	76 (21)	85 (16)	Diabetes: 44 (13) Kein Diabetes: 42 (12)	56 (18)	44 (11)	Diabetes 36 (13) Kein Diabetes 39 (15)

Tab. 6.3 Übersicht über klinische Studien mit renalen und kardiovaskulären Endpunkten (nach Gerdes et al. 2023) *(Forts.)*

			Studienteilnehmer mit erhöhtem kardiovaskulärem Risiko			Studienteilnehmer mit chronischer Nierenkrankheit		
Renaler Endpunkt o. Komposit einschl. renalem Endpunkt	Neu aufgetretene Makroalbuminurie[1]; Verdopplung des Serum-Kreatinins (u. eGFR ≤ 45 ml/min), Einleitung eines Nierenersatzverfahrens o. renaler Tod	≥ 40 % Reduktion der eGFR, Nierenersatzverfahren o. renaler Tod	Verdopplung Serum-Kreatinin, Dialyse, Nierentransplantation, renaler Tod	≥ 40 % Abfall der eGFR zu < 60 ml/min, terminale Niereninsuffizienz, renaler o. kardiovaskulärer Tod	≥ 50 % Reduktion der eGFR, ESRD, renaler o. kardiovaskulärer Tod	Komposit aus terminaler Niereninsuffizienz, Verdopplung des Serum-Kreatinins, renaler o. kardiovaskulärer Tod	≥ 50 % Abfall der eGFR, Dialyse, Nierentransplantation o. eGFR < 15 ml/min/1,73m^2	ESRD, eGFR< 10 ml/min/1,73m^2, ≥ 40 % Abfall der eGFR, renaler o. kardiovaskulärer Tod
Ergebnis	12,7 % vs. 18,8 % HR 0,61 (0,53; 0,7) NNT 17	5,5 vs. 9,0 (pro 1000 Pat.-J.) HR 0,60 (0,47; 0,77) NNT 286 (pro Jahr)	3,18 % vs. 3,93 % HR 0,81 (0,63; 1,04) NNT 134 (n. s.)	4,3 % vs. 5,6 % HR 0,76 (0,67; 0,87) NNT 77	9,2 % vs. 14,5 % HR 0,61 (0,51; 0,72) NNT 19	11,1 % vs. 15,5 % HR 0,70 (0,59; 0,82) NNT 23	0,5 % vs. 0,7 % HR 0,71 (0,46-1,08) NNT 500 (n. s.)	13,1 % vs. 16,9 % HR 0,72 (0,64-0,82) NNT 27

CVD = Cardio Vascular Disease; CKD = Chronic Kindey Disease; eGFR = geschätzte glomeruläre Filtrationsrate; ESRD = End Stage Renal Disease; HR = Hazard Ratio; NNT = Number Needed to Treat (mod. nach Gerdes et al. 2023)

[1] Eingeschlossen in diese Analyse waren nur Patienten, bei denen zu Beginn keine Makroalbuminurie vorlag und bei denen vorgegebene Werte vorhanden waren

- Ein reversibler Abfall der eGFR kann bei Beginn einer Therapie mit SGLT2H auftreten (ähnlich wie bei einer RAAS-Blockade) und ist kein Grund, die Therapie nicht fortzusetzen.
- Dapagliflozin ist seit 2021 zugelassen zur Behandlung der CKD bei erwachsenen Patienten. Zur Progressionsverlangsamung sollte eine Dosierung von 10 mg/d gegeben werden. Laut Herstellerempfehlung sollte keine neue Therapie mit Dapagliflozin begonnen werden, wenn die eGFR < 25 ml/min beträgt.
- Bei Empagliflozin sollte bei einer eGFR < 60 ml die Dosis von 10 mg nicht überschritten werden. Auch hier wird bei einer eGFR von < 30 ml/min der Neubeginn einer Therapie mit Empagliflozin nicht empfohlen.
- Sofern eine Therapie mit SGLT2H schon begonnen wurde, ist es sinnvoll, die Therapie auch im Falle eines Abfalls der eGFR < 20 ml/min fortzusetzen, es sei denn, diese wird nicht toleriert oder eine Nierenersatztherapie wird eingeleitet.
- Ob SGLT2-Hemmer auch bei einer niedrigeren eGFR (selbst bei Dialysepatienten) begonnen werden können, ist Gegenstand aktueller Studien.

Glucagon-like-Peptide-1-Rezeptor-Agonisten (GLP1-RA)

GLP1-RA weisen neben Gewichtsreduktion und Blutglukosesenkung direkte nephroprotektive Effekte auf. Ähnlich wie bei SGLT2H wurde auch bei den GLP1-RA eine Vielzahl von möglichen Mechanismen beschrieben (Gerdes et al. 2023). Im Tiermodell zeigten sich antifibrotische Effekte sowie wie eine Reduktion von proinflammatorischen Mediatoren (Gerdes et al. 2023). Durch eine Hemmung des Natrium-Hydrogen-Austauschers der Isoform 3 (NHE3) im proximalen Tubulus, erhöhen GLP1-RA auch die Natriurese (Gerdes et al. 2023). Die Zunahme der Albuminurie wurde reduziert, was wahrscheinlich auf eine Kombination aus glukosesenkenden und außerglykämischen Effekten zurückgeführt werden kann (Gerdes et al. 2023).

Auch durch GLP1-RA konnten kardiovaskuläre und renale Risikofaktoren in unterschiedlichen klinischen Studien reduziert werden (Gerdes et al. 2023; Mann et al. 2017). Durch die Behandlung mit dem GLP1-Analogon Liraglutid wurde z. B. das hohe kardiovaskuläre Risiko bei Menschen mit Typ-2-DM gesenkt. Der zusammengesetzte Endpunkt aus einer neu aufgetretenen Makroalbuminurie, einer anhaltenden Verdopplung des Serum-Kreatinin-Spiegels und der Entwicklung einer Niereninsuffizienz im Endstadium oder Tod als Folge einer Niereninsuffizienz wurde in der Liraglutid-Gruppe im Vergleich zur Placebogruppe signifikant reduziert (Mann et al. 2017). Auch für Semaglutid zeigten sich ähnliche Effekte (Marso et al. 2016; Perkovic et al. 2024).

Neue Substanzen, bestehend aus dualem glukoseabhängigem insulinotropem Peptid (GIP) und GLP1-RA wie Tirzepatid sind Weiterentwicklungen, die momentan intensiv in klinischen Studien untersucht werden (Übersicht bei Gerdes et al. 2023). GIP ist ein gastrointestinales Peptidhormon, das den Inkretinen zugeordnet wird und im Duodenum und Jejunum gebildet wird. In der Niere sind keine Rezeptoren für GIP vorhanden, trotzdem wurden im Tiermodell entzündungshemmende Wirkungen in der Niere nachgewiesen (Übersicht bei Gerdes et al. 2023), die auch für Menschen mit chronischer Nierenerkrankung potenziell einen Nutzen haben könnten. In einer Post-hoc-Analyse der SURPRASS-4-Studie, mit einem Follow-up von 85 Wo., zeigte sich unter dem dualen GIP und GLP1-RA Tirzepatid im Vergleich zum Insulin glargin eine etwas weniger ausgeprägte Absenkung der eGFR von 2,2 ml (95 %CI 1,6–2,8). Die Albumin-Kreatinin-Ratio (UACR) erhöhte sich bezogen auf den Ausgangswert unter Insulin glargin um 36,9 % und reduzierte sich unter Tirzepatid um 6,8 % (Gerdes et al. 2023). Das Risiko, den kombinierten renalen Endpunkt (Abfall eGFR > 40 %, ESRD, renaler Tod, Neuauftreten von Makroalbuminurie) zu erreichen, war unter Tirzepatid geringer (HR 0,58, 95 %CI 0,43–0,80)

6.6.3 Terminalstadium der diabetischen Nephropathie und Nierenersatztherapie

Die Indikation zur Nierenersatztherapie sollte bei einer GFR < 10 ml/min erwogen werden. Bei DN überschätzt die eGFR oftmals die tatsächliche endogene Kreatinin-Clearance. Bei nicht beherrschbarer arterieller Hypertonie, rezidivierendem Lungenödem oder ausgeprägtem Proteinkatabolismus ist eine frühere Dialyseindikation gegeben. Die Aufklärung über die möglichen Dialysemodalitäten sollte frühzeitig erfolgen, da wegen oftmals bestehender Schwierigkeiten bei der Schaffung eines Gefäßzugangs eine AV-Fistel evtl. schon bei einer eGFR 25–30 ml/min angelegt werden sollte. Ein Dialysezugang über permanenten Dauerkatheter sollte aufgrund der Infektionsgefahr vermieden werden. Ein frühzeitiger Beginn der Dialysetherapie bringt keine Überlebensvorteile (Cooper et al. 2010; Anyanwagu et al. 2020), wohl aber ein intensiveres Dialyseregime (FHN Trial Group 2010). Eine Peritonealdialyse ist eine gute Dialyseoption bei Patienten mit DN. Möglicherweise muss allerdings die Blutzuckereinstellung aufgrund der Glukosebelastung angepasst werden.

Bei jüngeren Menschen mit Typ-1-DM ist heute die kombinierte Nieren- und Pankreastransplantation das Verfahren der Wahl, ggf. zunächst als Nierentransplantation (z. B. von verwandtem Lebendspender) mit anschließender Pankreastransplantation (Pancreas After Kidney). Bei Typ-2-DM sind die Ergebnisse der Transplantation akzeptabel, vorausgesetzt, arteriosklerotische Gefäßveränderungen liegen nicht vor.

6.6.4 Kontrolle und Therapie der Begleiterkrankungen

Auch unter den Bedingungen der Nierenersatztherapie stellen eine sorgfältige metabolische Kontrolle und die Blutdrucknormalisierung wichtige Ziele dar, um das Fortschreiten der extrarenalen diabetischen Komplikationen zu verhindern.

Retinopathie: blutdruck- und stoffwechselabhängig regelmäßige ophthalmologische Untersuchung, ggf. Intervention (Laserkoagulation, Vitrektomie).

Neuropathie:

- Speziell die sensible-motorische Polyneuropathie führt zum neuropathischen Fuß mit Mal perforans: regelmäßige klinische Untersuchung (Pfannkuche et al. 2020).
- Epidemiologische Untersuchungen zeigen eine Korrelation der Stadien (Wagner-Armstrong) des „diabetischen Fußes" mit dem Grad der Niereninsuffizienz (Wolf et al. 2009): daher Patientenschulung zur frühzeitigen Entdeckung von Weichteilläsionen. Ärztliche Fußinspektion bei Hämodialysepatienten während der Dialyse.
- Die autonome Neuropathie führt zu Gastroenteropathie, Detrusorfunktionsstörungen, kardiovaskulärer Neuropathie, sexueller Dysfunktion.

Makroangiopathie mit nachfolgender peripherer arterieller Verschlusskrankheit, koronarer Herzkrankheit, zerebraler Arteriosklerose: regelmäßiger klinischer und sonographischer Gefäßstatus, je nach Befund weiterführend Myokardszintigramm/Koronarangiographie.

Kardiomyopathie: Kombination von oftmals klinisch stummer koronarer Herzkrankheit, linksventrikulärer Hypertrophie und diastolischer Dysfunktion: Echokardiographie. Ergometrische Untersuchungen sind aufgrund fehlender Auslastung den anderen diagnostischen Verfahren unterlegen.

LEITLINIEN

Abholz HH (DEGAM), Anlauf M (AKDÄ), Fritschka E (DGRW) et al.: NVL Nierenerkrankungen bei Diabetes im Erwachsenenalter. 2023. www.versorgungsleitlinien.de/themen/diabetes2/dm2 nephro/pdf.

Kidney Disease: Improving Global Outcomes (KDIGO) Diabetes Work Group: KDIGO 2022 clinical practice guideline for diabetes management in chronic kidney disease. Kidney Int 102(5S) (2022) S1–S127.

Landgraf R, Aberle J, Birkenfeld AL et al: Therapie des Typ-2 Diabetes. Diabetologie und Stoffwechsel 17 (Supl.2) (2022) S159–S204.

Merker L, Ebert Th, Guthoff M, Isermann B: Praxisempfehlungen der DDG. Nephropathie bei Diabetes. Diabetologie und Stoffwechsel 17 (Supl. 2) (2022) S327–S331.

Nationale VersorgungsLeitlinie: Typ 3 Diabetes, Version 3. 2023. https://www.leitlinien.de/themen/diabetes.

LITERATUR

ACCORD Study Group, Gerstein HC, Miller ME, Byington RP et al.: Effects of intensive glucose lowering in type 2 diabetes N Engl J Med 358 (2008) 2545–2549.

Adler AI, Stevens RJ, Manley SE et al.: Development and progression of nephropathy in type 2 diabetes: the United Kingdom Prospective Diabetes Study (UKPDS 64). Kidney Int 63 (2003) 225–232.

Akimoto T, Ito C, Saito O et al.: Microscopic hematuria and diabetic glomerulosclerosis – clinicopathological analysis of type 2 diabetic patients associated with overt proteinuria. Nephron Clin Pract 109 (2008) c119–c126.

Anyanwagu U, Donnelly R, Idris I: The relationship between urinary albumin excretion, cardiovascular outcomes and total mortality among a large cohort of insulin-treated patients with type 2 diabetes in routine primary care practices. Nephrol Dial Transplant. 35 (2020) 471–477.

Bakris GL, Agarwal R, Anker SD et al.: Effect of finerenone on chronic kidney disease outcomes in type 2 diabetes. N Engl J Med 383 (2020) 2219–2229.

Busch M, Wanner C, Wolf G: KDIGO-Leitlinie zur Behandlung des Diabetes mellitus bei chronischer Nierenerkrankung – Update 2022. Die Nephrologie 18 (2023) 160–170.

Busch M, Wolf G: Wann sollte bei Patienten mit Diabetes mellitus eine Nierenbiopsie erfolgen? Der Nephrologe 10 (2015) 71–278.

Cooper BA, Branley P, Bulfone L et al.: A randomized, controlled trial of early versus late initiation of dialysis. N Engl J Med 363 (2010) 609–619.

Gaede P, Vedel P, Parving HH et al.: Intensified multifactorial intervention in patients with type 2 diabetes mellitus and microalbuminuria: the Steno type 2 randomised study. Lancet 353 (1999) 617–622.

Gerdes C, Müller N, Wolf G, Busch M: Nephroprotective properties of antidiabetic drugs. J Clin Med 2(2023) 3377. https://doi.org/https://doi.org/10.3390/jcm12103377.

Heerspink HJL, Stefánsson BV, Correa-Rotter R et al.: Dapagliflozin in patients with chronic kidney disease. N Engl J Med 383 (2020) 1436–1446.

Herrington WG, Staplin N, Wanner C et al.: Empagliflozin in patients with chronic kidney disease. N Engl J Med 388 (2023) 117–127.

Ismali-Beigi F, Craven T, Banerji MA et al.: Effects of intensive treatment of hyperglycaemia on microvascular outcomes in type 2 diabetes: an analysis of the ACCORD randomised trial. Lancet 376 (2010) 419–430.

Lewis EJ, Husicker LG, Clarke WR et al., Collaborative Study Group: Renoprotective effect of the angiotensin-receptor antagonist Irbesartan in patients with Nephropathy due to type 2 diabetes. N Engl J Med 345 (2001) 851–860.
MacIsaac RJ, Ekinci EI, Jerums G: Progressive diabetic nephropathy. How useful is microalbuminuria?: contra. Kidney Int 86 (2014) 50–57.
Mann JFE, Ørsted DD, Brown-Frandsen K et al.: Liraglutide and Renal Outcomes in Type 2 Diabetes. N Engl J Med 377 (2017) 839–848.
Marso SP, Bain SC, Consoli A et al.: Semaglutide and cardiovascular outcomes in patients with type 2 diabetes. N Engl J Med 375 (2016) 1834–1844.
Pitt B, Filippatos G, Agarwal R et al.: Cardiovascular events with finerenone in kidney disease and type 2 diabetes. N Engl J Med 385 (2021) 2252–2263.
Penno G, Solini A, Orsi E et al.: Non-albuminuric renal impairment is a strong predictor of mortality in individuals with type 2 diabetes: the renal Insufficiency and cardiovacsular events (RIACE) Italian multicentre study. Diabetologia 61 (2018) 2277–2289.
Pfannkuche A, Alhajjar A, Ming A et al.: Prevalence and risk factors of diabetic peripheral neuropathy in a diabetics cohort: Register initiative "diabetes and nerves". Endocrine and Metabolic Science 1(1–2) (2020) 100053.
Pfeffer MA, Burdmann EA, Chen CY et al.: A trial of darbepoetin alfa in type 2 diabetes and chronic kidney disease. N Engl J Med 361 (2009) 2019.
Pfister F, Pfister E, Daniel C et al.: Histopathologie der diabetischen Nephropathie. Der Nephrologe 12 (2017) 400–4006.
Perkovic V, Tuttle KR, Rossing P et al.: Effects of Semaglutide on Chronic Kidney Disease in Patients with Type 2 Diabetes. N Engl J Med 391 (2024) 109–121. doi: https://doi.org/10.1056/NEJMoa2403347.
Schrier RW, Estacio RO, Esler A et al.: Effects of aggressive blood pressure control in normotensive type 2 diabetic patients on albuminuria, retinopathy and strokes. Kidney Int 61 (2002) 1086–1097.
Tervaert TWC, Mooyart AL, Amann K et al.: Pathologic classification of diabetic nephropathy. JASN (2010) 556–563.
The FHN Trial Group: In-center hemodialysis six times per week versus three times per week. N Engl J Med 363 (2010) 2287–2300.
Wang MG, Perkovic V, Chalmers J et al.: Long-term Benefits of Intensive Glucose Control for Preventing End-Stage Kidney Disease: ADVANCE-ON. Diabetes Care39 (2016) 694–700.
Wolf G, Busch M, Müller N, Müller UA: Association between socioeconomic status and renal function in a population of German patients with diabetic nephropathy treated at a tertiary centre. Nephrol Dial Transplant 26 (2011) 4017–40–23.
Wolf G, Müller N, Busch M et al.: Diabetic foot syndrome and renal function in type 1 and 2 diabetes mellitus show close association. Nephrol Dial Transplant. 24 (2009) 1896–1901.
Wolf G, Müller N, Mandecka A, Müller UA: Association of diabetic retinopathy and renal function in patients with types 1 and 2 diabetes mellitus. Clin Nephrol 68 (2007) 981–986.
Yamanouchi M, Furuichi K, Hoshinom J et al.: Nonproteinuric diabetic kidney disease. Clin Exp Nephrol 24 (2020) 573–581.
Yusuf S, Sleight P, Pogue J et al.: Effects of an angiotensin-converting enzyme inhibitor, ramipril, on cardiovascular events in high-risk patients. The Heart Outcomes Prevention Evaluation Study Investigators. N Engl J Med 342 (2000) 145–153.
Zinman B, Wanner C, Lachin JM et al.: Empagliflozin, cardiovascular outcomes, and mortality in Type 2 diabetes. N Engl J Med 373 (2015) 2117–2128.
Ziller N, Kotolloshi R, Esmaeili M et al.: Sex differences in diabetes- and TGF-β1-induced renal damage. Cells 9 (2020) 2236. doi: https://doi.org/10.3390/cells9102236.

KAPITEL

7

Björn Tampe

Renale Vaskulopathien einschließlich Vaskulitiden

7.1 Systemische Vaskulitiden mit Befall der Nierengefäße

7.1.1 Definition

Vaskulitiden sind entzündliche Erkrankungen der Blutgefäße, die verschiedene Organe und Gewebe im Körper betreffen können. Sie werden durch eine fehlgeleitete Reaktion des Immunsystems verursacht, bei der es zu einer Entzündung der Blutgefäßwand kommt. Diese Entzündung kann zu einer Beeinträchtigung der Blutversorgung der betroffenen Organe führen und schwerwiegende Komplikationen auslösen.

Es gibt verschiedene Arten von Vaskulitis, die je nach den betroffenen Blutgefäßen bzw. deren Größe und Organen variieren können.

Die Symptome einer Vaskulitis können je nach Art und Schweregrad der Erkrankung variieren. Zu den häufigsten Anzeichen gehören Fieber, Müdigkeit, Muskelschmerzen, Gelenkschmerzen, Hautausschläge, Gewichtsverlust und Nervenstörungen. In schwereren Fällen kann die Vaskulitis zu Organversagen, Schlaganfall, Herzinfarkt oder sogar zum Tod führen.

Die Diagnose einer Vaskulitis kann eine Herausforderung darstellen, da die Symptome variabel sein können und andere Erkrankungen imitieren. Zur Diagnose werden i. d. R. verschiedene Tests durchgeführt, darunter Blutuntersuchungen, bildgebende Verfahren wie CT- oder MRT-Scans und in einigen Fällen wird eine Gewebebiopsie entnommen.

Klassifikation:

- Primäre Vaskulitiden
- Sekundäre Vaskulitiden

7.1.2 Primäre Vaskulitiden

Definition und Basisinformation

Primäre Formen präsentieren sich pathomorphologisch wie auch klinisch mit den Folgen der Vaskulitis, die bei allen Patienten in verschiedenen Organsystemen nachweisbar ist. Primäre Vaskulitiden, die mit einer renalen Beteiligung assoziiert sein können, sind nachfolgend aufgeführt. Sie werden weiter klassifiziert nach dem kleinstmöglichen betroffenen Gefäßbett (Jennette 2013) in:

- **Vaskulitis der kleinen Gefäße (Arteriolen, Kapillaren, Venolen):**
  - ANCA-assoziierte Vaskulitiden (AAV): Granulomatose mit Polyangiitis (GPA, vormals Morbus Wegener), mikroskopische Polyangiitis (MPA), eosinophile Granulomatose mit Polyangiitis (EGPA, vormals Churg-Strauss-Syndrom)
  - Purpura Schönlein-Henoch (IgA-Vaskulitis)
  - Hypokomplementämische urtikarielle Vaskulitis (HUVS)
  - Anti-GBM-Erkrankung (Antikörper gegen die Nicht-Kollagen-Domäne der α3-Kette des Typ-IV-Kollagens der glomeruläre Basalmembran), ggf. mit Lungenbeteiligung (sog. Goodpasture-Syndrom)
  - Kryoglobulinämische Vaskulitis
- **Vaskulitis der mittleren Gefäße (Hauptarterien der viszeralen Organe):** Polyarteriitis nodosa
- **Vaskulitis der großen Gefäße (Aorta und große Äste):** Takayasu-Arteriitis

Symptome und Befunde

Renale Beteiligung und Befunde:

- Vaskulitiden mit **Befall kleiner Gefäße:**
  - ANCA-assoziierte Vaskulitiden: Meist rasche Verschlechterung der Nierenfunktion als Folge der sog. rapid progressiven Glomerulonephritis (RPGN) mit Proteinurie, Hämaturie, Erythrozytenzylinder und Akanthozyten. Histologisch meist fokal-segmentale nekrotisierende, extrakapillär-proliferative Glomerulonephritis (GN) mit fehlenden/spärlichen Immunglobulinablagerungen („pauci-immun“).
  - Immunkomplex-Vaskulitis:
    - Kryoglobulinämische Vaskulitis: Hämaturie und große Proteinurie mit langsamer Nierenfunktionsverschlechterung. Histologisch membranoproliferative Glomerulonerphritis.
    - Purpura Schönlein-Henoch: Hämaturie (auch Makrohämaturie), Proteinurie. Histologisch überwiegend mesangioproliferative GN mit IgA-Ablagerungen, selten fokal-segmentale nekrotisierende extrakapillär-proliferative GN (➤ Kap. 4).
  - **Anti-GBM-Erkrankung:** Meist rasche Verschlechterung der Nierenfunktion (RPGN), Proteinurie und Hämaturie, Erythrozytenzylinder. Histologisch nekrotisierende extrakapillär-proliferative GN mit typischen linearen Immunglobulin-/Komplementablagerungen, Nachweis von Anti-GBM-Antikörpern, in ca. 30 % mit Befall der Lungenkapillaren und pulmonaler Hämorrhagie („Goodpasture-Syndrom“).
- Vaskulitiden mit **Befall mittlerer und größerer Gefäße:**
  - **Polyarteriitis nodosa:** Hämaturie (ggf. Makrohämaturie), Proteinurie mit langsamer Nierenfunktionsverschlechterung. Renovaskuläre Hypertonie als mögliche Folge von Aneurysmen und fibrinoide Nekrosen an den Aa. arcuatae und interlobulares. Histologische Zeichen der renalen Ischämie

(periglomeruläre Fibrose und ältere Infarkte) ohne aktive glomeruläre Läsionen (daher keine Glomerulonephritis).
- **Takayasu-Arteriitis:** Hämaturie (ggf. Makrohämaturie), Proteinurie mit langsamer Nierenfunktionsverschlechterung. Renovaskuläre Hypertonie als mögliche Folge einer Nierenarterienstenose. Histologische Zeichen der renalen Ischämie (periglomeruläre Fibrose und ältere Infarkte) ohne aktive glomeruläre Läsionen (daher keine Glomerulonephritis).

Die **extrarenale** klinische Symptomatik ist abhängig vom Organbefall. Neben allgemeinem Krankheitsgefühl gibt es krankheitstypische Symptomkombinationen:
- GPA, MPA und EGPA: ➤ Tab. 7.1
- Purpura Schönlein-Henoch: palpable Purpura, kolikartige abdominelle Schmerzen, IgA-Nephropathie
- Takayasu-Arteriitis: Aortenbogensyndrom mit intermittierender zerebrovaskulärer Insuffizienz, aber auch Nierenarterienbefall mit renovaskulärer Hypertonie und Niereninsuffizienz

Spezifische **Histologie:** Neben dem Nachweis der Vaskulitis können Granulome vorliegen (z. B. bei GPA, Granulome mit eosinophilen Granulozyten bei der EGPA, immunfluoreszenzbioptischer Nachweis von IgA in den befallenen Hautarealen bei der Purpura Schönlein-Henoch).

Tab. 7.1 Übersicht der Organmanifestationen und klinische Symptome (mod. nach Campistol et al. 2013 und Cataland, Wu 2013).

Organbeteiligung und Symptome	GPA	MPA	EGPA
Lunge Hämoptysen Alveoläre Hämorrhagie Infiltrate Multiple Lungenrundherde (GPA) Asthma (EGPA)	53 %	50 %	61–91 %
Herz Perimyokarditis Perikarderguss	13 %	6 %	47 %
Gastrointestinaltrakt Ulzera, Blutungen Perforation	2 %	4 %	23–29 %
Gelenke/muskuloskelettales System Arthralgien Myalgien Rhabdomyolyse Arthritis	60 %	81 %	61–69 %
Peripheres Nervensystem Mononeuritis multiplex Sensomotorische Polyneuropathie	40 %	39 %	51–77 %
ZNS-Beteiligung Ischämie, Blutung Meningitis bei GPA	10 %	2 %	5–15 %
Auge Skleritis Retroorbitale Raumforderung	30 %	10 %	7–12 %
Haut Purpura Ulzera	20 %	17 %	40–49 %
B-Symptomatik Fieberschübe Gewichtsverlust Nachtschweiß	40–100 %	4 %	23–29 %

Diagnostik

Obligatorisch: Nierenfunktion (Serum-Kreatinin, eGFR), Urinstatus und -sediment, ggf. Urinmikroskopie (Akanthozyten), Quantifizierung der Proteinurie (Protein-zu-Kreatinin-Ratio), Serum-Elektrolyte, Blutbild mit Differenzialblutbild (Eosinophilie bei der EGPA) und Entzündungsparametern (CRP). ELISA und indirekte Immunfluoreszenz (IIF) für antineutrophile zytoplasmatische Antikörper (ANCA): GPA meist ANCA mit Spezifität für Proteinase 3 (PR3-ANCA) und zytoplsmatischem Verteilungsmuster in der IIF (c-ANCA), MPA und EGPA meist ANCA mit Spezifität für Myeloperoxidase (MPO-ANCA) und perinukleärem Verteilungsmuster in der IIF (p-ANCA), Antikörper gegen glomeruläre Basalmembran (anti-GBM), Kryoglobuline und Rheumafaktoren. Bildgebung der Lunge bei V. a. pulmonale Mitbeteiligung. Gegebenenfalls Ausschluss sekundärer Vaskulitiden (➤ Kap. 7.1.3).

Biopsie befallener Organe zur Sicherung der Diagnose: bei Nierenbefall Nierenbiopsie, aber auch bei Haut, Nasenschleimhaut Lungenbiopsie (falls keine andere Sicherung einer Vaskulitis möglich).

Differenzialdiagnose

- Sekundäre Vaskulitiden
- Akutes Nierenversagen anderer Genese
- Andere Autoimmunerkrankungen, z. B. systemischer Lupus erythematodes (SLE)

Therapie

ANCA-assoziierte Vaskulitiden mit nekrotisierender extrakapillär-proliferativer Glomerulonephritis: Grundsätzlich wird eine Remissioninduktion über 52 Wo. und anschließender Remissionserhaltung empfohlen **(Empfehlungsgrad A).** Eine Übersicht über die aktuelle Therapiestrategie der AAV nach der aktuellen KDIGO-Leitlinie wird im Folgenden gezeigt (KDIGO 2024; ➤ Abb. 7.1).
- **Remissionsinduktion:** Bei klinischem Verdacht oder bestätigter Diagnose rasche Einleitung einer immunsuppressiven Therapie mit Hochdosis-Steroiden (initial 500–1000 mg/d i. v. für 3 d, dann 1 mg/kg KG/d oral, Dosisreduktion nach PEXIVAS, da hohe Steroiddosen mit Infektionen assoziiert sind; **Empfehlungsgrad A;** Walsh et al. 2020). Zudem ist Avacopan zur Blockierung des C5a-Rezeptors Typ 1 bei AAV zur Remissionsinduktion in Kombination mit RTX oder CYC zugelassen (Jayne et al. 2021). Avacopan stellt hierbei eine Alternative zur Steroidtherapie dar und ermöglicht somit eine deutliche Reduktion der kumulativen Steroiddosis bei der Induktionstherapie (Jayne et al. 2021). In der Remissionserhaltung ist Avacopan bislang nicht zugelassen. Bei der EGPA führten Anti-Interleukin-5-Therapien bei rezidivieren-

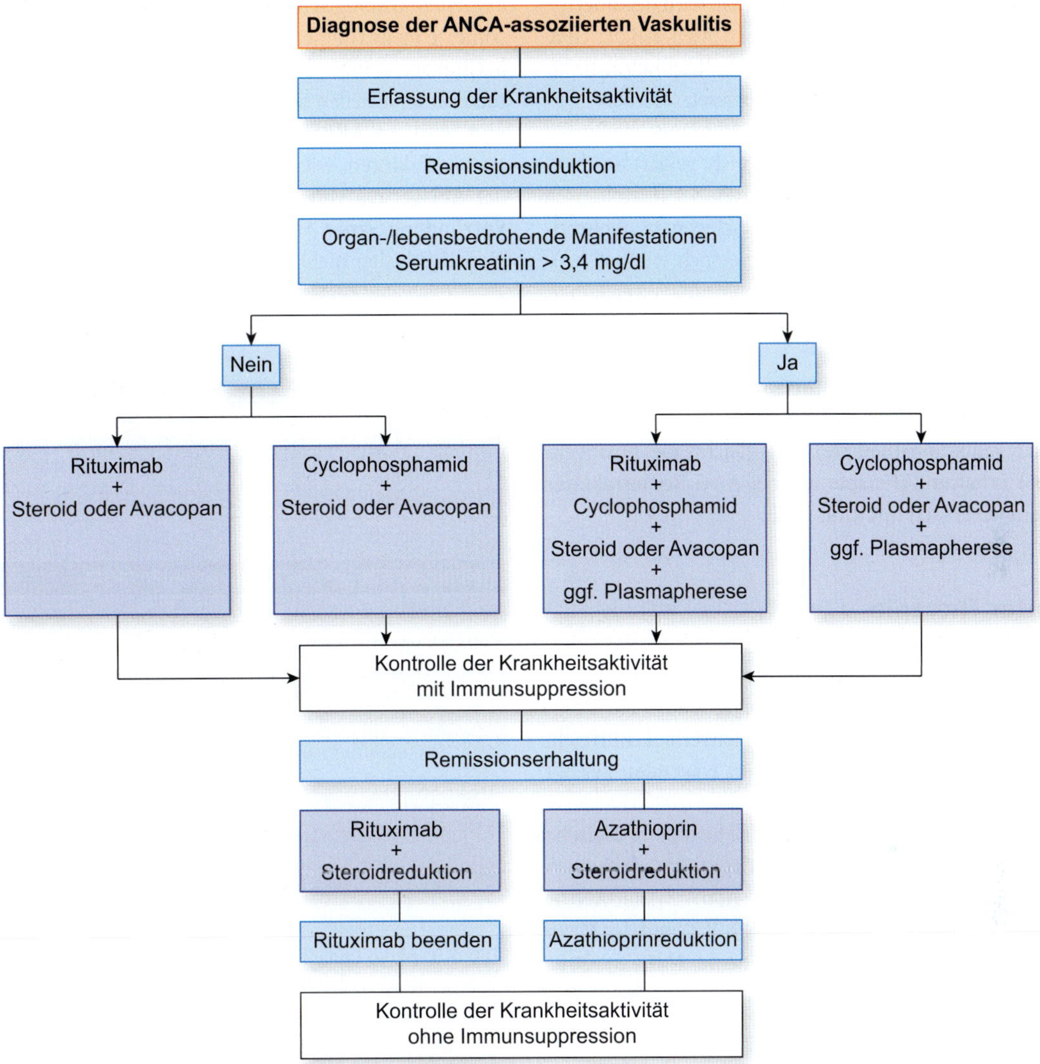

Abb. 7.1 Aktuelle Therapiestrategie der AAV (mod. nach KDIGO 2024) [L231]

dem oder refraktärem Verlauf zu höheren Remissionsraten. Auch können dadurch Steroide eingespart werden (**Empfehlungsgrad A;** Wechsler et al. 2017).
Zusätzlich Einleitung einer immunsuppressiven Therapie mit Rituximab (RTX) oder intravenösem Cyclophosphamid (CYC, ggf. auch in Kombination, **Empfehlungsgrad A**).
Trotz fehlender Evidenz eines Vorteils einer Plasmapherese-Behandlung in der Gesamtstudiengruppe im großen PEXIVAS-Trial legen Untergruppenbetrachtungen und andere Daten nahe, dass bei RPGN mit raschem Kreatininanstieg auf > 3,4 mg/dl (> 300 µmol/l bzw. mit Dialysepflichtigkeit; **Empfehlungsgrad B;** Uechi et al. 2018; Walsh et al. 2020) die Plasmapherese einen Vorteil hinsichtlich der Organmanifestationen bedingen kann. In einer aktuellen Metaanalyse zeigte sich, dass die Plasmapherese-Behandlung das Risiko für Dialysepflichtigkeit 12 Mon. nach Diagnosestellung verringern kann (Walsh et al. 2022). Allerdings zeigte sich kein Effekt auf den Endpunkt Sterblichkeit, zudem steigt das Risiko für schwerwiegende Infektionen (Walsh et al. 2022).

Alternative Induktionstherapien bei Therapieresistenz oder Kontraindikationen umfassen hoch dosiert intravenöse Immunglobuline (IVIG), Antithymozytenglobulin oder TNF-α-Blockade (**Empfehlungsgrad B;** ➤ Kap. 4.5.9).

- **Remissionserhaltung:** Bei der Therapie zur Remissionserhaltung sollte das Rezidivrisiko bei der Wahl sowohl des Medikamentes als auch der Therapiedauer berücksichtigt werden. Je länger die Therapie, desto weniger Rezidive, allerdings umso mehr Nebenwirkungen. Empfohlen wird Azathioprin (bei Kreatinin < 1,5 mg/dl, eGFR > 50 ml/min auch Methotrexat) oder Rituximab, zumindest im 1. J. zusammen mit einer niedrigen Steroiddosis. Azathioprin sollte mindestens 4 J. gegeben werden (Karras et al. 2017). Nach Induktion mit Cyclophosphamid war Rituximab dem Azathioprin überlegen (**Empfehlungsgrad A;** Guillevin et al. 2014; Jayne et al. 2003; Pagnoux et al. 2008). Gleiches konnte bei Patienten im Rezidiv nach Rituximab-Induktion gezeigt werden (Smith et al. 2020). Es gibt keine systematische Studie zur Dauer, zu den Abständen der Gabe und zur Dosierung. Bei Patienten mit

MPO-ANCA und einer Induktion mit Rituximab wird diskutiert, auf eine remissionserhaltende Therapie zu verzichten. Bei der GPA kann zur Verminderung der Rezidive im oberen Respirationstrakt zusätzlich Trimethoprim/Sulfamethoxazol eingesetzt werden (**Empfehlungsgrad A;** Stegeman et al. 1996). Wie lange die Rezidivprophylaxe notwendig ist, konnte bislang nicht geklärt werden.

Purpura Schönlein-Henoch: Nur bei RPGN (histologisch fokal-segmentale nekrotisierende GN) oder schwerem nephrotischem Syndrom zeitlich begrenzter Therapieversuch wie bei AAV (➤ Kap. 4; keine Daten bei größeren Patientenzahlen verfügbar; individuelle Entscheidung; **Empfehlungsgrad C**). Sonst Vorgehen wie bei IgA-Nephropathie (➤ Kap. 4).

Anti-GBM-Erkrankung, Goodpasture-Syndrom: Steroide und CYC für 3 Mon., selten länger, in Kombination mit Plasmapherese (im Rahmen der Induktionstherapie). Bei gleichzeitig positivem ANCA (ca. 30 %) Erhaltungstherapie wie bei AAV. Bei refraktärer Erkrankung Therapieversuch mit Rituximab.

Prognose unter Therapie

Hinsichtlich der renalen Prognose ist die Nierenbiopsie nicht nur zur Diagnosestellung einer AAV essenziell, sondern auch zur Prognoseabschätzung hinsichtlich des renalen Langzeitverlaufs hilfreich. Eine Übersicht glomerulärer Läsionen wird im Folgenden gezeigt (➤ Abb. 7.2).

So wurden in den letzten Jahren verschiedene histopathologische Klassifikationen zur Abschätzung der renalen Langzeitprognose veröffentlicht: die Berden-Klassifikation 2010 (➤ Abb. 7.3), der ANCA Renal Risk Score (ARRS) 2018 bzw. 2024 (➤ Tab. 7.2) und der Mayo Clinic/Renal Pathology Society Chronicity Score (MCCS) 2017 (➤ Tab. 7.3; Jennette 2013; Jones et al. 2010; Karras et al. 2017). Die aktuellen histologischen Klassifikationen korrelieren mit dem Outcome: je mehr Glomerulosklerose, umso schlechter, je mehr normale Glomerula, umso besser. Aber auch das Ausmaß des chronischen tubulointerstitiellen Schadens ist prädiktiv für das renale Outcome und wird im ARRS und MCCS berücksichtigt. Dagegen werden andere Faktoren, wie z. B. das Ausmaß von fibrinoiden Nekrosen, der Ablagerung von Immunkomplexen, einer tubulointerstitiellen Entzündung, einer Arteriitis oder einer thrombotischen Mikroangiopathie bisher nicht berücksichtigt.

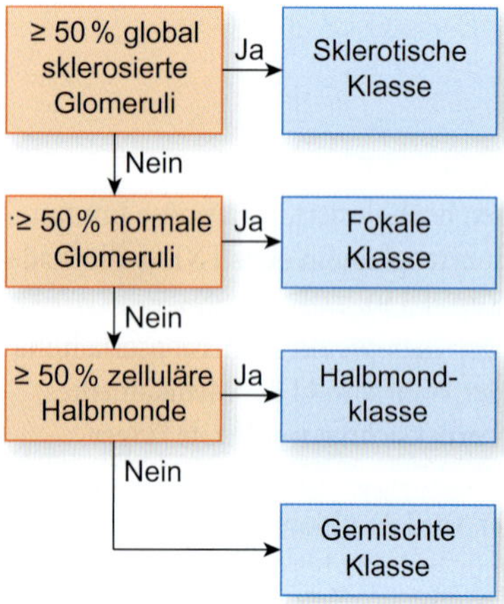

Abb. 7.3 Berden-Klassifikation (mod. nach Berden et al. 2010) [F909-004, L231]

Tab. 7.2 ANCA Renal Risk Score (ARRS; mod. nach Brix et al. 2018) [F779-021]

	Punkte
Prozentsatz an normalen Glomeruli	
N0 (> 25 %)	0
N1 (10–25 %)	4
N2 (< 10 %)	6
Interstitielle Fibrose und Tubulusatrophie (IFTA)	
T0 (≤ 25 %)	0
T1 (> 25 %)	2
GFR zum Zeitpunkt der Diagnose	
G0 (> 15 ml/min/1,73 m²)	0
G1 (≤ 15 ml/min/1,73 m²)	3
Risikogruppe	**Punkte**
Niedrig	0
Mittel	2–7
Hoch	8–11

Tab. 7.3 Mayo Clinic/Renal Pathology Society Chronicity Score (nach Sethi et al. 2017) [F779-022]

Globale und segmentale Glomerulosklerose	< 10 % = 0 10–25 % = 1 26–50 % = 2 > 50 % = 3
Tubuläre Atrophie	< 10 % = 0 10–25 % =1 26–50 % = 2 > 50 % = 3
Interstitielle Fibrose	< 10 % = 0 10–25 % = 1 26–50 % = 2 > 50 % = 3
Score	**Punkte**
Minimal	0–1
Mild	2–4
Moderat	5–7
Schwer	≥ 8

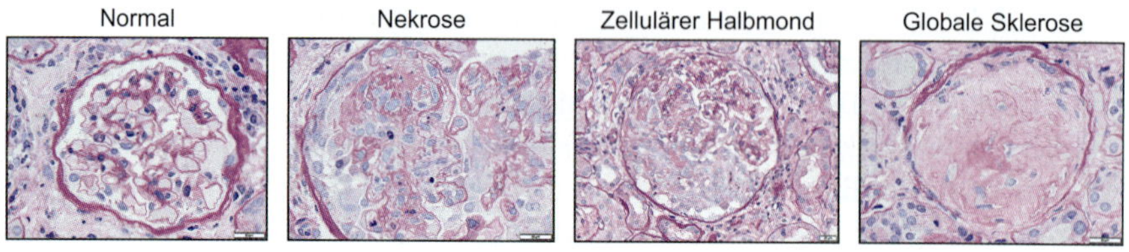

Abb. 7.2 Glomeruläre Läsionen bei AAV (mod. nach Hakroush et al. 2021) [H224-002]

Der ARRS, der die Prozentzahl normaler Glomerula, das Ausmaß des chronischen tubulointerstitiellen Schadens und die GFR bei Diagnosestellung berücksichtigt, scheint die beste Prädiktion für die Entwicklung einer ESKD zu ermöglichen.

5-Jahres-Patientenüberleben > 70–80 %; 5-Jahres-Überleben der Nierenfunktion 50–70 % (für EGPA und Takayasu-Arteriitis liegen keine zuverlässigen Daten vor). Ausnahme: Purpura Schönlein-Henoch: sehr gute Prognose, weil häufig Spontanremission (terminale Niereninsuffizienz bei < 5 % der Patienten).

Trotz erfolgreicher Therapie sind Rezidive mit 50 % der Patienten mit GPA und bei 30–40 % der Patienten mit MPA häufig. Bei den anderen primären Vaskulitiden sind Rezidive seltener. Das Goodpasture-Syndrom mit dialysepflichtigem Nierenversagen hat nur eine geringe Chance auf Nierenüberleben, Rezidive sind äußerst selten.

INFO

- Primäre Vaskulopathien werden nach kleinstmöglich befallenem Gefäßbett eingeteilt.
- Eine renale Beteiligung ist häufig, auch extrarenale Befunde sollten systematisch erfasst werden.
- Diagnostisch sind Nierenfunktion, Autoantikörperserologie, weiterführende Bildgebung und histologische Untersuchungen (inklusive Nierenbiopsie) von zentraler Bedeutung.
- Histopathologische Klassifikationen helfen, die renale Langzeitprognose abzuschätzen.

7.1.3 Sekundäre Vaskulitiden

Definition und Basisinformation

Die sekundäre Vaskulitis kann als Folge einer anderen Erkrankung oder medikamentenassoziiert auftreten:

- Autoimmunerkrankungen wie systemischer Lupus erythematodes (SLE), Sarkoidose, Sklerodermie, rheumatoide Arthritis und andere
- Infektionen (Hepatitis-B- und -C-Virus, Mykobakterien, Spirochäten, Streptokokken u. a. m.)
- Neoplasien (Haarzell-Leukämie, solide Tumoren)
- Kryoglobulinämie (häufig Hepatitis-C-Virus-assoziiert)
- Medikamente/Chemikalien/Drogen (z. B. Kokain)

Symptome und Befunde

Renale Symptome und Befunde: ähnlich wie bei den primären Vaskulitiden, auch abhängig von der Grunderkrankung.

Extrarenale Befunde: abhängig von der Grunderkrankung.

Diagnostik

Obligatorisch: Nierenfunktion (Serum-Kreatinin, eGFR), Quantifizierung der Proteinurie, Serum-Elektrolyte, Blutbild mit Differenzialblutbild und Entzündungsparametern (CRP), Urinstatus und -sediment, Thorax-Röntgenbild bzw. besser Thorax-CT.

Je nach klinischem Verdacht Autoantikörper (ANA, ANCA [primär ELISA], Anti-GBM-Antikörper), Kryoglobuline, Komplement C3 und C4, Immunfixation, freie Leichtketten im Serum (evtl. auch im Urin), Hepatitis-, Lues-Serologie. Eventuell Erregernachweis und Tumorsuche.

Gelegentlich lassen sich ANCA-Antikörper nicht nachweisen (sog. ANCA-negative Vaskulitis), bei der GPA anteilig etwa 10 %, der MPA 20–40 % und der EGPA 60–70 %.

Umgekehrt ist eine positive Serologie allein nicht beweisend für das Vorliegen einer ANCA-assoziierten Vaskulitis und sollte immer im Zusammenhang mit der Klinik bewertet werden, da diese auch im Rahmen von anderen Erkrankungen wie z. B. chronisch-entzündlichen Darmerkrankungen, SLE, Infektionen (z. B. Endokarditis) oder auch medikamenten- bzw. drogenassoziiert (z. B. Propylthiouracil, Kokain/Levamisol u. a.) auftreten kann. Hier spielt der Nachweis sog. atypischer ANCA eine wichtige Rolle, welche die Zielantigene Laktoferrin, Lysozym, Cathepsin G, Elastase, β-Glukuronidase oder Bactericidal/Permeability Increasing Protein (BPI) beinhalten. Nierenbiopsie (Diagnose einer Vaskulitis, therapeutische Abwägungen bei risikoreicher Therapie, Prognosestellung), falls keine Kontraindikationen.

Differenzialdiagnose

- Primäre Vaskulitiden
- Akutes Nierenversagen anderer Genese

Therapie und Prognose

Die Therapie der Grunderkrankung ist von zentraler Bedeutung. Bei schwerem Verlauf und entsprechenden Befunden kann diese ggf. analog zu primären Vaskulopathien erfolgen.

Die Prognose ist abhängig vom Verlauf der Grunderkrankung.

INFO

- Sekundäre Vaskulopathien treten im Rahmen von Erkrankungen oder medikamentenassoziiert auf.
- Die Diagnostik ist umfangreich und dient zur Identifikation der Grunderkrankung.
- Die Therapie der Grunderkrankung ist von zentraler Bedeutung, ggf. zusätzlich wie bei primären Vaskulopathien.

7.2 Nichtentzündliche vaskuläre Nierenerkrankungen

7.2.1 Definition

Akute und chronische Erkrankungen der Nierengefäße, hervorgerufen durch embolische, thrombotische, arteriosklerotische, proliferative (Wandhypertrophie) und degenerative (Aneurysmabildung) Veränderungen der Nierengefäße, die zu renaler Ischämie, Funktionsstörung und Atrophie oder Nekrose führen.

7.2.2 Thrombotische Mikroangiopathien

Definition und Basisinformation

- Hämolytisch-urämisches Syndrom (HUS) und thrombotisch-thrombozytopenische Purpura (TTP)
- Systemische Sklerose
- Antiphospholipid-Antikörper-Syndrom
- Maligne Hypertonie

Kennzeichnend sind Coombs-negative hämolytische Anämie mit Fragmentozyten, Thrombozytopenie und ischämische Organmanifestationen durch Thromben in kleinen Gefäßen (George, Nester 2014). Alle diese Erkrankungen erfordern eine Hämolysedifferenzialdiagnostik (Blutbild, freies Hb, LDH, Haptoglobin, Fragmentozyten, Coombs-Test), Thrombozytenzahl und Nierenfunktionsbestimmung (Kreatinin, eGFR), Urinanalyse (Streifentest, Sediment, Proteinurie-Quantifizierung) zur Dokumentation einer Nierenbeteiligung. Zusätzliche diagnostische Maßnahmen sind bei den einzelnen Krankheiten aufgeführt.

Hämolytisch-urämisches Syndrom (HUS) und thrombotisch-thrombozytopenische Purpura (TTP)

Basisinformation

TTP und HUS zeigen Überlappungen, aber auch Unterschiede, v. a. hinsichtlich der Ätiologie. Manche Autoren sehen beide Erkrankungen als unterschiedliche Organmanifestationen desselben Krankheitsbilds an. Beim HUS werden ein typisches (diarrhöassoziiert, oft Shiga-Toxin-positiv; Frank et al. 2011) und ein atypisches (Komplementstörung, Faktor H) HUS (aHUS) unterschieden (Campistol et al. 2013).

Symptome und Befunde

Hämolytische mikroangiopathische Anämie und Thrombozytopenie, Niereninsuffizienz unterschiedlichen Ausmaßes, ischämische ZNS-Manifestationen, Hypertonie. Purpura und Fieber häufiger bei TTP; mit Durchfällen häufiger bei Kindern mit HUS. Bioptisch mikrovaskuläre Thromben.

Vorgeschichte

Infektionen und Exposition mit Chemotherapeutika (z. B. Mitomycin) und anderen Pharmaka (z. B. Ciclosporin, orale Antikonzeptiva, Clopidogrel). Das typische HUS tritt nach Darminfekt mit toxinproduzierenden *E. coli* (O157:H7 oder auch O104:H4), Infektion mit Shigellen oder Streptokokken auf. Das atypische HUS ist Folge einer unkontrollierten Aktivierung des Komplementsystems, in Assoziation mit viralen Infektionen, nach Nieren- und Knochenmarktransplantation, Medikamenten (z. B. Betablocker, Ciclosporin), post partum oder nach Pankreatitis. Es existieren sowohl familiär gehäufte wie auch sporadische Formen.

Zusätzliche Diagnostik

Komplementfaktorbestimmung (C3, C4, Faktoren H, I und B, Membrane Cofactor Protein [MCP]), Diacylglycerolkinase-epsilon (DGKE)-Mutationen, Knochenmarkzytologie (gesteigerte Megakaryopoese), Nierenfunktion, Gerinnung (PT, PTT, Fibrinogen bei HUS/TTP normal im Gegensatz zu septischer Thrombozytopenie). Der Nachweis von Bakterientoxinen (Verotoxin/Shiga-Toxin) im Stuhl ist schwierig und gehört nicht zur Routinediagnostik, wohl aber Stuhlkulturen auf enteropathogene *E. coli* (insbesondere O157 und O104). Eine Nierenbiopsie ist i. d. R. zur Diagnosesicherung nicht erforderlich und nur bei schwieriger Differenzialdiagnose und fehlenden Kontraindikationen zu erwägen. Die Bestimmung der Aktivität der Von-Willebrand-Faktor-Protease (ADAMTS-13) gehört zur Diagnostik. Ein Mangel an ADAMTS-13 führt zu einem verminderten Abbau der Von-Willebrand-Faktor-Multimere (v. a. diese Multimere bewirken eine Thrombozytenaggregation und die Hämolyse). Die Defizienz kann durch einen angeborenen Gendefekt oder durch Autoantikörper zustande kommen. Eine Übersicht über die Einteilung der TMA ist im Folgenden grafisch dargestellt (➤ Abb. 7.4).

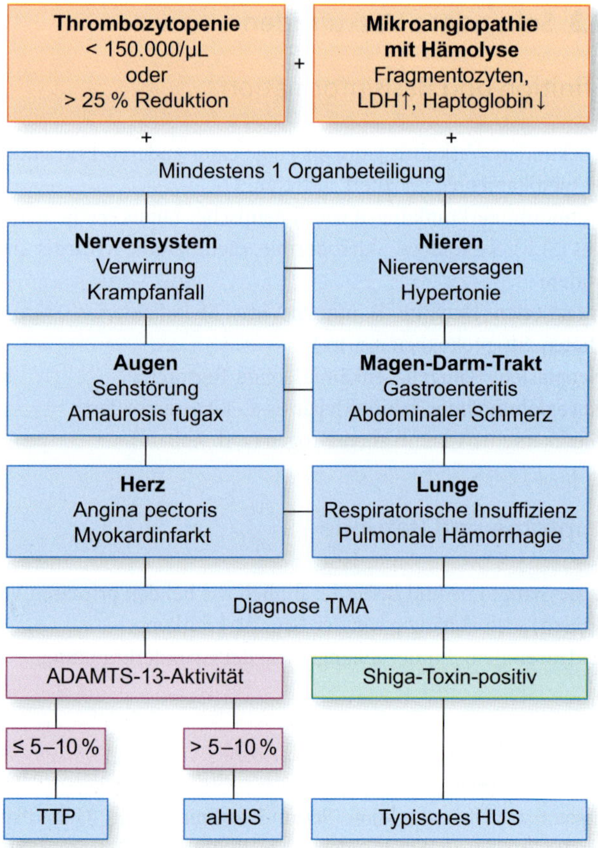

Abb. 7.4 Einteilung der TMA (mod. nach Gäckler, Witzke 2021) [L231]

Differenzialdiagnose

Maligne Hypertonie, systemische Sklerose, Antiphospholipid-Antikörper-Syndrom, Verbrauchskoagulopathie bei Sepsis, autoimmunhämolytische Anämie, HELLP-Syndrom prä-/postpartal.

Therapie

- **HUS:** Nierenersatztherapie, Plasmainfusionen, isovolämischer Plasmaaustausch (**Empfehlungsgrad A;** Clark et al. 1999; Rock et al. 1991), C5-Inhibition durch Eculizumab oder ähnliche Substanzen (**Empfehlungsgrad B;** Nester, Brophy 2013), Antihypertensiva.
- **TTP:** Plasmainfusionen, isovolämischer Plasmaaustausch (**Empfehlungsgrad A;** 3, 18). Bei Nichtansprechen Therapieversuch mit Steroiden und Rituximab, insbesondere bei Vorliegen von Autoantikörpern gegen ADAMTS-13 (**Empfehlungsgrad C;** Cataland, Wu 2013; Fakhour et al. 2005).

Prognose

- **HUS:** hinsichtlich Nierenfunktion unter den neuen Therapieoptionen deutlich besser. Rekurrenz des atypischen HUS nach Nierentransplantation möglich.
- **TTP:** Mortalität früher 90 %. Seit Einführung der Plasmapherese ca. 20 %. Oft Rezidive, unter Rituximab seltener.

Systemische Sklerose

Definition

Progressive sklerosierende Erkrankung der Haut und innerer Organe.

Renale Symptome

Langsam fortschreitende Niereninsuffizienz, teils auch akut als sklerodermeKrise (Auslösung durch Steroide möglich): mit Hypertonie (gelegentlich wie maligne Nephrosklerose) typischer Nierenbiopsie-Befund der thrombotischen Mikroangiopathie mit zwiebelschalenartiger Gefäßwandproliferationen bis zur Obstruktion.

Zusätzliche Diagnostik

Autoantikörper (ANA, SCL70, Zentromer-Antikörper). Zusätzlich werden auch Antikörper gegen AT1- und Endothelinrezeptoren nachgewiesen.

Therapie

Aggressive Blutdrucksenkung. Insbesondere ACE-Inhibitoren und AT1-Rezeptorblocker verbessern die schlechte Prognose der Nierenfunktion (**Empfehlungsgrad B;** Stehen, Medsger 2000). Bei sklerodermer Krise werden zusätzlich Plasmapherese, Endothelinrezeptor-Antagonisten und Iloprost eingesetzt (**Empfehlungsgrad C;** Dhaun et al. 2009).

Antiphospholipid-(APL-)Antikörper-Syndrom

Basisinformation

Primär ohne begleitende Autoimmunerkrankung oder sekundär bei Lupus erythematodes. Klinische Organmanifestationen durch venöse und arterielle Thrombosen, fetaler Tod (George, Nester 2014; Giannakopoulos, Krilis 2013).

Renale Symptome

Langsam progrediente Niereninsuffizienz oder seltener akutes Nierenversagen, Proteinurie bis zum nephrotischen Syndrom, Hypertonie. Manifestation als Nierenarterien- oder Nierenvenenthrombosen oder nierenbioptisch als thrombotische Mikroangiopathie. Selten membranöse oder proliferative Glomerulonephritiden (Sinico et al. 2010).

Zusätzliche Diagnostik

APL-Antikörper werden als Anticardiolipin, Anti-β_2-Glykoprotein und/oder Lupusantikoagulans nachgewiesen. ANA, ds-DNA-Antikörper, Gerinnungstests zum Ausschluss einer Thrombophilie.

Therapie

Antikoagulation mit Vitamin-K-Antagonisten, Thrombin- und Faktor-X-Inhibitoren. Einsatz von Steroiden und Immunsuppressiva zur Therapie der autoimmunen Grunderkrankung; beim primären APL-Antikörper-Syndrom umstritten.

Maligne Hypertonie

Definition und Basisinformation

Bei maligner Nephrosklerose extreme Hypertonie (häufig diastolisch > 130 mmHg), Fundus hypertonicus mit Einblutung und Papillenödem, Sehstörungen, gelegentlich Krampfanfall und Schlaganfall (hypertensiver Notfall, posteriores reversibles Enzephalopathie-Syndrom). Die Hypertonie kann bereits lange bestehen oder auch neu aufgetreten sein. Nicht selten vorbestehende unerkannte Glomerulonephritis (z. B. IgA-Nephropathie).

Renale Symptome

Rasch progrediente Niereninsuffizienz, zumeist kleine Proteinurie. Nephritisches Syndrom bei vorbestehender glomerulärer Nierenerkrankung.

Zusätzliche Diagnostik

Urinstatus und -sediment, Proteinurie-Quantifizierung, Ausschluss rapid-progressive GN, Augenfundus, Echokardiogramm, Nierengefäß-Duplex, Plasma-Renin-Aktivität, Katecholamine, evtl. Nierenbiopsie nach Blutdruckeinstellung.

Therapie

Konsequente Blutdrucksenkung. ACE-Hemmer oder AT1-Blocker nach Ausschluss einer bilateralen Nierenarterienstenose.

7.2.3 Atheroembolische Nierenerkrankungen

Basisinformation

- Niereninfarkt infolge von Thrombose oder Embolie der Nierenarterien
- Atheroembolisation (Cholesterolembolie) der kleinen intrarenalen Nierengefäße

Symptomatik und klinisches Bild

Während ältere, in ihrer akuten Phase nicht diagnostizierte bzw. übersehene Nierenarterienverschlüsse oder -infarkte nicht selten sonographisch als „Schrumpfniere" entzündlicher Genese interpretiert und erst post mortem diagnostiziert werden, führen Niereninfarkte infolge von Embolien oder thrombotischen Verschlüssen in ihrer Akutphase gehäuft zum Auftreten einer Mikrohämaturie, zu Flankenschmerzen sowie zu einem Anstieg von GOT, LDH und AP. Bei beidseitigen Nierenarterienverschlüssen kann es zu einem Abfall der eGFR kommen. Diagnostisch hinweisend kann das zeitgleiche Auftreten einer arteriellen Hypertonie sein.

Vorgeschichte

Alte Nierenarterienverschlüsse oder -infarkte finden sich vermehrt in Populationen mit generalisierten Gefäßrisiken, z. B. bei Patienten mit Aorten- oder Nierenarterienaneurysmen, Erkrankungen der proximalen Aorta, stenosierenden Prozessen der großen Arterien, der Nierenarterien und der Koronargefäße, mit Arrhythmie/kardialen Thromben sowie gelegentlich bei Patienten mit Aortitis.

Akute Nierenarterienverschlüsse treten infolge von Traumata (stumpfes Bauchtrauma), die den Nierenarterienstiel betreffen und zu einer Intimadissektion und Thrombose führen, auf. Akute Verschlechterungen der Nierenfunktion nach angiographischen Manövern in den proximalen Gefäßen lassen neben einem Kontrastmittelschaden oder einem thrombotischen Verschluss auch an Cholesterinembolien in den Nieren als Ursache denken (mit Eosinophilie im Differenzialblutbild; Scolari, Ravani 2010).

Diagnostik

Bei Verdacht auf einen akuten Nierenarterienverschluss durch Thrombose oder Embolie ist neben der Urinuntersuchung und der Sonographie (Seitenvergleich – betroffene Seite häufig kleiner, Hämatom bei Trauma, mit farbkodierter Duplexsonographie fehlender Flussnachweis) die Arteriographie oder ein (Spiral-)CT mit Kontrastmittel diagnostisch wegweisend. Hinweisend auf Cholesterinembolien sind klinisch nachweisbare Manifestationen in anderen Gefäßgebieten (Beine, Augen, Livedo reticularis, „blue toe"), ein Komplementverbrauch und eine Eosinophilie. In seltenen Fällen gelingt der bioptische Nachweis von Cholesterinkristallen in Nierenarteriolen oder glomerulären Schlingen.

Differenzialdiagnose

- Alter Verschluss: einseitige Harnobstruktion mit konsekutiv funktionsloser Niere
- Akuter Verschluss: Nephrolithiasis, akute bakterielle Pyelonephritis, Nierenvenenthrombose, nichtanurisches Nierenversagen nach Kontrastmittelschädigung

Auslösende Erkrankungen

- Thrombosierungen können spontan auftreten, z. B. bei Koagulopathie, Trauma, Angiographie, Aneurysmata, Dissektion, entzündlichen Prozesse der Aorta.
- Embolien können bei Vorhofflimmern, Ventrikelthrombus, Klappenvegetationen, mechanisch oder spontan eröffneten atherosklerotischen Plaques, Gefäßoperationen, Dilatationen und Fibrinolyse auftreten.
- Eine Voll(über)antikoagulation kann als Auslöser von Plaquerupturen in Betracht kommen.

Therapie

Abhängig von Ursache und Zeitpunkt der Diagnose nach dem Ereignis kommen grundsätzlich eine chirurgische Revaskularisierung, lokale Thrombolyse mit Dilatation und Stent-Einlage mit konsekutiver Antikoagulation in Betracht. Cholesterinembolien können nur supportiv durch ACE-Hemmer/AT1-Rezeptorblocker, Volumenkontrolle, Statine und Reduktion bzw. sofortiges Beenden der Antikoagulation behandelt werden. Die Steroidgabe ist umstritten hinsichtlich positiver Effekte.

Prognose

Die Prognose hinsichtlich der Erhaltung des Organs bzw. der Funktion ist abhängig von der Vorgeschichte. Patienten mit traumatischen Verschlüssen oder verschließender Embolien haben nur bei ganz akuter Intervention eine Erholungschance. Die Interventionszeit liegt zwischen 3 bis maximal 18 Stunden. Bei Patienten mit bereits vorbestehender Stenosierung oder Vorhandensein von (mehreren) Kapsel(kollateral)gefäßen wurden auch erfolgreiche Revaskularisierungen Tage und Wochen nach dem Erstereignis beobachtet. Bei Embolien mit Cholesterinmaterial ist die Prognose schlecht; etwa ein Drittel der Patienten bleibt terminal niereninsuffizient.

7.2.4 Hypertensive Nierenerkrankungen („benigne" hypertensive Nephrosklerose)

Basisinformation

Das kausale Konzept, einer durch Hypertonie primär bedingten Nephrosklerose wird zunehmend infrage gestellt. Es wird diskutiert, dass Veränderungen renaler Arteriolen (oder anderer Strukturen) auch umgekehrt ursächlich für die Hypertonieentstehung sein könnten.

Symptomatik und klinisches Bild

Hypertonie mit Mikroalbuminurie bis hin zu Proteinurie von ~1 g/24 h (selten mehr). Hypertoniebedingte Endorganschäden an Augen (Fundus hypertonicus I bis II), Herz (linksventrikuläre Hypertrophie) und Gehirn (kognitive Einschränkung).

Vorgeschichte

Bei „benigner" Nephrosklerose besteht seit Langem eine überwiegend primäre arterielle Hypertonie bei meist älteren Patienten mit langsam progredienter Nierenfunktionseinschränkung.

Diagnostik und Differenzialdiagnose

Diagnostik zum Ausschluss anderer renaler Erkrankungen. Urinanalytik, 24-h-Blutdruckmessung, Sonographie (Größe der Nieren), farbkodierte Duplexsonographie, Augenfunduskopie, Echokardiographie, selten Nierenbiopsie, z. B. zur Differenzialdiagnose der Proteinurie.

Therapie

Optimale Blutdruckeinstellung (**Empfehlungsgrad A;** Upadhyay et al. 2011) und Behandlung des kardiovaskulären Risikos.

Prognose

Die „benigne" Nephrosklerose ist die Ursache von ca. 10–20 % aller Patienten mit terminaler Niereninsuffizienz. Bei strikter Blutdruckkontrolle und Reversibilität der Mikroalbuminurie ist die Prognose gut, bei nachweisbarer Proteinurie langfristig schlecht.

7.2.5 Nierenvenenthrombose

Komplikation bei nephrotischem Syndrom (hier v. a. bei membranöser GN, in der bis zu 40 % der Patienten eine Nierenvenenthrombose aufweisen), bei Koagulopathien (z. B. heparininduzierte Thrombozytopenie Typ 2), Nierentumoren mit Invasion der Nierenvenen.

Häufig einseitig, mit Flankenschmerz, Hämaturie, Einschränkung der Nierenfunktion, Vergrößerung der Niere. Nachweis mittels Angio-CT. Behandlung durch Antikoagulation.

Prognose hinsichtlich der Niere wegen spontaner Rekanalisation eher gut. Risiko: Lungenarterienembolie.

INFO

Nichtentzündliche vaskuläre Nierenerkrankungen sind akute und chronische Erkrankungen der Nierengefäße, die zu einer renalen Ischämie, Funktionsstörung und Atrophie oder Nekrose von Nierengewebe führen. Diese werden durch embolische, thrombotische, arteriosklerotische, proliferative (Wandhypertrophie) und degenerative (Aneurysmabildung) Veränderungen der Nierengefäße hervorgerufen.

LEITLINIEN

Kidney Disease: Improving Global Outcomes (KDIGO) Glomerular Diseases Work Group. KDIGO 2021 Clinical Practice Guideline for the Management of Glomerular Diseases. Kidney Int 100(4S) (2021) S1–S276.

Kidney Disease: Improving Global Outcomes (KDIGO) ANCA Vasculitis Work Group. KDIGO 2024 Clinical Practice Guideline for the Management of Antineutrophil Cytoplasmic Antibody (ANCA)-Associated Vasculitis. Kidney Int 105(4S) (2024) S71–S116.

LITERATUR

Bate S, McGovern D, Costigliolo F et al.: The Improved Kidney Risk Score in ANCA-Associated Vasculitis for Clinical Practice and Trials. J Am Soc Nephrol 35(3) (2024) 335–346.

Berden AE, Ferrario F, Hagen EC et al.: Histopathologic classification of ANCA-associated glomerulonephritis. J Am Soc Nephrol 21(10) (2010) 1628–1636.

Brix SR, Noriega M, Tennstedt P et al.: Development and validation of a renal risk score in ANCA-associated glomerulonephritis. Kidney Int 94(6) (2018) 1177–1188.

Campistol JM, Arias M, Ariceta G et al.: An update for atypical haemolytic uraemic syndrome: diagnosis and treatment. A consensus document. Nefrologia: publicacion oficial de la Sociedad Espanola Nefrologia 33 (2013) 27–45.

Cataland SR, Wu HM: How I treat: the clinical differentiation and initial treatment of adult patients with atypical hemolytic uremic syndrome. Blood 123 (2013) 2478–2484.

Clark WF, Rock GA, Buskard N et al.: Therapeutic plasma exchange: an update from the Canadian Apheresis Group. Ann Int Med 131 (1999) 453–462.

De Groot K, Harper L, Jayne DR et al.: Pulse versus daily oral cyclophosphamide for induction of remission in antineutrophil cytoplasmic antibody-associated vasculitis: a randomized trial. Ann Int Med 150 (2009) 670–680.

Dhaun N, MacIntyre IM, Bellamy CO et al.: Endothelin receptor antagonism and renin inhibition as treatment options for scleroderma kidney. Am J Kidney Dis 54 (2009) 726–731.

Fakhouri F, Vernant JP, Veyradier A et al.: Efficiency of curative and prophylactic treatment with rituximab in ADAMTS13-deficient thrombotic thrombocytopenic purpura: a study of 11 cases. Blood 106 (2005) 1932–1937.

Frank C, Werber D, Cramer JP et al.: Epidemic profile of Shiga-toxin-producing Escherichia coli O104:H4 outbreak in Germany. New Engl J Med 365 (2011) 1771–1780.

Gäckler A, Witzke O. [Thrombotic microangiopathy]. Nephrologe 16(2) (2021) 113–123.

George JN, Nester CM: Syndromes of thrombotic microangiopathy. New Engl J Med 371 (2014) 654–666.

Giannakopoulos B, Krilis SA: The pathogenesis of the antiphospholipid syndrome. New Engl J Med 368 (2013) 1033–1044.

Guillevin L, Pagnoux C, Karras A et al.: Rituximab versus azathioprine for maintenance in ANCA-associated vasculitis. New Engl J Med 371 (2014) 1771–1780.

Hakroush S, Tampe D, Korsten P et al.: Histopathological Findings Predict Renal Recovery in Severe ANCA-Associated Vasculitis Requiring Intensive Care Treatment. Front Med 7 (2021) 622028. doi: https://doi.org/10.3389/fmed.2020.622028.

Jayne DRW, Merkel PA, Schalln TJ et al.: Avacopan for the Treatment of ANCA-Associated Vasculitis. N Engl J Med 384 (2021) 599–609.

Jayne D, Rasmussen N, Andrassy K et al.: A randomized trial of maintenance therapy for vasculitis associated with antineutrophil cytoplasmic autoantibodies. New Engl J Med 349 (2003) 36–44.

Jennette JC. Overview of the 2012 Revised International Chapel Hill Consensus Conference Nomenclature of Vasculitides. Clin Exp Nephrol 17 (2013) 603–606.

Jones RB, Tervaert JW, Hauser T et al.: Rituximab versus cyclophosphamide in ANCA-associated renal vasculitis. New Engl J Med 363 (2010) 211–220.

Karras A, Pagnoux C, Haubitz M et al.: Randomised controlled trial of prolonged treatment in the remission phase of ANCA-associated vasculitis. Ann Rheum Dis 76 (2017) 1662–1668.

Kronbichler A, Jayne DRW: ANCA Renal Risk Score: is prediction of end-stage renal disease at baseline possible? Kidney Int 94(6) (2018) 1045–1047. doi: https://doi.org/10.1016/j.kint.2018.10.001.

Nester CM, Brophy PD: Eculizumab in the treatment of atypical haemolytic uraemic syndrome and other complement-mediated renal diseases. Curr Opin Pediatr 25 (2013) 225–231.

Pagnoux C, Mahr A, Hamidou MA et al.: Azathioprine or methotrexate maintenance for ANCA-associated vasculitis. New Engl J Med 359 (2008) 2790–2803.

Rock GA, Shumak KH, Buskard NA et al.: Comparison of plasma exchange with plasma infusion in the treatment of thrombotic thrombocytopenic purpura. Canadian Apheresis Study Group. New Engl J Med 325 (1991) 393–397.

Scolari F, Ravani P: Atheroembolic renal disease. Lancet 375 (2010) 1650–1660.

Sethi S, D'Agati VD, Nast CC et al.: A proposal for standardized grading of chronic changes in native kidney biopsy specimens. Kidney Int 91(4) (2017) 787–789. doi:https://doi.org/10.1016/j.kint.2017.01.002.

Sinico RA, Cavazzana I, Nuzzo M et al.: Renal involvement in primary antiphospholipid syndrome: retrospective analysis of 160 patients. Clin J Am Soc Nephrol: CJASN 5(7) (2010) 1211–1217.

Smith RM, Jones RB, Specks U et al.: Rituximab as therapy to induce remission after relapse in ANCA-associated vasculitis. Ann Rheum Dis 79 (2020) 1243–1249.

Steen VD, Medsger TA, Jr.: Long-term outcomes of scleroderma renal crisis. Ann Int Med 133 (2000) 600–603.

Stegeman CA, Tervaert JW, De Jong PE et al.: Trimethoprim-sulfamethoxazole (co-trimoxazole) for the prevention of relapses of Wegener's granulomatosis. Dutch Co-Trimoxazole Wegener Study Group. New Engl J Med 335 (1996) 16–20.

Stone JH, Merkel PA, Spiera R et al.: Rituximab versus cyclophosphamide for ANCA-associated vasculitis. New Engl J Med 363 (2010) 221–232.

Uechi E, Okada M, Fushimi K: Effect of plasma exchange on in-hospital mortality in patients with pulmonary hemorrhage secondary to antineutrophil cytoplasmic antibody-associated vasculitis: A propensity-matched analysis using a nationwide administrative database. PLOS ONE 13 (2018) e0196009.

Unizony S. Villarreal M, Miloslavsky EM et al.: Clinical outcomes of treatment of anti-neutrophil cytoplasmic antibody (ANCA)-associated vasculitis based on ANCA type. Ann Rheum Dis 75 (2016) 1166–1169.

Upadhyay A, Earley A, Haynes SM et al.: Systematic review: blood pressure target in chronic kidney disease and proteinuria as an effect modifier. Ann Int Med 154 (2011) 541–548.

Walsh M, Collister D, Zeng L et al.: The effects of plasma exchange in patients with ANCA-associated vasculitis: an updated systematic review and meta-analysis. BMJ 376 (2022) e064604.

Walsh M, Merkel PA, Peh CA et al.: Plasma Exchange and Glucocorticoids in Severe ANCA-Associated Vasculitis. New Engl J Med 382 (2020) 622–631.

Wechsler ME, Akuthota P, Jayne D et al.: Mepolizumab or Placebo for Eosinophilic Granulomatosis with Polyangiitis. N Engl J Med 376 (2017) 1921–1932.

Zeng L, Walsh M, Guyatt et al.: Plasma exchange and glucocorticoid dosing for patients with ANCA-associated vasculitis BMJ Rapid Recommendations Group. BMJ 376 (2022) e064597.

KAPITEL

8

Oliver Gross, Friedhelm Hildebrandt, Tobias B. Huber und Carsten Bergmann

Hereditäre Nephropathien

8.1 Molekulargenetische Diagnostik

8.1.1 Methoden

Genetische Diagnostik dient der frühzeitigen Erkennung und der Spezifizierung von Erkrankungen und ermöglicht die Identifikation krankheitsursächlicher Veränderungen des Erbguts (DNA). Immer häufiger stellt die Genetik ein wichtiges Instrument ergänzend zur klinischen Diagnostik dar und nimmt eine zunehmend zentrale Funktion für die Einschätzung des Krankheitsverlaufs und die Entscheidung über eine individuelle Therapie ein.

INFO

Einer chronischen Nierenkrankheit liegt bei über 10–20 % der Betroffenen eine monogenetische Ursache zugrunde (Dahl et al. 2023; Schrezenmeier et al. 2021).

Hierzulande wird eine genetische Diagnostik jedoch weiterhin erst recht spät und in den meisten Fällen erst dann durchgeführt, wenn eine zeit- und kostenintensive klinische Vordiagnostik bereits erfolgt ist und eine auf Basis klinischer Daten erhobene Verdachtsdiagnose bestätigt und genauer charakterisiert werden soll. Nicht selten wird die klinische Diagnose durch ein genetisches Ergebnis korrigiert (sog. Reverse-Phänotypisierung). Um diesen aufwendigen Prozess zu verschlanken, wird genetische Diagnostik zunehmend früh, ggf. sogar als eines der ersten Diagnostiktools eingesetzt (sog. Genetics-first-Konzept). Dieser Ansatz ermöglicht eine frühe Diagnosestellung, verbunden mit einer schnellen Optimierung von Behandlung und Prognose sowie frühe Gewissheit für Betroffene und deren Angehörige.

Die in der genetischen Diagnostik angewandten Verfahren haben sich in den letzten Jahren rasant weiterentwickelt, was zu enorm verbesserten Diagnoseraten geführt hat. Gerade im frühen Krankheitsstadium sind auftretende Symptome oft unspezifisch, wodurch eine Diagnose allein auf der Basis klinischer Daten stark erschwert wird.

Die Kenntnis der (genetischen) Diagnose ist zunehmend essenziell für die klinische Betreuung und Abschätzung des zu erwartenden Krankheitsverlaufs. Auch die frühe Detektion anderer (Organ-) Komplikationen wird häufig erst durch eine genetische Diagnostik ermöglicht.

Die Auswahl des für die jeweilige Fragestellung am besten geeigneten genetischen Verfahrens ist eine Herausforderung. Eine enge interdisziplinäre Zusammenarbeit zwischen betreuendem Nephrologen und genetischem Labor-/Facharzt für Humangenetik ist von grundlegender Bedeutung, um die für die vorliegende Fragestellung sinnvollste Methode auszuwählen und die bestmögliche Betreuung der Patienten zu gewährleisten.

Molekulargenetische Diagnostik – Durchführung und Kosten

Für die Durchführung einer genetischen Diagnostik ist das Einverständnis nach Gendiagnostikgesetz erforderlich. Eine spezielle Qualifikation ist hingegen nicht erforderlich, sodass jeder Arzt genetische Analysen veranlassen darf. Die meisten Gen-Diagnostiklabore bieten für die Aufklärung und Einverständniserklärung eine Vorlage an. In den meisten Fällen reicht ein Labor-Überweisungsschein Typ 10. Im niedergelassenen Ambulanzbereich fallen genetische Untersuchungen unter Kapitel 11 des EBM, Abschnitt 11.4 „In-vitro-Diagnostik konstitutioneller genetischer Veränderungen". Die Untersuchungen in Kapitel 11 des EBM belasten **nicht** das ambulante Laborbudget und werden bei der Wirtschaftlichkeitsprüfung **nicht** negativ berücksichtigt. Die Ende 2024 neu erscheinende AWMF-S3-Leitlinie 166-005 „Abklärung der Mikrohämaturie bei Kindern und jungen Erwachsenen zur Früherkennung von Nierenerkrankungen", Empfehlung 2.12, dient hier rechtlich als Grundlage.

PRAXISTIPP

Im niedergelassenen Ambulanzbereich ist die Anforderung einer genetischen Diagnostik budgetneutral und unkompliziert möglich (Labor-Überweisungsschein Typ 10). Bitte Aufklärung und Einverständniserklärung beachten (meist als Download vom Gen-Diagnostiklabor erhältlich). Jeder Arzt darf genetische Analysen veranlassen, eine spezielle Qualifikation ist nicht erforderlich.

Dateninterpretation – der Schlüssel zur Diagnose

Die technische Durchführung der Sequenzierung im Labor bildet den Grundstein für jegliche genetische Analyse. Je präziser die ausgewählte Methode auf die speziellen Herausforderungen der für die vorliegende Fragestellung relevanten Gene abgestimmt ist, desto qualitativ hochwertiger sind die erhobenen Daten, die wiederum die Grundlage für die Dateninterpretation darstellen. Die Auswertung ist hochkomplex und benötigt wissenschaftliche und medizinische Experten mit langjähriger Erfahrung insbesondere in der Dateninterpretation. Auch ist die Kenntnis über komplexe genetische Regionen (z. B. bei ADPKD, ADTKD und aHUS) sowie Besonderheiten der genetischen Grundlagen von Erkrankungen wichtig, um die vorliegenden genetischen Veränderungen korrekt zu bewerten und hinsichtlich ihrer Auswirkungen auf den Patienten zu klassifizieren. Diese und weitere Faktoren bestimmen maßgeblich die Qualität der genetischen Diagnostik und sind zwischen Laboren sehr unterschiedlich ausgeprägt.

Präzise Diagnostik durch Einsatz moderner genetischer Methoden wie Next Generation Sequencing (NGS)

In den letzten Jahren wurden molekulargenetische Verfahren durch technische Fortschritte enorm weiterentwickelt. Mittlerweile lösen diese modernen Verfahren die konservativen Methoden ab. Mittels Next Generation Sequencing (NGS) können mehrere Gene gleichzeitig in einem einzigen Ansatz auf Veränderungen analysiert werden, daher auch die Bezeichnung Massive Parallel Sequencing (MPS). NGS-basierte Methoden ermöglichen die Analyse aller differenzialdiagnostisch relevanten Gene und somit eine umfassende Klärung der genetischen Grundlagen klinischer Phänotypen.

Hinter dem Sammelbegriff NGS verbergen sich verschiedene Methoden, die in Abhängigkeit von der klinischen Fragestellung unterschiedliche Stärken in der Erzielung des bestmöglichen Ergebnisses aufweisen. In Gen-Panel-Analysen und Analysen des klinischen Exoms (Clinical Exome Sequencing, CES) werden gezielt bekannte Krankheitsgene ausgewählt und auf Veränderungen analysiert. Die Gesamt-Exomsequenzierung (Whole Exome Sequencing, WES) hingegen zielt nicht auf einzelne und bereits bekannte Krankheitsgene ab, sondern ermöglicht die Analyse aller Exone. Auch die Analyse des gesamten Genoms (Whole Genome Sequencing, WGS) ist möglich, findet allerdings aufgrund der hochkomplexen Dateninterpretation von WGS aktuell noch eher selten Anwendung in der Routinediagnostik.

Bei Vorliegen einer konkreten Verdachtsdiagnose liefern gezielte Gen-Panel-Analysen weiterhin die bestmöglichen Ergebnisse. Gen-Panel können speziell an den vorliegenden Fall angepasst werden, sodass sie alle differenzialdiagnostisch relevanten Gene enthalten. Gen-Panel werden unter Berücksichtigung neuster wissenschaftlicher Erkenntnisse stetig aktualisiert. Die Gen-Panel der Anbieter unterscheiden sich teilweise deutlich in der Qualität und nicht jeder Anbieter verfolgt die Aktualisierung seines Panels so akribisch wie andere. So kann es vorkommen, dass neu entdeckte Krankheitsgene nicht in die Analyse eingeschlossen werden oder komplexe Bereiche von wichtigen Krankheitsgenen nicht vollständig abgedeckt werden. Die Qualität einer genetischen Analyse ist vom ausgewählten Produkt und der Expertise des durchführenden genetischen Labors abhängig. Die medizinisch-wissenschaftliche Expertise des durchführenden Labors ist somit enorm wichtig, um falsch positive oder falsch negative Befunde zu vermeiden.

PRAXISTIPP

Klinische Parameter, Verdachtsdiagnosen und Interaktionen der Kliniker mit den Genetikern verbessern die Befunde!

8.1.2 Rationale für genetische Untersuchung

Das Nichterkennen einer genetischen Ursache kann zu unwirksamen, potenziell schädlichen Therapien führen. Ein Beispiel ist die monogenetische Form der fokal segmentalen Glomerulosklerose (FSGS), bei der als Therapie eine Immunsuppression ohne Wirksamkeit eingesetzt wird sowie eine Fehleinschätzung des Rekurrenzrisikos nach Transplantation vorliegt.

MERKE

Bei allen chronischen Nierenerkrankungen unklarer Ätiologie, Erkrankungen der Basalmembran, zystischen Nierenerkrankungen, FSGS, C3G, aHUS, syndromalen Erkrankungen, bei positiver Familienanamnese oder auch bei einer Therapieresistenz wird – gerade auch (aber eben nicht darauf begrenzt) bei jüngeren Betroffenen – eine genetische Diagnostik empfohlen (AWMF-S3-Leitlinie 166-005, Empfehlung 2.12).

8.1.3 Generelle Möglichkeiten der präventiven Therapie von Sekundärkomplikationen

In den nachfolgenden Unterkapiteln werden einzelne genetische Erkrankungen samt klinischem Krankheitsbild und Therapiemöglichkeiten dargestellt. Oft sind spezifische Empfehlungen im klassischen Sinne einer evidenzbasierten Medizin aufgrund der Seltenheit der meisten genetischen Erkrankungen nicht möglich. Die genetische Diagnostik ermöglicht aber oft eine Frühdiagnose, sodass der Patient oder die Patientin schon früh von den allgemeinen evidenzbasierten Empfehlungen zur Behandlung der krankheitsassoziierten Komplikationen wie Hypertonie und Niereninsuffizienz profitieren kann.

INFO

Eine frühzeitige genetische Diagnosestellung kann die Prognose und Lebenserwartung bei einigen Nierenerkrankungen günstig beeinflussen.

Die genannten Therapien und Interventionen haben einen hohen Stellenwert, um das Nierenversagen zu verzögern und das kardiovaskuläre Risiko als häufigste Todesursache zu senken. Genetische Nierenerkrankungen können oft präemptiv vor Ausbruch der Erkrankung diagnostiziert und behandelt werden. Diese Regeln gelten für alle nachfolgend aufgeführten Erkrankungen und verbessern die Gesamtprognose bei chronischer Nierenkrankheit:

1. Gesunder Lebensstil mit fleisch- und salzreduzierter mediterraner Kost, Ausdauersportarten, eine optimale Blutdruckeinstellung und ein normales Körpergewicht.
2. Optimale Blutdruckeinstellung, also je nach Grunderkrankung und Ausmaß der Proteinurie in der 24-h-Messung < 130/80 mmHg, oft auch < 125/75 mmHg bzw. bei der 50 %-Alters-Perzentile bei Kindern.
3. ACE-Hemmer (oder AT1-Antagonisten).

4. Bei fortgeschrittener Niereninsuffizienz Kombination von ACE-Hemmern oder AT1-Antagonisten mit einem SGLT2-Antagonisten.
5. Strenge antiproteinurische Therapie.
6. Bei einer Dyslipoproteinämie (z. B. bei nephrotischem Syndrom) Anwendung von HMG-CoA-Reduktase-Hemmern (Statine).
7. Vermeidung bzw. Therapie eines sekundären Hyperparathyreoidismus (Phosphat- und Kalziumhaushalt, Supplementierung von Vitamin D, z. B. Cholecaciferol).
8. Ausgleich von Störungen des Säure-Basen-Haushalts (Ziel: Standardbikarbonat 22–24 mmol/l).
9. Vermeiden von (chronischem) Schmerzmittelgebrauch und nephrotoxischen Medikamenten.
10. Nikotinkarenz, denn Rauchen schadet den Nieren.

8.2 Hereditäre Nierenerkrankungen

8.2.1 Autosomal-dominante polyzystische Nierenerkrankung (Autosomal Dominant Polycystic Kidney Disease, ADPKD)

Definition und Basisinformation

Zystennieren sind weit mehr als nur ADPKD: Zystische Nierenerkrankungen stellen eine klinisch und genetisch heterogene Erkrankungsgruppe dar. Mehr als 100 Gene sind mittlerweile bekannt, die zu Zysten führen können. Etwa jeder 500. Mensch ist betroffen, zumeist liegt eine Fehlfunktion der Zilien zugrunde. Auch für die häufigste Form der ADPKD mit Beteiligung anderer Organsysteme wie Leber, Gefäßen, Herz etc. konnten kürzlich mehrere neue Gene identifiziert werden. In jedem 4. Fall geht die klassische ADPKD ohne positive Familienanamnese einher (meist aufgrund von Neumutationen, d. h. ca. 20–25 % Neumutationen); der Rest der Familie kann dann meist entlastet werden.

Klinisch-bildgebungstechnische Abgrenzungen der Entitäten voneinander sind schwierig und häufig nicht sicher möglich. Die genaue Einordnung hat aber große Bedeutung für Patienten und Familienangehörige. Assoziierte Komorbiditäten und organübergreifende Komplikationen können so frühzeitig detektiert und ein gezieltes Screening und Monitoring ermöglicht werden. Angehörige profitieren ebenfalls von einer genauen Einordnung und Diagnose im Frühstadium der Erkrankung. Das Verständnis der Genotyp-Phänotyp-Korrelationen hat sich in den letzten Jahren deutlich verbessert. Verlauf, Komplikationen und Prognose sind je nach Gen unterschiedlich. Die genetische Testung und die richtige Einordnung werden somit klinisch-therapeutisch zunehmend bedeutsamer. Neue ADPKD-Gene weisen meist eine günstigere „renale Prognose" auf. Andere weisen schwerere Komorbiditäten und ein gesteigertes Tumorrisiko auf.

Eine Ultraschalluntersuchung des Bauchraums wird als erster Schritt zur diagnostischen Abklärung empfohlen. Eine rein klinische Diagnosestellung ist häufig nicht einfach und bleibt unsicher.

Differenzialdiagnosen mit ADPKD-ähnlichem Phänotyp (sog. Phänokopien): HNF1ß, Tumorsyndrome, TSC, VHL, ADPLD, weitere Ziliopathien; hier ist eine Differenzierung nur mittels genetischer Diagnostik möglich.

Der Einsatz genetischer Diagnostik zwecks valider Patientenstratifizierung und medikamentös-therapeutischer Optionen ist zunehmend wichtig (gehört mit zur validen Therapieevaluation für Tolvaptan).

Die genetische Panel-Diagnostik ist daher sinnvoll und kosteneffizient (Goldstandard).

Symptomatik und klinisches Bild

Hypertonie in bis zu 80 % der Fälle, Koliken, Makrohämaturie und Harnwegsinfekte. Bei ca. 15 % der Familien treten Hirnarterienaneurysmen auf (4-fach erhöhtes Blutungsrisiko im Vergleich zur Normalbevölkerung). Klinisch palpable Nierentumoren, ggf. Hepatomegalie durch Leberzysten, linksseitige Unterbauchschmerzen (vermehrt Kolondivertikel mit Divertikulitis), vermehrtes Vorkommen von Aortenklappenvitien (bikuspidale Aortenklappen; Bergmann et al. 2028). Zysteneinblutungen aufgrund von Zystenwachstum kann oftmals nicht sicher von Zysteninfektionen unterschieden werden.

Diagnostik

- Familienanamnese mit Stammbaum (**aber cave:** jeder vierte ADPKD-Patient hat eine unauffällige Familienanamnese, meist durch Neumutation erklärbar).
- Ab dem 18. Lj. wird die Ultraschalluntersuchung des Bauchraums als erster Schritt der diagnostischen Abklärung empfohlen. Die Diagnose ist so bei > 95 % der Anlageträger bis zum 30. Lj. möglich. Leberzysten erhärten die Diagnose (➤ Abb. 8.1).
- Vermieden werden sollten zur Diagnosesicherung CT, MRT oder i. v. Urographie. Eine Volumenbestimmung zur Progressionsabschätzung und Therapieentscheidung kann im Verlauf mittels MRT erfolgen.

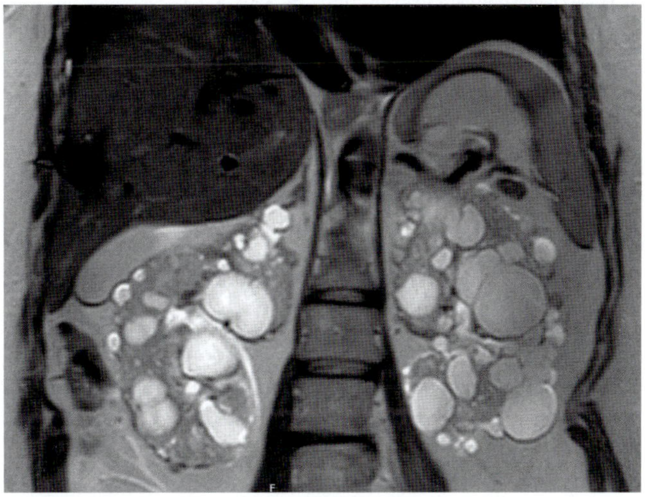

Abb. 8.1 MRT-Bildgebung der Nierenloge in koronarer Bildgebung einer 52-jährigen Patientin mit ADPKD Mayo-Klassifikation 1C [P1590]

- Eine MRT-Angiographie der Hirngefäße ist nur bei familiär gehäuften Hirnblutungen bzw. Aneurysmen und/oder klinischer Symptomatik (Kopfschmerzen) zu erwägen. Eine Abwägung therapeutischer interventioneller Möglichkeiten stellt oftmals ein Dilemma dar.
- Regelmäßige 24-h-Blutdruckmessungen werden zur Früherkennung einer (sekundären) renalen Hypertonie empfohlen.

Der Stellenwert der molekulargenetischen Diagnostik hat bei V. a. ADPKD stark zugenommen, da die rein klinisch-bildgebungstechnische Diagnosestellung nicht immer einfach und klar ist. Der Einsatz genetischer Diagnostik zur validen Patientenstratifizierung und für die Wahl medikamentös-therapeutischer Optionen ist zunehmend wichtig (gehört mit zur validen Therapieevaluation für Tolvaptan, s. u.).

Krankheitsverlauf (auch hinsichtlich extrarenaler Manifestationen) und Prognose unterscheiden sich je nach betroffenem Gen. Die ADPKD führt unbehandelt im Median bei 54 J. *(PKD1)* bzw. 74 J. *(PKD2)* zur terminalen Niereninsuffizienz. Die Prognose und der Krankheitsverlauf sowie die Komorbiditäten sind bei neuen ADPKD- und ADPKD-ähnlichen Genen jedoch unterschiedlich (Bergmann 2022).

Welche Patienten sollen untersucht werden? Indikation zur genetischen Testung auf ADPKD:

- Junge Patienten mit frühem Krankheitsbeginn
- Patienten mit unklarer Differenzialdiagnose/Bildgebung
- Patienten mit negativer Familienanamnese
- Patienten zur Tolvaptan-Therapieevaluation
- Evaluation eines jungen Spenders vor Lebendnierentransplantation
- Erwachsene Angehörige mit Wunsch nach präsymptomatischer Testung
- Erwachsene mit Wunsch nach Präimplantationsdiagnostik
- Bei bestehendem Kinderwunsch und Wunsch nach Risikoberatung

Differenzialdiagnose

- Neue ADPKD-ähnliche Gene
- HNF1ß-assoziierte Erkrankung (➤ Kap. 8.2.3),
- Autosomal-rezessive polyzystische Nierenerkrankung (ARPKD; ➤ Kap. 8.2.2),
- Von-Hippel-Lindau-Syndrom (VHL; ➤ Kap. 8.2.7),
- Tuberöse Hirnsklerose (TSC; ➤ Kap. 8.2.8),
- Autosomal-dominante polyzystische Lebererkrankung (ADPLD)
- Zilienerkrankungen (z. B. OFD1 bei Frauen mit V. a. ADPKD)
- Sekundäre Nierenzysten

Therapie

Sehr strikte Hypertoniebehandlung (Ziel-Blutdruck < 120/70 mmHg) vorzugsweise mit konsequenter RAAS-Blockade (z. B. HALT-PKD-Studie, Torres et al. 2014; **Empfehlungsgrad B;** Evidenzstärke IIb). Konsequente Therapie von Harnwegsinfekten (z. B. Chinolone wegen guter Zystenpenetration, alternativ Cephalosporine. **Cave** bei Chinolonen: Abwägung Nebenwirkungsprofil: s. Rote-Hand-Brief).

Der Vasopressin-2-Rezeptor-Antagonist **Tolvaptan** ist bei Erwachsenen in CKD-Stadien 1–4 mit Anzeichen für eine rasch fortschreitende Erkrankung zugelassen (**Empfehlungsgrad A;** Evidenzstärke Ib). Tolvaptan wird angewandt, um die Progression der Zystenentwicklung und der Niereninsuffizienz zu verlangsamen: Bei der ADPKD ist eines der Polycystine fehlerhaft aufgebaut. Nachfolgend kommt es durch fehlende mTOR-Inhibierung zur gesteigerten Proliferation und zu erhöhten cAMP-Spiegeln. Die Zysten entstehen als Folge einer Hyperproliferation, Hypersekretion und des Verlusts der Polarität. Der Vasopressin-Rezeptor-Antagonist Tolvaptan greift an der cAMP-Erhöhung an und korrigiert so teilweise die Hypersekretion. Bei der Therapie mit Tolvaptan ist die strenge Kontrolle der Leberfunktion wegen möglicher Transaminasenerhöhungen wichtig, die Langzeitergebnisse bezüglich Nierenfunktion und Nebenwirkungsprofil bleiben abzuwarten, denn weiterhin ist unklar, wie sehr Tolvaptan die Progression hin zur terminalen Niereninsuffizienz herauszögern kann. Schätzungen zufolge werden eine 3 J. Tolvaptan-Therapie die terminale Niereninsuffizienz im Mittel um 1 J. hinauszögern. Eine salz- und extrem eiweißreiche Ernährung sollte vermieden werden.

PRAXISTIPP

Neben der Therapieoption mit Tolvaptan sollten die Betroffenen über eine additive – noch effizientere – supportive Therapie informiert werden: die frühzeitige, strikte Blutdruckeinstellung und das Nichtrauchen!

Nachsorge/Rehabilitation

Bei terminaler Niereninsuffizienz gute Überlebensprognose, Nierentransplantation mit guten Ergebnissen. Selten auch Leber-Nieren-Doppeltransplantation bei massiven Leberzysten. Aufgrund ihrer Größe vor Transplantation oder rezidivierenden Zysteninfekten ist ggf. die Entfernung einer Zystenniere notwendig. Weiterführende Informationen unter www.nierenstiftung.de/fuer-betroffene/niere-a-bis-z/zystennieren/.

8.2.2 Autosomal-rezessive polyzystische Nierenerkrankung (ARPKD)

Definition und Basisinformation

Nephropathie mit zystischer Erweiterung v. a. der Sammelrohre. Die Diagnose wird vorwiegend im Kindes- und Jugendalter gestellt. Obligate Leberbeteiligung im Sinne einer kongenitalen Leberfibrose (Gross et al. 2024). Verantwortliche Gene: *PKHD1, DZIP1L, PKD1* und *PKD2* biallelisch sowie Dutzende weiterer Gene differenzialdiagnostisch relevant, da klinisch wie ARPKD imponierend.

Symptomatik und klinisches Bild

Bilateral vergrößerte, palpable Nieren, Hypertonie, rezidivierende Harnwegsinfekte. Bei älteren Kindern u. U.

Ösophagusvarizenblutungen infolge portaler Hypertension. Auch Patienten im mittleren und höheren Lebensalter können eine ARPKD aufweisen.

Diagnostik

- Sonographisch vergrößerte Nieren von erhöhter Echogenität; negativer Ultraschallbefund bei den Eltern.
- Portale Hypertonie meist bei älteren Kindern.
- Eine Leberbiopsie sichert die Diagnose.
- Genetik mit zunehmender Relevanz.

Differenzialdiagnose (Auswahl)

- Frühe Manifestation der autosomal-dominanten Zystennieren (*PKD1*; ➢ Kap. 8.2.1)
- *HNF1β* (➢ Kap. 8.2.3)
- Einzelne Formen der Nephronophthise (NPHP)
- Ziliopathien
- Oligosymptomatische Syndrome (z. B. Meckel-Syndrom, Bardet-Biedl-Syndrom; ➢ Kap. 8.2.4)

Therapie

➢ Kap. 8.2.1.

Nachsorge/Rehabilitation

➢ Kap. 8.2.1.

8.2.3 *HNF1β* – Renal Cysts and Diabetes Syndrome (RCAD)

Definition und Basisinformation

Autosomal-dominante Erkrankung mit MODY-Diabetes und variabel ausgeprägter Nephropathie. Verantwortliches Gen: *HNF1B* (codiert für *Hepatic Nuclear Factor 1β*).

Symptomatik und klinisches Bild

Variables Spektrum von Nierenveränderungen. Dies kann bei schwerer Manifestation bilaterale Agenesien, aber auch Dysplasien und Zysten in variabler Ausprägung sowie unilaterale Manifestationen einschließen. Das klinische Bild kann demjenigen der polyzystischen Nierenerkrankungen ähneln. Daneben wurden *HNF1B*-Mutationen auch bei Patienten mit autosomal-dominant erblichen glomerulären Zystennieren nachgewiesen. Einen Diabetes entwickeln etwa 60 % der Mutationsträger in einem mittleren Alter von 26 J. (Bingham, Hattersley 2004). Seltener Fehlbildungen des weiblichen Genitaltrakts.

Diagnostik

- Ultraschalluntersuchung der Nieren, ebenso bei Eltern und weiteren Familienmitgliedern
- HbA1c-Wertbestimmung, evtl. Glukosetoleranztest bei Betroffenen mit noch nicht manifestem Diabetes

Stellenwert der molekulargenetischen Diagnostik: Wegen der großen klinischen Variabilität ist der Mutationsnachweis zur Diagnosesicherung oft hilfreich.

Differenzialdiagnose

➢ Kap. 8.2.1. Andere Formen des MODY.

Therapie

➢ Kap. 8.2.1.

Nachsorge/Rehabilitation

➢ Kap. 8.2.1.

8.2.4 Nephronophthise und verwandte syndromale Ziliopathien

Definition und Basisinformation

Autosomal-rezessive tubulointerstitielle Nephropathie mit Aufsplitterungen der tubulären Basalmembranen und tubulointerstitieller Fibrose, typischerweise mit Konzentrierungsdefekt beginnend. Zysten oder irregulär konfigurierte Tubuli treten meist erst nach Nierenversagen und im kortikomedullären Übergangsbereich auf (➢ Abb. 8.2). Häufige genetische Ursache für terminales Nierenversagen in den ersten beiden Lebensdekaden (Hildebrandt et al. 2009).

Symptomatik und klinisches Bild

Die juvenile Form ist am häufigsten, beginnt gewöhnlich in der ersten Lebensdekade mit Polyurie, Polydipsie und Anämie. Im Gegensatz zu ADPKD und ARPKD ist der Blutdruck im frühen Krankheitsstadium und bei normaler Nierenfunktion meist nicht erhöht. Eine terminale Niereninsuffizienz tritt im mittleren Alter von 13 J. auf, z. T. jedoch auch bereits früher. Mittlerweile ist klar, dass es auch spätmanifestere und moderater verlaufende Formen der NPHP als die bislang klassischen Verläufe gibt. So wurde u. a.

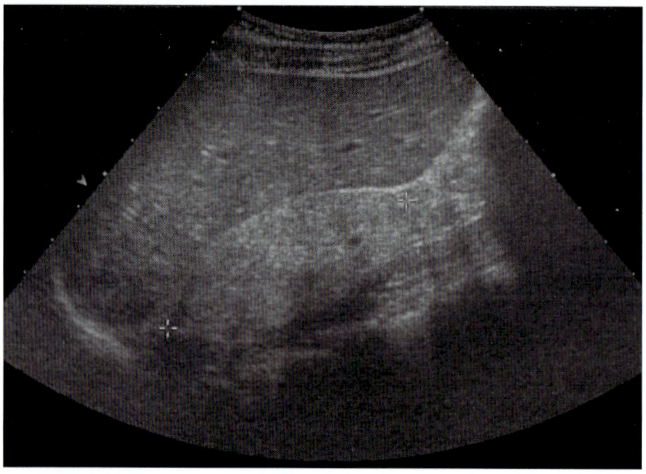

Abb. 8.2 Sonographisches Bild einer Nephronophthise. Zu beachten sind die normale Nierengröße (12 cm innerhalb der Markierungen), der Verlust der kortikomedullären Differenzierung, das Vorhandensein von Zysten im Bereich des kortikomedullären Übergangs und die erhöhte C der Niere ähnlich der Dichte der Leber. [E1393-001]

gezeigt, dass die häufigste Form NPHP1 eine Ursache für Nierenversagen im Erwachsenenalter darstellt.

Auch dominante adulte Formen (autosomal-dominante tubulointerstitielle Nierenerkrankungen, ADTKD, bzw. medulläre Zystennieren, MCKD) sind möglich. Dominante Neumutationen sind zu bedenken und erklären eine ggf. unauffällige Familienanamnese der Patienten.

Die primär rezessiv erblichen *NPHP*-Gene zeichnen sich durch ausgeprägte Pleiotropie aus, sprich können ein breites Spektrum an Phänotypen bedingen und wurden daher auch unter der Bezeichnung NPHP-verwandte Ziliopathien zusammengefasst (NPHP-RC [related ciliopathies]). Als extrarenale Merkmale sind z. B. eine Retinopathie und Leberfibrose zu nennen. Beim Bardet-Biedl-Syndrom z. B. liegen zudem ggf. eine Polydaktylie, Adipositas, Diabetes, variable neurologische Störungen und/oder mentale Einschränkungen vor.

8

Diagnostik

- Sonographie: verwaschene Rinden-Mark-Differenzierung; medulläre Zysten im Rinden-Mark-Bereich meist erst sekundär nach eingetretenem Nierenversagen; Nierengröße meist normal oder verringert (einige Formen können auch vergrößerte, ggf. polyzystisch imponierende Nieren zeigen).
- Nierenbiopsie: kleinzystische Tubulusstrukturen neben atrophischen Tubuli.

Stellenwert der molekulargenetischen Diagnostik: Die genetische Diagnostik ist klarer Goldstandard. Eine Nierenbiopsie kann durch Mutationsnachweis vermieden werden. Mehr als 20 *NPHP*-Gene sind bekannt, *NPHP1*-Mutationen sind am häufigsten, ca. 20–30 % tragen eine homozygote *NPHP1*-Deletion. Der Anteil der anderen Gene ist je nach Phänotyp verschieden, sodass eine NGS-Panel- bzw. exomweite Analytik sinnvoll ist.

Differenzialdiagnose

- Autosomal-dominante tubulointerstitielle Nierenerkrankungen (ADTKD) bzw. medulläre Zystennieren (autosomal-dominante Nierenerkrankung mit sehr ähnlichen Symptomen [NPH-MCKD-Komplex]; Nierenversagen erst im Erwachsenenalter, aktuell bekannte Gene: *MUC1, UMOD, HNF1ß/TCF2, REN, SEC61A1, DNAJB11*). Es werden fortlaufend weitere Gene mit ADTKD und überlappenden Phänotypen beschrieben. Die Häufigkeit der ADTKD wurde bislang stark unterschätzt.
- ARPKD/frühmanifeste ADPKD (➤ Kap. 8.2.2).
- Chronisch rezidivierende Pyelonephritis.
- Oligomeganephronie.
- Zystische Nierenveränderungen im Rahmen anderer Ziliopathien: Häufige Manifestationen neben Nierenzysten sind Retinopathien, Defekte des zentralen und peripheren Nervensystems und Skelettveränderungen, die isoliert oder als Teil eines Syndroms auftreten:
  - Joubert-Syndrom (JBTS) und verwandte Krankheitsbilder (JSRD): Kleinhirnfehlbildung (oftmals im axialen MRT „Backenzahnzeichen" [Molar Tooth Sign, MTS] bei Vorliegen weiterer Hirnanomalien), Entwicklungsverzögerung/geistige Behinderung, unregelmäßiges neonatales Atemmuster, Hypotonie, Ataxie, Nystagmus, kongenitale Leberfibrose, Augenveränderungen (häufig Retinitis pigmentosa), Polydaktylie.
  - Meckel-Gruber-Syndrom (MKS): okzipitale Meningoenzephalozele/Neuralrohrdefekt, kongenitale Leberfibrose, Polydaktylie, Verkürzung und Krümmung der langen Röhrenknochen, Herzfehler, Mikrozephalie, Mikrophthalmie, Spaltbildungen im Lippen-Kiefer-Gaumen-Bereich.
  - Bardet-Biedl-Syndrom (BBS): Adipositas, Netzhautdegeneration (Retinitis pigmentosa), Hypogonadismus, Polydaktylie, mentale Retardierung; seltener: Schwerhörigkeit, Anosmie, Morbus Hirschsprung, Leberveränderungen, Diabetes mellitus und weitere metabolische Auffälligkeiten.
  - Alström-Syndrom überlappt stark mit dem Bardet-Biedl-Syndrom. Die meisten Alström-Patienten sind jedoch normal intelligent, zeigen frühe Innenohrschwerhörigkeit sowie fortschreitende kardiomyopatische, pulmonale, hepatische und renale Veränderungen.
- Kurzrippen-Polydaktylie-Syndrome und andere Osteochondrodysplasien:
  - Jeune-Syndrom (auch als asphyxierende Thoraxdysplasie [ATD] bezeichnet): häufigstes Kurzrippen-Polydaktylie-Syndrom; weitere Merkmale: schmaler glockenförmiger Thorax, kurze Röhrenknochen, auffällige Beckenanatomie, Veränderungen verschiedener innerer Organe aus dem Ziliopathiespektrum
  - Ellis-van-Creveld-Syndrom (EVC): chondroektodermale Dysplasie mit dysproportioniertem Kleinwuchs und akromesomeler Verkürzung der Extremitäten, kurzen Rippen, postaxialer Polydaktylie und dysplastischen ektodermalen Strukturen wie Nägeln und Zähnen; zwei Drittel aller Patienten mit angeborenem Herzfehler

- Sensenbrenner-Syndrom (kranioektodermale Dysplasie, CED): Dolichozephalie, rhizomeler Kleinwuchs, ektodermale Defekte (spärliches, langsam wachsendes Haar, Zahn- und Nagelhypo-/dysplasien)

Therapie

Eine kausale Therapie ist nicht möglich. Supportive Therapie erfolgt bei präterminaler chronischer Nierenkrankheit (➤ Kap. 3).

Nachsorge/Rehabilitation

„Kurative" Therapie durch Nierentransplantation mit guten Langzeitergebnissen.

8.2.5 Typ-IV-Kollagen-Erkrankungen: Alport-Syndrom (und ehem. familiäre benigne Hämaturie)

Definition und Basisinformation

Das Alport-Syndrom (hemi-, homo- bzw. compound heterozygot) und die familiäre benigne Hämaturie (heterozygot) sind Krankheiten der gleichen Entität (Kashtan, Gross 2021; Krügel et al. 2013) und werden daher unter dem Oberbegriff der Typ-IV-Kollagen-Erkrankung Alport-Syndrom zusammengefasst. Es handelt sich um progressive Erkrankungen mit Mikrohämaturie, typischen histologischen Veränderungen der glomerulären Basalmembran (Verdünnung, Verdickung oder Aufsplitterung), Innenohrschwerhörigkeit und Augenveränderungen. Die meisten Patienten zeigen ausschließlich renale Manifestationen. In 80–85 % der Fälle liegt ein X-chromosomaler, in 10–15 % ein autosomal-rezessiver Erbgang vor. Die Mutationsfrequenz für die X-gebundene Form liegt bei ca. 1 : 5000 (Gross et al. 2020; Gross 2017), die Heterozygotenfrequenz bei 1 % der Gesamtbevölkerung. Zusammen mit der ADPKD (➤ Kap. 8.2.1) handelt es sich um die häufigste genetische Ursache einer chronischen Nierenerkrankung (Prävalenz bei CKD bis 10 %; Kashtan, Gross 2021). Aufgrund der Expression des Typ-IV-Kollagens im Körper tritt eine Beteiligung der glomerulären Basalmembran sowie des Innenohrs und der Augenlinse auf. Verantwortliche Gene: *COL4A3, COL4A4, COL4A5* und zahlreiche weitere differenzialdiagnostische Gene.

Symptomatik und klinisches Bild

Initial- und Leitsymptom: Mikrohämaturie renalen Ursprungs mit Akanthozyten, z. T. episodisch auch Makrohämaturie. Unbehandelt bei der klassischen X-chromosomal hemizygoten Form Entwicklung einer dialysepflichtigen Niereninsuffizienz (Median 22 J.). In 80 % der Fälle progrediente Innenohrschwerhörigkeit, beginnend in der 2. Lebensdekade und typischerweise im Hochtonbereich bei 2000–8000 Hz. In 30–40 % der Fälle liegen typische Augenveränderungen wie ein Lentikonus oder Makulaflecken vor. Beim X-chromosomalen Erbgang sind Männer stärker betroffen; heterozygote Frauen haben häufig eine asymptomatische Mikrohämaturie (90 %), können in bis zu 40 % der Fälle aber auch eine schwere Nierenerkrankung entwickeln. Auch extrarenale Symptome sind möglich und verschlechtern dann die Gesamtprognose.

Diagnostik

- Eingehende Familienanamnese (Anlageträger mit Mikrohämaturie)
- Urinanalyse bezüglich Akanthozyturie und Nierenfunktionsdiagnostik, ggf. Nierenbiopsie mit Elektronenmikroskopie und Immunhistologie (➤ Abb. 8.3)
- Audiometrie (Innenohrschwerhörigkeit, v. a. im Hochtonbereich)
- Augenärztliche Untersuchung (Fundoskopie und Spaltlampenuntersuchung)

Stellenwert der molekulargenetischen Diagnostik: Gendiagnostik beim X-chromosomalen (COL4A5) und autosomalen (COL4A3, COL4A4) Typ bei Kindern ist mittlerweile Standard. Heterozygote Genträger von Varianten in den autosomalen Alport-Genen haben ein Alport-Syndrom mit bis zu 10 % Risiko einer schweren Nierenerkrankung (ehem. als familiäre benigne Hämaturie bzw. dünne Basalmembran-Nephropathie/Thin Basement Membrane Nephropathy bezeichnet).

Differenzialdiagnose

- Glomeruläre Erkrankungen mit familiärer Disposition wie z. B. IgA-Nephropathie.
- Nephropathie der dünnen Basalmembranen (Thin Basement Membrane Nephropathy; familiäre benigne Hämaturie,

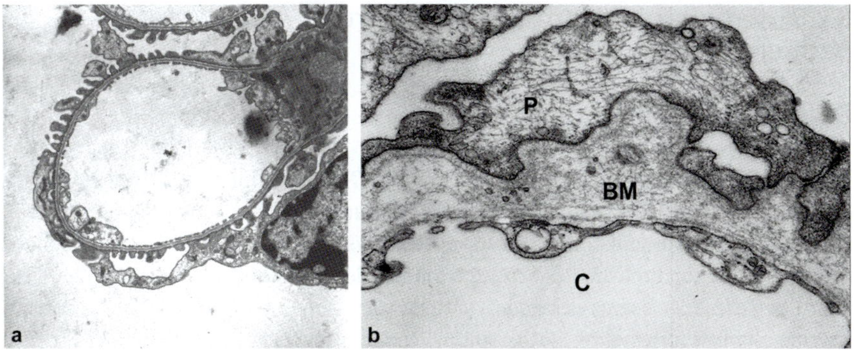

Abb. 8.3 **a** Gesunde Glomerulusschlingen; **b** Ausschnitt einer Glomerulusschlinge beim Alport-Syndrom mit kapillärer Seite (C), breiter glomerulärer Basalmembran (BM) und schwer veränderter Podozyten-Architektur (P) [P663]

heterozygote Typ-IV-Kollagen-Erkrankung) wird mittlerweile zum Alport-Syndrom gerechnet.
- Fechtner-/Epstein-Syndrom (Nephropathie, Schwerhörigkeit, Makrothrombozytopenie).

Therapie

ACE-Hemmer haben sich im letzten Jahrzehnt als spezifische Therapie des Alport-Syndroms etabliert (Kashtan, Gross 2021). Für **alle** Patienten, auch mit heterozygoter Mutation, gilt:

ACE-Hemmer ab dem Stadium der Mikroalbuminurie (Albuminurie 30–300 mg/g Kreatinin; **Empfehlungsgrad A;** Evidenzstärke Ib). Bei Kindern mit klassischer schwerer Verlaufsform (hemi- bzw. homozygot) Therapiestart mit ACE-Hemmern unter kindernephrologischer Kontrolle ab dem Alter von 2 J. im Stadium Mikrohämaturie (noch vor Auftreten der Mikroalbuminurie; **Empfehlungsgrad A;** Evidenzstärke Ib). Registerdaten belegen, dass ACE-Hemmer eine Nierenfunktionsverschlechterung um über 10 J. herauszögern können (Kashtan, Gross 2021; Krügel et al. 2013). Im fortgeschrittenen Stadium strenge Blutdruckkontrolle (Zielblutdruck < 125/75 mm Hg) und bei Erwachsenen vorzugsweise SGLT2-Inhibitoren, ggf. ergänzt durch ein Statin **(Empfehlungsgrad C).** Aktuelle Phase-2-Studien mit neuen Therapien werden in naher Zukunft die Therapiemöglichkeiten erweitern. Derzeit werden SGLT2-Inhibitoren im Rahmen einer Phase-3-Studie bei Kindern ≥ 10 J. und jungen Erwachsenen in frühen Krankheitsstadien erprobt (Gross et al. 2024). Nach Transplantation liegt eine generell gute Prognose vor, < 3 % der Nierenempfänger entwickeln eine Anti-GBM-Nephritis im Transplantat, da ein transplantiertes Neoantigen vorliegt. Im ersten Jahr nach Transplantation sollte der Anti-GBM-Titer bestimmt werden.

Nachsorge/Rehabilitation

Familienuntersuchung sinnvoll. Auch heterozygote Variantenträger (insbesondere X-chromosomal) haben ein deutlich erhöhtes Risiko, ein terminales Nierenversagen (in ca. 20 %!) zu entwickeln. Nierentransplantation mit sehr guten Langzeitergebnissen. Weiterführende Informationen finden Sie unter www.alport.de und www.alport-selbsthilfe.de.

8.2.6 Hereditäre nephrotische Glomerulopathien

Definition und Basisinformation

Ausgesprochen heterogene Gruppe glomerulärer Nephropathien mit strukturellem Podozytenschaden, Proteinurie und meist fortschreitendem Nierenfunktionsverlust. Die verantwortlichen Gene codieren meist für Proteine der Schlitzmembran, des Zytoskeletts oder des Zellmetabolismus des Podozyten oder der glomerulären Basalmembran (Torres et al. 2014). Zusätzlich ist in den letzten Jahren eine Reihe weiterer seltener genetischer Formen mit unterschiedlichen Basisdefekten identifiziert worden (aktuell sind insgesamt > 100 Gene bekannt). Von diesen isolierten Formen der hereditären nephrotischen Glomerulopathien sind seltene syndromale Formen abzugrenzen.

Symptomatik und klinisches Bild

Nephrotischer Symptomkomplex mit Ödemen, Hypalbuminämie und Hyperlipidämie; die i. d. R. steroidresistent sind. Durch Verlust von Funktionsproteinen liegt eine Thrombose- und Infektionsneigung vor, der Stoffwechsel kann eine Hypothyreose als Sekundärkomplikation aufweisen. Praktisch alle Formen führen zu einer fortschreitenden Niereninsuffizienz. Kindliche Formen manifestieren sich i. d. R. durch die Symptome des renalen Proteinverlusts, bei adulten Formen stehen hingegen oft die Symptome der progressiven Niereninsuffizienz im Vordergrund. Extrarenale Manifestationen wie Augen-, ZNS-, Skelett- oder Geschlechtsanomalien können auf eine seltene syndromale Erkrankung aus dem Spektrum der hereditären nephrotischen Glomerulopathien hinweisen.

Diagnostik

- Klinik mit Ödemen und Aszites und/oder Zeichen des Nierenversagens. Auf extrarenale Manifestationen achten. Sorgfältige Familienanamnese erheben.
- Labor: Hypalbuminämie, Hyperlipidämie, normale Komplementspiegel, Serum-Kreatinin normal oder erhöht, unauffälliges Urinsediment und große (glomeruläre) Proteinurie.
- Nierenbiopsie: je nach Typ und Erkrankungsdauer von Minimal Changes bis diffuse Mesangialsklerose (manche frühkindlichen Formen) oder fokal-segmentale Glomerulosklerose (FSGS, eher bei später manifestierenden Formen). Auf Nierenpunktion wird bei Kleinkindern i. d. R. in der Initialdiagnostik verzichtet.

Stellenwert der molekulargenetischen Diagnostik: Sie ist hilfreich in der Differenzialdiagnose mit hoher Rate positiver Ergebnisse bei kongenitalen oder kindlichen steroidresistenten Formen. Bei der FSGS des Erwachsenenalters gelingt ein Mutationsnachweis in den Genen nur in etwa 30 % der familiären Fälle. Die über 10 % Trefferquote bei sporadischen Fällen mit FSGS rechtfertigt eine breite Anwendung der molekulargenetischen Diagnostik in diesem Patientengut. Für die Gendiagnostik stehen heute Next-Generation-Sequencing-Panel zur Verfügung, die eine Abdeckung aller bekannten Gene von erblichen Glomerulopathien bereitstellen.

Differenzialdiagnose

- Nichthereditäre Formen des nephrotischen Syndroms (überwiegende Zahl der Fälle jenseits des Säuglingsalters)
- Familiäres hämolytisch-urämisches Syndrom und membranoproliferative Glomerulonephritis

- Sekundäres kongenitales nephrotisches Syndrom durch konnatale Syphilis-, Toxoplasmose-, CMV- oder HIV-Infektion, mütterlichen Lupus erythematodes oder neonatale Antikörper gegen die neutrale Endopeptidase.

Therapie

Die hereditären Glomerulopathien sprechen i. d. R. nicht auf eine immunsuppressive Therapie an. Die supportive Therapie steht im Vordergrund (eiweißreiche und salzarme Ernährung; ggf. Antikoagulation; ggf. Albumin-, Immunglobulin-, Schilddrüsenhormonsubstitution, v. a. bei ausgeprägtem nephrotischem Syndrom im Kleinkindesalter; ➤ Kap. 4). Bei terminaler Niereninsuffizienz Durchführung der Nierenersatztherapie oder Planung einer Nierentransplantation. In der Regel gute Erfolgsrate und gutes Organüberleben bei Nierentransplantation.

Nachsorge/Rehabilitation

Prävention von Infektionen und thrombotischen Komplikationen. „Kurative" Therapie durch Nierentransplantation.

8.2.7 Von-Hippel-Lindau (VHL)-Syndrom

Speziell Nierenzellkarzinom (➤ Kap. 15.1).

Definition und Basisinformation

Autosomal-dominante hereditäre Tumordispositionserkrankung mit Beteiligung von ZNS, Retina, Pankreas, Nieren, Nebennieren und anderen Organen (Lonser et al. 2003). Prävalenz bei 1 : 36.000. Verantwortliches Gen: *VHL,* ein Tumor-Suppressor-Gen, das so beim Von-Hippel-Lindau-Syndrom zur Tumorentstehung beiträgt. In etwa 20 % der Fälle liegen Neumutationen vor.

Symptomatik und klinisches Bild

Hämangioblastome des Zentralnervensystems (60–80 %, meist hintere Schädelgrube oder spinal), die zu Kopfschmerzen, Ataxie, neurogenen Schmerzen, Sensibilitätsstörungen oder anderen neurologischen Zeichen führen. Visusverlust oder Gesichtsfeldausfälle bei Angiomatosis retinae (60 %). Als renale Manifestationen sind Nierenzysten häufig. Nierenzellkarzinome, die wesentlich zur Mortalität bei VHL-Syndrom beitragen, entwickeln 40 % der Betroffenen. Eine ausgeprägte arterielle Hypertonie entwickelt sich bei solitären oder multiplen Phäochromozytomen (20 %). Pankreaszysten bleiben oft asymptomatisch. Hörstörungen entstehen durch Tumoren des Innenohrs. Zystadenome des Nebenhodens treten auf. Insgesamt liegt eine große Variabilität der Läsionen und der Manifestationen vor.

Diagnostik

- Eingehende Familienanamnese und klinische Untersuchung erheben.
- Ophthalmoskopie in Mydriasis bei V. a. Angiomatosis retinae (z. T. in peripherer Lage).
- NMR mit Gadolinum bei V. a. Hämangioblastom des ZNS oder des Rückenmarks.
- Bei V. a. Phäochromozytom Plasma- und Urin-Katecholamine, Jodbenzylguanidin-Szintigraphie. **Cave:** doppelseitiges Vorkommen!
- Ultraschall Abdomen, Sonographie auch von Testis (Zystadenome des Nebenhodens, selten).
- Klinische Diagnosekriterien: ≥ 2 typische Läsionen (2 Hämangioblastome oder 1 Hämangioblastom plus 1 viszeraler Tumor) bei sporadischem Fall, ≥ 1 typische Läsionen bei positiver Familienanamnese (Lonser et al. 2003).

Stellenwert der molekulargenetischen Diagnostik: Wegen des variablen Krankheitsbilds ist die molekulargenetische Analyse zur Diagnosesicherung oft hilfreich. Auch ggf. zur prädiktiven (präsymptomatischen) Diagnostik in betroffenen Familien.

Differenzialdiagnose

- Leiomyomatose mit Nierenzellkarzinom
- Familiäres papilläres Nierenkarzinom
- Andere tumoröse Erkrankungen

Therapie

Eine kausale Therapie ist nicht möglich. Bei retinaler Angiomatosis erfolgt eine Lasertherapie. Bei Hämangioblastomen wird ggf. eine operative Resektion, bei Nierenkarzinomen und Phäochromozytomen eine Exstirpation erforderlich.

Nachsorge/Rehabilitation

Lebenslanges Erkrankungs- und Entartungsrisiko. Jährliche Kontrollen empfohlen mit Ophthalmoskopie, Blutdruckmessung, ggf. mit Bestimmung der Urin-Katecholamine, abdominellem Ultraschall, Hörprüfung. Kraniospinales MRT mit Kontrastmittel bei neurologischer Symptomatik ist als jährliche Routine umstritten (Lonser et al. 2003). Weiterführende Informationen unter www.vhl.org.

8.2.8 Tuberöse Sklerose (TSC)

Syn.: Morbus Bourneville-Pringle.

Definition und Basisinformation

Hereditäre, autosomal-dominante Multisystemkrankheit mit lokalen Gewebeanomalien (Hamartien). Besonders häufig sind Gehirn,

Haut, Herz und Niere betroffen. Prävalenz ca. 1 : 12.000 bis 1 : 15.000. Verantwortliche Gene: *TSC1, TSC2*. Etwa 80 % sind Neumutationen (Kwiatkowski et al. 2010; Northrup, Au 2009).

Symptomatik und klinisches Bild

Extrem variables und altersabhängiges klinisches Bild mit Epilepsie und typischen kutanen Manifestationen als Leitsymptome:

- **Haut:** hypomelanotische Flecken (80 %), ab dem Schulalter faziale Angiofibrome (85 %), bei Erwachsenen Koenen-Tumoren (50 %) der Finger- und Fußnägel.
- **Gehirn:** periventrikulär verkalkte Gliaknoten (> 80 %), kortikale Tubera, seltener Zysten, Heterotopien, Riesenzellastrozytome. Die zerebrale Beteiligung kann sich klinisch neben der frühkindlichen Epilepsie (75–90 %) auch mit geistiger Behinderung variabler Ausprägung (30–50 %) und Verhaltensstörungen/Autismus zeigen.
- **Hamartome** können auch in der Retina nachweisbar sein. Eine grundsätzlich reversible fetale und neonatale Manifestation sind Rhabdomyome des Herzens (> 50 %).
- **Nieren:** Die Nierenbeteiligung bei der TSC ist häufig und betrifft i. d. R. erst erwachsene Patienten. Angiomyolipom der Niere mit variierenden Anteilen von Fettgewebe, abnormen Blutgefäßen und glatter Muskulatur als typischer Nierentumor der TSC (50–90 %), typischerweise ab dem 2. Lebensjahrzehnt, i. d. R. multipel und oft beidseitig, überwiegend bei Frauen. Lebensbedrohliche retroperitoneale Blutungen als mögliche Komplikation. Nierenzysten seltener, oft gemeinsames Vorkommen mit Angiomyolipomen. 2 % der TSC-Patienten haben eine Deletion im Chromosom 16p13, die sowohl das *TSC2*-Gen als auch das benachbarte *PKD1*-Gen für die autosomal-dominanten Zystennieren betrifft. Solche Patienten sind von beiden Krankheiten betroffen; die Prognose der Nierenerkrankung ist ungünstiger (➤ Kap. 8.2.1). Die pulmonale Lymphangiomyomatose entsteht durch Aussaat glatter Muskelzellen aus renalen Angiomyolipomen in die Lunge, wo sie sich im Interstitium festsetzen und proliferieren. Diese sekundäre Manifestation der TSC betrifft fast ausschließlich Frauen in der fertilen Phase.

Diagnostik

- Inspektion von Haut und Fingernägeln (Blickdiagnose!)
- Untersuchung des Augenhintergrunds
- Sonographie der Nieren
- Bei Kindern Echokardiographie, kraniales CT oder MRT
- Bei Frauen mit renalem Angiomyolipom ein HD-CT zum Ausschluss einer pulmonalen Lymphangiomyomatose

Stellenwert der molekulargenetischen Diagnostik: bei nicht eindeutigen klinischen Befunden und im Rahmen einer genetischen Beratung bei Kinderwunsch.

Differenzialdiagnose

Bei renaler Erstmanifestation einer TSC sind differenzialdiagnostisch folgende Krankheitsbilder auszuschließen:

- VHL-Syndrom (➤ Kap. 8.2.7)
- Zystennieren des Erwachsenen (ADPKD; ➤ Kap. 8.2.1)
- Beidseitige Hypernephrome
- Solitäre Angiomyolipome
- Nierenzellkarzinom

Therapie

Symptomatische Behandlung nach dem jeweiligen Organbefall und dem Schweregrad der Symptomatik.

Speziell für die subependymalen Riesenzellastrozytome (SEGA) gibt es mit Everolimus eine zugelassene Therapie.

Speziell für die Nieren gilt: Angiomyolipome der Nieren sind grundsätzlich gutartig, jedoch besteht die Gefahr von schweren, spontanen Einblutungen. Auch hier steht mit Everolimus bei Erwachsenen eine zugelassene Therapie zur Verfügung, die in den Zellmetabolismus eingreift und die verstärkte Proliferationstendenz von Tumoren reduziert bzw. eine Größenreduktion um ca. 40 % bewirkt. Wegen der Gefahr von Blutungen kann die operative Entfernung oder eine Katheterembolisation erwogen werden.

Nachsorge/Rehabilitation

Bei Kindern alle 1–3 J. CT oder MRT des Schädels. Ab dem 10. Lj. außerdem Nierensonographie und MRT. Weitere Vor-/Nachsorgeuntersuchungen je nach Organbefall.

8.2.9 Morbus Fabry

Syn.: Fabry-Anderson-Krankheit.

Definition und Basisinformation

Der Morbus Fabry zählt zu den lysosomalen Speichererkrankungen, die X-chromosomal vererbt wird. Sie führt zu einer verminderten Aktivität der α-Galactosidase A und damit zur systemischen Akkumulation von Globotriaosylceramid. Besonders häufig sind Hautangiokeratome, eine Beteiligung des peripheren Nervensystems (Akroparästhesien), des Herzens (Kardiomyopathie) und der Nieren (Proteinurie, CKD). Die Prävalenz liegt bei ca. 1 : 40.000. Verantwortliches Gen: *GLA*.

Symptomatik und klinisches Bild

Die **Klinik** dieser seltenen Erberkrankung umfasst als klassische Systemerkrankung viele Organe und führt so oft zu einer

8

verzögerten Diagnosestellung. Betroffen sind in ungefährer zeitlicher Abfolge ab Geburt:

- Haut mit Angiokeratomen (Gefäßerweiterungen mit geringer Hyperkeratose) insbesondere an den Oberschenkeln, im Gürtelbereich und gluteal.
- Peripheres Nervensystem mit Akroparästhesien, also einem Taubheitsgefühl mit Kribbeln. Charakteristisch sind brennende Schmerzen insbesondere der Akren, die durch Wärme und Kälte, aber auch Stress und Alkohol verstärkt werden können. Typisch ist eine Hypohidrose (Überhitzung bei starker körperlicher Anstrengung).
- Augen- und Ohrenbeteiligung mit Hochtonschwerhörigkeit, Cornea verticillata und Kataraktbildung.
- Lunge (obstruktive Lungenerkrankung).

Ab dem jungen Erwachsenenalter kommen hinzu:

- Nierenbeteiligung mit Proteinurie und progredienter Niereninsuffizienz
- Kardiomyopathie mit Linksherzhypertrophie, verbreitertem Septum und Reizleitungsstörungen
- Zerebrale Beteiligung mit ischämischen Ereignissen, seltener auch Depressionen und Psychosen

Diagnostik

Alle 6–12 Mon. in einem Expertenzentrum:

- Schwere der Nierenbeteiligung und sekundären Schäden
- Schwere der Myokardbeteiligung, insbesondere durch Echo und EKG/Langzeit-EKG
- Schwere der neurologischen Beteiligung (Doppler- und Duplexsonographie der Halsgefäße)

Die molekulargenetische Diagnostik ist zwingend erforderlich und weist auf die spezifischen Therapie-Optionen hin (stratifiziert nach Mutationen).

Differenzialdiagnose

Die Differenzialdiagnose umfasst eine Vielzahl von kardiologischen, nephrologischen, neurologischen, ja sogar psychiatrischen Erkrankungen, bei denen ein Morbus Fabry ausgeschlossen werden sollte.

Therapie

Die Therapie umfasst einen supportiven und einen (krankheits-) modifizierenden Ansatz:

- Die supportive Therapie beinhaltet Lebensstilmodifikationen. Die Therapieeinleitung sollte im Expertenzentrum erfolgen und sich an der Fachinformation orientieren.
- Die modifizierende Therapie wird unterteilt in Enzymersatztherapie und Chaperon-Therapie:
  - Enzymersatztherapie: Agalsidase alfa oder beta im mehrwöchigen Intervall bzw. orientiert am Symptombild des Patienten.
  - Chaperon-Therapie: Migalastat, orientiert an der spezifischen Gen-Variante (siehe Fachinformation). Ungefähr ein Drittel der Gen-Varianten können auf diese Weise behandelt werden.

PRAXISTIPP

Cave: Einige *GLA*-Varianten wie *A143T* und *D313Y* werden heute kontrovers diskutiert. Bei diesen Individuen ist eine differenzierte interdisziplinäre Diskussion anhand der Befunde des Patienten zwischen Klinikern und Genetikern sinnvoll (Avanesov et al. 2023).

Nachsorge/Rehabilitation

Prognose und Lebenserwartung von Fabry-Betroffenen werden geprägt von den Organkomplikationen (Niere, Herz, Hirn). Die Gesamtprognose kann mutmaßlich durch eine supportive Maßnahmen mindestens so positiv beeinflusst werden wie durch die Enzymersatztherapie. Interessanterweise konnte bisher nicht gezeigt werden, ob die Enzymersatztherapie die Lebenserwartung verbessert. Die genetische Erkrankung rekurriert im Nierentransplantat nicht.

LEITLINIEN

Deutsche Gesellschaft für Humangenetik (GfH) und Berufsverband Deutscher Humangenetiker e. V. (BVDH): Leitlinie „Humangenetische Diagnostik und genetische Beratung". medgen 30 (2018) 469–522. https://doi.org/10.1007/s11825-018-0223-1.

Deutsche Gesellschaft für Nephrologie (DGfN) und Deutsche Gesellschaft für Pädiatrische Nephrologie (GPN) (federführend): S3-Leitlinie 166-005 „Abklärung der Mikro-Hämaturie bei Kindern und jungen Erwachsenen zur Früherkennung von Nierenerkrankungen". Dtsch Arztebl Int. (2024). doi: https://doi.org/10.3238/arztebl.m2024.0070.

LITERATUR

Avanesov M, Asgari A, Muschol N et al.: Comparison of classical Fabry and its p.D313Y and p.A143T variants by cardiac T1 mapping, LGE and feature tracking myocardial strain. Sci Rep 13(1) (2023) 5809. doi: https://doi.org/10.1038/s41598-023-32464-0.

Bergmann C: [Polycystic kidneys: Genetic testing and correct classification clinically and therapeutically of increasing significance]. Deutsche Medizinische Wochenschrift (1946). Jun;147(11) (2022) 710–717. doi: 10.1055/a-1337-1828. PMID: 35636423.

Bergmann C, Guay-Woodford LM, Harris PC et al.: Polycystic kidney disease. Nat Rev Dis Primers 4 (2018) 50.

Bingham C, Hattersley AT: Renal cysts and diabetes syndrome resulting from mutations in hepatocyte nuclear factor-1beta. Nephrol Dial Transplant 19 (2004) 2703–2708.

Dahl NK, Bloom MS, Chebib FT et al.: The Clinical Utility of Genetic Testing in the Diagnosis and Management of Adults with Chronic Kidney Disease. J Am Soc Nephrol 34(12) (2023) 2039–2050. doi: 10.1681/ASN.0000000000000249. Epub 2023 Oct 5. PMID: 37794564; PMCID: PMC10703084.

Gesetz über genetische Untersuchungen bei Menschen (Gendiagnostikgesetz, GenDG). Bundesgesetzblatt 50 (2009) 2529–2538.

Gross O, Haffner D, Schaefer F, Weber LT: SGLT2 inhibitors: approved for adults and cats but not for children with CKD. Nephrol Dial Transplant 39(6) (2024) 907–909. doi: https://doi.org/10.1093/ndt/gfae029.

Gross O, Tönshoff B, Weber LT et al.: German Pediatric Nephrology (GPN) Study Group and EARLY PRO-TECT Alport Investigators: A multicenter, randomized, placebo-controlled, double-blind phase 3 trial with open-arm comparison indicates safety and efficacy of nephroprotective therapy with ramipril in children with Alport's syndrome. Kidney Int 97(6) (2020) 1275–1286.

Gross O: Leben mit Alport Syndrom. Der Nephrologe 12(4) (2017) 257–263.
Hildebrandt F, Attanasio M, Otto E: Nephronophthisis: disease mechanisms of a ciliopathy. J Am Soc Nephrol 20 (2009) 23–35.
Kashtan CE, Gross O: Clinical practice recommendations for the diagnosis and management of Alport syndrome in children, adolescents, and young adults-an update for 2020. Pediatr Nephrol 36(3) (2021) 711–719.
Kommission für Öffentlichkeitsarbeit und ethische Fragen der Gesellschaft für Humangenetik e. V.: Stellungnahme zum Heterozygoten-Bevölkerungsscreening. Med Genetik 3 (1992a) 11–12.
Kommission für Öffentlichkeitsarbeit und ethische Fragen der Gesellschaft für Humangenetik e. V.: Stellungnahme zur postnatalen prädiktiven genetischen Diagnostik. Med Genetik 3 (1991) 10–11.
Kommission für Öffentlichkeitsarbeit und ethische Fragen der Gesellschaft für Humangenetik e. V.: Stellungnahme zur vorgeburtlichen Diagnostik und zum Schwangerschaftsabbruch. Med Genetik 4 (1992b) 12.
Krügel J, Rubel D, Gross O: Alport Syndrome – Recent insights in basic and clinical research. Nature Reviews Nephrology 9(3) (2013) 170–178.
Kwiatkowski DJ, Whittemore VH, Thiele EA (eds.): Tuberous Sclerosis Complex. Genes, Clinical Features, and Therapeutics. Weinheim: Wiley-Blackwell 2010.
Lonser RR, Glenn GM, Walther M et al.: von Hippel-Lindau disease. Lancet 361 (2003) 2059–2067.
Northrup H, Au KS: Tuberous Sclerosis Complex. In: Pagon RA, Bird TC, Dolan CR, Stephens K (eds.): GeneReviews [http://www.ncbi.nlm.nih.gov/sites/GeneTests/]. Version 07.05.2009.
Schrezenmeier E, Kremerskothen E, Halleck F et al.: The underestimated burden of monogenic kidney disease in adults waitlisted for kidney transplantation. Genet Med 23 (2021) 1219–1224.
Snoek R, van Setten J, Keating BJ et al.: NPHP1 (Nephrocystin-1) Gene Deletions Cause Adult-Onset ESRD. J Am Soc Nephrol 29(6) (2018) 1772–1779
Torres VE, Abebe KZ, Chapman AB et al.: HALT-PKD Trial Investigators. Angiotensin blockade in late autosomal dominant polycystic kidney disease. N Engl J Med 371(24) (2014) 2267–2276. doi: https://doi.org/10.1056/NEJMoa1402686.

KAPITEL

9 Infektionen der Nieren und der Harnwege bei Erwachsenen

Reinhard Fünfstück und Kurt G. Naber

9.1 Definition und Basisinformation

Harnwegsinfektionen gehören zu den häufigsten bakteriell bedingten Erkrankungen des Menschen. Hinsichtlich der Manifestation der Erkrankung besteht eine Korrelation zum Lebensalter der betroffenen Patienten, zu ihrem Geschlecht, zu bereits vorliegenden anderen prädisponierenden Erkrankungen und zu sozioökonomischen Faktoren (Fünfstück et al. 2024). Infektionen können zu schwerwiegenden Komplikationen im Verlauf einer Schwangerschaft, bei Diabetes mellitus, bei polyzystischer Nierendegeneration, nach einer Nierentransplantation sowie bei Vorliegen von Fehlbildungen, Obstruktionen und bei neurologischen Störungen führen. Das therapeutische Vorgehen hängt entscheidend von den klinischen Symptomen und prädisponierenden Faktoren ab. Beim Einsatz von Antibiotika können falsche Therapieentscheidungen zunehmend Resistenzen fördern, die den weiteren Einsatz von Antiinfektiva bei schweren Infektionen gefährden (Naber et al. 2015). Vor diesem Hintergrund ist die rationelle und gezielte Verordnung von Antibiotika zur Behandlung von Harnwegsinfektionen sowohl aus klinischer als auch aus mikrobiologischer Sicht bedeutsam (Wagenlehner et al. 2024; Bonkat et al. 2023; Wagenlehner et al. 2024a; Nicolle et al. 2005).

Nach der Lokalisation der Erkrankung sind Infektionen der unteren Harnwege und des oberen Harntrakts zu unterscheiden. Klinisch ist eine Unterscheidung zwischen einer asymptomatischen Bakteriurie und symptomatischen Krankheitsbildern (Zystitis, Pyelonephritis) notwendig. Nach dem Infektionsverlauf ist zwischen der akuten Infektionsepisode und rezidivierenden/rekurrierenden bzw. chronischen Infektionsverläufen zu differenzieren. Bei komplizierten Harnwegsinfektionen finden sich im Gegensatz zu unkomplizierten Harnwegsinfektionen zusätzliche Veränderungen im Harntrakt oder Begleiterkrankungen, die den Infektionsverlauf erschweren (➤ Abb. 9.1). Des Weiteren prägen die Pathogenität der Infektionserreger und deren Virulenz einerseits sowie die Effizienz wirtsspezifischer Abwehrmechanismen andererseits den klinischen Verlauf einer Harnwegsinfektion.

MERKE

Aus klinischer Sicht ist es wichtig, eine asymptomatische Bakteriurie von einer Zystitis oder einer Pyelonephritis sowie eine unkomplizierte von einer komplizierten Harnwegsinfektion zu unterscheiden. In Abhängigkeit der klinischen Symptomatik, der Lokalisation der Infektion und unter Beachtung der Risikofaktoren sind unterschiedliche therapeutische Maßnahmen erforderlich.

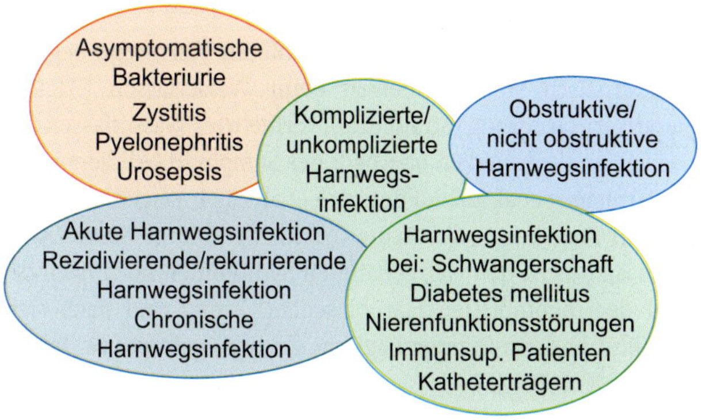

Abb. 9.1 Klinische Differenzierung der verschiedenen Erscheinungsformen einer Harnwegsinfektion [L231]

9.1.1 Unkomplizierte Harnwegsinfektion

Eine Harnwegsinfektion wird als unkompliziert eingestuft, wenn im Harntrakt keine relevanten funktionellen oder anatomischen Anomalien feststellbar sind und keine relevanten Begleiterkrankungen (Nierenfunktionsstörung, Diabetes mellitus, Immunsuppression) vorliegen (Wagenlehner et al. 2024).

Patientengruppen mit unkomplizierten Harnwegsinfektionen sollten nach folgenden klinischen Erscheinungen unterschieden werden: anderweitig gesunde, nicht schwangere Frauen in der Prämenopause; anderweitig gesunde Schwangere; anderweitig gesunde Frauen in der Postmenopause; anderweitig gesunde jüngere Männer; anderweitig gesunde Patienten mit Diabetes mellitus und einer stabilen Stoffwechselsituation sowie Fälle mit stabiler Nierenfunktion in den KDIGO-Stadien 2 bis maximal 3a (Wagenlehner et al. 2024).

9.1.2 Komplizierte Harnwegsinfektion

Dazu zählen Harnwegsinfektionen bei Nachweis von relevanten funktionellen oder anatomischen Veränderungen im Harntrakt. Dies betrifft u. a. Einschränkungen der Nierenfunktion (ab KDIGO-Stadium 3b; Scherberich et al. 2021), anderweitige Begleiterkrankungen wie eine instabile Stoffwechselsituation bei Diabetes mellitus (HbA_{1c} > 8,5 %; HbA_{1c}-IDFF > 70 mmol/mol) oder der Nachweis manifester diabetischer Spätkomplikationen (diabetische autonome Neuropathie mit Zystopathie, diabetische sensomotorische Neuropathie) sowie Infektionen bei immunsupprimierten Patienten (Fünfstück et al. 2012). Harnwegsinfektionen nach Anlage eines

Harnblasenverweilkatheters, nach einer Nephrostomie oder bei Harnleiterschienen müssen immer als komplizierte Infekte angesehen werden. Gleiches gilt für Infektionen nach urologisch-chirurgischen Eingriffen sowie für Erkrankungen, die während oder nach einer stationären Krankenhausbehandlung innerhalb von 2 Wo. auftreten. Bezüglich einer Zusammenfassung einiger komplizierender Faktoren, die den Infektionsverlauf beeinflussen können siehe ➤ Tab. 9.1.

9.1.3 Untere Harnwegsinfektionen (Zystitis)

Die akuten Symptome sind auf die unteren Harnwege begrenzt. Charakteristisch sind Schmerzen beim Wasserlassen (Algurie), imperativer Harndrang (Strangurie), vermehrtes Wasserlassen (Pollakisurie) und Schmerzen oberhalb der Symphyse (Alidjanov et al. 2017; Fünfstück et al. 2012; Fünfstück et al. 2024; Wagenlehner et al. 2009). Im Fragebogen des Acute Cystitis Symptome Score (ACSS) wird zusätzlich zu den vier genannten Symptomen noch nach dem Gefühl der inkompletten Harnblasenentleerung und nach sichtbarem Blut im Urin (hämorrhagische Zystitis) gefragt (➤ Tab. 9.1; Alidjanov et al. 2017).

9.1.4 Obere Harnwegsinfektion (Pyelonephritis)

Als akute Symptome sind Flankenschmerzen, ein klopfschmerzhaftes Nierenlager und Temperaturerhöhungen ≥ 38 °C typisch. Eine akut lebensbedrohliche Urosepsis entwickelt sich meist als Folge einer komplizierten Harnwegsinfektion (Naber et al. 2015). Eine zügige empirische antibiotische Therapie ist nach Abnahme von Blut- und Urinkulturen zur Erreger- und Resistenzdiagnostik imperativ durchzuführen.

Tab. 9.1 Komplizierende Faktoren, die den Infektionsverlauf einer Harnwegsinfektion beeinflussen (Fünfstück et al. 2012)

Anatomische Veränderungen	Sonstige Veränderungen
Angeborene Veränderungen, z. B. • Ureterabgangsstenose • Obstruktiver, refluxiver Megaureter • Harnblasendivertikel • Harnröhrenklappen • Phimose **Erworbene anatomische Veränderungen,** z. B. • Nierensteine • Harnleitersteine • Harnleiterstrikturen • Tumoren im Harntrakt • Prostatavergrößerung • Urethrastriktur • Schwangerschaft • Operative Veränderungen • Veränderungen durch Strahlentherapie	**Funktionelle Veränderungen,** z. B. • Niereninsuffizienz (erniedrigte GFR) • Harntransportstörungen • Entleerungsstörungen der Harnblase • Detrusor-Sphinkter-Dyssynergie **Störungen der Immunität,** z. B. • Diabetes mellitus (instabile Stoffwechsellage) • Leberfunktionsstörungen/-insuffizienz • HIV-Erkrankungen • Intraoperative, postoperative Maßnahmen • Immundysregulation bei einer Systemerkrankung z. B. multiples Myelom, Hämoblastose **Fremdkörper,** z. B. • Nephrostomie • Harnleiterschienen • Harnblasenkatheter

9.1.5 Rezidivierende/rekurrierende Harnwegsinfektion

Eine erneute Erkrankung innerhalb von 4–6 Wo. bzw. mindestens drei symptomatische Episoden pro Jahr bzw. zwei pro Halbjahr mit Nachweis des gleichen Krankheitserregers werden als rezidivierendes Infektionsereignis bezeichnet.

Eine rekurrierende Harnwegsinfektion ist eine Erkrankung, die im gleichen Zeitraum auftritt, aber durch einen anderen Krankheitserreger verursacht wird (Fünfstück et al. 2012).

9.1.6 Asymptomatische Bakteriurie

Bei einer Urinkultur werden Keime angezüchtet, ohne dass sich entsprechende klinische Symptome nachweisen lassen. Ursächlich kommt eine Besiedlung der Harnwege (Kolonisation) durch wenig virulente Mikroorganismen in Betracht (Fünfstück et al. 2012). Eine antiinfektive Therapie ist in diesem Fall i. d. R. nicht erforderlich.

9.2 Diagnostik

Bei allen Patienten, bei denen eine Harnwegsinfektion bestätigt oder ausgeschlossen werden soll, muss eine gründliche Anamnese erhoben werden. Die Symptome sind dabei korrekt zusammen mit den Befunden der Laboranalysen und der bildgebenden Diagnostik (vorrangig Ultraschalluntersuchungen) zu interpretieren. Eventuelle Risikofaktoren müssen ausgeschlossen oder nachgewiesen werden (**Empfehlungsgrad A,** Evidenzstärke Ia; Wagenlehner et al. 2024).

Typische klinische Symptome (s. o.) sowie eine neu aufgetretene oder verstärkte Inkontinenz und Fieber sind charakteristische Befunde.

Ein fader Geruch und/oder eine Trübung des Urins sowie eine spontan auftretende Hämaturie im Zusammenhang mit einer entsprechenden Beschwerdesymptomatik sind weitere Indikatoren für eine Harnwegsinfektion. Ein auffälliger Fluor vaginalis sowie weitere Risikofaktoren wie eine Obstruktion durch Lithiasis begünstigen eine Harnwegsinfektion (**Empfehlungsgrad A,** Evidenzstärke Ia; Wagenlehner et al. 2024).

Schwierig wird die Diagnose bei kognitiv erheblich eingeschränkten Patienten z. B. aufgrund des hohen Alters, die zu Symptomen keine verlässlichen Angaben mehr machen können, und bei denen z. B. wegen eines Harnblasen-Dauerkatheters mit einer Bakteriurie zu rechnen ist, wobei aber zwischen symptomatischer und asymptomatischer Bakteriurie nicht mehr unterschieden werden kann. Bei solchen Fällen muss die Diagnose gelegentlich im Ausschlussverfahren erfolgen, d. h. dann, wenn sich bei einem solchen Patienten keine sonstigen Hinweise ergeben, die ein entsprechend allgemein vorhandenes Infektionsgeschehen erklären könnten, müsste auch ggf. eine Harnwegsinfektion als Ursache ins Kalkül gezogen werden.

Bei entsprechender Anamnese und typischen Beschwerden ist der **Goldstandard** für die Diagnose einer Harnwegsinfektion die **Urinuntersuchung.** Der Nachweis einer Leukozyturie und von uropathogenen Mikroorganismen, ihre Charakterisierung und Sensibilitätstestung sind entscheidende Diagnosekriterien. Für die Urinuntersuchung ist der Mittelstrahlurin die Methode der Wahl. Am besten geeignet ist der erste Morgenurin. Im Idealfall sollten zwischen der Gewinnung der Urinprobe und der letzten Miktion mindestens 4 h liegen. Urin ist **vor Beginn** einer antibakteriellen Therapie zu gewinnen. Eine Reinigung der Genitalregion sollte nur mit Wasser und nicht mit Seife oder Antiseptika erfolgen, da Letztere die Kultivierbarkeit der Erreger beeinträchtigen (Gatermann et al. 2005; Schubert et al. 2020). Die Urinprobe sollte bei etwa 4 °C asserviert und so schnell wie möglich dem mikrobiologischen Labor zur Bearbeitung übergeben werden (Schubert et al. 2020).

Bei einer eindeutigen Anamnese und typischen klinischen Zeichen sowie bei Ausschluss einer Risikokonstellation kann bei einer akuten unkomplizierten Zystitis auf die Gewinnung von Mittelstrahlurin zugunsten von Spontanurin verzichtet werden (Wagenlehner et al. 2024; Bonkat et al. 2023). Mit dem validierten ACSS-Fragebogen (Acute Cystitis Symptom Score) können aufgrund klinischer Kriterien die Diagnose einer unkomplizierten Zystitis mit hoher Sicherheit gestellt (Sensitivität 94,7 %, Spezifität 82,4 %), der Schweregrad der Beschwerden eingeschätzt und der Verlauf vorhergesagt werden (Wagenlehner et al. 2024).

Der **Urinstreifentest** gehört zu den häufigsten diagnostischen Hilfsmitteln. Zum Nachweis einer Leukozyturie oder für die Nitrit-Reaktion als Indikator einer Bakteriurie sind Teststreifen gut geeignet (Kouri et al. 2006). Der Leukozytennachweis beruht auf der Erfassung der Aktivität der Leukozytenesterase. Der Nitrit-Test basiert auf der Aktivität der Nitratreduktase, die in den meisten gramnegativen uropathogenen Bakterien, wie z. B. *E. coli,* vorhanden ist. Nitratreduktase fehlt jedoch bei Enterokokken und Staphylokokken, die daher unabhängig von ihrer Konzentration im Urin nicht nachgewiesen werden (Kouri et al. 2006). Ein sicheres Testergebnis ist meist erst nach einer Verweilzeit der Bakterien in der Blase von > 4 h zu erwarten (Gatermann et al. 2005; Schubert et al. 2020).

Die kombinierte Bewertung einer Leukozyturie mit einer Bakteriurie erhöht die Aussagekraft des Befundes für oder gegen das Vorliegen einer Harnwegsinfektion (Kouri et al. 2006). Allerdings gibt es verschiedene Faktoren, die die Teststreifenergebnisse verfälschen können (Vitamin C, Urobilinogen, Formaldehyd, Borsäure, Proteinurie, Glukosurie). Keimzahlen $\geq 10^4$ KBE/ml gelten bei akuter Pyelonephritis der Frau und im Mittelstrahlurin bei Männern bereits als signifikante Bakteriurie (Gatermann et al. 2005). Zur diagnostischen Wertigkeit verschiedener Grenzwerte einer Bakteriurie bei einer klinisch symptomatischen Harnwegsinfektion siehe > Tab. 9.2.

Bei einer unkomplizierten unteren Harnwegsinfektion (Zystitis) bei Frauen können auch Keimzahlen $< 10^3$/ml relevant sein (Heytens et al. 2017; Hooton et al. 2013). In diesem Zusammenhang ist die Erfassung der klinischen Symptome sehr wichtig (Alidjanov et al. 2017).

Eine asymptomatische Bakteriurie liegt bei fehlender klinischer Symptomatik dann vor, wenn im Mittelstrahlurin im Abstand von 24 h zweimal eine Bakteriurie von $\geq 10^5$ KBE/ml mit der gleichen Art von Mikroorganismen gefunden wurde (Nicolle et al. 2005).

Tab. 9.2 Diagnostische Wertigkeit verschiedener Grenzwerte einer Bakteriurie bei einer klinischen Symptomatik einer Harnwegsinfektion (Kouri et al. 2006; Gatermann et al. 2005)

Urin	Keimzahl [KBE/ml]	Bewertung	Vorhersagewert	
			Positiv	Negativ
Mittelstrahlurin	$< 10^3$/ml	In der Regel keine Infektion	0,88	0,94
	10^3–10^4/ml	Harnwegsinfektion bei entsprechender Klinik möglich	0,92	0,82
	$\geq 10^4$/ml	Harnwegsinfektion wahrscheinlich	0,98	0,65
Einmalkatheterurin	$\geq 10^4$/ml	Hinweis auf Harnwegsinfektion		
Blasenpunktionsurin	Jede Keimzahl	Hinweis auf Infektion		

KBE = koloniebildende Einheiten

Die quantitative Urinkultur mit Erregeridentifikation und Empfindlichkeitsprüfung ist bei komplizierten und rezidivierenden Harnwegsinfektionen eine unentbehrliche Voraussetzung für jede gezielte Therapiemaßnahme (Wagenlehner et al. 2024; Bonkat et al. 2023).

Zur Einschätzung des Schweregrads einer Entzündungsreaktion und zur Bewertung einer eventuellen Nierenfunktionsstörung sollten insbesondere bei einer komplizierten Harnwegsinfektion weiterführende Untersuchungen veranlasst werden. Dies betrifft die Analyse des Blutbilds, des C-reaktiven Proteins (CRP) und die Erfassung der Blutsenkungsgeschwindigkeit (BSG). Im Rahmen der nephrologischen Diagnostik sind die Erfassung der eGFR (estimated Glomerulare Filtration Rate) und/oder des Cystatin-C-Werts, eventuell auch des Harnstoffs im Serum zu empfehlen (Scherberich et al. 2021). Andere Untersuchungen wie die Bestimmung des Kidney Injury Molecule 1 (KIM-1), von Dickkopf 3 (DKK 3), des Uromodulins, des Tamm-Horsefall-Proteins (THP) oder der N-Acetyl-beta-D-Glucosamindase (NAG) oder die Bestimmung der mitochondrialen DNA im Urin sind aus pathogenetischen Gesichtspunkten interessant, haben jedoch bislang keinen Eingang in die Leitlinien gefunden (Scherberich et al. 2021). Weitere klinische Studien müssen klären, welche diagnostische Relevanz diese Parameter im klinischen Alltag besitzen und ob damit auch eine bessere Risikoabschätzung für septische Krankheitsverläufe möglich wird.

Die Sonographie der Nieren und Harnwege sollte als primäres bildgebendes Verfahren zur Abklärung komplizierender Faktoren eingesetzt werden. Eine radiologische Abdomenübersichtsaufnahme ist bei V. a. eine Steinbildung und zum Nachweis einer emphysematösen Pyelonephritis indiziert. Zur Abklärung spezieller Fragestellungen sollte über die Durchführung eines Computertomogramms (CT), einer Magnetresonanztomographie (MRT) oder einer Nierensequenzszintigraphie (DMSA-Scan) entschieden werden. Die Applikation von Kontrastmittelsubstanzen im Rahmen der bildgebenden Diagnostikverfahren sollte besonders bei einer vorliegenden Nierenfunktionseinschränkung kritisch entschieden werden (Scherberich et al. 2021).

Eine routinemäßige Zystoskopie bei ansonsten gesunden Frauen ist auch bei V. a. eine rezidivierende Harnwegsinfektion nicht indiziert (**Empfehlungsgrad A,** Evidenzstärke IIb; Wagenlehner et al. 2024).

Die Untersuchungsschritte zur Abklärung einer Harnwegsinfektion sind in ➤ Tab. 9.3 aufgeführt.

Tab. 9.3 Untersuchungsschritte zur Abklärung einer Harnwegsinfektion

Untersuchungsschritt	Untersuchung/Erfassung
Anamnese	• Frühere Infektionen • Dauer der Infektion • Antibiotikaanamnese • Erfassung der Symptome
Klinischer Befund	Symptom orientierte, physikalische Untersuchung
Labor	• CRP, Leukozyten, BSG • α_2-Globulin • Kreatinin, Cystatin C, eGFR • Natrium, Kalium • Blutzuckerspiegel • Urinstatus • Urinkultur
Bildgebende Diagnostik	• Ultraschall • Abdomenübersicht • Urogramm • CT, MRT • DMSA-Scan

9.2.1 Erregerspektrum/Erregerempfindlichkeit

Häufigster Erreger unkomplizierter Harnwegsinfektionen ist *Escherichia (E.) coli* (75–86 %). Weiterhin bedeutsam sind *Proteus mirabilis, Klebsiella pneumoniae* oder andere *Klebsiella*-Spezies und *Staphylococcus saprophyticus,* die jeweils etwa 5 % des Erregerspektrums ausmachen (Naber et al. 2008). Andere Erreger sind selten. Enterokokken werden am häufigsten bei Mischinfektionen gefunden (Naber et al. 2008).

Hooton et al. (2013) verglichen Mittelstrahlurin und Katheterurin bei Patientinnen mit Symptomen einer akuten Zystitis. Bei den 202 auswertbaren Urinkulturpaaren wurden Keimzahlen bis 10 KBE/ml (KBE =koloniebildende Einheiten) berücksichtigt. Im Katheterurin waren 142 (70 %) Proben positiv, wobei nur 4 Proben eine Mischkultur aufwiesen. Im Mittelstrahlurin waren 157 (78 %) Proben positiv. Der Nachweis von *E. coli* im Mittelstrahlurin war sehr prädiktiv (93 %) für eine Harnblasenbakteriurie bis zu einer Keimzahl von 10^2 CFU/ml (Spearman's r = 0,944). Im Gegensatz dazu war der Nachweis von Enterokokken (in 10 % der Kulturen) und B-Streptokokken (in 12 % der Kulturen) wenig prädiktiv für eine Harnblasenbakteriurie. Deshalb muss auch beim Mittelstrahlurin in Abhängigkeit von der gefundenen Keimart mit einer gewissen Kontamination aus dem Urogenitalbereich gerechnet werden.

Bakterien müssen aber auch über spezifische Pathogenitätseigenschaften verfügen, um eine klinisch manifeste Erkrankung auslösen zu können (Dobrindt, Hacker 2010).

Die Erregerempfindlichkeit gegenüber den verfügbaren antimikrobiellen Chemotherapeutika ist sehr unterschiedlich in verschiedenen Regionen und Zeitabschnitten (Kahlmeter, Poulsen 2012; Kresken et al. 2014; Naber et al. 2008; Naber et al. 2015).

Ergebnisse einer in Deutschland durchgeführten retrospektiven Studie bei Ärzten, die nicht schwangere Patientinnen (Alter ≥ 12 J.) mit unkomplizierten Harnwegsinfektionen in der Zeit von 2017 bis 2019 behandelten, wurde die Antibiotikaempfindlichkeit von *E. coli* analysiert (Naber et al. 2023). Die Ergebnisse in ➤ Tab. 9.4 zeigen, dass die Resistenzrate für Trimethoprim (TMP) bzw. Cotrimoxazol (TMP/SMX) im Durchschnitt in Deutschland um die 20 % liegt.

Für Fluorchinolone wurde aufgrund vielfältiger unerwünschter Nebenwirkungen ein Rote-Hand-Brief herausgegeben, sodass sie als absolutes Reserveantibiotikum anzusehen sind und aus diesem Grund die Verwendung zur Erstlinientherapie der Harnwegsinfektion nicht mehr zu empfehlen ist (www.bfarm.de/SharedDocs/Risikoinformationen/Pharmakovigilanz/DE/RHB/2023/rhb-fluorchinolone.html).

Bei Patienten mit komplizierten Harnwegsinfektionen ist die Resistenzrate von *E. coli* gegenüber den meisten Antibiotika deutlich höher. Da diese Erkenntnisse nachhaltig antimikrobielle Therapiestrategien beeinflussen, ist die bakteriologische Urindiagnostik wichtig. Die Indikation für eine Urinkultur sollte deshalb abhängig vom klinischen Befund, der aktuellen Risikokonstellation und in Kenntnis der lokalen Resistenzanalysen getroffen werden.

Tab. 9.4 Antibiotikaempfindlichkeit von *E. coli* im Urin von 386 nicht schwangeren Patientinnen (Alter > 12 J.) mit unkomplizierten Harnwegsinfektionen in der Zeit zwischen 2017 und 2019, falls mind. 4 Antibiotikagruppen getestet wurden (Naber et al. 2023).

Antibiotikum	Getestet N [%]	Empfindlich[1] N [%]	Resistent N [%]
Fosfomycin	373 [100 %]	353 [94,6 %]	20 [5,4 %]
Nitrofurantoin	368 [100 %]	344 [93,5 %]	24 [6,5 %]
Mecillinam	364 [100 %]	319 [87,6 %]	45 [12,4 %]
Fluorochinolon[2]	345 [100 %]	327 [94,8 %]	18 [5,2 %]
Cefpodoxim	347 [100 %]	314 [90,5 %]	33 [9,5 %]
TMP, TMP/SMX	268 [100 %]	219 [81,7 %]	49 [18,3 %]

TMP = Trimethoprim; SMX = Sulfamethoxazol
[1] Empfindlich – intermediär empfindlich (Grenzwerte nach EUCAST)
[2] Fluorochinolon = Ciprofoxacin, Levofoxacin, Ofloxacin

9.3 Therapie

9.3.1 Asymptomatische Bakteriurie

Bei einer asymptomatischen Bakteriurie ist der Urogenitaltrakt durch wenige oder avirulente Bakterienstämme kolonisiert. Es besteht ein geringes Risiko, dass sich aus einer asymptomatischen Bakteriurie eine akute, klinisch symptomatische Entzündung entwickelt. Eine Behandlung sollte nur in der Gravidität, nach einer Organtransplantation, bei einer progredienten Niereninsuffizienz, bei einer dekompensierten Stoffwechselsituation im Rahmen eines Diabetes mellitus (Evidenzstärke IV), vor traumatisierenden Eingriffen am Urogenitaltrakt sowie bei einer deutlichen Beeinträchtigung des Immunsystems durch eine entsprechende Grunderkrankung oder infolge immunsuppressiver Therapiemaßnahmen erwogen werden (Wagenlehner et al. 2024; Bonkat et al. 2023). Der Entscheidungsweg zur Therapie bei einer asymptomatischen Bakteriurie ist in ➤ Tab. 9.5 wiedergegeben.

Tab. 9.5 Entscheidungen zur Therapie bei einer asymptomatischen Bakteriurie (Wagenlehner et al. 2024; Nicolle et al. 2005)

Nicht notwendig	Möglich (von manchen Experten empfohlen)	Empfohlen
• Dauerkatheter u. permanente Harnableitung • „Gesunde" Mädchen u. Frauen • Ältere Männer u. Frauen (auch in Heimen lebend)	• Intermittierende Blasenkatheterisierung • Kinder mit vesikoureteralem Reflux • Neigung zu Stoffwechselentgleisungen, z. B. bei einer instabilen Stoffwechselsituation bei Diabetes mellitus • Immunsupprimierte Patienten, z. B. nach Nierentransplantation o. ggf. infolge einer Tumortherapie • Patienten mit progredienter Niereninsuffizienz • Nach Entfernung eines Dauerkatheters (bei Risikokonstellation)	• Gravidität • Vor einer traumatisierenden Intervention am Harntrakt

9.3.2 Untere Harnwegsinfektionen

Unkomplizierte untere Harnwegsinfektionen verursachen keine gravierenden Komplikationen (Evidenzstärke IIc). Bei einer akuten unkomplizierten Zystitis liegt die Spontanheilungsrate bei 30–50 % (Ferry et al. 2005).

Bei ansonsten gesunden, nicht schwangeren Frauen ist eine routinemäßige Urinkultur vor Therapiebeginn nicht erforderlich. Eine Heilung der Infektion ist innerhalb weniger Tage sehr wahrscheinlich. Unter einer antimikrobiellen Therapie klingen die Beschwerden aber nicht nur rascher ab, sondern es erfolgt auch eine weitgehende Erregerelimination. Durch eine antibiotische Kurzzeitbehandlung, meist über 1–3 d, ist eine effektive Infektionssanierung möglich. Dies gewährleistet eine gute Medikamentenadhärenz und Patienten-Compliance, reduziert Nebenwirkungen und begrenzt den Selektionsdruck für antimikrobielle Resistenz. Zu den Therapieoptionen in Anlehnung an das Behandlungsschema der S3-Leitlinie „Harnwegsinfektion" ➤ Tab. 9.6 (Wagenlehner et al. 2024).

Sollten keine der empfohlenen Antibiotika infrage kommen, könnten orale Cephalosporine, z. B. Cefpodoximproxetil (2 × 100 mg/d für 3 d) oder Trimethoprim (2 × 200 mg/d für 5 d) eingesetzt werden, falls die lokale Erregerresistenz, z. B. von *E. coli*, noch deutlich < 20 % liegt. Die Kombination Trimethoprim-Sulfamethoxazol bietet gegenüber der Trimethoprim-Monotherapie keine Vorteile, sondern fügt nur die möglichen Sulfonamid-Nebenwirkungen hinzu. Aminopenicilline sollten wegen erhöhter Resistenzraten und ansteigender Selektion von Extended-Spectrum-Betalaktamasen (ESBL) und Fluorchinolone wegen möglicher Nebenwirkungen nicht mehr zur Therapie der unkomplizierten Harnwegsinfektionen eingesetzt werden (Bonkat et al. 2023).

Für die empirische Therapie bei jüngeren Männern werden die gleichen Antibiotika wie für Frauen empfohlen. Allerdings ist wegen fehlender Studien Fosfomycin-Trometamol (Einmaltherapie) nicht für Harnwegsinfekte bei Männern zugelassen; geeignet sind Pivmecillinam, Nitroxolin und bei Beachtung des Risikoprofils Nitrofurantoin (Naber et al. 2008; Pfister et al. 2015).

Tab. 9.6 Empfehlungen zur Antibiotikatherapie bei einer unteren Harnwegsinfektion (Zystitis) bei nicht schwangeren Frauen (Wagenlehner et al. 2024)

Substanz	Tagesdosierung	Therapiedauer
Folgende Antibiotika sollen bei der Therapie der unkomplizierten Zystitis vorzugsweise eingesetzt werden		
Fosfomycin-Trometamol	3000 mg 1 ×	1 d
Nitrofurantoin	50 mg 4 ×/d	7 d
Nitrofurantoin RT Retardform (= makrokristalline Form)	100 mg 2 ×/d	5 d
Nitroxolin	250 mg 3 ×/d	5 d
Pivmecillinam	400 mg 2–3 ×/d	3 d
Trimethoprim soll **nicht** als Mittel der Wahl eingesetzt werden, wenn die lokale Resistenzsituation von *Escherichia coli* > 20 % liegt		
Trimethoprim	200 mg 2 ×/d	3 d
Folgende Antibiotika sollen bei der Therapie der unkomplizierten Zystitis **nicht** als Mittel der ersten Wahl eingesetzt werden		
Cefpodoxim-Proxetil	100 mg 2 ×/d	3 d
Ciprofloxacin[1]	**250 mg 2 ×/d**	**3 d**
Cotrimoxazol	160/800 mg 2 ×/d	3 d
Levofloxacin[1]	**250 mg 1 ×/d**	**3 d**
Norfloxacin[1]	**400 mg 2 ×/d**	**3 d**
Ofloxacin[1]	**200 mg 2 ×/d**	**3 d**

[1] Siehe Rote-Hand-Brief von BfArM und EMA:
www.bfarm.de/SharedDocs/Risikoinformationen/Pharmakovigilanz/DE/RV_STP/a-f/fluorchinolone-bewegungsapparat.html
www.ema.europa.eu/en/medicines/human/referrals/quinolone-fluoroquinolone-containing-medicinal-products

Nichtantibiotische Therapiemaßnahmen

Eine symptomorientierte Behandlung mit nichtsteroidalen Analgetika/Antiphlogistika wurde verschiedentlich untersucht. Dabei zeigte sich eine deutliche Reduktion des Antibiotikaeinsatzes (Gágyor et al. 2015; Kronenberg et al. 2017; Vik et al. 2018). Allerdings wurde unter dieser Strategie eine etwas längere Symptomdauer und geringfügig häufiger eine Pyelonephritis beobachtet, wobei die Rezidivrate nach symptomatischer Therapie jedoch nicht erhöht war (Bleidorn et al. 2016; Bleidorn et al. 2021).

Die Behandlung einer akuten unkomplizierten Zystitis mit pflanzlichen Präparaten, z. B. mit BNO 1045 (Triplekombination aus Liebstöckelwurzeln, Rosmarin und Tausendgüldenkraut) ergab im Vergleich zur antibiotischen Therapie mit Fosfomycin-Trometamol eine Nichtunterlegenheit bezüglich der Einnahme zusätzlicher Antibiotika (Wagenlehner et al. 2018). In dieser Studie konnte auch gezeigt werden, dass sich durch die Therapie mit diesem Phytotherapeutikum die lokale infektionsbedingte Immunreaktion normalisiert (Butler et al. 2023).

Nichtantibiotische Therapiemaßnahmen sollten bei unkomplizierten unteren Harnwegsinfektionen als Behandlungsoption geprüft werden. In jedem Fall sollten diese auch mit den Patientinnen besprochen werden (Wagenlehner et al. 2024). Diese Maßnahmen setzen voraus, dass ein Harnwegsinfekt frühzeitig diagnostiziert wird und bei Verschlechterung der klinischen Situation oder beim Auftreten von Komplikationen unverzüglich entsprechend reagiert werden kann.

9.3.3 Rezidivierende/rekurrierende Harnwegsinfektionen

Bei wiederholten, innerhalb von 4–6 Wo. auftretenden Infektionsereignissen sollte eine mangelnde Compliance gegenüber den empfohlenen Therapiemaßnahmen, das Auftreten resistenter Erreger oder der Einfluss bisher nicht erkannter Risikofaktoren in Erwägung gezogen werden. Derartige Situationen begünstigen das Wiederauftreten akuter Infektionen oder chronischer Krankheitsverläufe. In diesen Fällen sind vor der nächsten Therapieentscheidung eine differenzierte klinische Untersuchung der betroffenen Patientinnen und Patienten sowie eine Urinuntersuchung mit einer mikrobiologischen Analyse angezeigt (Banas, Kramer 2005; Stein, Fünfstück 2008; Vahlensieck 2015).

Da sich im Verlauf einer antimikrobiellen Behandlung Änderungen der Sensitivität durch Induktion von Resistenzmechanismen ergeben können, ist bei rezidivierenden oder rekurrierenden Infektionsereignissen eine differenzierte Urinuntersuchung, v. a. eine Urinkultur und die Analyse hinsichtlich atypischer Infektionserreger (z. B. Pilze, Anaerobier, Viren oder durch Standarduntersuchungen nicht kultivierbare Bakterien) notwendig (**Empfehlungsgrad B,** Evidenzstärke IIa; Wagenlehner et al. 2024).

Re-Infektionsprophylaxe rezidivierender, unkomplizierter Harnwegsinfektionen

Eine rezidivierende Harnwegsinfektion wird angenommen, wenn eine Rezidivrate von ≥ 2 symptomatischen Episoden innerhalb von 6 Mon. oder ≥ 3 symptomatische Episoden innerhalb von 12 Mon. vorliegen (Wagenlehner et al. 2024).

Als Prophylaktika für rezidivierende, unkomplizierte Harnwegsinfektionen sollten gemäß der aktualisierten AWMF-S3-Leitlinie „Antibiotika" nicht in erster Linie eingesetzt werden (Wagenlehner et al. 2024). Zur Prophylaxe genügen häufig schon ausreichende Trinkmengen, die zumindest 1,5 l/d betragen sollten (Hooton et al. 2018).

Nichtantibiotische Re-Infektionprophylaxe rezidivierender unkomplizierter Harnwegsinfektionen

Nichtantibiotische Maßnahmen bei unkomplizierten unteren Harnwegsinfektionen sind zu empfehlen, da damit potenziellen Resistenzentwicklungen gegenüber Antibiotika und mögliche Kollateralschäden durch Verordnungen derartiger Substanzen begrenzt werden können.

Vielfach werden in der klinischen Praxis zur Re-Infektionsprophylaxe Cranberry-Produkte (Mono- oder Kombinationsprodukte) eingesetzt. In-vitro-Analysen zeigen, dass Proanthocyanidine als Bestandteil der Cranberrys die Adhäsion uropathogener *E. coli* an Uroepithelzellen hemmen (Babar et al. 2021; Gupta et al. 2007; Howell et al. 2010). Durch Studien wird ein positiver präventiver Effekt bezüglich des Einflusses auf die Rezidivrate nachgewiesen (Beerepoot et al. 2013; Fu et al. 2017; Kranz et al. 2022; Luis et al. 2017; Tambunan et al. 2019; Xia et al. 2021). Allerdings belegen Untersuchungen auch, dass das Auftreten symptomatischer Harnwegsinfektionen durch Cranberry-Präparate nicht signifikant verringert werden (Jepson, Craig 2008; Jepson et al. 2012). Die unterschiedlichen Studienresultate sind möglicherweise auf eine methodische und klinische Heterogenität der Studienpopulationen zurückzuführen.

Der Einsatz von D-Mannose zur Prävention rezidivierender Harnwegsinfektionen basiert auf Einsichten in den bakteriellen Zytoadhärenzprozess. Die D-Mannose besitzt strukturelle Ähnlichkeiten mit jenen Glykoproteinen des Uroepithels (Uroplakin), an die *E. coli* mittels ihrer Typ-1-Fimbrien binden (Wagenlehner et al. 2022). Durch D-Mannose wird auf diese Weise die Adhärenz der Keime an den Uroepithelien blockiert. Die Substanz weist eine mit Antibiotika vergleichbare Wirkung auf und ist zur Prävention rezidivierender Harnwegsinfektionen geeignet (Lenger et al. 2020; Wagenlehner et al. 2022). D-Mannose wird von den Patienten gut vertragen und reduziert sowohl bei Blasenkatheterträgern als auch bei nicht katheterisierten Patienten signifikant die Inzidenz rezidivierender Infektionsereignisse (Kyriakides et al. 2021).

Zur Prävention rezidivierender Infektionen gibt es auch Empfehlungen zum Einsatz von Phytotherapeutika. Der therapeutische Nutzen von Brunnenkresse, Meerettichwurzel, Bärentrauben und Löwenzahn ist allerdings widersprüchlich (Albrecht et al. 2007).

Eine Immunstimulation stellt eine Option zur Beeinflussung der Infektionsereignisse dar. Mit den verfügbaren Präparaten OM 89, MV 140 (Uro-Vaxom®) und Strovac soll die spezifische Immunität durch die Aktivierung humoraler und zellulärer Abwehrmechanismen im Wirtsorganismus verbessert werden. In placebokontrollierten Vergleichsstudien und Einzelbeobachtungen konnte eine signifikante Wirksamkeit nachgewiesen werden (Naber et al. 2009; Naber et al. 2015; Nestler et al. 2022).

Eine weitere Option stellt der Einsatz von Laktobazillen, Pentosanpolysulfat und Methionin dar (Cai et al. 2018; Stapleton et al.

2011; Tseng et al. 2020). Eine direkte Instillation apathogener *E. coli* in die Harnblase wurde nur in kleinen Studien untersucht. Der therapeutische Nutzen dieser Maßnahme ist noch nicht beurteilbar (Sundén et al. 2010).

Mit unterschiedlichen Erfolgsraten und Evidenzgraden können folgende nichtantibiotische Maßnahmen zur Beeinflussung rezidivierender unkomplizierter Harnwegsinfektionen in Betracht gezogen werden:

- Vaginale Applikation von Laktobazillen und Östrogenen (Vahlensieck 2015; Perrotta et al. 2008).
- Einsatz von Cranberry-Produkten und D-Mannose (Jepson, Craig 2008; Jepson et al. 2012; Wagenlehner et al. 2022; Lenger et al. 2020).
- Immunprophylaxe zur Beeinflussung körpereigener Abwehrmechanismen (Aziminia et al. 2019; Lorenzo-Gómez et al. 2022; Naber et al. 2009; Nestler et al. 2022).
- L-Methionin eignet sich zur Beeinflussung des Wachstumsverhaltens pathogener Mikroorganismen und Reduktion deren Adhäsion am Uroepithel.

In ➤ Tab. 9.7 sind die Empfehlungen entsprechend der EAU-Leitlinie (Bonkat et al. 2023) zusammengefasst.

Tab. 9.7 Empfehlungen für nichtantibiotische Maßnahmen zur Prophylaxe bei rezidivierenden Harnwegsinfektionen bei Frauen ohne sonstige pathologische Veränderungen im Harntrakt (Bonkat et al. 2023)

Empfehlung	Evidenz	Empfehlungsgrad
Erhöhte Flüssigkeitszufuhr	3	Schwach
Vaginale Östrogengabe bei Frauen in der Postmenopause	1b	Stark
Immunoaktive Prophylaxe in allen Altersstufen	1a	Stark
Vaginale o. orale Gabe von Probiotika, die einen nachgewiesenen Regenerationseffekt auf die vaginale Flora haben	1b	Schwach
Cranberry-Produkte (allerdings sollten die Patientinnen darauf hingewiesen werden, dass die Studienlage zum Teil widersprüchlich ist)	1a	Schwach
D-Mannose (Allerdings sollten die Patientinnen darauf hingewiesen werden, dass die Studienlage zum Teil widersprüchlich ist)	2	Schwach
Methamin-Hippurat	1b	Stark
Endovesikale Gabe von Hyaluronsäure o. einer Kombination von Hyaluronsäure u. Chondroitin-Sulfat bei Patientinnen, bei denen weniger invasive Verfahren nicht geholfen haben (allerdings sollten die Patientinnen darauf hingewiesen werden, dass weitere Studien fehlen, die die Ergebnisse der ersten Studien bestätigt haben)	2	Schwach

Re-Infektionsprophylaxe rezidivierender, unkomplizierter Harnwegsinfektionen mit Antibiotika

Falls die Vermeidung von Risikofaktoren oder die nichtantibiotische Re-Infektionsprophylaxe nicht ausreichend erfolgreich waren, sollte mit der Patientin auch die antibiotische Re-Infektionsprophylaxe besprochen werden. Eine Re-Infektionsprophylaxe sollte erst nach der Eradikation einer akuten Infektion beginnen und erst nach kritischer Prüfung und ggf. Beseitigung prädisponierender Faktoren erfolgen. Die Dauer der Behandlung ist von der Risikokonstellation abhängig. Sie kann mehrere Monate betragen (Albert et al. 2004).

Zur antibiotischen Re-Infektionsprophylaxe rezidivierender Harnwegsinfektionen eignen sich drei unterschiedliche Ansätze:

1. Niedrig dosierte Dauergabe eines Antibiotikums (evtl. für die Dauer von 6 Mon.)
2. Selbstmedikation des Patienten nach ärztlicher Beratung bei Kenntnis prädisponierender Einflüsse und in Abhängigkeit der klinischen Symptomatik
3. Postkoitale Einmaleinnahme eines Antibiotikums bei prädisponierten Frauen

Die größten Erfahrungen hinsichtlich einer Re-Infektionsprophylaxe bestehen mit der antibiotischen Langzeitmedikation. Der Erfolg aller Therapiemaßnahmen hängt davon ab, wie effektiv die pathogenen Keime aus dem vaginalen oder fäkalen Reservoir beseitigt werden (Aziminia et al. 2019; Jepson, Craig 2008). Die Auswahl der geeigneten Antibiotika richtet sich nach dem Ergebnis der mikrobiologischen Analyse. Für eine Dauerprophylaxe kommen Nitrofurantoin (50 mg/d), Trimethoprim/Sulfamethoxazol (40/200 mg 1 ×/d oder 3 ×/Wo.), Fosfomycin (3 g alle 10 d), Cephalexin (125 mg/d) oder Nitroxolin (1 × 250 mg/d) in Betracht. Aufgrund der guten Sensibilitätssituation eignen sich für die Langzeitprophylaxe besonders Nitrofurantoin und Nitroxolin (Aziminia et al. 2019; Gupta et al. 2007). Alle Substanzen sollten vor der Nachtruhe eingenommen werden.

Da aber bei jeder antibiotischen Langzeitprophylaxe die Gefahr der Resistenzentwicklung bedacht werden muss, empfehlen die Leitlinien der AWMF und der Europäischen Gesellschaft für Urologie zunächst eine nichtantibiotische Prophylaxe (Wagenlehner et al. 2024; Bonkat et al. 2023).

9.3.4 Chronische Harnwegsinfektionen

Im Einzelfall ist es sehr wichtig zu unterscheiden, ob eine akute symptomatische Episode einer rekurrierenden bzw. rezidivierenden Harnwegsinfektion oder tatsächlich eine chronische (andauernde) Infektion vorliegt, da die Behandlungsstrategien unterschiedlich sind. Chronische Infektereignisse sind immer auch komplizierte Harnwegsinfektionen, deren Sanierung durch eine Akutbehandlung nur dann möglich ist, wenn die zugrunde liegenden komplizierenden Faktoren wirksam korrigiert oder eliminiert werden können. Wichtige **prädisponierende Faktoren,** die chronische Infektionsverläufe begünstigen, sind:

- Beeinträchtigungen der Organfunktion infolge des Alterungsprozesses und verschiedener Grunderkrankungen (Diabetes mellitus, Niereninsuffizienz)

- Urologische Komplikationen (Restharnbildung, Inkontinenz, Dauerkatheter, andere Harnableitungen)
- Neurologische Komplikationen (Demenz, Erkrankung der Wirbelsäule, Morbus Parkinson, Apoplexie-Syndrom)
- Alterationen des Immunsystems (Störungen der humoralen/zellulären Immunität, Funktionsbeeinträchtigungen der Granulozyten)
- Lokale Faktoren (Störungen der Mikroflora, Entzündungen u. a.)

PRAXISTIPP

Zur Beeinflussung rezidivierender, unkomplizierter Harnwegsinfektionen sollten Antibiotika nicht vorrangig eingesetzt werden. Zur Prophylaxe genügen häufig schon ausreichende Trinkmengen, die zumindest 1,5 l/d betragen sollten und die Verordnung von Spasmoanalgetika. Weiterhin kann der Einsatz von Phytotherapeutika, L-Methionin, D-Mannose und immunstimulierenden Pharmazeutika sowie Cranberry-Präparaten und einer Lokaltherapie mit Laktobazillen erwogen werden. Die Auswahl dieser Maßnahmen ist von der Erfahrung der Ärzte und von den Wünschen der betroffenen Patienten abhängig.

INFO

Therapeutische Maßnahmen müssen die Lokalisation der Infektion und eventueller Risikokonstellationen berücksichtigen. Bei einer unkomplizierten unteren Harnwegsinfektion (Zystitis) ist meist eine antibiotische Kurzzeittherapie ausreichend; es sollten auch nichtantibiotische Maßnahmen als Therapieoptionen in Betracht gezogen werden. Eine Infektion der Nieren kann sich auch aus einer unkomplizierten unteren Harnwegsinfektion entwickeln. Bei der Auswahl antimikrobieller Wirkstoffe sind das individuelle Risiko des Patienten, das Erregerspektrum sowie pharmakokinetische und pharmakodynamische Kriterien der Wirkstoffe zu beachten, um Gefährdungen durch unerwünschte Arzneimittelwirkungen und das Risiko von Resistenzentwicklung zu begrenzen.

9.3.5 Obere Harnwegsinfektionen

9

Bei einer Pyelonephritis ist eine Behandlung so früh wie möglich zu beginnen. Eine akute bakterielle Infektion stellt eine potenziell lebensbedrohliche Erkrankung dar, kann zudem eine tubulointerstitielle Schädigung herbeiführen, die eine Störung der Nierenfunktion zur Folge haben kann sowie eine Chronifizierung der Erkrankung und eine Abszedierung verursachen. Bei der akuten unkomplizierten oberen Harnwegsinfektion soll eine wirksame Antibiotikatherapie so früh wie möglich zum Einsatz kommen (**Empfehlungsgrad A,** Evidenzstärke Ic; Wagenlehner et al. 2024).

Vor Beginn jeder Therapie muss eine Urinkultur angelegt werden, um ggf. die Therapie so rasch wie möglich dem mikrobiologischen Befund anpassen zu können (Fünfstück et al. 2012). Bei Zeichen der systemischen Infektion ist die zusätzliche Entnahme von Blutkulturen sinnvoll.

Bei der kalkulierten Auswahl eines Antibiotikums sind folgende Kriterien zu berücksichtigen:

- Individuelles Risiko des Patienten
- Erregerspektrum und Antibiotikaempfindlichkeit (basierend auf Kenntnissen von Vorbefunden)
- Effektivität der antimikrobiellen Substanz hinsichtlich des mikrobiologischen Untersuchungsergebnisses und Dosierung des Antibiotikums in Abhängigkeit von der Nieren- und Leberfunktion
- Unerwünschte Arzneimittelwirkungen (Risiko für evtl. Kollateralschäden)
- Auswirkungen auf die individuelle Resistenzsituation bei dem betroffenen Patienten und Folgen für die Umgebung

Besonders bei einer empirischen Therapieentscheidung müssen Erkenntnisse über das Erregerspektrum und verfügbare Informationen zu lokalen Resistenzentwicklungen bei der Auswahl eines Antibiotikums berücksichtigt werden.

Beim Ausschluss von Risikokonstellationen (progrediente Niereninsuffizienz, instabile Stoffwechselsituation bei Diabetes mellitus, Obstruktionen) kann eine obere Harnwegsinfektion mit einem oralen Antibiotikum behandelt werden (**Empfehlungsgrad B,** Evidenzstärke Ib). Bei schweren Infektionen mit systemischen Begleiterscheinungen wie Übelkeit, Erbrechen, Kreislaufinstabilität, insbesondere bei klinisch manifesten Risikofaktoren, sollte die Therapie initial mit hohen Dosen parenteral applizierter Antibiotika begonnen und nach Besserung der Symptomatik auf eine orale Verordnung gewechselt werden (**Empfehlungsgrad B;** Evidenzstärke Ib). Eine stationäre Versorgung dieser Patienten bis zur Infektionskontrolle ist erforderlich.

Bei einer akuten Pyelonephritis ist eine empirische Therapie mit Cephalosporinen der Gruppen 2 und 3 vertretbar. Aminopenicilline und Cotrimoxazol sollten wegen der relativ hohen Resistenzraten dafür nicht eingesetzt werden (**Empfehlungsgrad A,** Evidenzstärke Ib). Dagegen kann ein Aminopenicillin + Betalaktamase-Inhibtor (BLI) bei entsprechend günstiger lokaler Resistenzlage (deutschlandweit gibt es große Unterschiede) auch oral sinnvoll sein. Parenterale Acylaminopenicilline (ggf. + BLI) sind meistens eine mögliche Variante, auch um Fluorchinolone wegen der möglichen Nebenwirkungen (Rote-Hand-Brief) einzusparen, die nur dann eingesetzt werden, wenn aufgrund der Resistenzlage keine der anderen empfohlenen Antibiotika infrage kommen.

Urosepsis bei Erwachsenen macht etwa 25 % aller Sepsisfälle aus und wird meistens verursacht durch komplizierte obere Harnwegsinfektionen (Wagenlehner et al. 2007). Die Letalität der Erkrankung liegt jedoch i. d. R. deutlich unter der anderer Sepsisentitäten (Wagenlehner et al. 2007; Bonkat et al. 2023). Dies mag darauf zurückzuführen sein, dass die Quelle der Infektion leichter drainiert werden kann im Vergleich zu anderen Sepsisformen (Wagenlehner et al. 2007). Die Antibiotikaauswahl erfolgt empirisch oder kalkuliert nach vorheriger Abnahme von Urin- und Blutkulturen. Die Dosierung des Antibiotikums sollte generell hoch sein und muss dessen spezifische pharmakokinetische und pharmakodynamische Eigenschaften berücksichtigen. Nach Entfieberung und Beseitigung komplizierender Faktoren sollten die Therapiemaßnahmen noch für mindestens 5 d fortgeführt werden (Naber et al. 2015). Die Behandlungsempfehlungen nach der AWMF-S3-Leitlinie „Harnwegsinfektion" und der Paul-Ehrlich-Gesellschaft für Chemotherapie „Parenterale Initialtherapie bakterieller Erkrankungen" sind in ➤ Tab. 9.8 aufgeführt (Wagenlehner et al. 2024a).

Tab. 9.8 Empfehlungen zur empirischen parenteralen Antibiotikainitialtherapie bei Infektionen der Nieren und des Urogenitaltrakts (Antibiotika nach Gruppen gelistet; Wagenlehner et al. 2024a)

Diagnose	Typische Erreger	Therapieempfehlung	Tagesdosis	Therapiedauer	EG
Akute unkomplizierte Pyelonephritis	*E. coli* *Proteus mirabilis* *Klebsiella pneumoniae* Andere Enterobacterales *S. saprophyticus* (selten)	Cefotaxim	3 × 2 g	5–7 d[4]	A
		Ceftriaxon[1, 3, 6]	1 × 1–2 g		A
		Piperacillin/Tazobactam[1, 3]	3 × 4 g/500 mg		A
		Cefepim[1, 3]	2–3 × 2 g		B
		Ciprofloxacin[10]	2 × 400 mg		A
		Levofloxacin[10]	1 × 750 mg		A
		Gentamicin	1 × 6–7 mg/kg		B
		Amikacin[3]	1 × 15 mg/kg		B
		Amoxicillin/Clavulansäure[7]	3 × 2 g/200 mg		C
Harnwegsinfektionen • Kompliziert • Nosokomial • Katheterassoziiert	*E. coli* *Klebsiella* spp. *Proteus* spp. *Enterobacter* spp. Andere Enterobacterales *P. aeruginosa* Enterokokken Staphylokokken	Cefotaxim	3 × 2 g	Bis 3–5 d nach Entfieberung bzw. Beseitigung des komplizierenden Faktors	A
		Ceftriaxon[1, 3, 6]	1 × 1–2 g		A
		Ceftazidim[2]	3 × 2 g		A
		Piperacillin/Tazobactam[1, 3]	3 × 4 g/500 mg		A
		Cefepim[1, 3]	2 × 1–2 g		B
		Ciprofloxacin[1, 10]	2 × 400 mg		A
		Levofloxacin[10]	1 × 750 mg		A
		Temocillin[8]	2–3 × 2 g		B
		Fosfomycin[9]	4 × 4 g o. 3 × 6 g		B
		Ertapenem	1 × 1 g		B
		Imipenem/Cilastatin[1]	4 × 500/500 mg– 4 × 1/1 g		B
		Meropenem[1]	3 × 1–2 g		B
		Amoxicillin/Clavulansäure[7]	3 × 2 g/200 mg		C
Akute Prostatitis Prostataabszess	*E. coli* Andere Enterobacterales *P. aeruginosa* Enterokokken Staphylokokken	Cefotaxim	3 × 2 g	2–4 Wo.	B
		Ceftriaxon[6]	1 × 1–2 g		B
		Ceftazidim	3 × 2 g		B
		Cefepim	2 × 1–2 g		B
		Ciprofloxacin[1, 5, 10]	2 × 400 mg		B
		Levofloxacin[5, 10]	1 × 750 mg		B
		Amoxicillin/Clavulansäure[7]	3 × 2 g/200 mg		C
		Piperacillin/Tazobactam	3 × 4 g/500 mg		B
		Ertapenem	1 × 1 g		B
		Imipenem/Cilastatin	3–4 × 500/500 mg		B
		Meropenem	3 × 1–2 g		B

EG = Empfehlungsgrad; ED = Einmaldosierung
[1] Niedrigere Dosis in Studien getestet, höhere Dosis empfohlen von Experten
[2] Nicht als Monosubstanz bei akuter unkomplizierter Pyelonephritis untersucht
[3] Dasselbe Protokoll für akute unkomplizierte Pyelonephritis u. komplizierte Harnwegsinfektionen (Stratifizierung nicht immer möglich)
[4] Therapiedauer in Studien parenteral und oral
[5] Wenn kein Fluorchinolon in der Anamnese
[6] Hohe hepatobiliäre Sekretion führt zur Selektion resistenter Erreger
[7] Bei lokalen Resistenzraten < 10–20 %
[8] Bei Infektionen durch ESBL-bildende Enterobacterales; keine Aktivität gegenüber Nonfermentern
[9] Geringe Aktivität gegenüber Nonfermentern
[10] Fluorchinolone besitzen ein erhöhtes Risiko für z. T. irreversible Kollateralschäden. Dies betrifft Gefahren besonders am Bindegewebe, der Muskulatur und es können Veränderungen am Nervensystem (Neuropathie, Depressionen, Fatique und Beeinträchtigung der Sinneswahrnehmung) auftreten.

MERKE

Fluorochinolone (Ciprofloxacin, Levofloxacin) entsprechend Rote-Hand-Brief des BfArM und der EMA nicht in der Gravidität, nur unter strenger Indikationsstellung entsprechend Sensibilitätstestung und nach Aufklärung des Patienten einsetzen, falls keine Alternative verfügbar.

Antibiotikaterapie bei Niereninsuffizienz

Bei der Therapie von Harnwegsinfektionen beim Vorliegen einer Niereninsuffizienz wird die Dosierung entsprechend dem Grad der Niereninsuffizienz und dem Ausscheidungsmodus des jeweiligen Antibiotikums angepasst. Bei einer Dosisanpassung sollten Patientenfaktoren (z. B. Schwere des Infekts), Behandlungsfaktoren (z. B. Zeitpunkt der Dialyse, Membrantyp) und Arzneimittelfaktoren (z. B. Ausmaß der Abhängigkeit von der Nierenfunktion, Pharmakodynamik) berücksichtigt werden. Je nach gewählter Dosisanpassung (Reduktion der Einzeldosis, Verlängerung des Dosierungsintervalls) ist mit unterschiedlichen Konzentrationsverläufen zu rechnen (➤ Kap. 16). Ein therapeutisches Drug-Monitoring kann helfen, die individuell beste Dosierung für einen Patienten zu finden (Czock, Keller 2014).

MERKE

Eine **untere Harnwegsinfektion** ist durch die typische Lokalisation und klinische Symptomatik gekennzeichnet. In den meisten Fällen ist die Infektion auch gut durch eine antibiotische Kurzzeittherapie oder durch spasmoanalgetische Medikamente beeinflussbar. Bei einer **oberen Harnwegsinfektion** (Pyelonephritis) sind oftmals komplizierende Faktoren, z. B. anatomische oder funktionelle Anomalien, Stoffwechselstörungen oder eine Immunsuppression nachweisbar. Diese Situationen müssen bei einer Therapieentscheidung berücksichtigt werden. Die Dosierung der antimikrobiellen Chemotherapeutika muss bei einer Nierenfunktionsstörung dem Stadium der Niereninsuffizienz angeglichen werden.

9.4 Zusammenfassung

Harnwegsinfektionen gehören zu den häufigsten bakteriell bedingten Erkrankungen. Sie treten sporadisch akut, rezidivierend oder chronisch auf. Aufgrund der klinischen Symptome werden Infektionen der unteren und oberen Harnwege unterschieden. Bei strukturellen und funktionellen Veränderungen im Harntrakt, in der Schwangerschaft, bei Diabetes mellitus, bei chronischer Nierenkrankheit sowie nach einer Nierentransplantation können schwerwiegende Komplikationen auftreten. Für Diagnostik- und Therapieentscheidungen sind diese Faktoren zu beachten. Harnwegsinfektionen werden v. a. durch gramnegative Erreger, v. a. uropathogene *E. coli*, verursacht, die über entsprechende Virulenzfaktoren verfügen. Die Resistenzzunahme gegenüber vielen Antibiotika erschwert empirische Therapieentscheidungen. Aus diesem Grund sollte häufiger eine Urinkultur zur individuellen Therapiekontrolle, aber auch zur Kenntnis der lokalen Resistenzverhältnisse durchgeführt werden. Asymptomatische Bakteriurien sind vorrangig als Kolonisationen der Harnwege durch potenziell pathogene Keime zu betrachten und sollten nur während der Schwangerschaft, nach einer Organtransplantation, vor traumatisierenden Eingriffen im Harntrakt und bei schwerwiegenden Störungen der humoralen oder zellulären Abwehr behandelt werden. Rezidivierende und chronische Infektionsverläufe werden v. a. durch wirtspezifische Faktoren begünstigt. Um Rezidive zu verhindern, werden Antibiotika in reduzierter Dosis, aber auch nichtantibiotische Strategien mit unterschiedlichen Erfolgsraten eingesetzt. Die Sanierung chronischer (andauernder) Harnwegsinfektionen ist nur möglich, wenn die zugrunde liegenden komplizierenden Faktoren deutlich verbessert oder eliminiert werden können.

LEITLINIEN

Bonkat G, Pickard R, Bartoletti R et al.: EAU guidelines on urological infections. European Association of Urology (2023). http://uroweb.org/guideline/urological-infections/.

Kouri T, Forgazzi G, Gant V et al.: European urinanalysis guidelines. Scand Clin Lab Invest 60 (Supp. 231) (2006) 1–96.

Nicolle LE, Bradley S, Colgan R et al.: Infectious Diseases Society of America guidelines for the diagnosis and treatment of asymptomatic bacteriuria in adults. Clin Infect Dis 40 (2005) 643–654.

Wagenlehner F, Fünfstück R, Hoyme U et al.: Kalkulierte parenterale Initialtherapie bakterieller Infektionen: Infektionen der Nieren und des Urogenitaltrakts. PEG-Empfehlungen. S2k-LL (2024a) [im Druck].

Wagenlehner F, Kranz J, Schmiemann G et al.: S3 Leitlinie: Epidemiologie, Diagnostik, Therapie, Prävention und Management unkomplizierter, bakterieller, ambulant erworbener Harnwegsinfektionen bei Erwachsenen. Deutsche Gesellschaft für Urologie e. V. (Hrsg.): Aktualisierung (2024b). Langversion, 3.0, AWMF-Registernummer 043/044. https://register.awmf.org/de/leitlinien/detail/043-044.

LITERATUR

Albert X, Huertas I, Pareiro II, et al.: Antibiotics for preventing recurrent urinary tract infection in non-pregnant women. Cochrane Database Syst Rev (2004) CD001209.

Albrecht U, Goos KH, Schneider B: A randomised, double-blind, placebo-controlled trial of a herbal medicinal product containing Tropaeoli majoris herba (nasturtium) and Armoraciae rusticanae radix (horseradish) for the prophylactic treatment of patients with chronically recurrent lower urinary tract infections. Curr Med Res Opin 23 (2007) 2415–2422.

Alidjanov JF, Pilatz A. Abdufattaev UA et al.: Neuer Fragebogen zur deutschen Validierug des „Acute Cystitis Symptom Score". Der Urologe 56 (2017) 364–366.

Aziminia N, Hadjipavlou M, Philippou Y et al.: Vaccines for the prevention of recurrent urinary tract infections: a systematic review. BJU Int 123 (2019) 753–768.

Babar A, Moore L, Leblanc V et al.: High dose versus low dose standardized cranberry proanthocyanidin extract for the prevention of recurrent urinary tract infection in healthy women: a double-blind randomized controlled trial. BMC Urol 21 (2021) 44. https://doi.org/https://doi.org/10.1186/s12894-021-00811-w.

Banas B, Kramer BK: Therapie und Prophylaxe rezidivierender Harnwegsinfekte. Internist 46 (2005) 1360–1366.

Beerepoot MAJ, Geerlings SE, van Haarst EP et al.: Nonantibiotic prophylaxis for recurrent urinary tract infections: a systematic review and meta-analysis of randomized controlled trials. J Urol 190 (2013) 1981–1989.

Bleidorn J, Gágyor I, Schmiemann G: Harnwegsinfektionen – Sind immer Antibiotika nötig? Nieren- und Hochdruckk. 50 (2021) 1–4.

Bleidorn J, Hummers-Pradier E, Schmiemann G et al.: Rezidive und Komplikationen nach symptomatischer versus antibiotischer Behandlung unkomplizierter Harnwegsinfekte: Follow-up einer randomisiert-kontrollierten Studie. GMS German Medical Science 14 Doc01 (2016). doi: https://doi.org/https://doi.org/10.3205/000228.

Butler DSC, Wagenlehner F, Höller M et al.: Phytotherapy (BNO 1045) of acute lower uncomplicated urinary tract infection in women normalizes

local host responses. Urol Int 107 (2023) 778–784. doi: https://doi.org/10.1159/000531206.
Cai T, Cocci A, Tiscione D et al.: L-Methionine associated with Hibiscus sabdariffa and Boswellia serrata extracts are not inferior to antibiotic treatment for symptoms relief in patients affected by recurrent uncomplicated urinary tract infections: Focus on antibiotic-sparing approach. Archivio Italiano di Urologia e Andrologia 90 (2018) 97–100. doi: https://doi.org/10.4081/aiua.2018.2.97.
Cooper TE, Teng C, Howell M et al.: D-mannose for preventing and treating urinary tract infections. Cochrane Database Syst Rev 8 (2022) CD013608. doi: https://doi.org/10.1002/14651858.CD013608.pub2.
Czock D, Keller F. Antibiotikadosierung bei Dialysepatienten. Nephrologe 9 (2014) 477–487. https://doi.org/https://doi.org/10.1007/s11560-014-0928-3.
Dobrindt U, Hacker J: Uropathogens and virulence factors. In: Naber KG, Schaeffer AJ, Heyns CF et al. (Eds.): Urogenital Infections. European Association of Urology 2010; 4–22.
Ferry SA, Holm SE, Stenlund H et al.: The natural course of uncomplicated lower urinary tract infection in women illustrated by a randomized placebo controlled study. Scand J Infect Dis 36 (2005) 296–301.
Fünfstück R, Naber KG, Stromaier WL et al.: Rationale Therapiestrategien bei Harnwegsinfektionen. Nieren und Hochdruckerkrankungen 53 (2024) 173–183. doi: https://doi.org/10.5414/NHX02371.
Fünfstück R, Wagenlehner FM, Ölschläger T et al.: Harnwegsinfektion: Zystitis, Pyelonephritis, Urosepsis. Dtsch Med Wochenschr 137 (2012) 198–201.
Fu Z, Liska DA, Talan D, Chung M: Cranberry reduces the risk of urinary tract infection recurrence in otherwise healthy women: a systematic review and meta-analysis. J Nutr 147 (2017) 2282–2288. doi: https://doi.org/10.3945/jn.117.254961.
Gágyor I, Bleidorn J, Kochen MM et al.: Ibuprofen versus fosfomycin for uncomplicated urinary tract infection in women: randomised controlled trial. BMJ 351 (2015) h6544.
Gatermann G, Fünfstück R, Handrick W et al.: Harnwegsinfektionen. Mikrobiologisch infektiologische Qualitätsstandards (MiQ). München: Elsevier Utban & Fischer (2005).
Gupta K, Chou MY, Howell A et al.: Cranberry products inhibit adherence of p-fmbriated Escherichia coli to primary cultured bladder and vaginal epithelial cells. J Urol 177 (2007) 2357–2360.
Heytens S, De Sutter A, Coorevits L et al. Women with symptoms of a urinary tract infection but a negative urine culture: PCR-based quantification of Escherichia coli suggests infection in most cases. Clin Microbiol Infect 23 (2017) 647–652.
Hooton TM, Roberts PL, Cox ME et al.: Voided midstream urine culture and acute cystitis in premenopausal women. N Engl J Med 369 (2013) 1883–1891.
Hooton TM, Vecchio M, Iroz A et al.: Effect of increased daily water intake in premenopausal women with recurrent urinary tract infections: a randomized clinical trial. JAMA Intern Med 178 (2018) 1509–1515.
Howell AB, Botto H, Combescure C et al.: Dosage effect on uropathogenic Escherichia coli anti-adhesion activity in urine following consumption of cranberry powder standardized for proanthocyanidin content: a multicentric randomized double blind study. BMC Infect Dis 10 (2010) 94.
Jepson RG, Craig JC: Cranberries for preventing urinary tract infections. Cochrane Database Syst Rev 23 (2008) CD001321.
Jepson RG, Williams G, Craig JC: Cranberries for preventing urinary tract infections. Cochrane Database Syst Rev 10 (2012) CD001321.
Kahlmeter G, Poulsen HO: Antimicrobial suspectibility of Escherichia coli from community-acquired urinary tract infection in Europe: the ECO-SENS study revisited. Int J Anitmicrob Agents 39 (2012) 45–51.
Kranz J, Lackner J, Künzel U et al.: Phytotherapy in adults with recurrent uncomplicated cystitis. A systematic review. Dtsch Arztebl Int 119 (2022) 353–360.
Kresken M, Pfeifer Y, Hafner D et al.: Working Party Antimicrobial Resistance of the Paul-Ehrlich-Society for Chemotherapy. Occurrence of multidrug resistance to oral antibiotics among Escherichia coli urine isolates from outpatient departments in Germany: extended-spectrum-β-lactamases and the role of fosfomycin. Int J Antimicrob Agents 44 (2014) 295–300.
Kronenberg A, Bütkofer L, Odutayo A et al.: Symptomatic treatment of uncomplicated lower urinary tract infection in the ambulatory setting: randomized, double blind trial. Brit Med J 359 (2017) j4784. doi: https://doi.org/10.1136/bmj.j4784.
Kyriakides R, Jones P, Somani BK: Role of D-mannose in the prevention of recurrent urinary tract infections: evidence from a systematic review of the literature. Eur Urol Focus 7 (2021) 1166–1169. doi: https://doi.org/10.1016/j.euf.2020.09.004.
Lenger SM, Bradley MS, Thomas DA et al.: D-mannose vs other agents for recurrent urinary tract infection prevention in adult women: a systematic review and meta-analysis. Am J Obstet Gynecol 223 (2020) 265.e1–265.e13. doi:https://doi.org/10.1016/j.ajog.2020.05.048.
Lorenzo-Gómez M-F, Foley S, Nickel JC et al.: Sublingual MV140 for prevention of recurrent urinary tract infections. NEJM Evid 1 (2022). doi: https://doi.org/10.1056/EVIDx2200081.
Luís Â, Domingues F, Pereira L: Can cranberries contribute to reduce the incidence of urinary tract infections? A systematic review with meta-analysis and trial sequential analysis of clinical trials. J Urol 198 (2017) 614–621. doi: https://doi.org/10.1016/j.juro.2017.03.078.
Naber KG, Cho YH, Matsumoto T et al.: Immunactive prophylaxis of recurrent urinary tract infections: a meta-analysis. Int J Antimicrob Agents 33 (2009) 111–119.
Naber KG, Fünfstück R, Wagenlehner FM: Aktuelle Empfehlungen zur Antibiotikatherapie von Harnwegsinfektionen. Urologic Scan 1 (2015) 57–78.
Naber KG, Schito G, Botto H et al.: Surveillance study in Europe and Brazil on clinical aspects an Antimicrobial Resistance – Epidemiology in Female with Cystitis (ARESC): implications for empiric therapy. Eur Urol 54 (2008) 1164–1175.
Naber KG, Wagenlehner F, Kresken M et al.: Escherichia coli resistance, treatment patterns and clinical outcomes among females with uUTI in Germany: a retrospective physician-based chart review study. Sci Rep 13 (2023) 12077.
Nestler S, Peschel C, Horstmann AH et al.: Prospective multicentre randomized double-blind placebo-controlled parallel group study on the efficacy and tolerability of StroVac® in patients with recurrent symptomatic uncomplicated bacterial urinary tract infections. Int Urol Nephrol 55 (2022) 9–16. https://doi.org/https://doi.org/10.1007/s11255-022-03379-y.
Perrotta C, Aznar M, Mejia R et al.: Oestrogens for preventing recurrent urinary tract infections in postmenopausal women. Cochrane Datebase Syst Rev (2008) CD005131.
Pfister W, Fünfstück R, Sobke A et al.: Untersuchungen zur Resistenz von Erregern bei Harnwegsinfektionen stationärer Patienten gegenüber Nitoxolin. Nieren-und Hochdruckkrankh 7 (2015) 294–298.
Scherberich J, Fünfstück R, Naber KG: Urinary tract infections in patients with renal insufficiency and dialysis – epidemiology, pathogenesis, clinical symptoms, diagnosis and treatment. Review article. GMS Inf Dis 9 (2021) ISSN 2195–883123.
Schubert S, Podschun R, Gatermann S et al.: Harnwegsinfektionen. Qualitätsstandards in der mikrobiologisch-infektiologischen Diagnostik im Auftrag der Deutschen Gesellschaft für Hygiene und Mikrobiologie (DGHM). Herausgegeben von Podbielski A, Abele-Horn M, Becker et al. MIQ 2/2020 (3. A.), Elsevier GmbH.
Stapleton AE, Au-Yeung M, Hooton TM et al.: Randomized, placebo-controlled phase 2 trial of a Lactobacillus crispatus probiotic given intravaginally for prevention of recurrent urinary tract infection. Clin Infect Dis 52 (2011) 1212–1217. doi: https://doi.org/10.1093/cid/cir183.
Stein G, Fünfstück R: Medikamentöse Therapie von Harnwegsinfekten. Internist 49 (2008) 747–755.
Sundén F, Håkansson L, Ljunggren E et al.: Escherichia coli 83972 bacteriuria protects against recurrent lower urinary tract infections in patients with incomplete bladder emptying. J Urol 184 (2010) 179–185.
Tambunan M, Rahardjo H: Cranberries for women with recurrent urinary tract infection: a meta-analysis. Medical Journal of Indonesia 28 (2019) 268–275.

Tseng CS, Chang SJ, Meng E et al.: The efficacy of pentosan polysulfate monotherapy for preventing recurrent urinary tract infections in women: a multicenter open-label randomized controlled trial. J Formos Med Assoc 119 (2020) 1314–1319. doi: https://doi.org/10.1016/j.jfma.2019.11.007.
Vahlensieck W: Therapiestrategien bei chronisch-rezidivierenden Harnwegsinfektionen. Nieren- und Hochdruckkrankh 44 (2015) 299–306.
Vik I, Bollestad M, Grude N et al.: Ibuprofen versus pivmezillinam for uncomplcated urinary tract infection in women – A double blind randomized non inferiority trial. PLoS Med 15 (2018) e1002569. doi: https://doi.org/10.1371/journal.pmed.1002569.
Wagenlehner FM, Abramov-Sommariva D, Höller M et al.: Non-antibiotic herbal therapy (BNO 1045) versus antibiotic therapy (fosfomycin trometamol) for the treatment of acute lower uncomplicated urinary tract infections in women: a double-blind, parallel-group, randomized, multicentre, non-inferiority phase III trial. Urol Int 101 (2018) 327–336.
Wagenlehner F, Lorenz H, Ewald O, Gerke P: Why D-mannose may be as efficient an antibiotics in the treatment of acute uncomplicated lower urinary tract infections – preliminary considerations and conclusions from a non-interventional study. Antibiotics 11 (2022) 314. https://doi.org/doi.org/10.3390/antibiotics11030314.
Wagenlehner F, Weidner W, Naber KG: An update on uncomplicated urinary tract infections in women. Curr Opin Urol 19 (2009) 368–374.
Wagenlehner FME, Weidner W, Naber KG: Optimal management of urosepsis from the urological perspective. Int J Antimicr Agents 30 (2007) 390–397.
Williams G, Hahn D, Stephens JH et al.: Cranberries for preventing urinary tract infections. Cochrane Database Syst Rev 4 (2023) CD001321.
Xia J-U, Yang C, Xu D-F et al.: Consumption of cranberry as adjuvant therapy for urinary tract infections in susceptible populations: A systematic review and meta-analysis with trial sequential analysis. PLoS One 16 (2021) e0256992. doi: https://doi.org/10.1371/journal.pone.0256992.

KAPITEL

10 Urolithiasis

Martin Schostak und Peter R. Mertens

10.1 Basisinformation

In den Industrienationen der Welt nimmt die Inzidenz an Harnsteinerkrankungen seit Jahrzehnten zu. Nach einer bundesweiten Erhebung liegt die derzeitige Prävalenzrate der Nephro-/Urolithiasis in Deutschland bei 4,7 % (Hesse et al. 2003). Die Zahl der diagnostizierten Neuerkrankungen (Inzidenz) verdreifachte sich in den letzten 10 Jahren von 0,54 % auf 1,47 %. Auch bei Kindern ist schon eine Zunahme der Inzidenz zu beobachten (SAS 2010).

Diskutierte Gründe sind Veränderungen des Lebensstils und eiweißreiche Ernährungsgewohnheiten, auf der anderen Seite wird bei verbesserter medizinischer Versorgung und allgemeiner Verfügbarkeit des Ultraschalls in der Routine oftmals ein Steinvorkommen zufällig in den ableitenden Harnwegen oder der Niere entdeckt. Die Zahlen werden weiter ansteigen, da bei rund 50 % der Patienten mit mindestens einem Steinrezidiv zu rechnen ist, bei 10–20 % der Patienten sogar mit drei oder mehr Rezidiven (Lotan, Pearle 2004). Bei (genetisch determinierten) Stoffwechselstörungen, die zur Nephrolithiasis oder Nephrokalzinose führen, wird auch heute noch die Diagnose nicht selten erst bei der Ursachenabklärung einer fortschreitenden präterminalen Niereninsuffizienz gestellt.

Bei Harnsteinen handelt es sich um eine Erkrankung, die interdisziplinär diagnostiziert und behandelt werden sollte. Die Arbeitsgemeinschaft der Wissenschaftlichen Medizinischen Fachgesellschaften (AWMF) hat zuletzt 2018 eine S2k-Leitlinie zu Diagnostik, Therapie und Metaphylaxe der Nephro-/Urolithiasis publiziert. Die vorliegenden Empfehlungen orientieren sich an dieser Leitlinie (DGU 2019).

10.2 Klassifikation

Harnsteine können nach ihrer Zusammensetzung und ihrer Lage innerhalb des Urogenitaltrakts klassifiziert werden.

Steinzusammensetzung:

- Kalziumoxalat/-phosphat
- Harnsäure
- Struvit (infiziertes Harnsteinleiden)
- Zystin
- Xanthin und 2,8-Dihydroxyadenin
- Medikamentenassoziierte Urolithiasis

Folgende Unterscheidungen nach der **Lokalisation** der Steine sind möglich:

- Nierenkelch
- Nierenbecken
- Harnleiter
- Blase (wird nicht im vorliegenden Kapitel besprochen)

10.3 Klinik

Nierensteine können asymptomatisch sein oder im Rahmen einer Harnkolik, die oft als „Vernichtungsschmerz" empfunden wird, erstmalig auffallen. Kolikartige **Schmerzen** werden meist durch eine akute und lokale Obstruktion des Harntrakts, besonders häufig durch einen Ureterstein oder einen obstruierenden Nierenbeckenstein, ausgelöst. Die Schmerzen treten relativ plötzlich auf und ziehen von der Flanke in Richtung Genitale.

Das Punctum maximum des Schmerzes in der Tiefe und im Hautniveau (Head-Schmerzzonen) kann einen Anhalt für die Lage des Steins geben. Steine im oberen Harnleiter verursachen eher Schmerzen in der Flanke. Je weiter der Stein im Harnleiter nach distal wandert, desto weiter projiziert sich der Schmerz in das äußere Genitale. Bei Lokalisation des Steins im Harnleiterostium kann der Schmerz in der Glans penis bzw. der Klitoris lokalisiert sein.

Typischerweise gehören **vegetative Symptome** wie Übelkeit, Erbrechen und Kreislaufprobleme zur Begleitsymptomatik.

Differenzialdiagnosen sind Erkrankungen, die ebenfalls einen Vernichtungsschmerz hervorrufen wie Myokardinfarkt, akutes Abdomen, z. B. durch Ruptur eines Hohlorgans oder eine Pankreatitis, und ein Bandscheibenvorfall.

Im Gegensatz zu diesen Erkrankungen sucht der Patient mit einer Kolik des Harntrakts jedoch eher Erleichterung in körperlicher Bewegung. In Anbetracht des Schmerzcharakters in der Koliksituation müssen Anamnese und Diagnostik zügig erfolgen. Es sollte möglichst schnell eine zielgerichtete Therapie eingeleitet werden. Sofern verfügbar, sollten sofort ein Urologe sowie ein Viszeralchirurg hinzugezogen werden.

Uretersteine haben je nach Sitz unterschiedliche spontane Abgangswahrscheinlichkeiten. Nierenkelchsteine verursachen häufig keine oder nur geringe Symptome und sind deshalb oft Zufallsbefunde. Nierenbeckensteine können sowohl Symptome wie Harnleitersteine bedingen (Ventilstein) oder asymptomatisch wie Nierenkelchsteine bleiben.

Dumpfe Schmerzen in der Flanke, rezidivierende Harnwegsinfekte oder eine Hämaturie können **Primärsymptome** sein.

Die **Anamnese** bei Verdacht auf Harnsteine sollte folgende Punkte betreffen:

- Symptomcharakteristik
- Schmerzart

- Schmerzlokalisation
- Infekt-, Sepsiszeichen
- Vegetative Begleitreaktion
- Urologische Vorgeschichte
- Zurückliegende Steinereignisse
- Medikation
- Voroperationen
- Steinanalysen
- Allergien
- Schwangerschaft

Konditionierende Begleitumstände können Malignome, Skeletterkrankungen, entzündliche Darmerkrankungen, intestinale Bypass-Chirurgie, Harnwegsinfektion, Anomalien der Nieren und ableitenden Harnwege sein.

10.4 Diagnostik

Ziel der Diagnostik ist der Beweis oder der Ausschluss eines Nieren-/Harnsteins, ggf. mit Angabe von Lokalisation und Größe. Durch Bestimmung der Röntgendichte können gewisse Rückschlüsse auf die Zusammensetzung getroffen werden (Fisang et al. 2015).

Die Sonographie ist die führende Primärdiagnostik (**Empfehlungsgrad A;** DGU 2019). Als weiterführende Diagnostik ist die native Computertomographie (CT) in Low-dose-Technik diagnostischer Standard (Shine 2008). Die CT bietet v. a. in der Akutsituation einer Kolik gegenüber dem Ausscheidungsurogramm (AUG) als älterer Untersuchung erhebliche Vorteile: Das Ergebnis liegt nach wenigen Minuten vor und die Gabe von jodhaltigem Kontrastmittel ist überflüssig, weshalb die Untersuchung unabhängig von der Schilddrüsenfunktion und eventuellen Allergien ist **(Empfehlungsgrad A).** Im Übrigen muss die diuretische Wirkung des Kontrastmittels im Rahmen eines AUG bedacht werden. Eine Ruptur des Harntrakts (z. B. Fornixruptur) wird gelegentlich akut durch das AUG ausgelöst. Die Strahlenbelastungen eines AUG und einer Nativ-CT in niedrig dosierter Technik sind in etwa vergleichbar, nur bei sehr adipösen Patienten kommt es bei der CT zu einer deutlich höheren Strahlenexposition. Für die Planung einer interventionellen Harnsteinbehandlung ist, insbesondere bei Nierensteinen, die Kenntnis der Konfiguration des Nierenhohlsystems erforderlich. Dies erfordert i. d. R. eine Kontrastmittelbildgebung. Eine solche Untersuchung mit Kontrastmittel erfolgt allerdings zumeist elektiv, also außerhalb der Notfallsituation (➤ Abb. 10.1).

Praktisches Vorgehen bei Diagnostik und Therapie eines symptomatischen Harnsteins:

Nach der Basisanamnese sollte zunächst eine körperliche Untersuchung erfolgen. Erstes vordringliches Ziel der Akutdiagnostik ist der Ausschluss anderer, möglicherweise akut lebensbedrohlicher Erkrankungen wie akutem Myokardinfarkt, akute Cholezystitis oder Ruptur eines Hohlorgans im Abdomen. Bei Männern kann auch eine Hodentorsion sehr ähnliche Symptome bedingen.

Weiterführend sind eine Sonographie und eine Laboruntersuchung indiziert.

Die **Sonographie** soll folgende Faktoren klären:

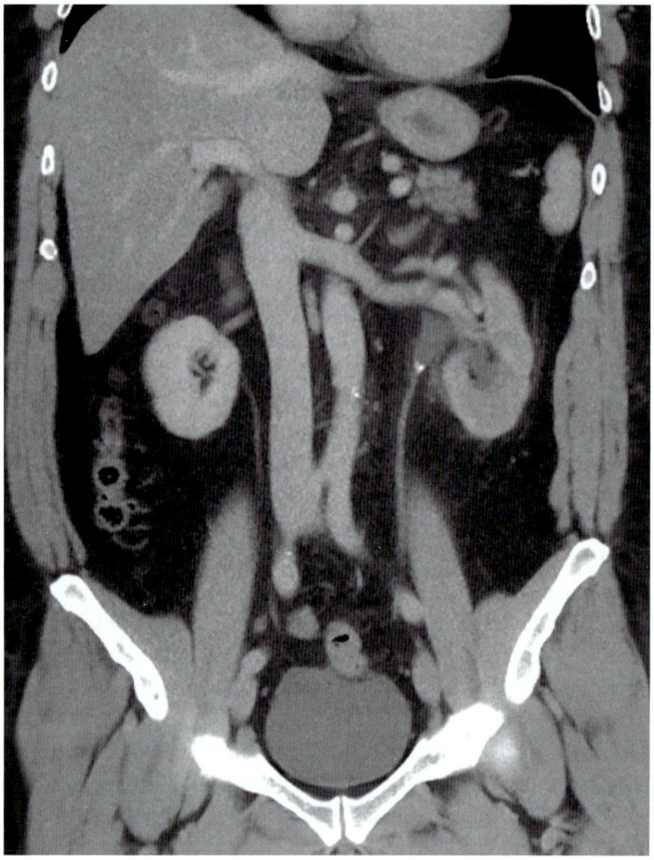

Abb. 10.1 Computertomographie mit oberem Harnleiterstein links [M1457]

- Hohlsystemdilatation
- Steinlage und -größe
- Raumforderungen
- Parenchymdicke der Nieren
- Lageanomalie der Nieren

Im **Labor** sollten folgende Parameter bestimmt werden:

- Bestimmungen im **Blut:**
  - Kreatinin und Harnstoff
  - Elektrolyte (Na^+, K^+, Ca^{2+}, Mg^{2+})
  - Blutbild
  - Gerinnung
  - CRP
- Bestimmungen im **Urin** (Mittelstrahlurin, ggf. Katheterurin):
  - Urinstatus (Streifen-Schnelltest): Leukozyten, Erythrozyten, Nitrit, pH
  - Urinsediment
  - Gegebenenfalls Urinkultur

Urinanalyse: Die Urinanalyse deckt eine häufig vorhandene Mikrohämaturie (bei Akutsituationen auch Makrohämaturie), Harnwegsinfekte (Pyurie/Bakteriurie) sowie mögliche Nierenschädigungen (Proteinurie) auf. Das Urinsediment erfasst typische Kristalle, die bei der Steindiagnose und Abklärung der Pathogenese hilfreich sind (Harnsäure, pathognomonische Zystinkristalle, Medikamente).

Steinanalyse: Bei jedem Patienten sollte eine Steinanalyse erfolgen (**Empfehlungsgrad A;** DGU 2019). Dazu eignet sich besonders die Infrarotspektroskopie. Die nasschemische Analyse ergab in Ringversuchen unbefriedigende Resultate.

10.5 Therapie

Koliken: Ist ein obstruierender Harnleiter- oder Nierenbeckenstein die mit hoher Wahrscheinlichkeit anzunehmende Ursache der Kolik, sollte sofort eine intravenöse, hoch dosierte Analgesie erfolgen. Nach Ausschluss einer bekannten Allergie ist dabei nichtsteroidalen Antiphlogistika (NSAIDs, wie Paracetamol oder Metamizol) die erste Wahl zu geben, Opioide wirken i. d. R. weniger analgetisch.

MERKE

Maximaldosis Metamizol 5 g/d, Nebenwirkungsprofil beachten, insbesondere Blutbildveränderungen, die dosisabhängig und -unabhängig eintreten können. Aufklärung zu der Nebenwirkung einer Knochenmarksaplasie mit Patienten durchführen und schriftliche Zustimmung einholen.

Die Gabe von Anticholinergika wie Butylscopolamin und/oder Alphablockern wie Tamsulosin (Off-Label-Use) ist wahrscheinlich unterstützend sinnvoll (Naja et al. 2008). Ist die Maximaldosis dieser analgetischen Medikation erreicht und bestehen noch immer Symptome, sind zusätzliche Maßnahmen zur Entlastung des Harntrakts mithilfe von inneren oder äußeren Harnableitungen indiziert. Eine weitere analgetische Eskalation, z. B. mit Opiaten, ist nur kurzzeitig hilfreich, Risiken und Nebenwirkungen überwiegen (DGU 2019).

Das weitere Vorgehen hängt von der Symptomatik und der Wahrscheinlichkeit eines spontanen Steinabgangs ab. Uretersteine haben je nach Sitz unterschiedliche spontane Abgangsraten (proximal 25 %, Uretermitte 45 %, distal 70 %). Die Wahrscheinlichkeit eines spontanen Uretersteinabgangs kann anhand von Steinlokalisation und -größe abgeschätzt werden und dauert ca. 1, 2 bzw. 3 Wo. (bei Steinen mit einer Größe von 2, 3 bzw. 4–6 mm; AUA 2016). Eine flankierende analgetische Therapie kann z. B. aus Diclofenac 100–150 mg/d für 3–10 d bestehen (Evidenzgrad 1b) Bei distalen Uretersteinen > 5 mm werden Alphablocker als eine Therapieoption empfohlen (➤ Abb. 10.2).

Zur akuten Dekompression des Harnleitersystems sind Ureterstents und die perkutane Nephrostomie gleich effizient geeignet (Empfehlungsgrad 1b).

MERKE

Besonderes Augenmerk sollte stets auf den Ausschluss einer (inzipienten) Urosepsis gelegt werden. Die Infektion eines obstruierten Harntrakts stellt einen perakuten Notfall dar und bedarf der sofortigen Ableitung.

Erweitertes Programm bei Patienten mit kompliziertem Verlauf, bei Rezidivsteinen: Urinuntersuchung: zwei 24-h-Sammelurine (unter alltäglichen Ernährungsbedingungen mit Angabe des Volumens): Eiweiß, Harnsäure, Kreatinin, Kalzium, Oxalat, pH, Zitrat.

Ein **pH-Wert** > **6,5** im Sammelurin kann einen Hinweis auf eine renale tubuläre Azidose (RTA) oder ein infiziertes Nierensteinleiden geben. Ein Urin-pH konstant um **5,3** spricht zusammen mit Harnsäuresteinen für eine Gichtdiathese. Kreatinin dient zur Überprüfung der Vollständigkeit einer Urinsammlung und zur Bildung einer Ratio mit den genannten Parametern („Normierung" der Ausscheidung trotz unterschiedlicher Urinmengen).

Normalwerte für die Ausscheidung lithogener bzw. antilithogener Substanzen bei Männern/Frauen:

- Kalzium: < 300/250 mg/d (< 7,5/6,25 mmol/d)
- Harnsäure: < 800/750 mg/d (< 4,8/4,5 mmol/d)
- Oxalat: < 45 mg/d (< 0,5 mmol/d)
- Zitrat: 450–600/650–800 mg/d (2,3–3,1/3,4–4,2 mmol/d)

Folgendes ist bei der Beurteilung zu beachten: Die Konzentration der lithogenen Substanzen im Urin ist vermutlich wichtiger als die Absolutwerte im Sammelurin.

Praktisches Vorgehen bei der Therapie einer **gering- oder asymptomatischen Nephrolithiasis:**

Je nach Lage und Größe des Nieren(kelch)steins kommen urologischerseits verschiedene Verfahren vom Abwarten bis hin zur offenen Steinoperation in Betracht:

- Konservative Therapie: beobachtendes Abwarten (Watchful Waiting) bis Spontanabgang
- Interventionelle Steintherapie:
  - Extrakorporale Stoßwellenlithotripsie (ESWL)
  - Ureterorenoskopie (URS; ➤ Abb. 10.3)
  - Perkutane Nephrolitholapaxie (PCNL)
- Offene/laparoskopische Operation, z. B. Ureterolithotomie oder Nephrektomie

Die Auswahl des Verfahrens richtet sich nach Steingröße und -lokalisation sowie der vermuteten Zusammensetzung des Steins (EAU 2023; AUA 2019).

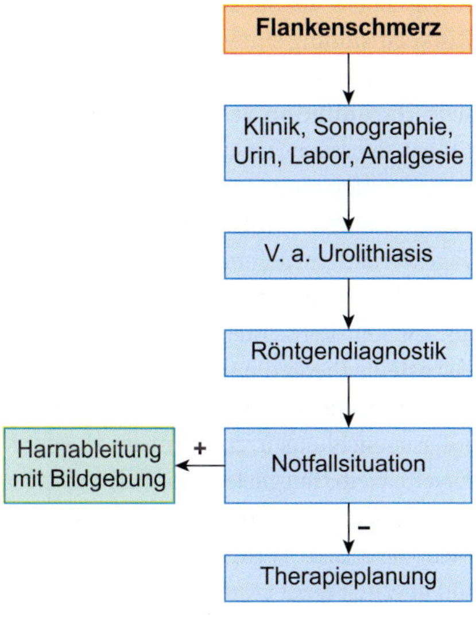

Abb. 10.2 Algorithmus akute Harnleiterkolik (DGU 2019) [W1283-002, L231]

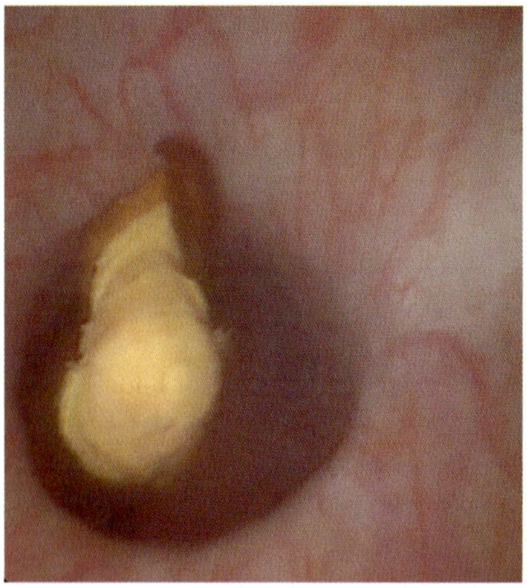

Abb. 10.3 Endoskopisches Bild eines oberen Harnleitersteins während einer Ureterorenoskopie [M1457]

10.5.1 Metaphylaxe

Alle Harnsteinbildner sollten auf die Maßnahmen der allgemeinen Harnsteinmetaphylaxe hingewiesen werden. Für Patienten mit niedrigem Rezidivrisiko reichen diese Maßnahmen (Trinkmenge > 2,5 l/d, allgemeine Risikoprofilbesserung [s. u.]) für eine sinnvolle Prophylaxe aus **(Empfehlungsgrad B).**

Für die Hochrisikogruppe ist die allgemeine Harnsteinmetaphylaxe als Basistherapie anzusehen, die durch steinartspezifische Maßnahmen/Medikamente ergänzt werden sollte. Eine ausschließliche Pharmakotherapie von Hochrisikopatienten ohne allgemeine Harnsteinmetaphylaxe ist nicht sinnvoll. Ebenso muss vor einer Pharmakotherapie von Harnsteinpatienten ohne Kenntnis des individuellen „biochemischen" Risikoprofils gewarnt werden. Harnsteinmetaphylaxe soll für beides stehen, eine individuelle metabolische Therapie und eine Sekundärprävention der Harnsteinbildung.

Allgemeine Harnsteinmetaphylaxe

Die Maßnahmen der allgemeinen Harnsteinmetaphylaxe zielen auf die Normalisierung bzw. Ausschaltung von Risikofaktoren unseres Alltagslebens ab. Sie sind für alle Harnsteinbildner ungeachtet der Risikoeinstufung sinnvoll.

Kristallisation und Urinübersättigung können durch angemessene **Harndilution** verhindert werden. Als metaphylaktisch effektiv hat sich eine Trinkmenge von 2,5 l, die über den gesamten Tag verteilt aufgenommen wird, herausgestellt. Die zirkadiane Flüssigkeitsaufnahme verhindert gefährliche Konzentrationsspitzen im Tagesverlauf, insbesondere aber während der Nachtperiode. Im Allgemeinen wird die Trinkprophylaxe ab einer Urinmenge von > 2 l/d als effizient betrachtet. Nächtliches Wasserlassen sollte daher für Harnsteinpatienten normal sein.

Die Eckpunkte einer **harnsteinneutralen Kost** umfasst Ernährungsempfehlungen zur Aufnahme von Kochsalz und tierischem Eiweiß. Weiterhin gilt eine normale Kalziumzufuhr (1000–1200 mg/d) als sinnvoll, d. h. die früher praktizierte Kalziumrestriktion wird nicht mehr favorisiert **(Empfehlungsgrad B).** Auf Nahrungsbestandteile mit übermäßigem Oxalat- oder Puringehalt sollte verzichtet werden.

Die Normalisierung allgemeiner Risikofaktoren trägt zur Senkung des Harnstein-/Rezidivrisikos bei. In einer Reihe aktueller Studien wurde der Nachweis erbracht, dass Übergewicht, Stress und ein Mangel an körperlicher Aktivität das Risiko für die Harnsteinbildung signifikant erhöhen (DGU 2019). Eine besondere Rolle spielt hier der Gesamtkomplex des metabolischen Syndroms. Dies scheint auch für kardiovaskuläre Risikofaktoren zu gelten. Harnsteinbildner, insbesondere wenn sie der Hochrisikogruppe angehören, sollten einen Body-Mass-Index (BMI) zwischen 18 und 25 kg/m² anstreben, da bei höherem BMI der Urin-pH abfällt und die Kalziumausscheidung/Körpergewicht zunimmt (Sas 2010).

Steinartspezifische Metaphylaxe

Kalziumoxalatsteine

Alkalizitrate bzw. Natriumbikarbonat stellen Möglichkeiten zur Alkalisierung des Harns dar. Die Alkalisierungstherapie verbessert die antilithogene Kapazität des Urins. Weiterhin wirkt sie sich günstig auf die lithogenen Risikofaktoren Hyperkalziurie, Hyperoxalurie und Hyperurikosurie aus. Der Einsatz von Thiaziden ist bei nachgewiesener (zitratrefraktärer) Hyperkalziurie (≥ 8 mmol/d bei Erwachsenen) zu erwägen. Thiazide senken die renale Kalziumexkretion hoch effizient (AUA 2019). Dennoch erweist sich ihre Langzeitanwendung aufgrund der Nebenwirkungen durch Mineralienverschiebung als schwierig. Zumeist werden sie aufgrund eingeschränkter Patienten-Compliance nicht langfristig eingenommen (**Empfehlungsgrad A,** Evidenzgrad Ia).

Kalziumphosphatsteine

Der primäre Hyperparathyreoidismus (pHPT) und die renale tubuläre Azidose (RTA) sind Ursachen für eine Hyperkalziurie und eine Kalziumphosphatsteinbildung. Der pHPT bedarf nach Diagnosestellung einer Abklärung und oftmals einer operativen Therapie, wohingegen die RTA pharmakologisch korrigiert werden kann. Sind diese beiden Stoffwechselstörungen ausgeschlossen, zielt die Behandlung bei Kalziumphosphatsteinen auf eine Normalisierung der erhöhten renalen Kalziumausscheidung mit Thiaziden ab. Findet die Kalziumphosphatsteinbildung bei Urin-pH-Werten > 6,2 statt, kann durch eine Ansäuerungsbehandlung mit L-Methionin die Löslichkeit des Kalziumphosphats verbessert werden **(Empfehlungsgrad A).** Bei infektionsassoziierter Kalziumphosphatsteinbildung sollten zusätzlich die Empfehlungen für Infektsteine berücksichtigt werden (DGU 2019, Hesse 2002a; Hesse 2002b; Pak et al. 2008).

Infektsteine (Struvit)

Infektsteinbildung und Harnwegsinfekte mit Urease produzierenden Bakterien begünstigen sich gegenseitig, sodass eine Therapie und Rezidivprophylaxe von Infektsteinen nur durch Extraktion/Entfernung des Steins und Eradikation der Bakterien erfolgreich sein kann. Folgende Maßnahmen werden empfohlen:

- Komplette Entfernung der Infektsteinmasse aus dem Hohlsystem
- Eradikation des Harnwegsinfekts mit einem als sensibel getesteten Antibiotikum
- Harndilution zur Konzentrationssenkung der an der Infektsteinbildung beteiligten Substanzen und Gewährleistung eines prograden Urinflusses im Hohlsystem
- Einstellung eines aziden Urin-pH-Werts zwischen 5,8 und 6,2, um die Löslichkeit von Magnesiumammoniumphosphat im Urin zu verbessern (DGU 2019; Jacobs et al. 2001)

Harnsäuresteine

Harnsäurekristalle bilden sich im sauren Urin, der mit Harnsäure übersättigt ist. In Abhängigkeit vom Urin-pH kristallisiert die Harnsäure aus oder geht wieder in Lösung. Zur Rezidivprophylaxe wird ein Urin-pH zwischen 6,2 und 6,8 empfohlen. Durch Alkalizitrate oder Natriumbikarbonat erreicht man die notwendige Harnalkalisierung zur Chemolitholyse oder Rezidivprophylaxe (Singh et al. 2011).

Eine purinarme Kost sowie die medikamentöse Hemmung der Xanthinoxidase mittels Allopurinol oder Febuxostat (selektive Hemmung) dienen flankierend zur Reduktion der Harnsäureserumspiegel. Zur erfolgreichen Metaphylaxe beim Harnsäurestein trägt eine adäquate Harndilution in wesentlichem Umfang bei (Goldfarb 2011; Goldfarb et al. 2011).

Ammoniumuratsteine

Bei Vorliegen von Ammoniumuratsteinen sollen primär die zugrunde liegenden Störungen behandelt werden (z. B. Sanierung des Harnwegsinfekts, Ausgleich einer intestinalen Malabsorption u. Ä.). Zusätzlich lässt sich durch die Harnansäuerung mit L-Methionin die Kristallisation von Ammoniumurat hemmen (Hesse 2002b).

Cystinsteine

Wichtigstes Ziel in der Behandlung der Cystinurie ist die Sicherstellung einer angemessenen Harndilution sowie eine konstante Harnalkalisierung oberhalb eines pH-Werts von 7,5. Die Harnalkalisierung verbessert die Löslichkeit des vermehrt ausgeschiedenen Cystins. Darüber hinaus kann durch die Gabe reduktiver Substanzen die Cystinkonzentration im Urin direkt gesenkt werden. Für Erwachsene liegt die empfohlene Trinkmenge bei 3,5 l/d. Als vorteilhaft haben sich alkalisierende oder pH-neutrale Getränke erwiesen. Die Löslichkeit der Aminosäure Cystin hängt von ihrem Protonierungsgrad ab. Mithilfe von Alkalizitraten bzw. Natriumbikarbonat kann der optimale Urin-pH-Bereich zwischen 7,5 und 8,5 eingestellt werden. Zusätzlich kann die freie Cystinkonzentration im Urin durch reduktive Substanzen gesenkt werden. Tiopronin wird ab einer Cystinexkretion ≥ 3 mmol/d empfohlen. Das reduktive Potenzial der Ascorbinsäure ist mäßig und vermag den Cystinspiegel um höchstens 20 % zu senken (Goldfarb 2011).

2,8-Dihydroxyadeninsteine

Als Basistherapie sind hier eine purinarme Ernährung und eine hohe zirkadiane Flüssigkeitszufuhr von 3,5 l/d wichtig.

Die 2,8-DHA-Exkretion kann durch Xanthinoxidasehemmung mittels Allopurinol effektiv gesenkt werden. Dazu sind i. d. R. bei Erwachsenen Dosen von 300–600 mg/d erforderlich. Bei reduzierter Nierenfunktion muss eine Dosisanpassung erfolgen.

Xanthinsteine

Eine pharmakologische Therapiemöglichkeit steht bei dieser Harnsteinart nicht zur Verfügung. Zur Begrenzung der Xanthinausscheidung sollte auf eine purinarme Kost geachtet werden. Weiterhin empfiehlt sich eine hohe zirkadiane Flüssigkeitszufuhr von 3,0 l/d, damit die Xanthinkonzentration im Urin niedrig gehalten werden kann.

Metaphylaxe-Monitoring/Nachsorge

Eine lebensbegleitende Harnsteinmetaphylaxe erscheint heute nur noch bei Patienten mit schwereren genetischen Störungen bzw. metabolischen Defekten gerechtfertigt. Ansonsten sollte das Prinzip der risikoadaptierten Harnsteinmetaphylaxe verfolgt werden. Der Therapieerfolg wird 3–4 Mon. nach primärer Metaphylaxe-Einstellung sowohl klinisch als auch durch Messung der Harnchemie unter Metaphylaxe-Bedingungen bewertet. Eine optimale Einstellung vorausgesetzt, genügen halbjährliche, später jährliche klinische Kontrolluntersuchungen. Dies ermöglicht eine flexible Anpassung des Metaphylaxe-Konzepts an das aktuelle Risiko des Patienten. Kommt es im weiteren Leben des Patienten zu einem Wegfall der Risiken, die für die Steinbildung verantwortlich waren, kann die spezifische Harnsteinmetaphylaxe eingestellt werden.

10.5.2 Stoffwechselstörungen mit assoziierter Kalziumsteinbildung

Primärer Hyperparathyreoidismus (pHPT)

Die chirurgische Therapie (Parathyroidektomie, ggf. mit anschließender autologer Transplantation von Epithelkörperchengewebe in die Armmuskulatur) beseitigt den pHPT. Sämtliche pharmakologischen Interventionen sind bislang rein symptomatisch.

Primäre Hyperoxalurie

Von zentraler Bedeutung ist die adäquate Harndilution bei Patienten mit primärer Hyperoxalurie, um die Kalziumoxalat-Kristallisation zu verhindern. Für Erwachsene bedeutet dies eine Trinkmenge von 3,5–4,0 l über den Tag verteilt. Bei rund einem Drittel der Patienten mit primärer Hyperoxalurie Typ I lassen sich die Oxalatspiegel durch Pyridoxingabe normalisieren. Bleibt der intendierte Effekt auf die primäre Hyperoxalurie aus, sollte man die Einnahme nach spätestens 1 J. beenden. Pyridoxin wird einschleichend mit einer Tagesdosis von anfangs 300 mg für 1 J. gegeben. Bei klinischem Erfolg ist eine Dosissteigerung bis auf 1000 mg/m^2 KOF/d möglich. Als kausale Therapie der primären Hyperoxalurie, v. a. in ihrem Endstadium mit Nierenversagen, bleibt nur die Simultantransplantation von Leber und Niere (Rinnab 2004; Straub, Hautmann 2005; Straub et al. 2005).

Renal-tubuläre Azidose (RTA)

Ungeachtet des alkalischen Urin-pH besteht bei der RTA die Notwendigkeit zur Alkalisierungsbehandlung, um das Säure-Basen-Äquilibrium im Körper herzustellen. Hierdurch normalisieren sich der erhöhte Kalziumumsatz (Hyperkalziurie) sowie die gesteigerte Zitratrückresorption (Hypozitraturie) im proximalen Nierentubulus. Das Therapie-Monitoring bei kompletter RTA sollte mittels venöser Blutgasanalyse (BGA) erfolgen, ein Base Excess von 0 ± 2 wird angestrebt. Sofern trotz Azidosekorrektur die Hyperkalziurie (> 8 mmol/d) fortbesteht, empfiehlt es sich, die Kalziumexkretion mittels Thiazid zu senken (16).

Nephrokalzinose

Angesichts der vielfältigen ätiologischen Ursachen der Nephrokalzinose existiert keine allgemeingültige Standardtherapie. Vielmehr richtet sich die Behandlung nach der zugrunde liegenden metabolischen oder genetischen Störung und versucht, die biochemischen Risikofaktoren der Nephrokalzinose zu minimieren.

LEITLINIEN

American Urological Association (AUA): Surgical Management of Stones: American Urological Association/Endourological Society Guideline (2016). https://www.auanet.org/guidelines-and-quality/guidelines/kidney-stones-surgical-management-guideline.

American Urological Association (AUA): Medical Management of Kidney Stones: AUA Guideline (2019). https://www.auanet.org/guidelines-and-quality/guidelines/kidney-stones-medical-mangement-guideline.

Deutsche Gesellschaft für Urologie e. V. (DGU): „S2k-Leitlinie zur Diagnostik, Therapie und Metaphylaxe der Urolithiasis", Version 4.0, 2019, AWMF-Registernummer 043-025. https://register.awmf.org/de/leitlinien/detail/043-025.

European Association of Urology (EAU): EAU Guidelines on Urolithiasis, March 2023. https://uroweb.org/guidelines/urolithiasis/chapter/guidelines.

LITERATUR

Fisang C, Anding R, Müller SC et al.: Urolithiasis-an Interdisciplinary Diagnostic, Therapeutic and Secondary Preventive Challenge. Dtsch Arztebl Int Feb 6; 112(6) (2015) 83–91.

Goldfarb DS, MacDonald PA, Hunt B et al.: Febuxostat in gout: serum urate response in uric acid overproducers and underexcretors. J Rheumatol 38 (2011) 1385–1389.

Goldfarb DS: Potential pharmacologic treatments for cystinuria and for calcium stones associated with hyperuricosuria. Clin J Am Soc Nephrol 6 (2011) 2093–2097.

Hesse A, Brandle E, Wilbert D et al.: Study on the prevalence and incidence of urolithiasis in Germany comparing the years 1979 vs. 2000. Eur Urol 44 (2003) 709–713.

Hesse A: [Urinary calculi. 1: Epidemiology, laboratory diagnosis, genetics and infections]. Urologe A 41 (2002a) 496–506; quiz 507–498.

Hesse A: [Urinary calculi. 2: Metabolic defects, nutrition errors and metaphylaxis]. Urologe A 41 (2002b) 616–628; quiz 628–619.

Jacobs D, Heimbach D, Hesse A: Chemolysis of struvite stones by acidification of artificial urine – an in vitro study. Scand J Urol Nephrol 35 (2001) 345–349.

Kern A, Grimsby G, Mayo H, Baker LA: Medical and dietary interventions for preventing recurrent urinary stones in children. Cochrane Database Syst Rev (2017) 11 CD011252.

Lotan Y, Pearle MS: Cost-effectiveness of primary prevention strategies for nephrolithiasis. J Urol 186 (2004) 550–555.

Naja V, Agarwal MM, Mandal AK et al.: Tamsulosin facilitates earlier clearance of stone fragments and reduces pain after shockwave lithotripsy for renal calculi: results from an open-label randomized study. Urology 72 (2008) 1006–1011.

Pak CY, Rodgers K, Poindexter JR et al.: New methods of assessing crystal growth and saturation of brushite in whole urine: effect of pH, calcium and citrate. J Urol 180 (2008) 1532–1537.

Rinnab L, Gschwend JE, Hautmann RE et al.: [Rational therapy of urolithiasis in every-day practice]. Dtsch Med Wochenschr 129 (2004) 2361–2365.

Sas DJ: An update on the changing epidemiology and metabolic risk factors in pediatric kidney stone disease. Clin J Am Soc Nephrol 6 (2010) 2062–2068.

Shine S: Urinary calculus: IVU vs. CT renal stone? A critically appraised topic. Abdom Imaging 33 (2008) 41–43.

Singh SK, Agarwal MM, Sharma S: Medical therapy for calculus disease. BJU Int 107 (2011) 356–368.

Straub M, Hautmann RE, Hesse A et al.: [Calcium oxalate stones and hyperoxaluria. What is certain? What is new?]. Urologe A 44 (2005) 1315–1323.

Straub M, Hautmann RE: Developments in stone prevention. Curr Opin Urol 15 (2005a) 119–126.

KAPITEL

11 Elektrolyt- und Säure-Basen-Störungen

Harald Rupprecht und Jonathan Zühlke

11.1 Elektrolytstörungen

Harald Rupprecht

11.1.1 Hypernatriämie

Definition

Serum-Natrium-Konzentration > 145 mmol/l.

Symptomatik und klinisches Bild

Ruhelosigkeit, Reizbarkeit, Übelkeit, Lethargie, Hyperreflexie, Krampfanfälle und Koma, durch Reduktion des Hirnvolumens erhöhtes Risiko für intrazerebrale oder subarachnoidale Blutungen.

Diagnostik und Differenzialdiagnose

Zu geringe Zufuhr von freiem Wasser:

- Hypodipsie (fehlendes Durstgefühl, insbesondere bei älteren Menschen, oder inadäquater Zugang zu Wasser, z. B. wegen Immobilisation – Urin-Osmolarität hoch)
- Verluste von freiem Wasser (Verbrennungen, Diarrhö, Fisteln, Fieber, starkes Schwitzen, Polyurie nach akutem Nierenversagen)
- Diabetes insipidus centralis oder renalis (Plasma-Osmolarität erhöht, Urin-Osmolarität < 100 mmol/l, Copeptin-Test)

Zu hohe Zufuhr oder Retention von Natrium:

- Primärer Hyperaldosteronismus (Messung von Na^+, K^+, Aldosteron/Renin-Quotient)
- Hyperkortisolismus
- Natriumbikarbonat-Infusionen (100 ml = 100 mmol Na^+)
- Antibiotika
- Kochsalzvergiftung (geronto-psychiatrische Patienten, Einflößen von Kochsalz im Rahmen von Kindesmisshandlung, tödliche Dosis 1–3 g/kg KG)

Therapie

Steht sicher fest, dass die Hypernatriämie für weniger als 24 h besteht (z. B. im Rahmen einer Intoxikation): Absenkrate von 1–2 mmol/h durch Gabe von hypotonen Lösungen oder Hämodialyse bei Nierenversagen.

Besteht Hypernatriämie länger als 24 h: Absenkrate ca. 0,5 mmol/h durch Gabe von Glukose 5 % oder NaCl 0,45 % oder – falls möglich – Verabreichung von Wasser, ggf. über Magensonde (**Empfehlungsgrad B;** Adrogue und Madias 2000; Chauhan et al. 2019; Pazmino, Pazmino 1993).

Berechnung des Defizits an freiem Wasser:

Defizit an freiem Wasser = Gesamtkörperwasser (0,5 × KG) × [(Serum-Natrium/Ziel-Natrium) – 1]

Beispiel: 62 kg, Na^+ 175, Ziel-Natrium 140 → 31 kg × (175/140–1) = 7,7 l Wasserdefizit.

Berechnung der Veränderung des Serum-Natrium durch 1 l Infusionslösung:

Veränderung Serum-Natrium = (Infusat-Natrium – Serum-Natrium)/(0,5 × KG + 1)

Infusat-Natrium = 0 für 5 % Glukose-Lösung; Infusat-Na = 77 für 0,45 % NaCl-Lösung

Nachsorge

Bei rezidivierender Hypernatriämie (meist ältere Menschen mit Hypodipsie) konstante, ausreichende Wasserzufuhr, ggf. über Ernährungssonde.

11.1.2 Hyponatriämie

Definition

Serum-Natrium-Konzentration < 136 mmol/l (schwere Hyponatriämie Na^+ < 125 mmol/l).

Symptomatik und klinisches Bild

Gangunsicherheit, Stürze, Konzentrationsstörungen, kognitive Defizite, Osteoporose, erhöhte Frakturneigung, Übelkeit, Verwirrtheit, Kopfschmerz, Erbrechen, Krampfanfälle, Somnolenz, Koma, Tod durch Hirnödem.

Diagnostik und Differenzialdiagnose

Diagnostik

Wenn keine offensichtliche Ursache, am besten vor Beginn einer Therapie folgende Laborwerte bestimmen:

- Serum: Na^+, K^+, Cl^-, Mg^{2+}, Kreatinin, Harnstoff, Harnsäure, Osmolarität, Blutzucker, Cortisol, Aldosteron, Renin, BGA
- Urin: Na^+, K^+, Cl^-, Kreatinin, Harnsäure, Osmolarität

Differenzialdiagnosen

Nach Ausschluss einer isotonen oder hypertonen Hyponatriämie mittels Bestimmung der Serum-Osmolarität verbleiben die häufigen hypotonen Formen (➢ Abb. 11.1).

- Selten findet sich eine niedrige Urin-Osmolarität von < 100 mOsm/kg (zeigt die adäquate Ausscheidung von freiem Wasser an). Sie ist ein Hinweis auf eine primäre Polydipsie (oft psychogene Polydipsie).
- Häufige Ursachen bei Patienten mit Urin-Osmolarität > 100 mOsm/kg und Urin-Natrium < 30 mmol/l sind Herzinsuffizienz und Leberzirrhose.
- Häufige Ursachen bei Patienten mit Urin-Osmolarität > 100 mOsm/kg und Urin-Natrium > 30 mmol/l sind Thiaziddiuretika, ein SIADH (paraneoplastisch, Affektionen von Hirn oder Lunge, Medikamentennebenwirkung besonders von Carbamazepin, SSRI, Neuroleptika, Ecstasy) sowie eine Nebenniereninsuffizienz.

Therapie

Bei der Therapie der Hyponatriämie werden vier Ziele verfolgt:

- Verhinderung eines weiteren Abfalls der Serum-Natrium-Konzentration
- Reduktion des intrakraniellen Drucks bei Patienten mit einem Risiko für eine Herniation
- Linderung der Symptome einer Hyponatriämie
- Vermeidung einer Überkorrektur bei Patienten mit erhöhtem Risiko für ein osmotisches Demyelinisierungssyndrom

Gesicherte akute Hyponatriämie (z. B. „exercise-induced" nach Marathon, Ecstasy, Trinkexzesse) **oder schwere symptomatische Hyponatriämie** – auch wenn chronisch entstanden:

3 %-NaCl-Lösung 150 ml über 20 min, Wiederholung 1- bis 3-mal je nach Symptomatik, Ziel ist der Anstieg des Serum-Natriums um 4–6 mmol/l in ca. 60 min (**Empfehlungsgrad B;** Spasovski et al. 2014; Ayus et al. 2005; Ayus et al. 2015; Gross 2001; Sterns 2018a).

Zubereitung von 500 ml einer 3-prozentigen NaCl-Lösung: Aus 500 ml NaCl 0,9 % 115,3 ml entfernen und dafür 115,3 ml NaCl 10 % zufügen.

Chronische Hyponatriämie: Therapieziel ist ein Anstieg um lediglich 6–8 mmol in den ersten 24 h, um ein osmotisches Demyelinisierungssyndrom (ODS) zu vermeiden. Maximaler Anstieg 10–12 mmol/l in den ersten 24 h und 18 mmol/l in den ersten 48 h. Vollständige Korrektur über mehrere Tage hinweg (**Empfehlungsgrad B;** Spasovski et al. 2014; Karp, Laureno 1993; Sterns et al. 2009).

Hyponatriämie mit erniedrigter Extrazellulärflüssigkeit (ECF; Erbrechen, Diarrhö, Verbrennung, Magensonde, Salzverlustnephro-

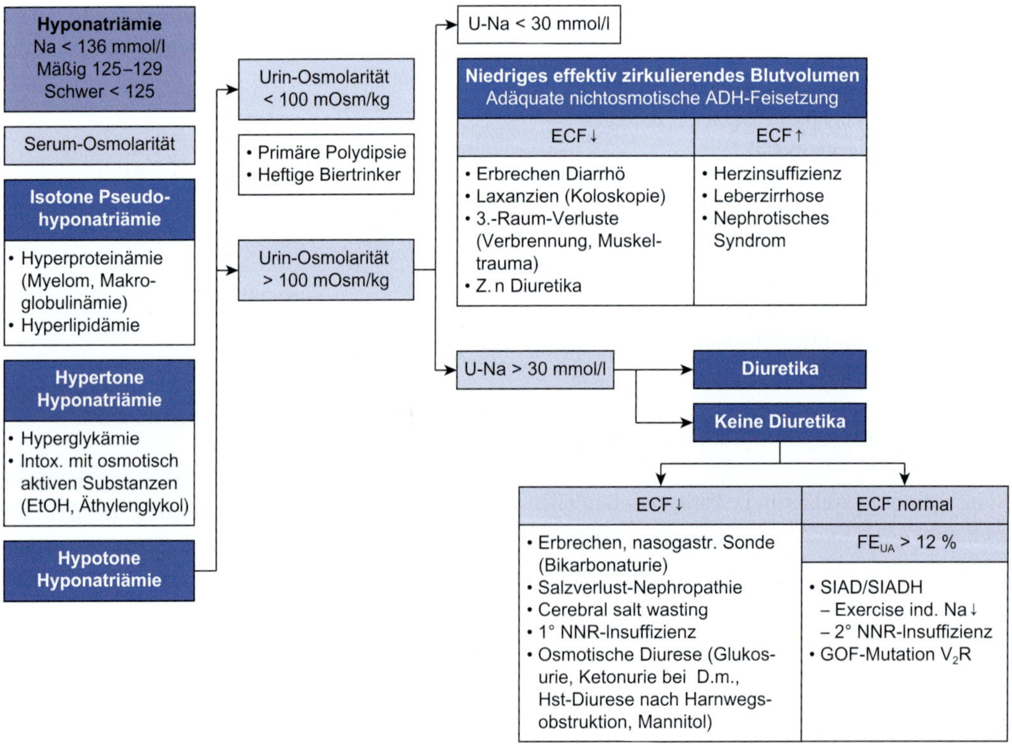

Abb. 11.1 Differenzialdiagnostik der Hyponatriämie [P062]
ECF: Extrazellulärflüssigkeit; EtOH: Ethanol; FE_{UA}: fraktionelle Harnsäureexkretion; GOF: Gain of Function; Na: Natrium; NNR: Nebennierenrinde; SIAD/SIADH: Syndrom der inadäquaten Antidiurese, Syndrom der inadäquaten ADH-Sekretion; U-Na: Urin-Natrium; V2R: Vasopressin V2-Rezeptor

pathie etc.): isotone NaCl-Lösung oder bilanzierte Kristalloid-Lösung 0,5–1,0 ml/kg KG/h, ggf. Thiaziddiuretika absetzen.

Hyponatriämie mit erhöhter ECF (Herzinsuffizienz, Leberzirrhose, nephrotisches Syndrom): Flüssigkeitsrestriktion, ggf. zusätzliche Gabe von Schleifendiuretika (Thiaziddiuretika meiden).

Syndrom der inadäquaten Antidiurese (Syndrom der inadäquaten ADH-Sekretion, SIADH):

- Erstlinientherapie: Flüssigkeitsrestriktion 50–1000 ml/d. Absetzen möglicher auslösender Medikamente. Therapie einer zum SIADH führenden malignen oder infektiösen Grunderkrankung.
- Zweitlinientherapie: Zufuhr von Soluten, um so für eine Ausscheidung von Wasser zu sorgen. Furosemid plus orale NaCl-Zufuhr in Form von NaCl-Tabletten oder Gabe von Harnstoff 0,25–0,5 g/kg KG/d. Vasopressin-Typ2-R-Antagonisten, z. B. Tolvaptan, Beginn mit 7,5 mg/d (**Empfehlungsgrad B;** Spasovski et al. 2014; Berl et al. 2010; Kerns et al. 2014; Sterns 2018b).

Cave: Patienten mit SIADH haben häufig Urin-Osmolaritäten > 400 mOsm/kg. Hier kann die Gabe von 0,9 %-NaCl-Lösung zu einem gefährlichen weiteren Abfall der Natrium-Konzentration im Blut führen und ist daher kontraindiziert.

Hormonsubstitution bei Patienten mit Nebennierenrindeninsuffizienz.

Vorgehen bei Überkorrektur von > 12 mmol/l in den ersten 24 h zur Vermeidung eines ODS: Infusion von elektrolytfreier Lösung: Glukose 5 %, 10 ml/kg KG über 1 h; falls nötig, zusätzliche Gabe von Desmopressin 2 µg i. v.

Nachsorge

Bei Patienten mit schwerer Hyponatriämie immer Dauerkatheter legen, Serum-Natrium und Urin-Osmolarität alle 2–4 h bestimmen. Engmaschige Kontrollen nötig, um insbesondere einen zu raschen Ausgleich zu verhindern. Auch das alleinige Absetzen eines Thiaziddiuretikums oder auch die Gabe von niedrigdosiertem Tolvaptan kann zu einer Überkorrektur führen. Besondere Vorsicht bei Risikopatienten für ein ODS (chronische Hyponatriämie, Leberzirrhose, Alkoholismus, Mangelernährung, Hypokaliämie, Serum-Natrium < 105 mmol/l).

Prüfung von Hypophysen- und Nebennierenrindenfunktion.

Bei SIADH sorgfältige Suche nach Ursachen (Tumoren, Infektionen, Medikamente etc.).

11.1.3 Hyperkaliämie

Definition

Serum-Kaliumkonzentration > 5,0 mmol/l.

Symptomatik und klinisches Bild

Klinische Erscheinungen treten meist erst ab > 6,0 mmol/l auf: Parästhesien, Muskelschwäche, Lähmungen, Obstipation, Kammerflimmern, Asystolie.

EKG-Veränderungen: zeltförmige Überhöhung der T-Welle, Verlängerung des PQ-Intervalls, Verbreiterung des QRS-Komplexes, ventrikuläre Rhythmusstörungen, Kammerflimmern.

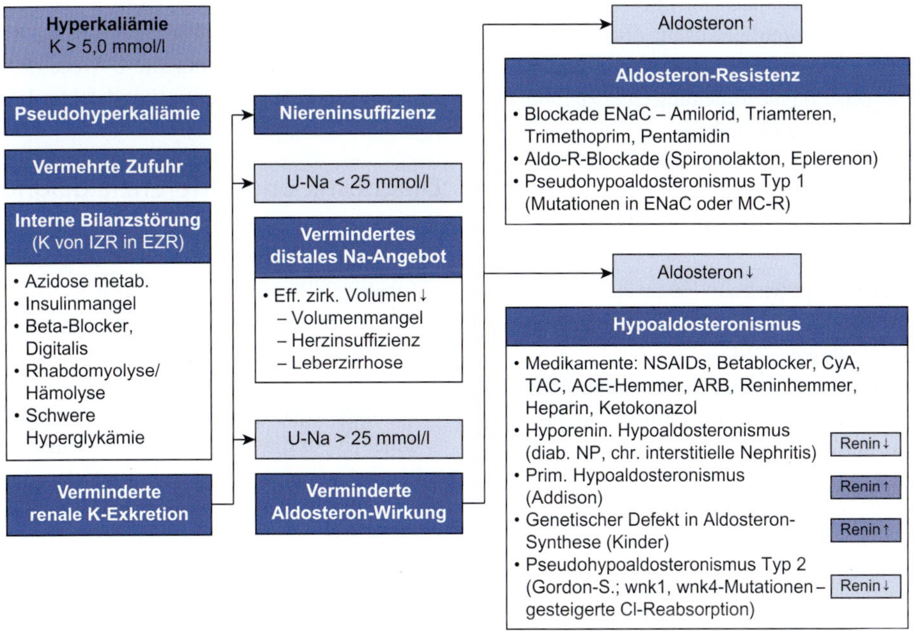

Abb. 11.2 Differenzialdiagnostik der Hyperkaliämie [P062]
ACE: Angiotensin Converting Enzyme; ARB: Angiotensin-Rezeptorblocker; CyA: Ciclosporin A; Eff. zirk.: effizientes zirkulierendes; ENaC: epithelialer Natrium-Kanal; EZR: Extrazellulärraum; IZR: Intrazellulärraum; K: Kalium; MC-R: Mineralokortikoidrezeptor; NSAID: nichtsteroidale Antirheumatika; TAC: Tacrolimus; U-Na: Urin-Natrium

Diagnostik und Differenzialdiagnose

Eine Pseudohyperkaliämie findet sich bei ausgeprägten Leuko- oder Thrombozytosen sowie bei einer Hämolyse der Blutprobe oder zu starker venöser Stauung.

Eine vermehrte Zufuhr von K^+ allein führt selten zu einer manifesten Hyperkaliämie. Meist ist eine verminderte renale Exkretion von K^+ der hauptsächliche Grund. Diese kann bedingt sein durch eine Niereninsuffizienz, durch ein vermindertes Angebot von Na^+ im distalen Tubulussystem, das dann nicht gegen K^+ ausgetauscht werden kann (Urin-Natrium < 25 mmol/l), oder durch eine verminderte Aldosteronwirkung in distalen Tubulusabschnitten (Urin-Natrium > 25 mmol/l). Fast immer liegt der Hyperkaliämie eine multifaktorielle Genese zugrunde (z. B. Patient mit Nieren- und Herzinsuffizienz unter Therapie mit Betablocker, Aldosteronantagonist und ACE-Hemmer mit kaliumreicher Mahlzeit). Bei Adynamie und Hypotonie immer an einen Morbus Addison denken. Sehr selten sind monogenetische Hypertonieformen wie der Pseudohypoaldosteronismus Typ 1 oder das Gordon-Syndrom.

Zur Differenzialdiagnostik ➤ Abb. 11.2.

Therapie

Eine ausgeprägte Hyperkaliämie ist wegen der Gefahr des Herztods durch Arrhythmien ein medizinischer Notfall. Eine Indikation zur Therapie ist bei Kalium-Werten > 6,0 mmol/l, in jedem Fall aber bei hyperkaliämiebedingten EKG-Veränderungen gegeben.

Notfallmaßnahmen (Empfehlungsgrad B; Mahoney et al. 2005; Nyirenda et al. 2009; Sterns et al. 2016):

- Bei lebensbedrohlicher Hyperkaliämie sofortige Gabe von Kalzium-Glukonat 10 ml 10-prozentige Lösung über 1 min, Wiederholung nach 2–5 min. Maximale Gabe 30 ml (**cave:** nicht bei erhöhten Digitalisspiegeln) plus Einleitung einer Hämodialyse-Therapie gegen ein kaliumarmes Dialysat.
- Beta-2-Sympathomimetika als Spray (Salbutamol 5–10 Hübe über 10 min).
- Glukose-Insulin-Infusion (30 IE Altinsulin in 500 ml Glukose 20 % über 60 min).
- Natriumbikarbonat nur bedingt wirksam (50 mval über 5 min i. v., Wiederholung nach 15 min). Gabe insbesondere bei gleichzeitig bestehender metabolischer Azidose.

Ionenaustauscher: Für die akute Senkung Zulassung und belegter Effekt nur für Natrium-Zirconium-Cyclosilikat (**Empfehlungsgrad B;** Kosiborod et al. 2014): initial 3 × 10 g/d Suspension in Wasser, Erhaltungstherapie 1 × 5–10 g/d. Für längerfristige Senkung auch Polystyrolsulfonsäure (CPS, SPS 20–40 g oral alle 4 h) oder Patiromer (8,4–25,2 g/d) möglich.

Gabe von 1000 ml 0,9 % NaCl mit 40–80 mg Furosemid.
Bei exsikkierten Patienten (vermindertes distales Natrium-Angebot) auf ausreichende Rehydrierung achten.

Bei Morbus Addison initial 100 mg Hydrocortison i. v.

Nachsorge

Ernährungsverhalten erfragen und ggf. anpassen.

Internationale Leitlinien empfehlen, ab einem Kalium > 5,0 mmol/l nicht mit der Therapie mit ACE-Hemmern/ARB/MRA zu beginnen, eine bestehende Therapie mit diesen Wirkstoffen ab einem Kalium > 5,5 mmol/l in der Dosis zu reduzieren und bei K^+-Werten > 6,0 mmol/l abzusetzen (**Empfehlungsgrad B;** McMurray et al. 2012; NICE 2008; Yancy et al. 2016). Durch die gleichzeitige Gabe von Kalium-Bindern kann der Anteil an Patienten, die eine Therapie mit ACE-Hemmern/ARB/MRA erhalten können, erhöht werden.

Zunächst nicht prognoserelevante das Kalium beeinflussende Medikation absetzen (NSAID, Triamteren, Amilorid, Digitalis, Heparin), dann erst prognoserelevante Medikation (Betablocker, ACE-Hemmer/ARB, ARNI, MRA). Versuch des Wiederansetzens prognoserelevanter Medikation nach Behebung der Hyperkaliämie.

11.1.4 Hypokaliämie

Definition

Serum-Kalium-Konzentration < 3,5 mmol/l.

Symptomatik und klinisches Bild

Klinische Erscheinungen treten meist erst ab < 3 mmol/l auf: Tachyarrhythmia absoluta, andere Arrhythmien, Obstipation, Ileus, Schwäche, Adynamie, Lähmungen, Parästhesien, Rhabdomyolyse. In der Niere Vakuolisierung des proximalen Tubulus und interstitielle Fibrose mit Polyurie/Polydipsie, oft metabolische Alkalose.

EKG-Veränderungen: PQ-Verlängerung, ST-Senkungen, verminderte T-Amplitude, prominente U-Welle (> 1 mV; no pot [potassium] – no T [T-Amplitude vermindert] for U [U-Welle]).

Diagnostik und Differenzialdiagnose

Wenn keine offensichtliche Ursache, folgende Laborwerte am besten vor Beginn einer Therapie bestimmen:

- Serum: Na^+, K^+, Cl^-, Mg^{2+}, Kreatinin, Kortisol, Aldosteron, Renin, BGA.
- Urin: Na^+, K^+, Cl^-, Kreatinin.

Zur Differenzialdiagnose ➤ Abb. 11.3.

Eine Hypokaliämie kann bei internen Bilanzstörungen sowie selten bei verminderter Zufuhr auftreten, i. d. R. sind jedoch Kalium-Verluste ursächlich. Zwischen renalen und nicht renalen Verlusten lässt sich am sichersten und einfachsten durch den Urin-Kalium/Kreatinin-Quotienten unterscheiden (auch die Kalium-Ausscheidung über 24 h oder der transtubuläre Kalium-Gradient lassen sich hierfür verwenden).

Eine weitere Unterteilung bei renalen Kalium-Verlusten erfolgt dann nach dem Blutdruck. Bei erhöhtem Blutdruck liegt eine erhöhte Mineralokortikoidwirkung vor, entweder durch eine

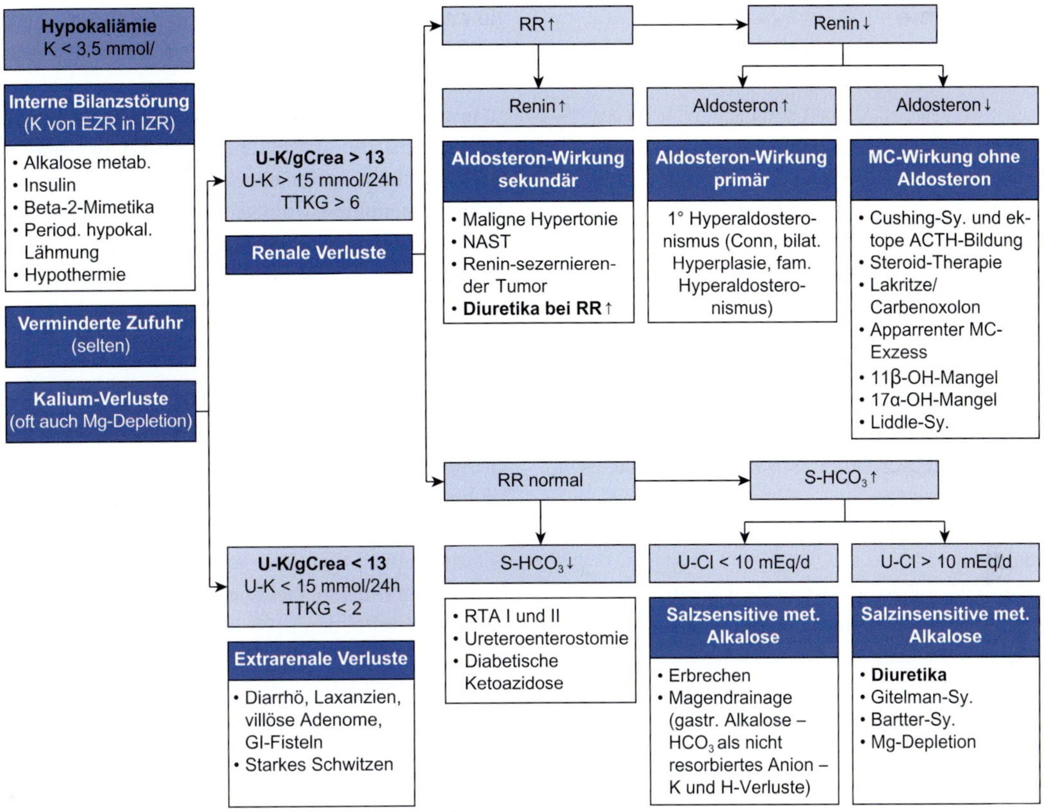

Abb. 11.3 Differenzialdiagnostik der Hypokaliämie [P062]
Crea: Kreatinin; EZR: Extrazellulärraum; H: Wasserstoff; IZR: Intrazellulärraum; Mg: Magnesium; NAST: Nierenarterienstenose; RR: Blutdruck; RTA: renal tubuläre Azidose; S-HCO3: Serum-Bikarbonat; Sy.: Syndrom; TTKG: transtubulärer Kaliumgradient; U-K: Urin-Kalium; U-Cl: Urin-Chlorid

Reninstimulierung, eine primäre Aldosteronwirkung oder eine Mineralokortikoidwirkung ohne Aldosteron. Auch seltene monogenetische Hypertonieformen wie der apparente Mineralokortikoid-Exzess, der 11β- oder 17α-Hydroxylasemangel oder das Liddle-Syndrom fallen in diese Kategorie. Bei normalem Blutdruck treten renale Kalium-Verluste z. B. bei einer Bikarbonaturie (nicht resorbierbares Anion führt zu erhöhter K^+- und H^+-Sekretion) im Rahmen von Erbrechen oder einer Magendrainage auf, am häufigsten aber im Zuge einer Diuretikatherapie. Gitelman- und Bartter-Syndrom sowie eine Magnesium-Depletion sind weitere Ursachen. Genetische Ursachen lassen sich mittlerweile mit Gen-Panels im Rahmen eines Next-Generation-Sequencing gut abklären.

Therapie

- Therapie der zugrunde liegenden Ursache
- Absetzen von Laxanzien, Therapie von Durchfall oder Erbrechen
- Verwendung von K^+-sparenden Diuretika, wenn tatsächlich diuretische Therapie nötig ist
- Protonenpumpenblocker bei Patienten mit nasogastraler Sonde (kein HCl-Verlust, kein Bikarbonatverlust über den Urin als nicht resorbierbares Anion)
- Therapie von primärem Hyperaldosteronismus, Cushing-Syndrom, Reduktion einer Steroidtherapie, wenn möglich
- Bei Gitelman- oder Bartter-Syndrom NaCl-, K^+- und Mg^{2+}-Substitution sowie Gabe von Aldosteronantagonisten oder von Amilorid

Grobe Abschätzung des Kalium-Defizits: pro Abfall des Serum-Kaliums um 1 mmol/l etwa 200–400 mmol Defizit.

Bei **Serum-Kalium < 2,5 mmol/l:** i. v. Substitution von KCl in 0,9 % NaCl. Maximale Infusionsrate 20 mmol/h, besser 10 mmol/h nicht überschreiten.

Bei **Serum-Kalium > 2,5 mmol/l:** wenn möglich, orale Substitution. Bei gleichzeitiger metabolischer Alkalose Gabe von KCl (Kalinor ret 8 mmol/Tbl., Rekawan 13,4 mmol/Tbl.). Bei gleichzeitiger metabolischer Azidose Gabe von Kaliumcitrat/Kaliumcarbonat (Kalinor Brause 40 mmol/Tbl.).

Grundsätzlich auch Mg^{2+} im Serum mitbestimmen und bei Mangel Mg^{2+}-Substitution (bei Mangel wird vermehrt Kalium ins Tubuluslumen gepumpt, und ein Ausgleich der Hypokaliämie ist kaum möglich; **Empfehlungsgrad B;** Cohn et al. 2000; Gennari 1998; Yang et al. 2010).

Nachsorge

Engmaschige Kalium-Kontrollen während der initialen Substitutionstherapie. Nach Auffüllen der intrazellulären Kalium-Defizite sinkt der Substitutionsbedarf rapide ab.

11.1.5 Hyperkalzämie

Definition

Serumkonzentration des ionisierten Kalziums > 1,3 mmol/l, des Gesamtkalziums > 2,7 mmol/l.

Symptomatik und klinisches Bild

- **Gastrointestinaltrakt:** Anorexie, Übelkeit, Erbrechen, Obstipation, Ileus, Ulzera, Pankreatitis
- **Renal:** Hyperkalziurie, Polyurie, Polydipsie, Nykturie, Nephrolithiasis, Nephrokalzinose, Nierenversagen
- **ZNS:** emotionale Labilität, Lethargie, Schwäche, Psychose, Delir, Halluzinationen
- **Kardial:** Bluthochdruck, vaskuläre Kalzifizierungen, Arrhythmien, QT-Verkürzung
- Muskelschwäche, Arthralgien, metastatische Kalzifizierungen (Konjunktivitis, „Red-Eye"-Syndrom)

Diagnostik und Differenzialdiagnose

Zu den notwendigen Laboruntersuchungen und den jeweiligen Differenzialdiagnosen ➤ Abb. 11.4. Den initialen Schritt stellt die Bestimmung des Parathormons dar. Dies erlaubt die Unterscheidung in Formen mit adäquat erniedrigtem PTH und solche mit normalem oder inadäquat erhöhtem PTH wie dem primären oder tertiären Hyperparathyreoidismus. Bei der familiären hypokalziurischen Hyperkalzämie liegt eine „Loss-of-Function"-Mutation im Kalzium-Sensing-Rezeptor (CaSR) vor (höhere Kalzium-Spiegel notwendig, um PTH zu unterdrücken). In der Niere führt die Mutation zu einer vermehrten tubulären Kalzium-Rückresorption und somit zu einer Erniedrigung der fraktionellen Kalzium-Exkretion (FE Ca).

Je nach erhobenen Befunden müssen weitere Untersuchungen zur Tumorsuche (Sonographie und CT des Abdomens, MRT des Achsenskeletts, Knochenszintigraphie, Knochenmarkbiopsie), Schilddrüsenuntersuchungen und eine Abklärung auf granulomatöse Erkrankungen durchgeführt sowie eine genaue Medikamentenanamnese erhoben werden.

Therapie

Bei **milder Hyperkalzämie < 3,5 mmol/l** steht die Therapie der Grunderkrankung im Vordergrund. Es sollte auf eine Korrektur des oft bestehenden Volumenmangels geachtet werden.

Bei **symptomatischen Patienten mit Serum-Kalzium ≥ 3,5** mmol/l Soforttherapie:

- Forcierte Diurese. Ziel ist eine initiale Urinmenge von 200–300 ml/h, dann 100–150 ml/h durch Gabe von 0,9 % NaCl plus Furosemid.
- Calcitonin: 4 IU/kg intial, dann 4–8 IU/kg alle 6 bis 12 h.
- Biphosphonate: Zolendronat 4 mg i. v. über 15 min, Pamidronat 60–90 mg i. v. über 2 h, Ibandronat 2–6 mg i. v. über 2 h. Das beste Ansprechen ist hier für Zolendronat belegt.
- Hämodialyse gegen kalzizumarmes Dialysat, bei ausgeprägter Symptomatik und insbesondere bei gleichzeitig bestehendem Nierenversagen.

Weitere Therapieoptionen mit langsamerem Wirkungseintritt sind Denosumab, Glukokortikoide sowie Calcimimetika. Denosumab (60 mg s. c. 1-mal/Wo.) eignet sich insbesondere für die Therapie bei gleichzeitig bestehender Niereninsuffizienz anstelle von Biphosphonaten, die hier nur mit Vorsicht gegeben werden können

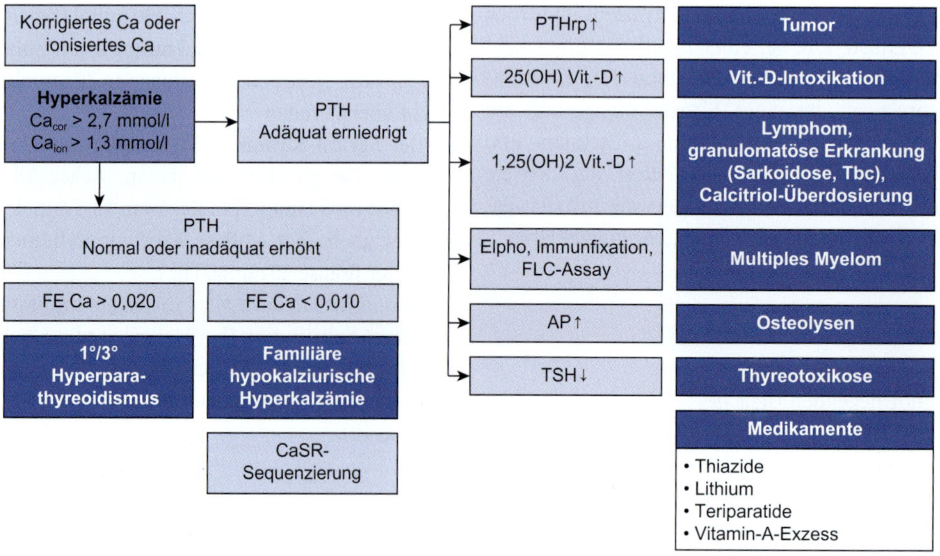

Abb. 11.4 Differenzialdiagnostik der Hyperkalzämie [P062]
AP: alkalische Phosphatase; Ca: Kalzium; Ca_{ion}: ionisiertes Kalzium; Ca_{cor}: korrigiertes Kalzium; CaSR: Kalzium-Sensing-Rezeptor; Elpho: Elektrophorese; FE Ca: fraktionelle Kalziumexkretion; FLC: Free Light Chain; PTH: Parathormon; PTHrp: Parathormon Related Peptide; Tbc: Tuberkulose; TSH: Thyeroidea-stimulierendes Hormon; Vit.: Vitamin

(**Empfehlungsgrad B;** Cicci et al. 2014; Dietzek et al. 2015; Maier, Levine 2015; Major et al. 2001; Singer et al. 1991).

Nachsorge

Je nach Grunderkrankung. Bei einer Vitamin-D-Überdosierung (synthetische Vitamin-D-Präparate haben oft sehr lange Halbwertszeiten) muss auf ein mögliches Wiederauftreten einer Hyperkalzämie nach initial erfolgreicher Therapie geachtet werden.

11.1.6 Hypokalzämie

Definition

Serumkonzentration des ionisierten Kalziums < 1,15 mmol/l, des Gesamtkalziums < 2,2 mmol/l.

Symptomatik und klinisches Bild

- **Erhöhte neuromuskuläre Erregbarkeit:** Tetanie (positives Chvostek- und/oder Trousseau-Zeichen), periorbitales Taubheitsgefühl, Parästhesien von Händen und Füßen, Karpalspasmen, Laryngospasmus, fokale oder generalisierte Krampfanfälle, Bronchospasmen, Gallenkolik.
- **Psychiatrische Manifestationen:** emotionale Instabilität, Ängstlichkeit, Depression, Verwirrung, Halluzinationen, Psychose.
- **Kardiovaskuläre Symptome:** Hypotonie, Herzinsuffizienz, QT-Zeit-Verlängerung, Arrhythmien.

Diagnostik und Differenzialdiagnose

Grundsätzlich sollte bei einer Hypokalzämie eine Korrektur des Serum-Kalziums auf das Albumin vorgenommen werden. Bei einer Abnahme des Serum-Albumins um 1 g/dl muss mit einer durchschnittlichen Abnahme des Serum-Kalziums um 0,25 mmol/l gerechnet werden.

Ca_{cor} (mmol/l) = Ca (mmol/l) – [0,25 × Albumin (g/dl)] + 1,0.

Wie bei der Hyperkalzämie erfolgt auch bei der Hypokalzämie die initiale Differenzierung nach dem Parathormonspiegel. Zur Differenzialdiagnostik ➤ Abb. 11.5.

Therapie

Schwere oder symptomatische Hypokalzämie (Tetanie, Krämpfe): Kalziumglukonat 10 % i. v. 20 ml (= 2000 mg) über 20 min, gefolgt von einer Dauerinfusion mit 50 mg/h mit dem Ziel, die Kalzium-Konzentration im unteren Normbereich zu halten. Bei gleichzeitiger Hypomagnesiämie Magnesiumsulfat 10 % i. v. 20 ml (= 2000 mg) über 20 min, gefolgt von 1000 mg in 100 ml/h NaCl 0,9 %, bis die Magnesium-Konzentration mindestens > 0,4 mmol/l liegt.

Chronische Hypokalzämie: Gabe von elementarem Kalzium (1–4 × 1000 mg Kalziumcarbonat) in Kombination mit Vitamin-D-Metaboliten (Cholecalciferol 400–3000 IE/d; 25[OH]D3 20–50 µg/d; 1,25[OH]2D3 0,25–0,50 µg/d). Calcitriol ist aufgrund

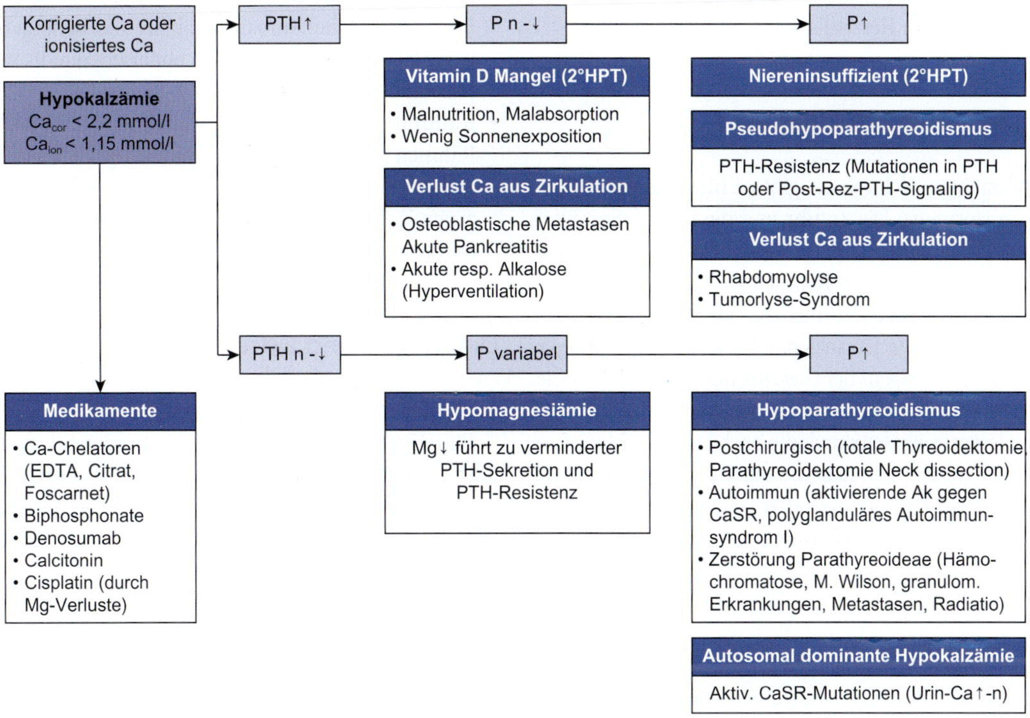

Abb. 11.5 Differenzialdiagnostik der Hypokalzämie [P062]
Ak: Antikörper; Ca: Kalzium; Ca_{cor}: korrigiertes Kalzium; Ca_{ion}: ionisiertes Kalzium; CaSR: Kalzium-Sensing-Rezeptor; HPT: Hyperparathyreoidismus; Mg: Magnesium; n: normal; P: Phosphat; PTH: Parathormon

des schnellen Wirkungseintritts zu bevorzugen. Bei Hypoparathyreoidismus kann, wenn kein ausreichender Therapieerfolg mit Kalzium und Vitamin D zu erzielen ist, ein Therapieversuch mit rekombinantem rPTH (1–84) 50 µg/d s. c. unternommen werden. Bei chronischer Nierenkrankheit Gabe von Vitamin-D-Metaboliten und kalziumhaltigen Phosphatbindern zur Prävention oder Therapie eines sekundären Hyperparathyreoidismus. (**Empfehlungsgrad B;** Cooper, Gittoes 2008).

Infusion von 0,9 % NaCl und Gabe von Furosemid, um die renale Magnesium-Elimination zu steigern.

Hämodialyse gegen magnesiumfreies Dialysat bei Patienten mit schwerer Niereninsuffizienz.

Bei milder Symptomatik: Absetzen magnesiumhaltiger Medikation (Antazida, Laxanzien, magnesiumhaltige Phosphatsenker) und Gabe von Furosemid (**Empfehlungsgrad C;** Felsenfeld et al. 2015; Weisinger JR, Bellorin-Font 1998).

11.1.7 Hypermagnesiämie

Definition

Serum-Magnesium-Konzentration > 1,6 mmol/l.

Symptomatik und klinisches Bild

In den meisten Fällen ist die Hypermagnesiämie mild (< 1,5 mmol/l) und die Patienten sind asymptomatisch. Symptome treten meist erst bei Serumkonzentrationen > 2 mmol/l auf. Hauptsymptome sind neuromuskuläre Effekte (curareähnliche Effekte), kardiovaskuläre Effekte und das Auslösen einer Hypokalzämie durch eine Hemmung der PTH-Sekretion.

- Mg^{2+}-Spiegel 2–3 mmol/l: Übelkeit, Kopfschmerz, Lethargie, abgeschwächte Sehnenreflexe.
- Mg^{2+}-Spiegel 3–5 mmol/l: Somnolenz, Hypokalzämie, nicht auslösbare Sehnenreflexe, Hypotonie, Bradykardie.
- Mg^{2+}-Spiegeln > 5 mmol/l: Muskellähmung, schlaffe Tetraparese, Apnoe, Herzblock bis zum Herzstillstand.

Diagnostik und Differenzialdiagnose

Im Gegensatz zu anderen Elektrolyten gibt es für Magnesium keine regulatorischen Hormone. Die Zufuhr und die Elimination über die Niere haben somit unmittelbaren Einfluss auf die Spiegel. Eine Hypermagnesiämie tritt fast nur im Rahmen zu hoher Magnesiumzufuhr oder bei schwerer Niereninsuffizienz auf. Eine Gabe magnesiumhaltiger Antazida oder Laxanzien sollte daher bei schwerer Niereninsuffizienz nicht erfolgen. Bei Gastritis oder Kolitis kann die Mg^{2+}-Absorption im Gastrointestinaltrakt gesteigert sein. Im Rahmen einer schweren Eklampsie werden durch die hochdosierten Mg^{2+}-Gaben Spiegel bis 2,5–3,0 mmol/l erreicht; hierdurch können maternale Symptome und eine Hypokalzämie auftreten. Auch bei Morbus Addison oder unter Lithiumgabe sind Hypermagnesiämien berichtet.

Therapie

Absetzen aller magnesiumhaltigen Medikamente.

Bei ausgeprägter klinischer Symptomatik (Beatmungspflicht, fehlende Eigenreflexe): Kalziumglukonat 10 % 10–20 ml über 5 bis 10 min.

11.1.8 Hypomagnesiämie

Definition

Serum-Magnesium-Konzentration < 0,7 mmol/l. Ein schwerer Mangel liegt vor bei Werten < 0,5 mmol/l.

Symptomatik und klinisches Bild

- **Neuromuskuläre Effekte:** Übererregbarkeit (Tremor, Tetanie, Muskelspasmen, Muskelkrämpfe, unwillkürliche Bewegungen, Krampfanfalle, positives Chvostek- und Trousseau-Zeichen), Schwäche, Apathie, Delir, Koma, vertikaler Nystagmus.
- **Kardiovaskuläre Effekte:** Im EKG QRS-Verbreiterung und spitze T-Wellen bei milder Hypomagnesiämie. Abflachung der T-Wellen, atriale und ventrikuläre Arrhythmien bei schwerer Depletion. Verstärkung der Digitalis-Toxizität, da beide die Na^+-K^+-ATPase hemmen.
- **Kalziummetabolismus:** Hypokalzämie, bedingt durch verminderte PTH-Freisetzung mit Hypoparathyreoidismus, PTH-Resistenz und verminderte Calcitriol-Synthese.
- **Kaliummetabolismus:** Hypokaliämie, die oft begleitend im Rahmen einer Diuretikatherapie auftritt, aber auch durch direkte Steigerung der Kalium-Sekretion. Hypokaliämie ist oft resistent gegen Kalium-Gaben, bis nicht eine ausreichende Magnesium-Substitution erfolgt ist.

Diagnostik und Differenzialdiagnose

Zur Differenzialdiagnose ➤ Abb. 11.6.

Eine Hypomagnesiämie beruht entweder auf mangelnder Zufuhr oder auf renalen oder gastrointestinalen Verlusten. Renale und gastrointestinale Verluste können über die Magnesium-Ausscheidung im Urin differenziert werden. Eine Reihe genetischer Defekte führt zu renalen Verlusten (Bartter-, Gitelman-Syndrom, familiäre Hypomagnesiämie mit Hyperkalziurie und Nephrokalzinose [FHHNC], autosomal dominante Hypokalzämie mit Hyperkalziurie [ADHH], isolierte rezessive Hypomagnesiämie mit Normokalziurie, isolierte dominante Hypomagnesiämie mit Hypokalziurie [IDH]). Ein anderweitig nicht erklärbares Auftreten einer Hypomagnesiämie in Kindheit oder Adoleszens sollte daher Anlass für eine genetische Abklärung geben.

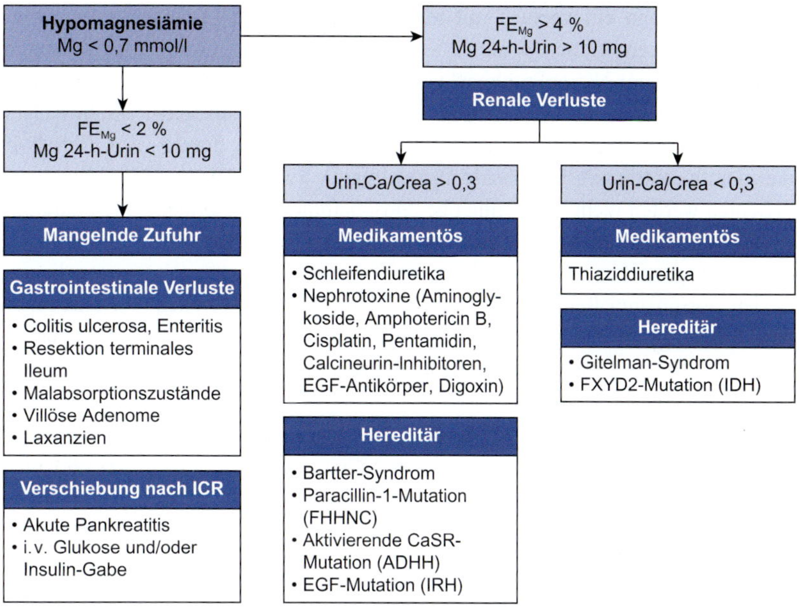

Abb. 11.6 Differenzialdiagnostik der Hypomagnesiämie [P062]
ADHH: autosomal dominante Hypokalzämie mit Hyperkalziurie; Ca: Kalzium; Crea: Kreatinin; FE_{Mg}: fraktionelle Magnesiumexkretion; FHHNC: familiäre Hypomagnesiämie mit Hyperkalziurie und Nephrokalzinose; IDH: isolierte dominante Hypomagnesiämie mit Hypokalziurie; Mg: Magnesium; Sy.: Syndrom; Urin-Ca: Urin-Kalzium

Therapie

Bei schweren Symptomen (Tetanie, Krämpfe, Arrhythmien, Hypokaliämie): Magnesiumsulfat 1–2 g (4–8 mmol) in 100 ml Glukose 5 % über 60 min i. v.; anschließend Magnesiumsulfat 4–8 g (16–32 mmol) in 1000 ml Glukose 5 % über 12 h täglich (**Empfehlungsgrad B;** Neumar et al. 2010; Kraft et al. 2005b).

Bei milden oder keinen Symptomen: 240–1000 mg/d elementares Magnesium (10–40 mmol) oral.

Ist keine orale Gabe möglich bei Serum-Magnesium < 0,4 mmol/l, Magnesiumsulfat 4–8 g über 12 h, bei Serum-Magnesium von 0,4–0,6 mmol/l 2–4 g über 6 h, bei Serum-Magnesium von 0,6–0,8 mmol/l 1–2 g über 2 h.

Bei Patienten mit eingeschränkter Nierenfunktion (eGFR < 30 ml/min) jeweils nur die Hälfte der Dosis verwenden (**Empfehlungsgrad C;** Kraft et al. 2005b; Reed et al. 2012).

11.1.9 Hyperphosphatämie

Definition

Serum-Phosphatkonzentration > 1,7 mmol/l.

Symptomatik und klinisches Bild

Bei rascher Entwicklung der Hyperphosphatämie ist die Symptomatik durch Hypokalzämie (Kalzium/Phosphat-Präzipitation) und die Entwicklung eines Nierenversagens bestimmt (akute Phosphat-Nephropathie). Langfristig kommt es zu metastatischen Verkalkungen (periartikulär, Muskulatur, Lunge, Gefäße, „Red-Eye"-Syndrom, Pruritus).

Diagnostik und Differenzialdiagnose

Bestimmung von Phosphat, Kalzium, iPTH, Kreatinin im Serum, BGA.

Meist lässt sich anhand der Anamnese bereits eine Ursache der Hyperphosphatämie festmachen.

Akute Phosphatbelastung: Die Phosphatbelastung kann durch Freisetzung aus internen Quellen (Tumor-Lyse-Syndrom, Rhabdomyolyse) oder durch exogene Zufuhr (Gabe phosphathaltiger Koloskopie-Vorbereitungslösungen evtl. mit akuter Phosphatnephropathie) ausgelöst werden.

Akuter Shift von Phosphat in den Extrazellulärraum: Laktatazidose, diabetische Ketoazidose.

Akutes oder chronisches Nierenversagen: Ab einer Abnahme der eGFR auf < 20–25 ml/min kann auch bei maximaler Unterdrückung der Phosphat-Reabsorption nicht ausreichend Phosphat ausgeschieden werden.

Gesteigerte tubuläre Phosphat-Reabsorption: Hypoparathyreoidismus, Bisphosphonate, FGF-R-Blocker, familiäre tumorale Kalzinose (Mutationen in GALNT3, FSF23, Klotho, die alle zu einer Unterfunktion von FGF23 führen).

Therapie

Akute Hyperphosphatämie: Bei akuter Hyperphosphatämie (bei akuter Phosphatbelastung oder akutem Shift in den ECR) mit symptomatischer Hypokalzämie und Niereninsuffizienz besteht die Indikation zur Hämodialyse-Therapie. Bei normaler Nierenfunktion reguliert sich der Phosphat-Haushalt i. d. R. innerhalb von 6 bis 12 h selbst.

Chronische Hyperphosphatämie: bei Hypoparathyreoidismus Kalzium und Vitamin D. Ist damit kein ausreichender Therapieerfolg zu erzielen, kann ein Versuch mit rekombinantem rPTH (1–84) 50 µg/d s. c. unternommen werden.

Bei chronischer Nierenkrankheit wird mit phosphatarmer Diät (< 900 mg/d) sowie mit Phosphatbindern therapiert (Calciumacetat, Calciumcarbonat, Calciumacetat/Magnesiumcarbonat, Sevelamer, Lanthancarbonat, Sucroferric Oxyhydroxid). Für die meisten Patienten werden nicht kalziumhaltige Phosphatbinder empfohlen. Aluminiumhaltige Phosphatbinder nur in absoluten Ausnahmesituationen. Angestrebt wird eine Senkung der Serum-Phosphatspiegels in den normnahen Bereich. Bei Dialysepatienten kann zusätzlich eine Erhöhung der Dialysedosis nötig sein (**Empfehlungsgrad B;** Ketteler et al. 2017; Stevens et al. 2013; Di Iorio et al. 2013; Isakova et al. 2009; St Peter et al. 2008).

Nachsorge

Regelmäßige (z. B. alle 3 Monate) Bestimmung von Kalzium, Phosphat, iPTH und Anpassung von Ernährungsgewohnheiten sowie der phosphatsenkenden Therapie.

11.1.10 Hypophosphatämie

Definition

Serum-Phosphat-Konzentration < 0,81 mmol/l.

Symptomatik und klinisches Bild

- **Knochen- und Mineralhaushalt:** Hyperkalziurie mit Bildung von Nierensteinen durch Unterdrückung der Reabsorption von Kalzium und Magnesium im distalen Tubulus, im Knochen vermehrte Resorption von Kalzium und Phosphat mit Rachitis, Osteomalazie, Knochendeformierungen und erhöhtem Frakturrisiko.
- **ZNS:** Reizbarkeit, Parästhesien, Delir, Krampfanfälle, Koma.
- **Kardiopulmonales System:** Kardiomyopathie, Herzinsuffizienz, Störung der Zwerchfellkontraktion.
- **Muskulatur:** proximale Myopathie, Dysphagie, Ileus, Schluckstörung, Rhabdomyolyse.
- **Hämatologisches System:** Hämolyse, verminderte O_2-Abgabe ins Gewebe, gestörte Leukozytenfunktion mit Infektionsrisiko, Thrombopenie und Thrombozytenfunktionsstörung.

Diagnostik und Differenzialdiagnose

Bestimmung von Phosphat, Kalzium, iPTH im Serum sowie Phosphat und Kreatinin im Urin zur Bestimmung von fraktioneller Phosphatexkretion oder -ausscheidung im 24-h-Urin. Eine fraktionelle Phosphatexkretion > 5 % spricht für renale Verluste.

Renale Verluste:

- Primärer Hyperparathyreoidismus (Kalzium im Serum erhöht) und sekundärer Hyperparathyreoidismus infolge eines Vitamin-D-Mangels (Kalzium im Serum erniedrigt).
- Erworbene tubuläre Defekte (Fanconi-Syndrom bei z. B. Morbus Wilson, multiplem Myelom, Schwermetalltoxizität und tumorinduzierte Osteomalazie mit paraneoplastisch gesteigerter FGF23-Produktion).
- Hereditäre tubuläre Defekte (X-chromosomale und autosomal dominante hypophosphatämische Rachitis, hereditäre hypophosphatämische Rachitis mit Hyperkalzämie), bei denen Defekte im FGF23-Stoffwechsel oder in renalen Phosphat-Transportern vorliegen.

Nicht renal bedingte Hypophosphatämie:

- Mangelnde Zufuhr (Malnutrition bei Alkoholismus).
- Verminderte intestinale Aufnahme (chronische Diarrhö, intestinale Bindung durch Kalzium, Magnesium oder Aluminium bei Therapie mit Antazida oder Phosphatbindern).
- Verschiebung nach intrazellulär (akute respiratorische Alkalose, Refeeding-Syndrom). Bei bis zu 50 % der hospitalisierten Patienten ist eine Hypophosphatämie durch eine Infusionsbehandlung mit Glukose oder Insulin bedingt.

Therapie

Beseitigung der auslösenden Ursache (Diarrhö, Absetzen von Antazida oder Phosphatbindern, Ausgleich eines Vitamin-D-Mangels). Bei asymptomatischen Patienten dann keine Phosphatsubstitution erforderlich.

- **Asymptomatische Patienten mit Serum-Phosphat < 0,64 mmol/l:** orale Substitution. Kalium/Natrium-Phosphat-Tabletten (enthalten 250 mg = 8 mmol Phosphat) 3 × 1–3 Tbl. p. o.
- **Symptomatische Patienten:** i. v. Substitution. Natriumphosphat-Lösung (1 ml = 1 mmol Na^+, 0,6 mmol Phosphat): Serum-Phosphat 0,73–0,96 mmol/l → 0,32 mmol/kg KG; Serum-Phosphat 0,51–0,72 mmol/l → 0,64 mmol/kg KG; Serum-Phosphat < 0,5 mmol/l → 1,0 mmol/kg KG mit einer Infusionsgeschwindigkeit von 7,5 mmol/h. Bei persistierender Hypophosphatämie erneute Gabe am Folgetag in entsprechender Dosis nach Serum-Phosphat.

Bei renalen Verlusten ist die Therapie oft schwierig, da unter Substitution die renale Ausscheidung noch weiter zunimmt. (**Empfehlungsgrad B;** Brown et al. 2006; Felsenfeld, Levine 2012; Gaasbeek, Meinders 2005; Kraft et al. 2005a; Subramanian, Khardori 2000).

11.2 Säure-Basen-Störungen

Jonathan Zühlke

11.2.1 Definition und Basisinformation

Zu den wichtigsten Normwerten ➤ Tab. 11.1, zu Diagnostik und Interpretation der Werte ➤ Tab. 11.2 und zu den Kompensationsmechanismen ➤ Tab. 11.3.

11

Tab. 11.1 Relevante Normwerte (nicht einheitlich definiert)

Parameter	Wert
pH	7,40 (7,35–7,45 = H^+ 40 nmol/l)
Standardbikarbonat	24 (22–26) mmol/l, bei pCO_2 40 mmHg
pCO_2 arterielle	40 (35–45) mmHg
pCO_2 venös	48 (44–52) mmHg
Basenüberschuss (BE)	0 ± 2 mmol/l
Anionenlücke	12–20 mmol/l (nach der Formel $Na^+ + K^+ - Cl^- - HCO_3^-$)
Osmotische Lücke	< 5 mOsm/kg

Tab. 11.2 Diagnostik und Algorithmus

pH	pCO_2	HCO_3^-	Interpretation
< 7,35	↑	↑	Primär respiratorische Azidose mit renaler Kompensation
		↔	Primär respiratorische Azidose
		↓	Gemischt respiratorische und metabolische Azidose
	↔	↓	Primär metabolische Azidose
	↓	↓	Primär metabolische Azidose mit respiratorischer Kompensation
> 7,45	↑	↑	Primär metabolische Alkalose mit respiratorischer Kompensation
	↔	↑	Primär metabolische Alkalose
	↓	↑	Gemischt respiratorische und metabolische Alkalose
		↔	Primär respiratorische Alkalose
		↓	Primär respiratorische Alkalose mit renaler Kompensation

Tab. 11.3 Kompensationsmechanismen

Primäre Störung	Kompensation	Ausmaß
Metabolische Azidose	Verminderung des pCO_2 (Hyperventilation)	↓ 1,2 mmHg pCO_2 pro 1 mmol ↓ HCO_3^-
Metabolische Alkalose	Anstieg des pCO_2 (Hypoventilation)	↑ 0,7 mmHg pCO_2 pro 1 mmol ↑ HCO_3^-
Respiratorische Azidose	Anstieg des HCO_3^-	Akut: ↑ 1 mmol/l HCO_3^- pro 10 mmHg ↑ pCO_2
		Chronisch: ↑ 4 mmol/l HCO_3^- pro 10 mmHg ↑ pCO_2
Respiratorische Alkalose	Verminderung des HCO_3^-	Akut: ↓ 2 mmol/l HCO_3^- pro 10 mmHg ↓ pCO_2
		Chronisch: ↓ 4 mmol/l HCO_3^- pro 10 mmHg ↓ pCO_2

11.2.2 Respiratorische Azidose

Definition

Abfall des arteriellen pH auf < 7,35 und Anstieg des arteriellen pCO_2 (Hyperkapnie) auf > 45 mmHg.

Pathomechanismus

Alveoläre Hypoventilation, fast immer kombiniert mit Hypoxämie.

Symptomatik und klinisches Bild

- Akut: Dyspnoe, Angst, Tachykardie, ggf. Vigilanzstörungen bis hin zum Koma (CO_2 Narkose), zerebrale Vasodilatation (Kopfschmerzen, Zeichen eines erhöhten Hirndrucks).
- Chronisch: Schlaflosigkeit, Tagesmüdigkeit, zentralnervöse Symptome.

Diagnostik und Differenzialdiagnose

Zur Diagnostik ➤ Tab. 11.2, ➤ Tab. 11.3.
Zur Differenzialdiagnose ➤ Tab. 11.4.

Therapie

Kausale Therapie (z. B. Infekttherapie, Bronchodilatation, Fremdkörperentfernung), Gewährleistung einer effektiven Ventilation. Indikation NIV (nichtinvasive Beatmung) prüfen (v. a. Lungenödem, Exazerbation einer COPD; **Empfehlungsgrad B;** Westhoff et al. 2015). Gegebenenfalls invasive maschinelle Beatmung bei fehlender Besserung oder Kontraindikationen für NIV erwägen.

Nachsorge

Vorsicht bei chronischen Störungen: Aufgrund des chronisch erhöhten pCO_2 ist die Hypoxämie alleiniger Atemantrieb, daher keine unkontrollierte O_2-Gabe empfohlen. Oft keine Besserung der Grunderkrankung möglich, daher Vermeidung weiterer Komplikationen (Pneumonie etc.) anstreben.

Tab. 11.4 Differenzialdiagnostik

Störung	Akut	Chronisch
Pulmonal	Aspiration, Laryngospasmus, Pneumothorax, Lungenödem, Pneumonie, Exazerbation COPD	Obstruktive Schlafapnoe, COPD, Lungenfibrose, restriktive Störung (Kyphoskoliose, Pleuraschwarte)
Neuromuskulär	Guillain-Barré-Syndrom, hypokaliämische Myopathie, Botulismus	Myopathie, multiple Sklerose, ALS, Zwerchfellparese
Zentralnervös	Sedativa/Drogen, Trauma, Infarkt, Blutung	Hypothyreose, Hirntumor, Sedativa

11.2.3 Respiratorische Alkalose

Definition

Anstieg des arteriellen pH auf > 7,45 und Abfall des arteriellen pCO_2 (Hypokapnie) auf < 35 mmHg.

Pathomechanismus

Pathomechanismus: alveoläre Hyperventilation.

Symptomatik und klinisches Bild

Häufigste Ursachen sind Angst-/Erregungszustände.

Symptome: Parästhesien (v. a. Lippen, Finger), Muskelkrämpfe bis hin zu normokalzämischer Tetanie (Pfötchenstellung, positives Chvostek-Zeichen), Hyperreflexie, zerebrale Vasokonstriktion mit Schwindel, Verschwommensehen, Verwirrtheit.

Diagnostik und Differenzialdiagnose

Zur Diagnostik ➤ Tab. 11.2, ➤ Tab. 11.3.

Zu möglichen Differenzialdiagnosen ➤ Tab. 11.5.

Therapie

Kausale Therapie (Sedativa, Analgetika, kontrollierte O_2-Gabe bei Hypoxämie). Nach Ausschluss einer organischen Ursache (psychisch getriggerte Hyperventilation) Rückatmung in eine Plastiktüte, ggf. Sedativa.

Nachsorge

Bei Hypoxämie aufgrund struktureller Lungenerkrankung Indikation zur Langzeitsauerstofftherapie prüfen. Psychosomatische Mitbehandlung bei psychisch getriggerter Hyperventilation.

Tab. 11.5 Differenzialdiagnose der respiratorischen Alkalose

Störung	Erkrankungen
Hypoxämie/Hypoxie	Höhenkrankheit, schwere Anämie, Ventilations-Perfusions-Anomalien, kongestive und zyanotische Herzerkrankung, Herzinsuffizienz
ZNS/Atemzentrum	Zerebrovaskuläre Ereignisse, Tumor, Trauma, Infektionen
Pulmonal	Pneumonie, Lungenembolie, Asthma bronchiale, Lungenödem, interstitielle Lungenerkrankungen
Hormonell	Progesteron, Schwangerschaft, Hyperthyreose
Medikamente/Drogen	Xanthine, Salizylate, Katecholamine/Ecstasy, MDMA

11.2.4 Metabolische Azidose

Definition

Abfall des arteriellen pH auf < 7,35 und Abfall des Bikarbonats auf < 22 mmol/l.

Pathomechanismus

Bikarbonatverluste gastrointestinal/renal (Subtraktionsazidose, i. d. R. mit Hyperchlorämie), vermehrte Produktion endogener Säuren (Additionsazidose) bzw. verminderte renale Ausscheidung endogener Säuren (Retentionsazidose).

Symptomatik und klinisches Bild

Häufig Hyperkaliämie durch Verschiebung von K^+ von intra- nach extrazellulär. Hyperventilation (Kompensationsmechanismus, Kußmaul-Atmung). Unspezifische Symptome (Inappetenz, Nausea), bei schwerer Azidose negativ inotrope, arrhythmogene Wirkung sowie erhöhte Resistenz gegen Katecholamine und Insulin.

Chronisch metabolische Azidose (v. a. chron. Niereninsuffizienz, renal-tubuläre Azidose): renale Osteopathie, erhöhter Proteinkatabolismus.

Exkurs: Anionenlücke (Anion Gap, AG) im Blut/Urin, osmotische Lücke

Im Blut/Urin besteht Elektroneutralität, also ein Gleichgewicht zwischen Kationen (zu ca. 95 % Na^+ und K^+) und Anionen (zu ca. 85 % Cl^- und HCO_3^-). Die rechnerische Differenz wird als Anionenlücke (Konzentration organischer und anorganischer Säuren, Phosphate, anionische Eiweiße) bezeichnet.

Anionenlücke Blut (12–20 mmol/l): $(Na^+) + (K^+) - (Cl^-) - (HCO_3^-)$.

Cave: Hypalbuminämie (Abfall von Albumin um 10 g/l erniedrigt die Anionenlücke um 4 mmol/l), Hypophosphatämie (Vergrößerung der Anionenlücke).

Anionenlücke Urin: $(U\text{-}Na^+) + (U\text{-}K^+) - (U\text{-}Cl^-)$.

Wert < 0: gastrointestinale HCO_3^--Verluste; > 0: renale HCO_3^--Verluste.

Osmotische Lücke: Osmolarität gemessen – Osmolarität berechnet ($2 \times (Na^+)$ + Glukose (mmol/l) + Urea (mmol/l))

Diagnostik und Differenzialdiagnose

Zur Diagnostik ➤ Tab. 11.2, ➤ Tab. 11.3.

Zur Differenzialdiagnose ➤ Tab. 11.6.

Verkleinerte Anionenlücke (selten): z. B. vermehrt positiv geladene Proteine (Multiples Myelom), Hypalbuminämie.

Tab. 11.6 Differenzialdiagnose bei normaler bzw. vergrößerter Anionenlücke (Fall 2000)

Anionenlücke normal	Anionenlücke vergrößert
Gastrointestinaler Verlust von HCO_3^- (AG < 0; Diarrhö[1], intestinale Fistel[1], Uretersigmoidostomie[1])	Akronym KUSSMA(U)L **K**etoazidose (Diabetes mellitus, Alkohol)[3] **U**rämie (Nierenversagen)[3] **S**alizylate[3] **M**ethanol[4] **A**ethylenglykol[4] **L**aktatazidose[3]
Renaler Verlust von HCO_3^- (AG > 0; proximale RTA [Typ 2][1], RTA Typ 4[1], distale RTA [Typ 1][2], Hypoaldosteronismus[1])	
Medikamentenassoziiert (kaliumsparende Diuretika[2], Carboanhydrasehemmer[2], NSAR)	
Iatrogen (übermäßige NaCl-Infusionen, parenterale Ernährung[1])	

[1] pH Urin < 5,5
[2] pH Urin > 5,5
[3] Osmotische Lücke normal
[4] Osmotische Lücke vergrößert

Therapie

Kausale Therapie. Keine undifferenzierte Natriumbikarbonat-Gabe (negative Effekte: vermehrter Anfall an CO_2, schlechtere O_2-Abgabe ans Gewebe [Bohr-Effekt], bei zu schnellem Ausgleich Gefahr eines Hirnödems).

Bei pH < 7,1 und ausreichender Ventilation (CO_2 Elimination) Natriumbikarbonat-Gabe erwägen (50 % des errechneten Bedarfs: BE × 0,3 × kg KG), engmaschige BGA-Kontrollen.

Bei konservativ nicht zu beherrschender Azidose (z. B. septischer Schock mit Laktatazidose) Dialyse erwägen. Bei chron. metabolischer Azidose (z. B. chron. Niereninsuffizienz) orale Gabe von Natriumbikarbonat (1 Tbl. = 1 g $NaHCO_3$ = 11,9 mmol HCO_3^-) oder Kalziumkarbonat (**Empfehlungsgrad B;** Stevens et al. 2013).

Nachsorge

Therapie und Kontrolle der Grunderkrankung. Engmaschige BGA-Kontrollen.

11.2.5 Metabolische Alkalose

Definition

Anstieg des arteriellen pH auf > 7,45 und Anstieg des Bikarbonats auf > 26 mmol/l.

Pathomechanismus

Überschuss an Bikarbonat (Additionsalkalose) oder gastrointestinaler/renaler Verlust an H^+.

Symptomatik und klinisches Bild

Hypokaliämie (Müdigkeit, Muskelschwäche), Abnahme des ionisierten Kalziums (erhöhte neuromuskuläre Erregbarkeit, Tetanie). Bei schwerer Alkalose (pH > 7,6) ggf. Tachykardie und Arrhythmien.

Diagnostik und Differenzialdiagnose

Zur Diagnostik ➤ Tab. 11.2, ➤ Tab. 11.3.

Urin-Chlorid-Konzentration im 24-h-Urin zur Unterscheidung natriumchloridsensitiver (U-Cl^- < 10 mmol/l, eher hypovolämisch, z. B. Laxanzien, Erbrechen, Verlust von Magensaft über Sonde, villöses Adenom, Diuretika) von natriumchloridresistenter (U-Cl^- > 20 mmol/l, z. B. Hyperaldosteronismus, Hyperkortisolismus, Bartter-/Gitelman-, Liddle-Syndrom). Milch-Alkali-Syndrom (häufig Nierenfunktionsstörung, Hyperkalzämie).

Therapie

Natriumchloridsensitiv: Infusion von 0,9-prozentiger NaCl-Lösung, bedarfsgerechte Kaliumsubstitution.

Natriumchloridresistent: kausale Therapie (z. B. Behandlung Conn-Syndrom). Bei notwendiger exogener Bikarbonatapplikation (z. B. CVVHD) mit lokaler Zitrat-Antikoagulation kann eine Therapie mit HCl-Abkömmlingen (Argininhydrochlorid) erwogen werden.

11.2.6 Gemischte Störungen des Säure-Basen-Haushalt

Daran denken bei:

- gegenläufigen Veränderungen von HCO_3^- und CO_2,
- Veränderungen von HCO_3^- und/oder der Anionenlücke bei normalem pH,
- erheblichen pH-Veränderungen bei normalem HCO_3^-,
- Anionenlücke, die nicht zu den Veränderungen von HCO_3^- passt (Delta Gap).

Exkurs: Delta gap

Delta Gap (Normbereich: –6 bis +6) = Δ (AG) – Δ (HCO_3^-).

- Verkleinerte Delta Gap: Hinweis auf gleichzeitiges Vorliegen einer hyperchlorämischen metabolischen Azidose.
- Vergrößerte Delta Gap: Hinweis auf gleichzeitiges Vorliegen einer metabolischen Alkalose.

Beispiele gemischter Störungen

Respiratorische Azidose und metabolische Alkalose: z. B. COPD (CO_2-Retention) in Kombination mit einer Herzinsuffizienz (Diuretikatherapie).

Respiratorische Azidose und metabolische Azidose: z. B. Reanimation mit Atemversagen (CO_2-Retention) und Schock (Laktazidose).

Respiratorische Alkalose und metabolische Alkalose: z. B. bei Leberzirrhose häufig Kombination aus Hyperventilation, ggf. Emesis (H^+-Verlust), Diuretikatherapie (HCO_3^--Verlust).

Respiratorische Alkalose und metabolische Azidose: z. B. bei Leberversagen häufig Hyperventilation kombiniert mit akutem Nierenversagen (Urämie, Laktat).

Metabolische Alkalose und metabolische Azidose: z. B. chronisches Erbrechen (H^+-Verlust), das zu hypovolämen Schock (Laktazidose) führt.

LEITLINIEN

Cohn JN, Kowey PR, Whelton PK et al.: New guidelines for potassium replacement in clinical practice: a contemporary review by the National Council on Potassium in Clinical Practice. Arch Intern Med 160(16) (2000) 2429–2436.

Ketteler M, Block GA, Evenepoel P et al.: Executive summary of the 2017 KDIGO Chronic Kidney Disease-Mineral and Bone Disorder (CKD-MBD) Guideline Update: what's changed and why it matters. Kidney Int 92(1) (2017) 26–36.

McMurray JJ, Adamopoulos S, Anker SD et al.: ESC guidelines for the diagnosis and treatment of acute and chronic heart failure 2012: The Task Force for the Diagnosis and Treatment of Acute and Chronic Heart Failure 2012 of the European Society of Cardiology. Developed in collaboration with the Heart Failure Association (HFA) of the ESC. Eur J Heart Fail 14(8) (2012) 803–869.

National Institute for Health and Clinical Excellence (NICE) [UK]. Chronic kidney disease: Early identification and management of chronic kidney disease in adults in primary and secondary care. (CG73). (2008). http://www.nice.org.uk/CG73.

Neumar RW, Otto CW, Link MS et al.: Part 8: adult advanced cardiovascular life support: 2010 American Heart Association Guidelines for Cardiopulmonary Resuscitation and Emergency Cardiovascular Care. Circulation 122(18 Suppl 3) (2010) S729–767.

Spasovski G, Vanholder R, Allolio B et al.: Clinical practice guideline on diagnosis and treatment of hyponatraemia. Nephrol Dial Transplant 29 Suppl 2 (2014) i1–i39.

Stevens PE, Levin A, Kidney Disease: Improving Global Outcomes Chronic Kidney Disease Guideline Development Work Group Members: Evaluation and management of chronic kidney disease: synopsis of the kidney disease: improving global outcomes 2012 clinical practice guideline. Ann Intern Med 158(11) (2013) 825–830.

Yancy CW, Jessup M, Bozkurt B et al.: 2016 ACC/AHA/HFSA Focused Update on New Pharmacological Therapy for Heart Failure: An Update of the 2013 ACCF/AHA Guideline for the Management of Heart Failure: A Report of the American College of Cardiology/American Heart Association Task Force on Clinical Practice Guidelines and the Heart Failure Society of America. J Am Coll Cardiol 68(13) (2016) 1476–1488.

LITERATUR

Adrogue HJ, Madias NE: Hypernatremia. N Engl J Med 342(20) (2000) 1493–1499.

Ayus JC, Arieff A, Moritz ML: Hyponatremia in marathon runners. N Engl J Med 353(4) (2005) 427–428; author reply 427–428.

Ayus JC, Caputo D, Bazerque F et al.: Treatment of hyponatremic encephalopathy with a 3 % sodium chloride protocol: a case series. Am J Kidney Dis 65(3) (2015) 435–442.

Berl T, Quittnat-Pelletier F, Verbalis JG et al.: Oral tolvaptan is safe and effective in chronic hyponatremia. J Am Soc Nephrol 21(4) (2010) 705–712.

Brown KA, Dickerson RN, Morgan LM et al.: A new graduated dosing regimen for phosphorus replacement in patients receiving nutrition support. JPEN J Parenter Enteral Nutr 30(3) (2006) 209–214.

Chauhan K, Pattharanitima P, Patel N et al.: Rate of Correction of Hypernatremia and Health Outcomes in Critically Ill Patients. Clin J Am Soc Nephrol 14(5) (2019) 656–663.

Cicci JD, Buie L, Bates J et al.: Denosumab for the management of hypercalcemia of malignancy in patients with multiple myeloma and renal dysfunction. Clin Lymphoma Myeloma Leuk 14(6) (2014) e207–211.

Cooper MS, Gittoes NJ: Diagnosis and management of hypocalcaemia. BMJ 336(7656) (2008) 1298–1302.

Di Iorio B, Molony D, Bell C et al.: Sevelamer versus calcium carbonate in incident hemodialysis patients: results of an open-label 24-month randomized clinical trial. Am J Kidney Dis 62(4) (2013) 771–778.

Dietzek A, Connelly K, Cotugno M et al.: Denosumab in hypercalcemia of malignancy: a case series. J Oncol Pharm Pract 21(2) (2015) 143–147.

Fall PJ: A stepwise approach to acid-base disorders. Practical patient evaluation for metabolic acidosis and other conditions. Postgrad Med 107(3) (2000) 249–250, 253–244, 257–248 passim.

Felsenfeld AJ, Levine BS: Approach to treatment of hypophosphatemia. Am J Kidney Dis 60(4) (2012) 655–661.

Felsenfeld AJ, Levine BS, Rodriguez M: Pathophysiology of Calcium, Phosphorus, and Magnesium Dysregulation in Chronic Kidney Disease. Semin Dial 28(6) (2015) 564–577.

Gaasbeek A, Meinders AE: Hypophosphatemia: an update on its etiology and treatment. Am J Med 118(10) (2005) 1094–1101.

Gennari FJ: Hypokalemia. N Engl J Med 339(7) (1998) 451–458.

Gross P: Treatment of severe hyponatremia. Kidney Int 60(6) (2001) 2417–2427.

Isakova T, Gutierrez OM, Chang Y et al.: Phosphorus binders and survival on hemodialysis. J Am Soc Nephrol 20(2) (2009) 388–396.

Karp BI, Laureno R: Pontine and extrapontine myelinolysis: a neurologic disorder following rapid correction of hyponatremia. Medicine (Baltimore) 72(6) (1993) 359–373.

Kerns E, Patel S, Cohen DM: Hourly oral sodium chloride for the rapid and predictable treatment of hyponatremia. Clin Nephrol 82(6) (2014) 397–401.

Kosiborod M, Rasmussen HS, Lavin P et al.: Effect of sodium zirconium cyclosilicate on potassium lowering for 28 days among outpatients with hyperkalemia: the HARMONIZE randomized clinical trial. JAMA 312(21) (2014) 2223–2233.

Kraft MD, Btaiche IF, Sacks GS: Review of the refeeding syndrome. Nutr Clin Pract 20(6) (2005a) 625–633.

Kraft MD, Btaiche IF, Sacks GS et al.: Treatment of electrolyte disorders in adult patients in the intensive care unit. Am J Health Syst Pharm 62(16) (2005b) 1663–1682.

Mahoney BA, Smith WA, Lo DS et al.: Emergency interventions for hyperkalaemia. Cochrane Database Syst Rev 2005(2) (2005) CD003235.

Maier JD, Levine SN: Hypercalcemia in the Intensive Care Unit: A Review of Pathophysiology, Diagnosis, and Modern Therapy. J Intensive Care Med 30(5) (2015) 235–252.

Major P, Lortholary A, Hon J et al.: Zoledronic acid is superior to pamidronate in the treatment of hypercalcemia of malignancy: a pooled analysis of two randomized, controlled clinical trials. J Clin Oncol 19(2) (2001) 558–567.

Nyirenda MJ, Tang JI, Padfield PL et al.: Hyperkalaemia. BMJ 339 (2009) b4114.

Pazmino PA, Pazmino BP: Treatment of acute hypernatremia with hemodialysis. Am J Nephrol 13(4) (1993) 260–265.

Reed BN, Zhang S, Marron JS et al.: Comparison of intravenous and oral magnesium replacement in hospitalized patients with cardiovascular disease. Am J Health Syst Pharm 69(14) (2012) 1212–1217.

Singer FR, Ritch PS, Lad TE et al.: Treatment of hypercalcemia of malignancy with intravenous etidronate. A controlled, multicenter study. The Hypercalcemia Study Group. Arch Intern Med 151(3) (1991) 471–476.

St Peter WL, Liu J, Weinhandl E et al.: A comparison of sevelamer and calcium-based phosphate binders on mortality, hospitalization, and morbidity in hemodialysis: a secondary analysis of the Dialysis Clinical Outcomes Revisited (DCOR) randomized trial using claims data. Am J Kidney Dis 51(3) (2008) 445–454.
Sterns RH: Treatment of Severe Hyponatremia. Clin J Am Soc Nephrol 13(4) (2018a) 641–649.
Sterns RH: Tolvaptan for the Syndrome of Inappropriate Secretion of Antidiuretic Hormone: Is the Dose Too High? Am J Kidney Dis 71(6) (2018b) 763–765.
Sterns RH, Grieff M, Bernstein PL: Treatment of hyperkalemia: something old, something new. Kidney Int 89(3) (2016) 546–554.
Sterns RH, Nigwekar SU, Hix JK: The treatment of hyponatremia. Semin Nephrol 29(3) (2009) 282–299.
Subramanian R, Khardori R: Severe hypophosphatemia. Pathophysiologic implications, clinical presentations, and treatment. Medicine (Baltimore) 79(1) (2000) 1–8.
Weisinger JR, Bellorin-Font E: Magnesium and phosphorus. Lancet 352(9125) (1998) 391–396.
Westhoff M, Schonhofer B, Neumann P et al.: [Noninvasive Mechanical Ventilation in Acute Respiratory Failure]. Pneumologie 69(12) (2015) 719–756.
Yang L, Frindt G, Palmer LG: Magnesium modulates ROMK channel-mediated potassium secretion. J Am Soc Nephrol 21(12) (2010) 2109–2116.

KAPITEL

12 Nierenersatztherapie bei terminaler Niereninsuffizienz

Matthias Girndt und Martin K. Kuhlmann

12.1 Methodische Grundprinzipien

Mit der Nierenersatztherapie wird die exkretorische Funktion der Nieren künstlich ersetzt. Die Elimination wasserlöslicher, niedermolekularer Urämietoxine erfolgt bei der **Hämodialyse (HD)** durch Diffusion anhand eines Konzentrationsgradienten über eine semipermeable Membran, die Entfernung überschüssigen Wassers mittels Ultrafiltration anhand eines transmembranären Druckgradienten. Bei der **Hämodiafiltration (HDF)** erfolgt hingegen zusätzlich eine Entfernung von erheblichen Mengen Plasmawasser mit darin gelösten, auch höhermolekularen Stoffen sowie Ersatz durch sterile Substitutionslösung, die aus hochreinem Wasser und Salzkonzentraten durch die HDF-Maschine generiert wird („Online-HDF").

Bei diesen extrakorporalen Verfahren werden heute ausschließlich biokompatible Hohlfaser-Kapillardialysatoren verwendet. Typische Behandlungszeiten liegen bei 3 × 4–5 h/Wo., bei nächtlicher Dialyse bei 3 × 8 h/Wo. Die Hämodialyse kann auch als Heimbehandlungsverfahren durchgeführt werden.

Bei der **Peritonealdialyse (PD)** wird das gut kapillarisierte Bauchfell als „innere" Dialysemembran verwendet. Die Dialyseflüssigkeit (1,5–2 l) wird über einen permanent implantierten Katheter in den Bauchraum instilliert. Durch Zusatz von Glukose oder Kohlenhydratpolymeren zur Dialyseflüssigkeit wird ein osmotischer Druckgradient zur Flüssigkeitselimination aufgebaut. In regelmäßigen Abständen (z. B. alle 4–5 h) wird das mit Urämietoxinen angereicherte Dialysat gegen frische Dialyseflüssigkeit ausgetauscht. Die PD ist i. d. R. ein ambulantes Dialyseverfahren, das ununterbrochen durchgeführt werden kann (kontinuierliche ambulante Peritonealdialyse, CAPD). Alternativ können die Dialysatwechsel in kürzeren Abständen automatisiert mithilfe eines Dialysat-Cyclers während der Nachtruhe des Patienten erfolgen (automatisierte PD, APD).

12.2 Vorbereitende Maßnahmen

Bei fortschreitender Progression der durch ein chronisches Nierenleiden verursachten Niereninsuffizienz sollte der Patient bei Erreichen einer eGFR < 30 ml/min/1,73 m^2 KOF (abgeschätzt z. B. durch die CKD-EPI-Formel) vom Nephrologen über die möglicherweise anstehende Notwendigkeit der Nierenersatztherapie und ihre somatischen, sozialen und psychischen Konsequenzen informiert werden (kein Evidenzgrad, NKF 2015). Dazu gehört auch die Information über alle unterschiedlichen Behandlungsverfahren, über die Option der konservativen Therapie ohne Nierenersatz sowie die Möglichkeiten der Nierentransplantation einschließlich der Lebendspende von Nieren (➤ Kap. 14).

Ebenfalls zu diesem Zeitpunkt sollte eine Hepatitis-B- und -C-Virus-Diagnostik durchgeführt werden. Erforderlich ist die Bestimmung von HBsAg, Anti-HBs, Anti-HBc sowie Anti-HCV. Sind die drei Hepatitis-B-Marker negativ, sollte der Patient einen Hepatitis-B-Impfzyklus mit nachfolgender Serokontrolle auf Anti-HBs-Antikörper erhalten (**Empfehlungsgrad B;** KDIGO 2012).

Fällt die Entscheidung zur Hämodialysetherapie, muss ein dauerhafter Gefäßzugang geschaffen werden.

- Planung möglichst 4–6 Wo. vor Beginn der Dialyse, Auswahl der Shuntseite, möglichst die weniger aktive Seite (Rechtshänder auf der linken Seite)
- Infos über Shuntmapping, oftmals nutzbare Venen/Arterienverbindungen
- Schonung vor Venenpunktion, Langzeitprobleme, Shuntvolumen, Herzinsuffizienz
- Allen-Test zur Sicherstellung, dass der arterielle Hohlhandbogen intakt ist und bei Shuntanlage keine Minderdurchblutung der Hand zu befürchten ist

Eine native arteriovenöse Fistel am Unterarm (Brescia-Cimino-Shunt), bei schlechten Gefäßverhältnissen erst im zweiten Schritt am Oberarm, ist hierzu Mittel der Wahl (➤ Abb. 12.1; **Empfehlungsgrad B;** NKF2020).

Bei Patienten mit chronischer Nierenkrankheit, bei denen eine Dialysebehandlung absehbar ist, sollen generell die Unterarmvenen geschont werden. Hier sollten v. a. keine Venenverweilka-

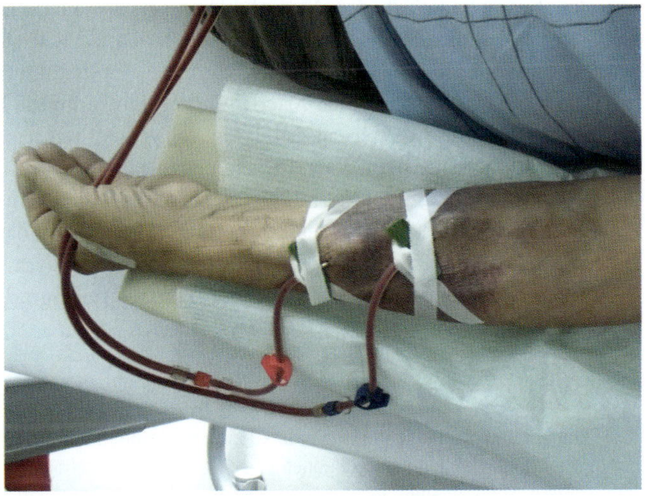

Abb. 12.1 Dialyseshunt nach Brescia und Cimino mit zwei Punktionsnadeln am linken Unterarm [P1220]

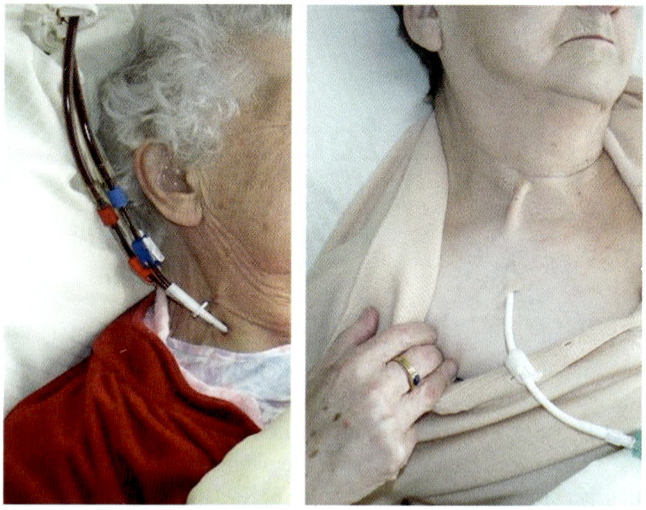

Abb. 12.2 Zentralvenös platzierte Zugänge für die Hämodialysetherapie. Temporäre Dialysekatheter (links) werden für die Notfalldialyse verwendet. Dauerhafte Dialysekatheter (rechts) zeichnen sich durch einen subkutanen Tunnel aus, in dem der Katheter, der hier außen eine Filzmuffe trägt, fest einwächst. [P1220]

nülen angelegt werden, diese sind bevorzugt am Handrücken zu etablieren. Stehen keine geeigneten Venen zur Verfügung, kann eine Gefäßprothese verwendet werden. Kommt auch dies nicht in Betracht, kann ein dauerhafter zentralvenöser Katheter in die V. jugularis implantiert und über einen subkutanen Tunnel ausgeleitet werden. Zentralvenöse Katheter sind gegenüber dem Dialyseshunt mit höheren Infektionsrisiken belastet (Pisoni et al. 2009), können aber bei schwerer Herzinsuffizienz vorzuziehen sein, wenn die kardiale Volumenbelastung durch den Shunt vermieden werden muss (Reddy et al. 2017). Nur bei notfallmäßiger Einleitung einer Dialyse im stationären Setting werden temporäre Dialysekatheter in der V. jugularis verwendet (➤ Abb. 12.2).

Soll die Peritonealdialyse vorgenommen werden, muss operativ ein Peritonealdialysekatheter implantiert werden. Der Zeitpunkt der Anlage von Shunt oder Peritonealdialysekatheter hängt von der Geschwindigkeit der Nierenfunktionsverschlechterung ab. Eingeplant werden sollte, dass eine Shuntpunktion i. d. R. erst 4–6 Wo. nach Anlage erfolgen kann, da die venöse Wandstruktur sich umbauen muss im Sinne einer Arterialisierung. Ein Peritonealdialysekatheter kann frühestens nach 1–2 Wo. voll genutzt werden. Es bietet sich daher meist an, einen Behandlungszugang bei Erreichen einer eGFR von ca. 10–12 ml/min zu etablieren. Generell ist ein Dialysebeginn ohne elektiv vorbereiteten Zugang zu vermeiden, da diese Konstellation mit zentralvenösen Kathetern zu einer schlechteren Überlebensprognose des Patienten führt (**Empfehlungsgrad B;** Bradbury et al. 2009).

MERKE

Bei Patienten mit progredienter Nierenfunktionsverschlechterung unbedingt die Unterarmvenen vor Punktionen und Manipulationen schonen, um spätere Shuntanlagen nicht zu erschweren oder unmöglich zu machen!

12.3 Aufklärung und Wahl des Verfahrens der Nierenersatztherapie

Rechtzeitig vor Eintreten der Dialysepflicht sollen der Patient und seine Angehörigen über alle möglichen Behandlungsverfahren und Organisationsformen der Nierenersatztherapie informiert werden. Die Aufklärung muss so umfangreich sein, dass die Betroffenen individuell mitentscheiden können (Robinski et al. 2016). Hierbei sollen sowohl die medizinischen Notwendigkeiten als auch die physischen, psychischen und sozialen Lebensbedingungen des Patienten und seiner Familie berücksichtigt werden. Sofern keine Kontraindikationen (schwere abdominelle Vorerkrankungen oder Operationen, unzureichende Kooperationsfähigkeit des Patienten, ungeeignetes soziales oder Wohnumfeld) bestehen, kann die PD ein hohes Maß an Patientenautonomie im Vergleich zur Zentrumshämodialyse ermöglichen. Hinsichtlich Überlebenswahrscheinlichkeit und Komplikationsrate sind HD- und PD-Verfahren als grundsätzlich gleichwertig anzusehen (**Empfehlungsgrad B;** Wong et al. 2018).

Gerade hochbetagte Patienten sollten auch darüber informiert werden, dass für sie das Dialyseverfahren nicht immer eine Lebensverlängerung gegenüber einer konservativen Therapie erreicht (Brown et al. 2015). Insbesondere bei gebrechlichen Menschen ist die optimierte individuelle Palliativtherapie gegen eine Dialysebehandlung unter Berücksichtigung der Patientenpräferenzen und -einstellungen abzuwägen (**Empfehlungsgrad C;** KDIGO 2013).

Bei Patienten, die aufgrund kognitiver oder physischer Einschränkungen nicht in der Lage sind, eigenständig eine Peritonealdialyse durchzuführen, kann das Verfahren im Einzelfall als sog. assistierte PD, z. B. mit der Unterstützung durch spezialisierte Pflegedienste, erfolgen (Béchade et al. 2015).

INFO

Begleiterkrankungen wie eine schwere Herzinsuffizienz oder pulmonale Hypertonie als (relative) Kontraindikationen der HD sprechen für die Auswahl des kontinuierlichen PD-Verfahrens.

12.4 Indikation zum Beginn der Nierenersatztherapie

Bei der Entscheidung zur Aufnahme der Dialysebehandlung werden Lebensalter, Allgemeinzustand, Komorbidität, Laborwerte und niereninsuffizienzbedingte Symptomatik berücksichtigt (NKF 2015, KDIGO 2013). Bei engmaschiger Führung und Kontrolle des Patienten sowie optimierter Behandlung der Folgekrankheiten der chronischen Nierenkrankheit kann mit der Dialyseeinleitung in vielen Fällen bis zum Auftreten erster urämischer Symptome (Inappetenz, Übelkeit, Überwässerung, Hyperkaliämie) abgewartet werden.

Ein frühzeitiger Beginn des Nierenersatzverfahrens bereits bei einer GFR von 10–14 ml/min für alle Patienten führt nicht zu einer prognostischen Verbesserung (**Empfehlungsgrad A;** Cooper et al. 2010). Profitieren von einem frühzeitigen Beginn könnten möglicherweise Patienten mit begleitender Herzinsuffizienz (**Empfehlungsgrad C).**

INFO

Absolute Indikationen zum Beginn der Nierenersatztherapie bei eGFR< 15 ml/min

- Abfall der Kreatinin-Clearance <6 ml/min 1,73 m^2 KOF oder höhere GFR-Werte mit eindeutiger urämischer Symptomatik bzw. Zeichen der deutlichen Malnutrition
- Diätetisch und medikamentös nicht korrigierbare schwere Hyperkaliämie >7,0 mmol/l
- Schwere, medikamentös nicht zu korrigierende metabolische Azidose
- Durch hoch dosierte Diuretikatherapie nicht zu beherrschende Überwässerung mit drohender Linksherzinsuffizienz und interstitiellem Lungenödem
- Mangelernährung, Katabolismus
- Therapeutisch schlecht beeinflussbare schwere renale Anämie
- Therapieresistente arterielle Hypertonie
- Perikarditis, Perikarderguss
- Periphere und zentrale Neuropathie, insbesondere beim Vorliegen motorischer Ausfälle
- Verschlechterung des Allgemeinzustands und der urämischen Symptomatik (z. B. gastrointestinale Symptomatik oder schwerem generalisiertem Pruritus)

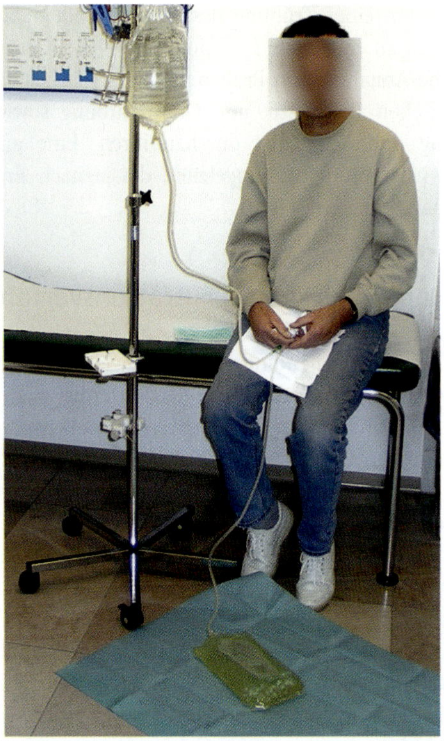

Abb. 12.3 Durchführung der CAPD. Das Dialysat wird aus der Bauchhöhle in einen Ablaufbeutel (unten) entleert. Anschließend wird frische Dialyseflüssigkeit (oberer Beutel) über ein Y-Stück in das Peritoneum einlaufen gelassen. Das Y-Segment wird vom peritonealen Katheter getrennt, dieser wird mit einem sterilen Verschlusssystem versehen und verbleibt beim Patienten. [P1220]

12.5 Durchführung und Dosierung der Dialysebehandlung

12.5.1 Peritonealdialyse

Die Peritonealdialyse stellt in den meisten Fällen ein Heimbehandlungsverfahren dar, für das die Patienten und ggf. Angehörige so geschult werden, dass sie es in Eigenregie durchführen können. Wichtig ist bei der Schulung v. a. die hygienisch einwandfreie Handhabung der Konnektionssysteme, mit denen die Dialysatbeutel mit dem im Abdomen verbleibenden Katheter verbunden werden. Haustiere sind aufgrund der besonderen hygienischen Voraussetzungen nicht zulässig, es können sich schwere Infektionen der Bauchhöhle mit besonderen Keimen entwickeln. Die Dialyseverordnung kann an die individuellen Bedürfnisse des Patienten und die renale Restfunktion angepasst werden. So ist die Durchführung entweder als kontinuierliche ambulante Peritonealdialyse (CAPD) mit 3–5 Beutelwechseln pro Tag möglich (➤ Abb. 12.3) oder es wird die automatisierte Peritonealdialyse (APD) angewandt, bei der maschinell gesteuerte Dialysatwechsel über Nacht erfolgen. Weitere Parameter der Verordnung sind das jeweilige Füllvolumen, die Verweildauer der Lösung sowie deren Zusammensetzung. Aus osmotischen Gründen wird der Lösung neben Elektrolyten v. a. Glukose oder das Maltodextrinderivat Icodextrin zugesetzt. Beide erlauben über das Peritoneum zusätzlich zur Entgiftung auch eine Wasserelimination. Biokompatible Dialyselösungen, die weniger Glukoseumbauprodukte enthalten, verbessern die subjektive Verträglichkeit der PD bei Patienten mit schmerzempfindlichem Peritoneum (**Empfehlungsgrad A,** Evidenzstärke I b; Evidenzreview in: [Cho et al. 2014]). Ein Überlebensvorteil oder eine geringere Peritonitisrate sind aber nicht bewiesen.

Die peritoneale Transportcharakteristik als Indikator der Effizienz einer Behandlung kann sich im Verlauf der Therapie verändern und sollte regelmäßig mittels peritonealem Equilibrationstest (PET) bestimmt werden (Davies 2004), bei dem zeitabhängig Konzentrationsgradienten für Kreatinin und Glukose zwischen Blut und Peritonealhöhle bewertet werden. Das Dialyseregime wird regelmäßig an Veränderungen der peritonealen Funktion und den Flüssigkeitshaushalt des Patienten angepasst. Wichtig ist hierbei, die renale Restfunktion zu berücksichtigen.

Bei erhaltener oder zumindest noch vorhandener Restdiurese ist die Lebensqualität für die Patienten oftmals gesteigert. Dies wird durch eine Peritonealdialyse vielfach ermöglicht, während durch eine Hämodialyse die Diurese häufig schnell versiegt. Bei Peritonealdiaysepatienten sollte daher auch darauf geachtet werden, mögliche nephrotoxische Medikamente oder Kontrastmittel mit Einfluss auf die Diurese zu vermeiden.

INFO

Als Qualitätssicherungsmaßnahme sollte ein Peritonealdialyseprogramm die Häufigkeit von Peritonitiden pro Patientenjahr erfassen. Diese Rate soll 0,4/Patientenjahr nicht überschreiten (Li et al. 2022).

Ausführliche Leitlinien zu Details der PD-Therapie haben die International Society for Peritoneal Dialysis (www.ispd.org) und die UK Renal Association (www.renal.org) veröffentlicht.

Bei Eintreten einer Trübung des Dialysats oder abdominellen Schmerzen ist an eine akute Infektion durch Bakterien zu denken. Die zeitnahe Abnahme von Proben aus dem Dialysat zur Primärmikroskopischen Diagnostik und Gram-Färbung sowie Zellzahlbestimmung und Kultur ist durchzuführen. Eine antibiotische Therapie wird unmittelbar eingeleitet, die je nach Ergebnis des Gram-Präparats angepasst wird.

12.5.2 Hämodialyse und Filtrationsverfahren

Die chronische HD-Behandlung wird überwiegend unter Verwendung biokompatibler synthetischer Hohlfaserdialysatoren durchgeführt. Die Dialysierflüssigkeit wird aus Salzkonzentraten und Dialysewasser hergestellt, das durch Umkehrosmose aus Trinkwasser gewonnen wird. Die Wasserqualität muss definierten Kriterien genügen und regelmäßig überwacht werden. Diese Kriterien sowie die Anforderungen an die Hygiene in Dialyseeinrichtungen sind in einer Leitlinie der Deutschen Gesellschaft für Nephrologie zusammengefasst (DGfN 2020).

Im Rahmen der Dialyseverordnung wird zunächst das Behandlungsverfahren bestimmt. Bei Verwendung von Dialysemembranen niedriger hydraulischer Permeabilität spricht man von Low-Flux-Dialyse, heute v. a. im Gebrauch, wenn eine langsame Absenkung sehr hoher Urämietoxinkonzentrationen gewünscht ist. In der Mehrzahl der Fälle werden Behandlungen mit höherpermeablen Membranen (High-Flux-Dialyse) durchgeführt. Die ist v. a. vorteilhaft für Patienten, die bereits seit mehr als 3–4 Jahren dialysepflichtig sind, solche mit einem Serum-Albumin < 4 g/dl oder Patienten mit Beta-2-Mikroglobulin-Amyloidose (**Empfehlungsgrad A;** Eknoyan et al. 2002; Locatelli et al. 2009; Van Ypersele de Strihou et al. 1991).

Eine Erweiterung der Eliminationscharakteristik erfährt die Dialyse durch Kombination mit einer starken konvektiven Komponente im Sinne der High-Volume-Hämodiafiltration (HDF). Das technisch aufwendigere Verfahren setzt einen Gefäßzugang mit relativ hohem Blutfluss voraus und kann bei geeigneten Patienten die Sterblichkeit senken (**Empfehlungsgrad A,** Evidenzstärke I a; Peters et al. 2016; Blankestijn et al. 2023).

12.5.3 Dialyseverordnung und -dosierung

Die Verordnung einer HD-Behandlung umfasst die Festlegung von Frequenz und Dauer der Dialysesitzungen, die Auswahl des Dialysators und des Dialyseverfahrens (HD oder HDF), die Einstellung der Blutfluss- und Dialysatflussraten, die Bestimmung von Dialysatzusammensetzung und -temperatur, die Auswahl der Methode der Antikoagulation und die Dosierung intra- und postdialytisch zu verabreichender Medikamente. In der Regel werden 3 Dialysesitzungen pro Wo. mit einer Dauer von jeweils 4–5 h und einem Blutfluss von 200–400 ml/min durchgeführt. Die Dosis einer HD-Behandlung wird anhand der fraktionellen Harnstoffelimination bemessen. Die Serum-Harnstoffkonzentration zu Beginn einer Behandlung sollte durch eine HD um 65–70 % gesenkt werden. Um die Intensität verschiedener HD-Verfahren vergleichbar zu machen, wird diese Harnstoffreduktionsrate in den Behandlungskoeffizienten Kt/V umgerechnet, bei dem das Produkt aus Harnstoff-Clearance (K) und Behandlungszeit (t) auf das Harnstoffverteilungsvolumen (V = Gesamtkörperwasservolumen) des Patienten bezogen wird.

Bei einer typischen Dialysefrequenz von 3 Behandlungen pro Wo. sollte eine Mindest-Kt/V von 1,2 pro Einzelbehandlung erreicht werden (**Empfehlungsgrad C;** Li et al. 2022). Dieser Wert kann online während jeder Dialyse ermittelt werden. Bei Frauen generell und bei Männern mit niedriger Muskelmasse sollte eine höhere Kt/V angestrebt werden. Bei anderen Dialysefrequenzen und bei relevanter Nierenrestfunktion sollte die Behandlungsdosis pro Woche als Standardwochen-Kt/V (std-Kt/V; Ziel > 2,0/Wo.; **Empfehlungsgrad C;** NKF 2015) ausgedrückt werden. Eine Überlegenheit des Erreichens höherer Kt/V-Werte im Hinblick auf das Überleben der Patienten konnte allerdings in prospektiven Studien nicht belegt werden (Eknoyan et al. 2002). Für die High-Volume-Hämodiafiltration mit einem Austauschvolumen von ≥ 23 l pro Behandlungssitzung konnte ein positiver Effekt auf die Gesamtsterblichkeit im Vergleich zur High-Flux-Hämodialyse nachgewiesen werden (Blankestijn et al. 2023).

Bei der Verordnung der PD-Behandlung werden neben den peritonealen Transporteigenschaften auch das errechnete Harnstoffverteilungsvolumen und die Nierenrestfunktion (renale Kt/V) berücksichtigt. Variablen der PD-Verordnung sind das Dialysatvolumen pro Tag, die Dialysatzusammensetzung (Glukoseersatzstoffe, Glukose, Aminosäuren) und die Verweildauer des Dialysats im Bauchraum. Auch bei der PD kann die Harnstoffelimination mittels eines Kt/V-Werts ausgedrückt werden, ein eindeutiger Zielwert hierfür wird in Leitlinien jedoch nicht (mehr) benannt (**Empfehlungsgrad C;** Brown et al. 2020). Die PD-Verordnung sollte vielmehr die gesamte klinische Situation des Patienten im Blick behalten. Gründe für eine Intensivierung oder Modifikation der Therapie können Überwässerung, Abbau von Muskelmasse, Inappetenz oder Verschlechterung der Symptome von typischen Begleiterkrankungen (➤ Kap. 12.6) sein.

12.6 Behandlung der Folgekrankheiten

Allgemeines Behandlungsziel ist die Sicherung des Überlebens bei möglichst niedriger Morbidität und Mortalität und einer Lebensqualität, die es dem Patienten ermöglicht, seinen Aktivitäten weitgehend uneingeschränkt nachzugehen. Dies erfordert neben dem Ersatz der exkretorischen Nierenfunktion auch eine Therapie der typischen Folge- und Begleitkrankheiten:

- Renale Anämie
- Sekundärer Hyperparathyreoidismus; Störungen des Kalzium-/Phosphat- und Knochenstoffwechsels
- Metabolische Azidose
- Hyperkaliämieneigung
- Herz-Kreislauf-Erkrankungen

Die **renale Anämie** entsteht durch eine verkürzte Erythrozytenüberlebenszeit sowie durch eine inadäquate Erythropoietinsynthese und -wirkung. Eine Korrektur erfolgt durch die Verminderung der urämischen Intoxikation durch Dialyse und die Substitution von rekombinantem humanem Erythropoietin bzw. seiner Derivate. Neuerdings kommt hierfür auch ein oraler Stimulator des HIF-Signalwegs in Betracht, der zahlreiche die Hämatopoese fördernde Gene, darunter auch Erythropoetin, induziert. Stets ist zuvor ein Eisenmangel auszuschließen oder zu korrigieren. Empfohlene Ziel-Hämoglobinwerte liegen zwischen 10 und 12 g/dl (**Empfehlungsgrad C;** KDIGO 2012). Hämoglobinwerte > 13 g/dl sollen nicht angestrebt werden. Es gibt Hinweise auf eine Prognoseverschlechterung durch hohe Erythropoietin-Dosen (Pfeffer et al. 2009). Eisenmangel ist beim Dialysepatienten aufgrund verminderter Eisenresorption bei erhöhten Hepcidinspiegeln, Interaktion mit Medikamenten und Eisenverlusten durch Blutabnahmen häufig und führt zu unzureichender Erythropoietinwirkung. Deswegen ist die Überwachung des Eisenstatus durch Kontrolle von Serum-Ferritin und Transferrinsättigung (Zielwerte: Ferritin 200–500 ng/ml, Transferrinsättigung > 20 %; **Empfehlungsgrad B;** KDIGO 2012) erforderlich. Werden diese Werte unterschritten, ist die intravenöse Eisensubstitution der oralen Applikation vorzuziehen (**Empfehlungsgrad A,** Evidenzstärke I b; O´Lone et al. 2019). Die häufige chronische Inflammation (z. B. erhöhtes CRP) führt zu einer Störung der Eisenverfügbarkeit (hohes Ferritin, niedrige Transferrinsättigung) und zu verminderter Erythropoietinwirkung.

MERKE

Bei Beginn einer Erythropoetintherapie sinkt die Transferrinsättigung deutlich ab, sodass i. d. R. eine Eisengabe zu diesem Zeitpunkt notwendig ist. Die orale Gabe von Eisen ist oftmals nicht erfolgreich und führt zu Unverträglichkeiten, sodass i. d. R. eine parenterale Gabe zu bevorzugen ist.

Die **Veränderungen des Kalzium- und Phosphatstoffwechsels** sowie **der sekundäre Hyperparathyreoidismus** werden heute nicht mehr ausschließlich unter dem Aspekt der renalen Osteopathie gesehen. Neben typischen Knochenveränderungen mit hohem („high turnover", Osteitis fibrosa) oder niedrigem („low turnover", adynamer Knochen) Knochenumsatz, die beide die Frakturgefährdung steigern, sind zunehmend die ebenfalls mit dem Mineralstoffwechsel eng verbundenen Gefäßkalzifizierungen ins Blickfeld gerückt.

Die therapeutischen Bemühungen müssen dahin gehen, sowohl eine Hyperphosphatämie als auch eine hohe exogene Kalziumbeladung (Diät, Medikamente, Dialyseflüssigkeit) und einen exzessiven Hyperparathyreoidismus zu vermeiden. Hierzu stehen heute zahlreiche Angriffspunkte und Pharmaka zur Verfügung.

Maßnahmen zur Begrenzung der **Hyperphosphatämie** sind neben ausreichender Dialysequantität und diätetischer Phosphatrestriktion (Ziel: 800–1000 mg/d, wobei die höhere Bioverfügbarkeit von Phosphat aus anorganischen und tierischen Quellen gegenüber pflanzlichen Quellen berücksichtigt werden sollte) die Einnahme oraler Phosphatbinder (kalziumhaltig oder nicht kalziumhaltig). Eine eindeutige Überlegenheit bestimmter Phosphatsenker konnte nicht gezeigt werden (**Empfehlungsgrad C;** KDIGO 2017). Kalziumhaltige Präparate sind zurückhaltend einzusetzen, stets ist die damit verbundene exogene Kalziumlast einzukalkulieren. Hyperkalzämien sind strikt zu vermeiden. Die Einhaltung einer phosphatarmen Diät ist komplex, insbesondere, da eine Malnutrition vermieden werden soll. Dialysepatienten sollten daher immer eine qualifizierte Ernährungsberatung erhalten.

Der sekundäre **Hyperparathyreoidismus (sHPT)** kann durch aktives Vitamin D und seine Derivate oder Calcimimetika behandelt werden. Der Zielbereich des Parathormons liegt beim 2- bis 9-Fachen des oberen Grenzwerts des jeweiligen Messverfahrens (**Empfehlungsgrad C;** KDIGO 2017). Therapierefraktäre Verläufe stellen eine Indikation zur Parathyreoidektomie dar. Risikofaktoren für eine progrediente Gefäßverkalkung sind hohes Alter, lange Dialysezeit, hohes Serum-Phosphat und hohe Kalziumbelastung. Regelmäßige Diagnostik hinsichtlich des Vorliegens von Gefäßkalzifikationen ist nicht erforderlich; sie kann jedoch z. B. im Rahmen der Transplantationsvorbereitung wünschenswert sein. Dann sind lateral-abdominelle Nativröntgenaufnahmen der Aorta oder eine Nativ-CT sowie eine Beurteilung der Herzklappen durch Echokardiographie sinnvoll (**Empfehlungsgrad C;** KDIGO 2017). Knochendichtemessungen können zwar die unterschiedlichen Formen der Knochenveränderung nicht differenzieren, haben aber Vorhersagekraft für Frakturen (**Empfehlungsgrad B,** Evidenzstärke II b; KDIGO 2017; Bucur et al. 2015). Sofern potenziell eine therapeutische Konsequenz daraus erwächst, ist eine Knochenbiopsie zur Einordnung der Form sinnvoll.

Eine therapeutische Gabe von aktiven Vitamin-D-Metaboliten bei Dialysepatienten erfolgt zur Unterdrückung des sekundären Hyperparathyreoidismus. Bei niedrigen PTH-Werten besteht jedoch die Gefahr der Induktion einer adynamen Knochenkrankheit. Bei Neigung zur Hyperkalzämie gibt es die Möglichkeit, modifizierte Vitamin-D-Präparate mit geringerer Stimulation der Kalziumresorption zu applizieren. Die Mehrzahl der chronisch Nierenkranken leidet unter einem Mangel an (inaktiven) Vitamin-D-Vorstufen. Eine Substitution mit Cholecalciferol soll die Entwicklung eines sHPT verzögern und wird bei nachgewiesenem Mangel vielfach empfohlen, wenngleich ein Benefit bisher nicht nachgewiesen wurde (Miskulin et al. 2016). Der Zielwert des 25(OH)D3-Serumspiegels liegt bei > 30 ng/ml. Hierzu werden i. d. R. 20.000 IE Cholecalciferol alle 7–14 d zur oralen Einnahme empfohlen.

Die **renale metabolische Azidose** trägt durch Stimulation von Osteoklasten und kataboler Stoffwechselprozesse zur Verminderung von Knochen- und Muskelmasse bei. Der Ausgleich der metabolischen Azidose ist eine Säule in der Behandlung der renalen Osteopathie und bei der Prophylaxe bzw. Therapie einer Malnutrition (Graham et al. 1997). Die Behandlung der renalen metabolischen Azidose besteht in der Zufuhr von Bikarbonat, entweder während der Hämodialyse über das Dialysat oder peroral durch Gabe von Natriumhydrogencarbonat. Behandlungsziel ist eine Blut-Bikarbonat-Konzentration zwischen 22 und 24 mmol/l, bei HD-Patienten vor der Dialysebehandlung, bei PD-Patienten zu jedem Zeitpunkt (**Empfehlungsgrad B**). Während die Gabe von Bicarbonat zur Progressionsverzögerung einer CKD belegt ist, gibt es nur schwache Evidenz für den Vorteil der oralen Bicarbonatgabe bei Dialysepatienten (Roderick et al. 2007; Kourtellidou et al. 2021).

MERKE

Zielparameter der Therapie bei Dialysepatienten:
- Hämoglobin ≥ 9,0 g/dl, jedoch nicht > 11,5 g/dl
- Ferritin 200–500 ng/ml
- Transferrinsättigung ≥ 20 %
- Kalzium und Phosphat im Labornormbereich
- Parathormon zwischen dem 2- bis 9-Fachen des oberen Normbereichs
- Standard-Bikarbonat immer > 18 mmol/l, nicht oberhalb des Normbereichs

Eng mit der metabolischen Azidose verbunden ist auch die Neigung von Dialysepatienten zur **Hyperkaliämie.** Das Serum-Kalium bei Dialysepatienten sollte in der Nähe des Normbereichs (ca. 4,5–5,3 mmol/l) gehalten werden, da sowohl Hypo- als auch Hyperkaliämie mit einer erhöhten Sterblichkeit vergesellschaftet sind (Kovesdy et al. 2007). Das Hyperkaliämierisiko steigt mit abnehmender Restfunktion der Nieren sowie bei der häufigen Anwendung von Herzinsuffizienztherapeutika (z. B. Angiotensinhemmer, Aldosteronhemmer). Neben dem Azidoseausgleich, der Steuerung des Kaliumgehalts der Dialysierflüssigkeit, einer eventuellen diuretischen Medikation und einer kaliumreduzierten Diät kommen orale Kaliumbinder als Therapie infrage (**Empfehlungsgrad C,** Evidenzreview in [Fishbane et al. 2022]).

MERKE

Dialysepatienten sollten immer eine Ernährungsberatung erhalten, die individualisierte Empfehlungen zur phosphat- und kaliumreduzierten Diät umfasst.

Mehr als 50 % der enorm hohen Sterblichkeit chronischer Dialysepatienten werden durch **Herz-Kreislauf-Komplikationen** verursacht (USRDS 2021). Wichtigste morphologische Korrelate sind die Linksherzhypertrophie (bis 80 % der Patienten), die Gefäßkalzifizierung mit Verlust der Elastizität (Mediasklerose) und die Atherosklerose mit Plaquebildung, Okklusion und ischämischem Organschaden. Therapeutische Ansatzpunkte sind die Optimierung des kardiovaskulären Risikoprofils, wobei keine Evidenzbasis für die bei Dialysepatienten anzustrebenden Blutdruckwerte besteht. Antihypertensive Medikation bei Dialysepatienten senkt generell das Herz-Kreislauf-Risiko (Heerspink et al. 2009), als Zielwerte werden prädialytisch < 140/90 mmHg vorgeschlagen (**Empfehlungsgrad C;** KDIGO 2021). Chronische Volumenüberladung ist zu vermeiden, Nikotinabstinenz ist ratsam. Die Therapie der Hypercholesterinämie mit Statinen konnte trotz erheblicher LDL-Absenkung keinen Überlebensvorteil für die Patienten erreichen. Daher sollte eine vorbestehende Statin-Therapie bei Erreichen der Dialysepflicht zwar fortgesetzt, jedoch keine Therapie neu begonnen werden (**Empfehlungsgrad A,** Evidenzstärke II a; KDIGO 2013; Wanner et al. 2005; Fellström et al. 2009). Eine Kalziumüberladung sollte vermieden werden. Das für Dialysepatienten typische Syndrom aus systemischer Inflammation, partieller Resistenz gegen Erythropoietin und Malnutrition ist eng mit hoher kardiovaskulärer Sterblichkeit vergesellschaftet. Derzeit laufen klinische Studien, die überprüfen, ob eine antiinflammatorische Therapie prognoseverbessernd ist.

LEITLINIEN

Brown EA, Blake PG, Warady B et al.: International Society for Peritoneal Dialysis practice recommendations: Prescribing high-quality goal-directed peritoneal dialysis. Perit Dial Int 40 (2020) 243–352.

Deutsche Gesellschaft für Nephrologie (DGfN): Leitlinie zu Infektionsprävention und Hygiene 2019 als Ergänzung zum Dialysestandard, 2020. www.dgfn.eu/dialyse-standard.html?file=files/content/leitlinien/hygieneleitlinie/20200127_LL-Hygiene-Einzelseiten.pdf.

Kidney Disease: Improving Global Outcomes (KDIGO): KDIGO Clinical Practice Guideline for Anemia in Chronic Kidney Disease. Kidney Int Suppl 2 (2012) 279–335.

Kidney Disease: Improving Global Outcomes (KDIGO): KDIGO 2012 Clinical Practice Guideline for the Evaluation and Management of Chronic Kidney Disease. Kidney Int Suppl 3 (2013) 1–150.

Kidney Disease: Improving Global Outcomes (KDIGO): KDIGO 2017 Clinical Practice Guideline Update for the Diagnosis, Evaluation, Prevention, and Treatment of Chronic Kidney Disease-Mineral and Bone Disorder (CKD-MBD). Kidney Int Suppl 7 (2017) 1–59.

Kidney Disease: Improving Global Outcomes (KDIGO): KDIGO 2021 Clinical Practice Guideline for the Management of Blood Pressure in Chronic Kidney Disease. Kidney Int 99 (2021) S1–S82.

Kidney Disease: Improving Global Outcomes (KDIGO): KDIGO Clinical Practice Guideline for Lipid Management in Chronic Kidney Disease. Kidney Int Suppl 3 (2013) 259–305.

Li PK, Chow KM, Johnson DW et al.: ISPD Peritonitis Guideline Recommendations: 2022 Update on Prevention and Treatment. Perit Dial Int 42 (2022) 105–228.

National Kidney Foundation (NKF): KDOQI Clinical Practice Guideline for Hemodialysis Adequacy: 2015 Update. Am J Kidney Dis 66 (2015) 884–930.

National Kidney Foundation (NKF): KDOQI Clinical Practice Guideline for Vascular Access: 2019 Update. Am J Kidney Dis 75(4) (Suppl. 2) (2020) S1–S164.

LITERATURVERZEICHNIS

Béchade C, Lobbedez T, Ivarsen P et al.: Assisted Peritoneal Dialysis for Older People with End-Stage Renal Disease: The French and Danish Experience. Perit Dial Int 35(6) (2015) 663–666.

Blankestijn PJ, Vernooij RWM, Hockham C et al.: Effect of Hemodiafiltration or Hemodialysis on Mortality in Kidney Failure. N Engl J Med 389(8) (2023) 700–709.

Bradbury BD, Chen F, Furniss A et al.: Conversion of vascular access type among incident hemodialysis patients: description and association with mortality. Am J Kidney Dis 53(5) (2009) 804–814.

Brown MA, Collett GK, Josland E et al.: Clin J Am Soc Nephrol 10 (2) (2015) 260–268.

Bucur RC, Panjwani DD, Turner L et al.: Low bone mineral density and fractures in stages 3–5 CKD. An updated systematic review and meta-analysis. Int 26(2) (2015) 449–458.

Cho Y, Badve SV, Hawley CM et al.: Peritoneal dialysis outcomes after temporary haemodialysis transfer for peritonitis. Nephrol Dial Transplant 29(10) (2014) 1940–1947.

Cooper BA, Branley P, Bulfone L et al.: A Randomized, Controlled Trial of Early versus Late Initiation of Dialysis. N Engl J Med 363(7) (2010) 609–619.

Davies SJ: Longitudinal relationship between solute transport and ultrafiltration capacity in peritoneal dialysis patients. Kidney Int 66(6) (2004) 2437–2445.

Eknoyan G, Beck G J, Cheung A al.: Effect of dialysis dose and membrane flux in maintenance hemodialysis. N Engl J Med 347(25) (2002) 2010–2019.

Fellström BC, Jardine AG, Schmieder RE et al.: Rosuvastatin and cardiovascular events in patients undergoing hemodialysis. N Engl J Med 360(14) (2009) 1395–1407.

Fishbane S, Charytan DM, Chertow GM et al.: Consensus-Based Recommendations for the Management of Hyperkalemia in the Hemodialysis Setting. J Ren Nutr 32(4) (2022) e1–e14.

Graham KA, Reaich D, Channon SM et al.: Correction of acidosis in hemodialysis decreases whole-body protein degradation. J Am Soc Nephrol 8(4) (1997) 632–637.

Heerspink HJ, Ninomiya T, Zoungas S et al.: Effect of lowering blood pressure on cardiovascular events and mortality in patients on dialysis: a systematic review and meta-analysis of randomised controlled trials. Lancet 373(9668) (2009) 1009–1015.

Kourtellidou SI, Ashby DR, Johansson LR: Oral sodium bicarbonate in people on haemodialysis: a randomised controlled trial. BMC Nephrol 22(1) (2021) 346.

Kovesdy CP, Regidor DL, Mehrotra R et al.: Serum and dialysate potassium concentrations and survival in hemodialysis patients. Clin J Am Soc Nephrol 2 (5) (2007) 999–1007.

Locatelli F, Martin-Malo A, Hannedouche T et al.: Effect of membrane permeability on survival of hemodialysis patients. J Am Soc Nephrol 20(3) (2009) 645–654.

Miskulin DC, Majchrzak K, Tighiouart H et al: Ergocalciferol Supplementation in Hemodialysis Patients With Vitamin D Deficiency: A Randomized Clinical Trial. J Am Soc Nephrol 27(6) (2016) 1801–1810.

O'Lone EL, Hodson EM, Nistor I et al.: Parenteral versus oral iron therapy for adults and children with chronic kidney disease. Cochrane Database Syst Rev 2(2) (2019) CD007857.

Peters SAE, Bots ML, Canaud Bernard et al.: Haemodiafiltration and mortality in end-stage kidney disease patients: a pooled individual participant data analysis from four randomized controlled trials. Nephrol Dial Transplant 31(6) (2016) 978–984.

Pfeffer MA, Burdmann EA, Chen CY et al.: A trial of darbepoetin alfa in type 2 diabetes and chronic kidney disease. N Engl J Med 361(21) (2009) 2019–2032.

Pisoni RL, Arrington CJ, Albert JM et al.: Facility hemodialysis vascular access use and mortality in countries participating in DOPPS: an instrumental variable analysis. Am J Kidney Dis 53(3) (2009) 475–491.

Reddy YNV, Obokata M, Dean PG et al.: Long-term cardiovascular changes following creation of arteriovenous fistula in patients with end stage renal disease. Eur Heart J 38(24) (2017) 1913–1923.

Robinski M, Mau W, Wienke A, Girndt M: Shared decision-making in chronic kidney disease: A retrospection of recently initiated dialysis patients in Germany. Patient Educ Couns 99(4) (2016) 562–570.

Roderick P, Willis NS, Blakeley S et al.: Correction of chronic metabolic acidosis for chronic kidney disease patients. Cochrane Database Syst Rev 2007(1) (2007) CD001890.

United States Renal Data System (USRDS): 2021 USRDS Annual Data Report: Epidemiology of kidney disease in the United States. Bethesda, 2021 MD (https://usrds-adr.niddk.nih.gov/2021).

Van Ypersele de Strihou C, Jadoul M, Malghem J et al.: Effect of dialysis membrane and patient's age on signs of dialysis-related amyloidosis. The Working Party on Dialysis Amyloidosis. Kidney Int 39 (1991) 1012–1019.

Wanner C, Krane V, Marz W, et al.: Atorvastatin in patients with type 2 diabetes mellitus undergoing hemodialysis. N Engl J Med 353(3) (2005) 238–248.

Wong B, Ravani P, Oliver MJ et al.: Comparison of Patient Survival Between Hemodialysis and Peritoneal Dialysis Among Patients Eligible for Both Modalities. Am J Kidney Di. 71(3) (2018) 344–351.

KAPITEL

13 Spezielle extrakorporale Behandlungsverfahren

Fabian Echterdiek, Hansjörg Bäzner, Volker Schettler und Vedat Schwenger[1]

13.1 Plasmapherese, Immunadsorption

13.1.1 Therapeutisches Prinzip der Plasmapherese

Der Plasmapherese liegt das pathophysiologische Konzept zugrunde, dass ein pathogenes Agens durch den Plasmaaustausch reduzierbar oder eliminierbar ist. Dabei wird ein Zusammenhang zwischen Krankheitsaktivität und Menge des Agens angenommen.

13.1.2 Technische Voraussetzungen

Die Plasmaseparation erfolgt entweder durch einen speziellen Membranfilter oder durch eine Zentrifuge. Für beide Verfahren stehen entsprechende Maschinen zur Verfügung (➤ Abb. 13.1). Die mit geeigneten Dialysemaschinen technisch einfacher durchführbare Membranplasmaseparation ist hierbei limitiert durch Sättigung der Membran im Gegensatz zur Zentrifuge, die unlimitiert, aber aufwendiger ist. Erforderlich sind ein Gefäßzugang durch einen Shunt oder einen zentralvenös platzierten Katheter in der V. jugularis, V. femoralis oder V. subclavia und ein Blutfluss von 50–100 ml/min. Die Antikoagulation erfolgt durch Heparin und/oder Citrat in Abhängigkeit vom Verfahren. Das ausgetauschte Volumen pro Einzelbehandlung beträgt das 1- bis 1,5-Fache des Plasmavolumens, entsprechend 5–9 % des Körpergewichts. Eine vollständige Plasmapheresebehandlung senkt die Konzentration der zu entfernenden Proteine dabei um etwa 70 %. Das verworfene Plasma wird i. d. R. durch eine 4- bis 5-prozentige Humanalbumin-Lösung substituiert. Die Substitution von Immunglobulinen ist meist nicht erforderlich, sollte jedoch bei wiederholter Behandlung anhand von Serum-IgG-Konzentrationen re-evaluiert werden. Fresh Frozen Plasma (FFP) zur Substitution ist nur bei ätiologisch noch unklarer thrombotischer Mikroangiopathie bzw. thrombotisch-thrombozytopenischer Purpura (TTP) oder Gerinnungsstörungen indiziert (➤ Kap. 7). Die Behandlungsfrequenz wird durch die zu behandelnde Erkrankung bestimmt und kann täglich bis wöchentlich erforderlich sein.

13.1.3 Immunadsorptionsbehandlung

Bei der Immunadsorption (IA) werden nach der Plasmaseparation Immunglobuline, überwiegend der Klasse IgG, aus dem Plasma entfernt. Als relativ selektive Adsorber stehen kommerziell zur Verfügung: Staphylokokkenprotein A, fixierte Antihuman-Immunglobulin-Antikörper, das synthetische Peptid GAM sowie Tryptophan- und Phenylalaninliganden. Die Vorteile der Immunadsorption sind, dass keine Substitutionslösungen erforderlich sind und das Plasmavolumen mehrfach über den Adsorber geleitet werden kann, was zu einer höheren Elimination führt. Der Nachteil sind die höheren Kosten im Vergleich zur Plasmapherese.

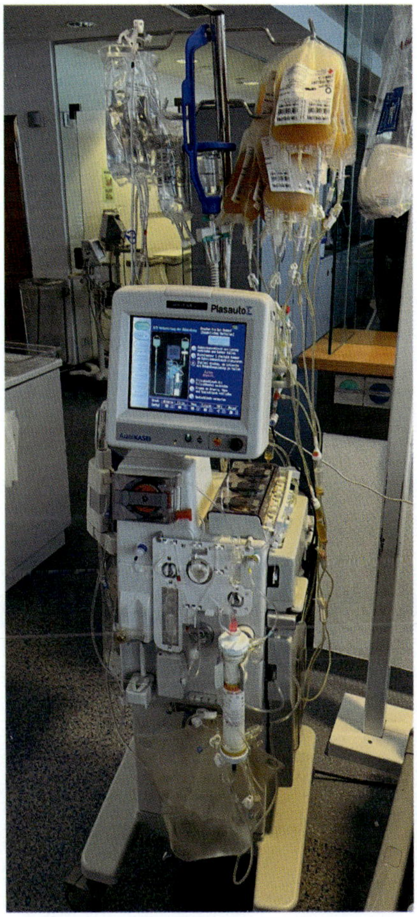

Abb. 13.1 Vorbereitetes Plasmapheresegerät [T1108]

13.1.4 Indikationen zur Plasmapherese und Immunadsorption

Die Indikationen zu Plasmapherese (PP) und Immunadsorption (➤ Tab. 13.1) überschneiden sich teilweise und sollen daher

[1] Dieser Beitrag ist eine Überarbeitung der letzten Fassung von 2022.

Tab. 13.1 Indikationen zur Plasmapherese (PP)/Immunadsorption (IA)

Diagnose	EG, Ev	Therapie	Literatur	Kommentar
Nierenerkrankungen				
ANCA-assoziierte Glomerulonephritis (GN)	C, Ib	PP, (IA)	KDIGO 2021, Chung et al. 2021, Walsh et al. 2020	Bei akutem schwerem bzw. therapierefraktärem Verlauf insbesondere Patienten mit Kreatinin-Anstieg > 5,7 mg/dl (> 500 µmol/l) bzw. akuter Dialysepflichtigkeit u./o. mit diffusen Lungenblutungen und Hypoxämie
Anti-GBM-Nephritis, Goodpasture-Syndrom	A, Ib	PP, (IA)	KDIGO 2021	Außer bei dialysepflichtigem Nierenversagen ohne pulmonale Beteiligung
GN (anti-GBM) nach Nierentransplantation bei Alport-Syndrom	A, Ic	PP, (IA)	Connelly-Smith et al. 2023	
Thrombotische Mikroangiopathie (TMA)	A, Ib	PP	DGfN 2023, Connelly-Smith et al. 2023	Bei ätiologisch noch unklarer TMA bis zum Erhalt der abklärenden Untersuchungen (u. a. ADAMTS13-Aktivität, -Antigen und -Antikörper)
Thrombotisch-thrombozytopenische Purpura (TTP)	A, Ia	PP	Connelly-Smith et al. 2023, Zheng et al. 2020	Substitution mit FFP
Fokal-segmental sklerosierende Glomerulosklerose (FSGS), Rekurrenz im Transplantat	A, Ib	PP, (IA)	Connelly-Smith et al. 2023, Uffing et al. 2020	Bei primärer FSGS der Eigennieren nur bei schweren therapieresistenten Verläufen
Membranoproliferative GN mit Faktor-H-Mutation o. C3-Nephritis-AK	C, V	PP, IA	Smith et al. 2019	
Kryoglobulininduzierte Vaskulitis mit schwerem Verlauf	B, Ib	PP, IA	Connelly-Smith et al. 2023	
Myeloma-Cast-Nephropathie	C, Ib	PP	Connelly-Smith et al. 2023, Bridoux et al. 2020, Hutchison et al. 2019	Entweder PP o. High-Cut-Off-Dialyse (➤ Kap. 13.3)
Nierentransplantation				
AB0-inkompatible Lebendnierentransplantation	A, IIa	IA-selektiv (Glycorex®: spezifische Entfernung der AK gegen die Blutgruppe) o. unselektiv (unspezifische Entfernung der IgG-AK); PP gegen Humanalbumin (HA) o. perioperativ gegen FFP (**cave:** AB-Plasma o. Blutgruppe des Spenders)	DGfN 2023, Becker et al. 2015, Morath et al. 2017	Es liegen zu mehreren Immunadsorptionssäulen und zur PP Studienberichte vor.
HLA-Desensibilisierung bei Nierentransplantation	A, IIa	IA, PP	Mamode et al. 2022, Schinstock et al. 2021	
Akute, humorale (antikörpervermittelte) Abstoßung bei Nierentransplantation	A, Ib	IA, PP	Schinstock et al. 2020	Nicht empfohlen bei chronischer humoraler Abstoßung
Neurologische Erkrankungen				
Akutes Guillain-Barré-Syndrom (GBS)	A, Ib	PP, (IA)	Chevret et al. 2017, Hughes et al. 2014	Randomisierte Studien nur mit PP durchgeführt. Gesicherter Effekt für Patienten mit Behinderung der selbstständigen Gehfähigkeit. Wahrscheinlicher Effekt bei Patienten mit erhaltener Gehfähigkeit. Intravenöse Immunglobuline (IVIG) sind ebenfalls effektiv. Metaanalysen belegen keine Überlegenheit einer der Therapien.
Chronische entzündliche demyelinisierende Polyneuropathie (CIDP)	A, Ib	PP, (IA)	Van den Berg et al. 2021, Mehndiratta et al. 2015	Empfohlen bei therapierefraktärem Verlauf unter einer Therapie mit Immunglobulinen u./o. Steroiden

Tab. 13.1 Indikationen zur Plasmapherese (PP)/Immunadsorption (IA) *(Forts.)*

Diagnose	EG, Ev	Therapie	Literatur	Kommentar
Polyneuropathie assoziiert mit monoklonaler IgG- oder IgA-Gammopathie	A, Ib	PP, (IA)	Stork et al. 2015	Evidenz aus einer einzelnen randomisierten Studie, die gleichzeitig einen fehlenden Effekt bei IgM-Gammopathie zeigte
Myasthenia gravis: Krise, schwere Verläufe, prä- und postoperative Phase der Thymektomie	B, III	PP (IA)	Cortese et al. 2011, Ipe et al. 2021, Mandawat et al. 2010, Wolfe et al. 2008	Bis heute existiert keine randomisierte Studie zum Effekt der PP bei Myasthenia gravis mit geblindeten Endpunktuntersuchungen. Trotzdem ist diese Therapie bei der myasthenen Krise in den meisten großen Zentren Standard-Therapiealternative zur i. v. Immunglobulingabe. Der Beweis einer Überlegenheit einer der beiden Therapiealternativen fehlt bis jetzt. Bei der muskelspezifischen-Tyrosinkinase-(MuSK-)AK-positiven Myasthenia gravis beschreibt eine einzelne Studie eine Überlegenheit der PP vs. IVIG (Van den Berg 2021).
Lambert-Eaton-Syndrom (paraneoplastische Myasthenie)	C, IV	PP, (IA)	Kohler et al. 2011	Keine randomisierte Studie verfügbar
Multiple Sklerose (MS), Krisenintervention zur Therapie des akuten Schubs, akute disseminierte Enzephalomyelitis (ADEM)	B, IIb	PP, (IA)	DGfN 2023, DGN 2021, Brochet et al. 2020, Bunganic et al. 2022, Dorst et al. 2019, Lipphardt et al. 2020	Für die Eskalation der Schubtherapie, die i. d. R. mit Methylprednisolon i. v. bis zu 1000 mg/d für 3–5 d erfolgt, kann im Abstand von ca. 14 d eine erneute hoch dosierte Methylprednisolon-Therapie erwogen werden. Alternativ kann – angepasst an die Schwere des Syndroms – die Durchführung von PP/IA erwogen werden.
Neuromyelitis-optica-Spektrum-Erkrankung (NMOSD) u. MOG-IgG-assoziierte Erkrankungen	B, IV	PP, (IA)	DGN 2021, Wingerchuk, Lucchinetti 2022	Die Therapie des Erkrankungsschubs der NMOSD orientiert sich an der Therapie des schweren Schubs der MS. Die neue deutsche Therapieleitlinie (DGN 2021) gilt für MS, NMOSD u. MOG-IgG-assoziierte Erkrankungen. Bei Patienten, die bereits früher gut auf PP/IA angesprochen haben, o. bei Patienten mit einer Myelitis als Manifestation der NMOSD kommt die PP/IA als Ersttherapie des Schubs infrage.
Heredopathia atactica polyneuritiformis (Refsum-Syndrom)	C, IV	PP	Connelly-Smith et al. 2023	Fortschreiten der Erkrankung und Gewichtsverlust unter chlorophyll- und phytansäurearmer Diät
Sonstige Erkrankungen				
Dilatative Kardiomyopathie (DCM) durch Antikörper u. a. gegen betaadrenerge Rezeptoren	B, Ib	IA	Dandel et al. 2012, Yoshikawa et al. 2016	Es fehlen noch prädiktive Marker, dass DCM-Patienten von einer IA profitieren (evtl. mittels myokardialer Genexpressionsanalysen [Ameling et al. 2016]). In der breiten klinischen Routine darum bisher nicht verwendet.
Hyperviskositätssyndrom bei Morbus Waldenström	A, IV	PP	Connelly-Smith et al. 2023, Gertz 2018	Signifikante Besserung des Hyperviskositätssyndroms. Auch ohne kontrollierte Studien sind die Rationale und das klinische Ansprechen überzeugend.
Hypertriglyzeridämieinduzierte Pankreatitis	C, Ib	PP, LA	Connelly-Smith et al. 2023	Nur bei schwerem Verlauf
Hemmkörperhämophilie	B/C, IV	IA	Connelly-Smith et al. 2023, Franchini et al. 2017	Als adjuvante Therapie bei lebensbedrohlichen Blutungen o. therapierefraktären Verläufen
Katastrophales Antiphospholipid-Antikörper-Syndrom	A, IV	PP	Legault et al. 2018, Rodriguez-Pinto et al. 2018	Keine kontrollierten Studien aufgrund der niedrigen Inzidenz, aber sehr gute Ergebnisse in Registerarbeiten
Morbus Wilson	A, IV	PP	Connelly-Smith et al. 2023	Bei fulminantem Verlauf zur Überbrückung bis zur Lebertransplantation

Abkürzungen: ADAMTS13: A Disintegrin and Metalloproteinase with Thrombospondin type 1 motif member 13; EG: Empfehlungsgrad; Ev: Evidenzstärke; LA: Lipoproteinapherese

zusammengefasst werden. Zu beachten ist, dass es nur sehr wenige kontrollierte randomisierte Studien in einer Qualität gibt, wie sie etwa zum Nachweis der Wirksamkeit von Medikamenten gefordert werden. Die Indikation zur Plasmapherese ergibt sich häufig aufgrund der Erwartung, durch Entfernen eines pathogenen Agens die Prognose einer Erkrankung wesentlich zu verbessern, und der entsprechenden klinischen Erfahrungen, auch wenn diese u. U. nicht auf kontrollierten randomisierten verblindeten Studien basieren.

Kommentar: Weitere Einzelfallberichte bzw. kumulative Fallserien existieren zu einer potenziell effektiven Plasmaaustauschbehandlung bei seltenen antikörpervermittelten paraneoplastischen Erkrankungen wie z. B. NMDA-Antikörper-vermittelter limbischer Enzephalitis, Neuromyotonie und Stiff-Person-Syndrom. Außerdem wird die PP empfohlen zur Elimination von Natalizumab bei einer unter Therapie mit Natalizumab aufgetretenen Progression einer multifokalen Leukenzephalopathie (PML).

13.2 Hämoperfusionsbehandlung

13.2.1 Therapeutisches Prinzip

Substanzen werden durch direkten Kontakt mit Absorbenten (Aktivkohle, Austauschharze) aus dem Blut entfernt (King et al. 2019).

13.2.2 Technische Voraussetzungen

Gefäßzugang: Vorliegender Shunt oder doppellumiger zentralvenös platzierter Katheter (Blutfluss 100–300 ml/min). Antikoagulation mit Heparin oder Citrat. Wegen Adsorption von Heparin höhere Dosis im Vergleich zur Dialysebehandlung.

13.2.3 Indikation

Schwere Vergiftungen, z. B. Barbiturate.

Voraussetzung: gesicherte effektive Elimination durch Adsorbenten. Kontrollierte und randomisierte Studien liegen nicht vor. Empfehlungsgrad daher in allen Fällen D, Evidenzstärke IV.

13.2.4 Komplikationen

- Thrombozytopenie (Adsorption von Thrombozyten)
- Hypotonie (evtl. durch Adsorption vasoaktiver Substanzen, Flüssigkeitsverschiebung)

13.3 High-Cut-Off-Dialyse (HCO-Dialyse)

13.3.1 Therapeutisches Prinzip

Dialyseverfahren mit speziellen Dialysemembranen, bei denen die Membranporen zwei- bis dreimal größer sind als bei herkömmlichen Dialysemembranen. Dadurch können Moleküle bis zu einer Größe von 50–60 kD aus dem Blut entfernt werden (und damit auch die freien Leichtketten eines multiplen Myeloms; Tarragon et al. 2021).

13.3.2 Technische Voraussetzungen

Gefäßzugang: doppellumiger zentralvenös platzierter Katheter (Blutfluss 100–300 ml/min). Antikoagulation mit Heparin oder Citrat.

13.3.3 Indikation

Entfernung freier Leichtketten bei multiplem Myelom (**Empfehlungsgrad C,** Evidenzstärke Ib; Bridoux et al. 2017, Hutchison et al. 2019).

13.4 Extrakorporale Photopherese

13.4.1 Therapeutisches Prinzip

Zunächst wird eine Leukozytapherese durchgeführt. Danach erfolgt die Ex-vivo-Behandlung der Leukozyten mit 8-Methoxypsoralen und UVA-Licht und danach die Re-Infusion der behandelten Zellen. Die Therapie führt zur Apoptose, wobei maligne Zellen besonders stark betroffen sind. Außerdem scheint auch eine CD8-spezifische T-Zell-Antitumor-Antwort ausgelöst zu werden (Connelly-Smith et al. 2023).

13.4.2 Technische Voraussetzungen

Gefäßzugang: venöse Verweilkanüle (18 G, zumeist im Bereich der Kubitalvenen) ausreichend, kein zentraler Katheter nötig. Antikoagulation mit Heparin.

13.4.3 Indikation

Kutane T-Zell-Lymphome (nur Mycosis fungoides und Sézary-Syndrom jeweils mit Erythodermie; **Empfehlungsgrad B,** Evidenzstärke Ib; Connelly-Smith et al. 2023, Alfred et al. 2017).

13.5 Rheopherese

13.5.1 Therapeutisches Prinzip

Reduktion der Plasmaviskosität durch Entfernung hochmolekularer Substanzen aus dem Plasma wie LDL-Cholesterin, Lipoprotein(a), Fibrinogen, IgM und α_2-Makroglobulin.

13.5.2 Technische Voraussetzungen

Venovenöse Kubitalvenenpunktion mit Shunt-Nadeln, Demers-Katheter oder arteriovenöser Shunt.

Es gibt verschiedene Rheopherese-Verfahren. Vergleiche hierzu ➤ Tab. 13.2.

13.5.3 Indikationen

➤ Tab. 13.2.

13.5.4 Therapieziel und Häufigkeit der Behandlung

Im Hinblick auf den akuten Hörsturz, aber auch auf die trockene adulte Form der Makuladegeneration, scheinen mindestens zwei Rheopherese-Behandlungen notwendig zu sein. Ein einheitliches Behandlungsprotokoll liegt zurzeit nicht vor.

13.6 Lipoproteinapherese (LA)

13.6.1 Therapeutisches Prinzip

Durch die Lipoproteinapherese (LA) werden proatherogene Lipoproteine wie LDL, VLDL, Lipoprotein (a) (Lp[a]) extrakorporal eliminiert. Sowohl akut als auch langfristig wird die Konzentration von Non-HDL-Cholesterin (beinhaltet u. a. VLDL, IDL, LDL und Lp[a]) abgesenkt. Zusätzlich werden durch diese extrakorporale Therapieform u. a. oxidierte Lipoproteine entfernt und die Fließeigenschaften des Bluts verbessert. Diese „pleiotropen Effekte" können möglicherweise den sich mit dieser extrakorporalen Therapie ergebenen günstigen klinischen Verlauf erklären (Kahn et al. 2021).

Plasmaphereseverfahren

Im ersten Schritt wird Plasma von Blutzellen durch Membran-Plasma-Separation oder durch Zentrifugation getrennt. Danach sind verschiedene Verfahren möglich, um LDL oder Lp(a) aus dem

Tab. 13.2 Indikationen zur Rheopherese und Lipoproteinapherese

Diagnose	EG, Ev	Therapie/Verfahren	Literatur	Kommentar
Homozygote familiäre Hypercholesterinämie	A, Ia	DALI, DMF, DMTF, DSA, H. E. L. P., IA, MONET	Schettler et al. 2012, DGN 2023	Falls das LDL-Cholesterin trotz maximaler medikamentöser Therapie mit hochpotenten Statinen, Bempedoinsäure, Ezetimib u. PCSK9-Inhibition[1] nicht im Zielbereich ist. Durch eine zusätzliche Therapie mit Lomitapid bzw. Evinacumab kann die LA-Frequenz oft gesenkt werden bzw. ist teils gar nicht mehr erforderlich.
Heterozygote familiäre Hypercholesterinämie	B, Ia	DALI, DMF, DMTF, DSA, H. E. L. P., IA, MONET	Schettler et al. 2012, DGN 2023	Falls LDL-Cholesterin trotz maximaler medikamentöser Therapie (s. o.) und Lifestyle-Maßnahmen über 12 Mon. nicht im Zielbereich ist. Zusätzlich kann vor einer LA auch noch Inclisiran eingesetzt werden.
Isolierte Lp(a)-Erhöhung (> 60 mg/dl)	B, IIb	DALI, DMF, DMTF, DSA, H. E. L. P., IA, MONET	DGN 2023, Jaeger et al. 2009, Leebmann et al. 2023	Nur wenn LDL-Cholesterin im Normbereich ist und eine dokumentierte, progrediente kardiovaskuläre Erkrankung (KHK, PAVK, CVK) besteht.
Hörsturz	C, Ib	Rheopherese durch DMF oder H. E. L. P.	Bianchin et al. 2010, Mosges et al. 2009, Suckfull et al. 2002	Studienlage insgesamt eher negativ
Altersbedingte Makuladegeneration, nichtexsudative Form	B, Ib	Rheopherese durch DMF	Klingel et al. 2010, Pulido et al. 2006	Bisher nur eine große kontrollierte randomisierte u. prospektive Studie
Diabetischer Fuß/periphere Verschlusskrankheit	B/C, III	Rheopherese durch DMF, DMTF oder H. E. L. P.	Ohtake et al. 2016, Weiss 2012	Bei rechtzeitiger Indikationsstellung evtl. Vermeidung einer Amputation

Abkürzungen: CVK: zerebrovaskuläre Krankheit; DALI: direkte Adsorption von Lipoproteinen; DMF: Doppelmembranfiltration; DMTF: Doppelmembranthermofiltration; DSA: Dextran-Sulfat-Apherese; EG: Empfehlungsgrad; Ev: Evidenzstärke; H. E. L. P.: Heparin-induced Extracorporeal LDL Precipitation; IA: Immunadsorption, LA: Lipidapherese, MONET: Membrane Filtration Optimised Novel Extracorporeal Treatment, PCSK9: Proprotein Convertase Subtilisin/Kexin Type 9; PAVK: periphere arterielle Verschlusskrankheit

[1] Die PCSK9-Inhibition kann sowohl durch PCKS9-Antikörper als auch durch PCSK9-Antisensetherapie erfolgen.

Plasma mit einem mittleren Plasmafluss von 20–30 ml/min zu entfernen.

- DFPP, MONET, DMF, DMTF: Die Begriffe beschreiben ähnliche Verfahren, bei denen das Plasma durch einen Filter geleitet wird, der eine niedrige Permeabilität für Moleküle > 1000 kDa hat, sodass LDL- bzw. Lp(a)-Partikel, die eine vergleichsweise sehr große Masse haben, aus dem Plasma zurückgehalten werden, während kleinere Proteine wie auch HDL-Cholesterin den Filter passieren können. Bei der DMTF können durch die höheren Temperaturen im 2. Filter die LDL-Cholesterin- und Lp(a)-Partikel dichter gepackt werden – die Kapazität verbessert sich.
- Dextran-Sulfat-Apherese aus Plasma (DSA-P): Die LDL- und Lp(a)-Partikel werden selektiv aufgrund der positiv geladenen Apolipoproteine B-100 an negativ geladenes Dextransulfat adsorbiert.
- Immunadsorption (IA): Die LDL- und Lp(a)-Partikel werden an Sepharose-immobilisierte Apolipoprotein-B-Schafantikörper adsorbiert.
- H. E. L. P.: Die LDL- und Lp(a)-Partikel bilden bei einem pH von 5,2 und unter Zugabe von hohen Heparin-Dosen (bis zu 300.000 IE) sog. Lipid-Heparin-Konglomeratverbindungen, die aus dem Plasma ausfallen. Diese Präzipitate werden durch einen Filter aus dem Plasma entfernt. Das überschüssige Heparin wird durch einen Adsorber entfernt, der physiologische pH-Wert wird durch eine Dialyse des Plasmas gegen bikarbonathaltiges Dialysat wiederhergestellt.

Vollblutaphereseverfahren

Bei diesen Verfahren (direkte Adsorption von Lipoproteinen [DALI], Dextran-Sulfat-Apherese aus Blut [DSA-B]) werden LDL- und Lp(a)-Partikel aufgrund der positiv geladenen Apolipoproteine B-100 direkt aus dem Vollblut an negativ geladene Partikel (polymerisiertes Polyacrylamid [DALI]; Dextransulfat beads [DSA-B]) adsorbiert. Eine vorangehende Plasmaseparation ist daher nicht erforderlich.

13.6.2 Technische Voraussetzungen

Eine venovenöse Punktion der Kubitalvenen mit Dialysepunktionsnadeln ist häufig ausreichend, in Ausnahmen helfen Braunülen (Blutfluss 50–100 ml/min). Bei Zugangsproblemen sollte die Anlage einer Brescia-Cimino-Fistel oder eines Demers-Katheters mit zentraler Position in der V. jugularis interna (in sehr seltenen Fällen) wie bei der Hämodialysetherapie erwogen werden.

13.6.3 Indikationen

Zu den häufigsten Indikationen, insbesondere für die Primärprävention, ➢ Tab. 13.2. Außerdem kann die LA auch bei schwerer, nichtfamiliärer Hypercholesterinämie im Sinne einer Sekundärprävention indiziert sein, wenn bei Vorliegen einer progredienten KHK, peripheren arteriellen Verschlusskrankheit (PAVK) bzw. zerebrovaskulären Krankheit (CVK) alle anderen lipidsenkenden Maßnahmen wie fettmodifizierte Diät, Statin-, Ezetimib-, Ionenaustauscher-, Bempedoinsäure-, PCSK9-Inhibitor- und Inclisiran-Therapie ausgeschöpft sind, aber die Serum-LDL-Cholesterinkonzentration weiterhin nicht im Zielbereich ist. Medikamentöse Dreifach- bis Vierfachkombinationen sollten, sofern klinisch verträglich, ggf. durchgeführt werden.

Daher ergibt sich der in ➢ Abb. 13.2 dargestellte Therapiealgorithmus.

13.6.4 Therapieziel und Häufigkeit der Behandlung

Therapieziele bei familiärer Hypercholesterinämie: mittleres LDL-Cholesterin idealerweise < 70 mg/dl (< 1,8 mmol/l), bei gesicherter KHK, CVK oder PAVK oder Präsenz weiterer kardiovaskulärer Risikofaktoren mittleres LDL-Cholesterin < 55 mg/dl (< 1,4 mmol/l), bei wiederholten kardiovaskulären Ereignissen innerhalb von 2 J. < 40 mg/dl (< 1,0 mmol/l).

Therapieziele bei nichtfamiliärer Hypercholesterinämie je nach Risikoprofil. Hier sei auf die aktuelle Leitlinie der European Society of Cardiology verwiesen (Mach 2020).

Ein allgemein akzeptiertes Therapieziel für Lp(a) gibt es noch nicht (DGfN 2023). Lp(a) sollte aber nach allgemeiner Auffassung so niedrig wie möglich eingestellt werden. Derzeit sind keine Medikamente zur Lp(a)-Senkung zugelassen, sodass als einzige therapeutische Option – bei Erfüllen der vom GBA definierten Kriterien (➢ Tab. 13.2) – die LA bleibt. Es gibt aber vielversprechende Phase-1- und Phase-2-Daten für das Antisense-Oligonukleotid Pelacarsen, das derzeit in einer Phase-3-Studie (HORIZON) getestet wird (Tsimikas et al. 2020). In der OCEAN(a)-Studie wird zudem das siRNA-Präparat Olpasiran untersucht.

Meist ist eine LA-Behandlung pro Wo. erforderlich. Jede LA senkt das LDL-Cholesterin und das Lp(a) um ca. 60–70 % unmittelbar nach der Behandlung. Unter Berücksichtigung der ursprünglichen Ausgangskonzentration des LDL-Cholesterins bzw. des Lp(a) werden diese Parameter im wöchentlichen Behandlungsdurchschnitt um insgesamt 35–40 % zusätzlich abgesenkt (Steady State = Messwerte unmittelbar vor der nächsten LA-Behandlung).

13.6.5 Komplikationen

Bei < 5 % der extrakorporalen Behandlungen treten leichte Nebenwirkungen auf (meist Fehlpunktionen, Blutdruckabfall, Schwindel; Stand 2021 – Deutsches Lipoproteinapherese-Register [DLAR], Schettler et al. 2022).

Cave: Bei den Vollblutaphereseverfahren Dextran-Sulfat-Adsorption und DALI dürfen keine ACE-Hemmer verabreicht werden, da es durch stark erhöhte Generation und verringerten Abbau von Bradykinin zu massivem Blutdruckabfall kommen kann. Hier muss vor Einleitung der ersten LA eine rechtzeitige Umstellung auf AT_1-Rezeptorantagonisten erfolgt sein.

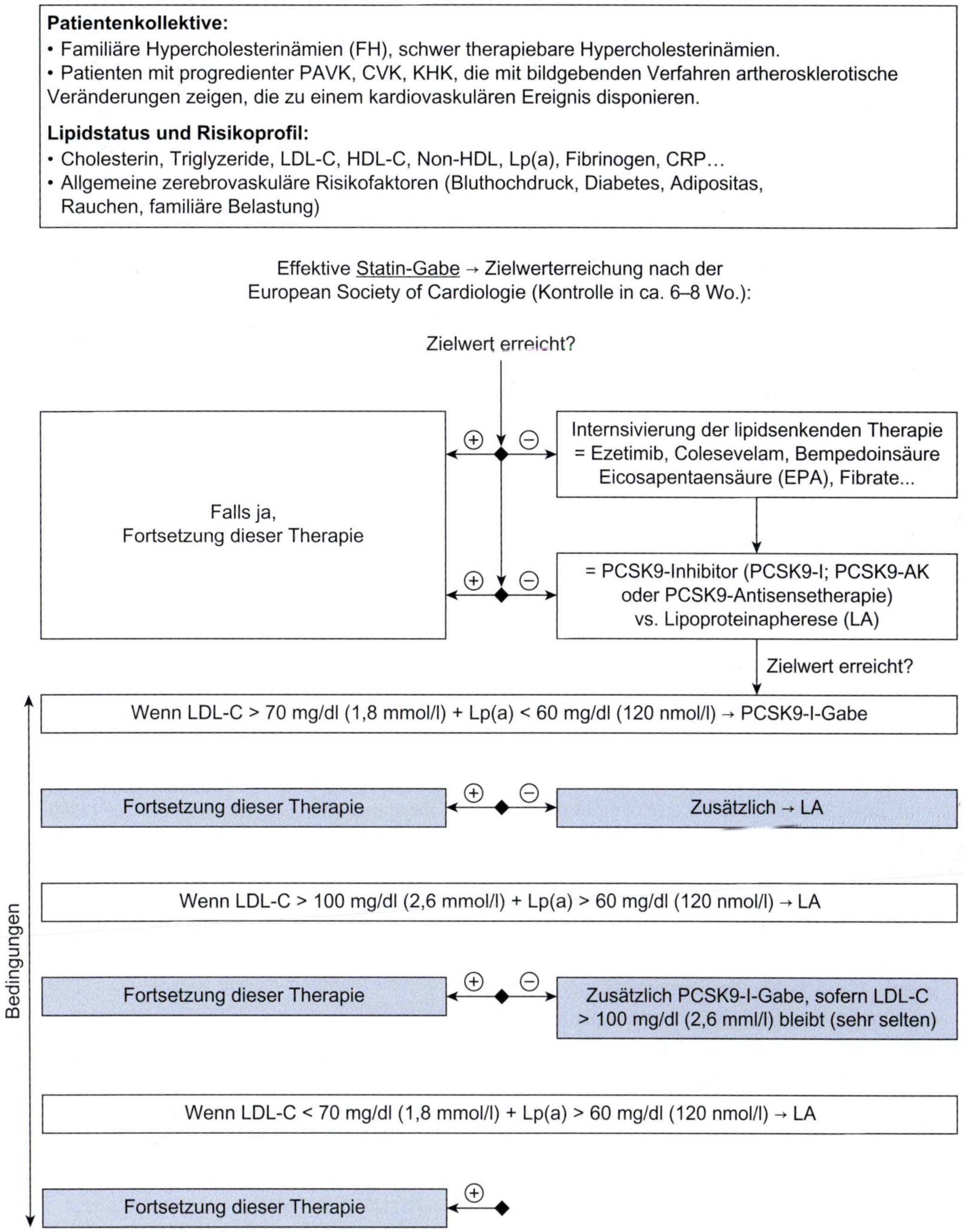

Abb. 13.2 Therapiealgorithmus zur Sekundärprävention bei Hypercholesterinämie [L231]
-C: -Cholesterin, CVK: zerebrovaskuläre Krankheit, FS: Fettsäuren; KHK: koronare Herzkrankheit; PAVK: periphere arterielle Verschlusskrankheit

13.7 „Leberdialyse“: MARS® und FPSA

13.7.1 Therapeutisches Prinzip

Beide Verfahren entfernen wasserlösliche und albumingebundene Toxine bei Leberversagen.

Bei **MARS®** (Molecular Adsorbent Recirculation System) wird das Blut des Patienten zunächst entlang einer speziellen, für Albumin nicht permeablen High-Flux-Membran geleitet und hier gegen eine 20-prozentige Albuminlösung dialysiert, sodass lösliche und albumingebundene Toxine entlang des Konzentrationsgradienten aus dem Blut entfernt werden. Das Albumindialysat wird dann wiederaufbereitet, indem es zunächst entlang eines Low-Flux-Dialysefilters fließt, der die löslichen Toxine entfernt, und dann entlang zweier Adsorbersäulen (Aktivkohle bzw. Ionenaustauscherharz), wo albumingebundene Toxine bzw. anionische Substanzen entfernt werden. Danach zirkuliert das Albumindialysat zurück zur High-Flux-Membran, um erneut am Patientenblut vorbeigeleitet zu werden. OPAL® (= Open Albumin) ist ein auf dem gleichen technischen Prinzip beruhendes Verfahren.

Bei **FPSA** (fraktionierte Plasmaseparation und Adsorption, Prometheus®) wird im ersten Schritt eine albuminhaltige Flüssigkeit durch eine spezielle großporige Membran (z. B. AlbuFlow®) aus dem Blut gefiltert. Zellen und Eiweiße mit höherem Molekulargewicht als Albumin passieren den Filter nicht. Im zweiten Schritt werden die albumingebundenen Toxine durch Aktivkohle und Ionenaustauscherharz aus dem Filtrat entfernt. Das gereinigte Albumin wird danach dem Patienten zurückgegeben. Im dritten Schritt werden dann die wasserlöslichen Toxine durch eine nachgeschaltete Hämodialyse entfernt. Bei diesem Verfahren ist die Zufuhr exogenen Albumins nicht erforderlich.

13.7.2 Technische Voraussetzungen

Als Gefäßzugänge dienen doppellumige zentralvenös platzierte Katheter. Zur Antikoagulation kann Heparin und/oder Citrat verwendet werden. Sowohl MARS® als auch das OPAL®-Verfahren benötigen neben einem Dialysegerät zusätzlich ein separates Gerät, bei FPSA (Prometheus®) ist alles in einem Gerät integriert.

13.7.3 Indikationen

Akutes bzw. chronisches Leberversagen. In beiden Fällen i. d. R. zur Überbrückung der Zeit, bis ein Lebertransplantat zur Verfügung steht oder bis es zu einer Regeneration der Leber bei akutem Leberversagen kommt. Beide Verfahren verbessern Symptome, eine Lebensverlängerung konnte in prospektiven Studien nicht belegt werden (**Empfehlungsgrad C,** Evidenzstärke Ib; Garcia Martinez, Bendjelid 2018; Kribben et al. 2012).

In einer weiteren randomisierten, kontrollierten Studie aus Skandinavien konnte mittels „High-Volume"-Plasmapheresen, bei der über 3 Tage jeweils 10–15 % des Idealkörpergewichts mittels Plasmapherese ausgetauscht wurden, das lebertransplantatfreie Überleben signifikant verbessert werden, nicht aber das Patientenüberleben insgesamt (Larsen et al. 2016). Hier bleiben weitere Studien abzuwarten.

LEITLINIEN

Chung SA, Langford CA, Maz M et al.: 2021 American College of Rheumatology/Vasculitis Foundation Guideline for the Management of Antineutrophil Cytoplasmica Antibody-Associated Vasculitis. Arthritis Care Res (Hoboken) 73(8) (2021) 1088.

Connelly-Smith L, Alquist CR, Aqui NA et al.: Guidelines on the Use of Therapeutic Apheresis in Clinical Practice – Evidence-Based Approach from the Writing Committee of the American Society for Apheresis: The Ninth Special Issue. J Clin Apher 38(2) (2023) 77–278.

Cortese I, Chaudhry V, So YT et al.: Evidence-based guideline update: Plasmapheresis in neurologic disorders: report of the Therapeutics and Technology Assessment Subcommittee of the American Academy of Neurology. Neurology 76(3) (2011) 294–300.

Deutsche Gesellschaft für Nephrologie (DGfN): Standard der Therapeutischen Apherese, 2023. www.dgfn.eu/apherese-standard.html.

Deutsche Gesellschaft für Neurologie (DGN): S2k-Leitlinie „Diagnose und Therapie der Multiplen Sklerose, Neuromyelitis-optica-Spektrum-Erkrankungen und MOG-IgG-assoziierten Erkrankungen", 2021. www.dgn.org/leitlinien.

Kidney Disease: Improving Global Outcomes (KDIGO) Glomerular Diseases Work G. KDIGO 2021 Clinical Practice Guideline for the Management of Glomerular Diseases. Kidney Int 100(4S) (2021) S1–S276.

Legault K, Schunemann H, Hillis C et al.: McMaster RARE-Bestpractices clinical practice guideline on diagnosis and management of catastrophic antiphospholipid syndrome. J Thromb Haemost 16(8) (2018) 1656–1664.

Mach F, Baigent C, Catapano AL et al.: 2019 ESC/EAS Guidelines for the management of dyslipidaemias: lipid modification to reduce cardiovascular risk. Eur Heart J 41(1) (2020) 111–188.

Van den Berg PYK, van Doom PA, Hadden RDM et al.: European Academy of Neurology/Peripheral Nerve Society guideline on diagnosis and treatment of chronic inflammatory demyelinating polyradiculoneuropathy: Report of a joint Task Force-Second revision. Eur J Neurol 28(11) (2021) 3556–3583.

Zheng XL, Vesely SK, Cataland SR et al.: ISTH guidelines for treatment of thrombotic thrombocytopenic purpura. J Thromb Haemost 18(10) (2020) 2496–2502.

LITERATUR

Alfred A, Taylor PC, Dignan F al.: The role of extracorporeal photopheresis in the management of cutaneous T-cell lymphoma, graft-versus-host disease and organ transplant rejection: a consensus statement update from the UK Photopheresis Society. Br J Haematol 177(2) (2017) 287–310.

Ameling S, Bhardwaj G, Hammer E et al.: Changes of myocardial gene expression and protein composition in patients with dilated cardiomyopathy after immunoadsorption with subsequent immunoglobulin substitution. Basic Res Cardiol 111(5) (2016) 53.

Becker LE, Siebert D, Susal C et al.: Outcomes Following ABO-Incompatible Kidney Transplantation Performed After Desensitization by Nonantigen-Specific Immunoadsorption. Transplantation 99(11) (2015) 2364–2371.

Bianchin G, Russi G, Romano N et al.: Treatment with HELP-apheresis in patients suffering from sudden sensorineural hearing loss: a prospective, randomized, controlled study. Laryngoscope 120(4) (2010) 800–807.

Bridoux F, Carron PL, Pegourie B et al.: Effect of High-Cutoff Hemodialysis vs Conventional Hemodialysis on Hemodialysis Independence Among Patients With Myeloma Cast Nephropathy: A Randomized Clinical Trial. JAMA 318(21) (2017) 2099–2110.

Brochet B, Deloire M, Germain C et al.: Double-blind, randomized controlled trial of therapeutic plasma exchanges vs sham exchanges in moderate-to-severe relapses of multiple sclerosis. J Clin Apher 35(4) (2020) 281–289.

Bunganic R, Blahutova S, Revendova K et al.: Therapeutic plasma exchange in multiple sclerosis patients with an aggressive relapse: an observational analysis in a high-volume center. Sci Rep 12(1) (2022) 18374.

Chevret S, Hughes RA, Annane D: Plasma exchange for Guillain-Barré syndrome. Cochrane Database Syst Rev 2 (2017) CD001798.

Dandel M, Wallukat G, Potapov E et al.: Role of beta(1)-adrenoceptor autoantibodies in the pathogenesis of dilated cardiomyopathy. Immunobiology 217(5) (2012) 511–520.

Dorst J, Fangerau T, Taranu D et al.: Safety and efficacy of immunoadsorption versus plasma exchange in steroid-refractory relapse of multiple sclerosis and clinically isolated syndrome: A randomised, parallel-group, controlled trial. EClinicalMedicine 16 (2019) 98–106.

Franchini M, Vaglio S, Marano G et al.: Acquired hemophilia A: a review of recent data and new therapeutic options. Hematology 22(9) (2017) 514–520.

Garcia Martinez JJ, Bendjelid K: Artificial liver support systems: what is new over the last decade? Ann Intensive Care 8(1) (2018) 109.

Gertz MA: Acute hyperviscosity: syndromes and management. Blood 132(13) (2018) 1379–1385.

Hughes RA, Swan AV, van Doorn PA: Intravenous immunoglobulin for Guillain-Barre syndrome. Cochrane Database Syst Rev 2014(9) (2014) CD002063.

Hutchison CA, Cockwell P, Moroz V et al.: High cutoff versus high-flux haemodialysis for myeloma cast nephropathy in patients receiving bortezomib-based chemotherapy (EuLITE): a phase 2 randomised controlled trial. Lancet Haematol 6(4) (2019) e217–e228.

Ipe TS, Davis AR, Raval JS: Therapeutic Plasma Exchange in Myasthenia Gravis: A Systematic Literature Review and Meta-Analysis of Comparative Evidence. Front Neurol 12 (2021) 662856.

Jaeger BR, Richter Y, Nagel D et al.: Longitudinal cohort study on the effectiveness of lipid apheresis treatment to reduce high lipoprotein(a) levels and prevent major adverse coronary events. Nat Clin Pract Cardiovasc Med 6(3) (2009) 229–239.

Khan TZ, Hartley A, Haskard D et al.: Oxidised LDL and Anti-Oxidised LDL Antibodies Are Reduced by Lipoprotein Apheresis in a Randomised Controlled Trial on Patients with Refractory Angina and Elevated Lipoprotein(a). Antioxidants (Basel) 10(1) (2021) 132.

King JD, Kern MH, Jaar BG: Extracorporeal Removal of Poisons and Toxins. Clin J Am Soc Nephrol 14(9) (2019) 1408–1415.

Klingel R, Fassbender C, Heibges A et al.: RheoNet registry analysis of rheopheresis for microcirculatory disorders with a focus on age-related macular degeneration. Ther Apher Dial 14(3) (2010) 276–286.

Kohler W, Bucka C, Klingel R: A randomized and controlled study comparing immunoadsorption and plasma exchange in myasthenic crisis. J Clin Apher 26(6) (2011) 347–355.

Kribben A, Gerken G, Haag S et al.: Effects of fractionated plasma separation and adsorption on survival in patients with acute-on-chronic liver failure. Gastroenterology 142(4) (2012) 782–789 e3.

Larsen FS, Schmidt LE, Bernsmeier C et al.: High-volume plasma exchange in patients with acute liver failure: An open randomised controlled trial. J Hepatol 64(1) (2016) 69–78.

Leebmann J, Roeseler E, Julius U et al.: Lipoprotein apheresis in patients with maximally tolerated lipid-lowering therapy, lipoprotein(a)-hyperlipoproteinemia, and progressive cardiovascular disease: prospective observational multicenter study. Circulation 128(24) (2013) 2567–2576.

Lipphardt M, Wallbach M, Koziolek MJ: Plasma Exchange or Immunoadsorption in Demyelinating Diseases: A Meta-Analysis. J Clin Med 9(5) (2020).

Mamode N, Bestard O, Claas F et al.: European Guideline for the Management of Kidney Transplant Patients With HLA Antibodies: By the European Society for Organ Transplantation Working Group. Transpl Int 35 (2022) 10511.

Mandawat A, Kaminski HJ, Cutter G et al.: Comparative analysis of therapeutic options used for myasthenia gravis. Ann Neurol 68(6) (2010) 797–805.

Mehndiratta MM, Hughes RA, Pritchard J: Plasma exchange for chronic inflammatory demyelinating polyradiculoneuropathy. Cochrane Database Syst Rev (8) (2015) CD003906.

Morath C, Zeier M, Dohler B et al.: ABO-Incompatible Kidney Transplantation. Front Immunol 8 (2017) 234.

Mosges R, Koberlein J, Heibges A et al.: Rheopheresis for idiopathic sudden hearing loss: results from a large prospective, multicenter, randomized, controlled clinical trial. Eur Arch Otorhinolaryngol 266(7) (2009) 943–953.

Ohtake T, Mochida Y, Matsumi J et al.: Beneficial Effect of Endovascular Therapy and Low-Density Lipoprotein Apheresis Combined Treatment in Hemodialysis Patients With Critical Limb Ischemia due to Below-Knee Arterial Lesions. Ther Apher Dial 20(6) (2016) 661–667.

Pulido JS, Winters JL, Boyer D: Preliminary analysis of the final multicenter investigation of rheopheresis for age related macular degeneration (AMD) trial (MIRA-1) results. Trans Am Ophthalmol Soc 104 (2006) 221–231.

Rodriguez-Pinto I, Espinosa G, Erkan D et al.: The effect of triple therapy on the mortality of catastrophic anti-phospholipid syndrome patients. Rheumatology (Oxford) 57(7) (2018) 1264–1270.

Schettler V, Neumann CL, Hulpke-Wette M et al.: Current view: indications for extracorporeal lipid apheresis treatment. Clin Res Cardiol Suppl 7 (2012) 15–19.

Schettler VJJ, Peter C, Zimmermann T et al.: The German Lipoprotein Apheresis Registry-Summary of the ninth annual report. Ther Apher Dial 26 Suppl 1 (2022) 81–88.

Schinstock C, Tambur A, Stegall M: Current Approaches to Desensitization in Solid Organ Transplantation. Front Immunol 12 (2021) 686271.

Schinstock CA, Mannon RB, Budde K et al.: Recommended Treatment for Antibody-mediated Rejection After Kidney Transplantation: The 2019 Expert Consensus From the Transplantion Society Working Group. Transplantation 104(5) (2020) 911–922.

Smith RJH, Appel GB, Blom AM et al.: C3 glomerulopathy – understanding a rare complement-driven renal disease. Nat Rev Nephrol 15(3) (2019) 129–143.

Stork AC, Lunn MP, Nobile-Orazio E et al.: Treatment for IgG and IgA paraproteinaemic neuropathy. Cochrane Database Syst Rev (3) (2015) CD005376.

Suckfull M, Hearing Loss Study G: Fibrinogen and LDL apheresis in treatment of sudden hearing loss: a randomised multicentre trial. Lancet 360(9348) (2002) 1811–1817.

Tarragon B, Ye N, Gallagher M et al.: Effect of high cut-off dialysis for acute kidney injury secondary to cast nephropathy in patients with multiple myeloma: a systematic review and meta-analysis. Clin Kidney J 14(8) (2021) 1894–1900.

Tsimikas S, Karwatowska-Prokopczuk E, Gouni-Berthold I et al.: Lipoprotein(a) Reduction in Persons with Cardiovascular Disease. N Engl J Med 382(3) (2020) 244–255.

Uffing A, Perez-Saez MJ, Mazzali M et al.: Recurrence of FSGS after Kidney Transplantation in Adults. Clin J Am Soc Nephrol 15(2) (2020) 247–256.

Walsh M, Merkel PA, Peh CA et al.: Plasma Exchange and Glucocorticoids in Severe ANCA-Associated Vasculitis. N Engl J Med 382(7) (2020) 622–631.

Weiss N: A critical review on the use of lipid apheresis and rheopheresis for treatment of peripheral arterial disease and the diabetic foot syndrome. Semin Dial 25(2) (2012) 220–227.

Wingerchuk DM, Lucchinetti CF: Neuromyelitis Optica Spectrum Disorder. N Engl J Med 387(7) (2022) 631–639.

Wolfe GI, Oh SJ: Clinical phenotype of muscle-specific tyrosine kinase-antibody-positive myasthenia gravis. Ann N Y Acad Sci 1132 (2008) 71–75.

Yoshikawa T, Baba A, Akaishi M et al.: Immunoadsorption therapy for dilated cardiomyopathy using tryptophan column-A prospective, multicenter, randomized, within-patient and parallel-group comparative study to evaluate efficacy and safety. J Clin Apher 31(6) (2016) 535–544.

KAPITEL

14 Nierentransplantation

Uwe Heemann und Matthias Girndt

14.1 Einleitung

Eine Nierentransplantation (NTX) kann entweder als Leichenspende oder als Lebendspende erfolgen. Der Erfolg einer NTX hängt von der richtigen Indikationsstellung und einer optimalen Vorbereitung der Patienten ab. Eine NTX ist aufgrund des Operationsrisikos sowie der notwendigen, kontinuierlichen Immunsuppression mit Risiken verbunden, die besonders bei älteren Patienten zu berücksichtigen sind. Die Auswahl und Beratung der Patienten sollte so früh wie möglich im Verlauf ihrer Nierenkrankheit begonnen werden.

14.2 Indikation/Kontraindikationen

Indikation: terminale Niereninsuffizienz.

Absolute Kontraindikationen: Lebenserwartung < 2 J., nicht kurativ behandelbares Malignom, nicht behandelbare schwerwiegende koronare Mehrgefäßerkrankung, aktiver Alkohol- oder Drogenmissbrauch.

Relative Kontraindikationen: aktive, systemische Infektionen (z. B. HIV, Hepatitis B, Hepatitis C), schwere ischämische Herzerkrankung, Non-Compliance, nichtkurativ behandelte Malignome, thrombotische Komplikationen, mittleres/hohes Risiko für Rezidiv der primären Nierenerkrankung, vorangegangene komplizierte/fehlgeschlagene Nierentransplantation, hohes Alter, Adipositas (BMI > 30 kg/m²).

14.3 Diagnostik vor Wartelistenaufnahme

Derzeit bestehen bei der Leichennierentransplantation Wartezeiten von 5–9 J., während sich Begleiterkrankungen der chronischen Nierenkrankheit beim Empfänger weiterentwickeln. Die Transplantationsfähigkeit muss daher regelmäßig überprüft werden.

- Erhebung einer detaillierten medizinischen Vorgeschichte zu Grunderkrankung, Begleiterkrankungen, Hypertonie, Bluttransfusionen, Schwangerschaft, Operationen am Harntrakt, Pharmakotherapie.
- Hämatologische Parameter, Elektrolyte, Leberenzyme, PTH, Hepatitis-Serologie, Virologie (CMV, HIV).
- Röntgen-Thorax, Röntgen-Beckenübersicht (ggf. CT, Angiographie bei AVK), Sonographie, EKG, Echokardiographie, eine Form der kardialen Belastungstestung (Ergometrie meist nicht aussagekräftig, alternativ Stressechokardiographie oder Belastungsmyokardszintigraphie, häufig ist eine Koronarangiographie erforderlich).
- Urinstatus und Kultur (falls möglich).
- Suche nach okkulten Infektionsherden: ggf. HNO- und zahnärztliche Untersuchung, bei Frauen gynäkologische Untersuchung.
- Immunologische Untersuchungen: Blutgruppe, HLA-Typisierung, HLA-Antikörper-Screening.
- Urologische Evaluation.
- Unnötig: Zystoskopie und retrograde Urographie (außer bei Harnwegsanomalien; Chadban et al. 2020).

14.4 Immunsuppression

Zur Prophylaxe von Abstoßungsreaktionen ist insbesondere in den ersten 3 Mon. eine erhebliche Immunsuppression erforderlich (**Empfehlungsgrad A,** Evidenzstärke I; KDIGO 2009), der eine dauerhafte Erhaltungstherapie folgen muss.

Für die Induktion werden **Antikörper** empfohlen (**Empfehlungsgrad A,** Evidenzstärke I; KDIGO 2009), wobei Antikörper gegen den IL2-Rezeptor bei Patienten mit niedrigem (**Empfehlungsgrad B,** Evidenzstärke I; KDIGO 2009) und lymphozytendepletierende Antikörper bei erhöhtem immunologischem Risiko zu bevorzugen sind (**Empfehlungsgrad B,** Evidenzstärke II; KDIGO 2009).

Als Erhaltungsimmunsuppression wird eine Kombination aus Calcineurin-Inhibitor, Antiproliferativum mit oder ohne Steroide empfohlen (**Empfehlungsgrad B,** Evidenzstärke I; KDIGO 2009):

- Bei den **Calcineurin-Inhibitoren** ist Tacrolimus der Vorzug zu geben (**Empfehlungsgrad A,** Evidenzstärke II; KDIGO 2009). Calcineurin-Inhibitoren sollten vor oder unmittelbar bei Transplantation begonnen werden.
- Als **Antiproliferativum** sollte Mycophenolat bevorzugt werden (**Empfehlungsgrad B,** Evidenzstärke II; KDIGO 2009).
- Bei Patienten mit niedrigem immunologischem Risiko können **Steroide** bereits nach der 1. Wo. abgesetzt werden (**Empfehlungsgrad B,** Evidenzstärke II; KDIGO 2009).
- Der Einsatz von **mTOR-Inhibitoren** kann Wundheilungsstörungen induzieren und sollte auf Patienten mit Transplantatfunktion nach Abschluss der Wundheilung begrenzt werden (**Empfehlungsgrad B,** Evidenzstärke I; KDIGO 2009).

14.4.1 Langzeitimmunsuppression

Die Gefahr einer akuten Abstoßung ist in den ersten 3 Mon. am größten. Daher kann die Immunsuppression nach 2–4 Mon. auf die niedrigste beabsichtigte Dosis minimiert werden, falls der Patient bis dahin keine Abstoßung hatte (Empfehlungsgrad C, Evidenzstärke II; KDIGO 2009). Im Rahmen der Minimierung sollten Calcineurin-Inhibitoren eher beibehalten als abgesetzt werden (Empfehlungsgrad B, Evidenzstärke II; KDIGO 2009).

Während Steroide in der unmittelbaren perioperativen Phase einen hohen Stellenwert haben, können sie nach der 1. Wo. abgesetzt werden. Falls Steroide über die 1. Wo. hinaus gegeben werden, sollten sie eher langfristig beibehalten als abgesetzt werden (**Empfehlungsgrad C,** Evidenzstärke II; KDIGO 2009), da es ansonsten gehäuft nach etwa 2–3 Mon. zu Abstoßungsreaktionen kommt.

14.5 Ambulante Nachsorge

Hier unterscheidet man wegen der unterschiedlichen Komplikationen zwischen Früh- (1. J. nach NTX) und Spätphase (> 1 J. nach NTX). Wesentliche Komplikationen in der Frühphase sind Infektionen und Abstoßungen, in der Spätphase v. a. Malignome und kardiovaskuläre Komplikationen.

14.5.1 Ambulante Nachsorge im 1. J.

Anamnese:
- Hinweise auf Infektionen
- Urinausscheidung, Flüssigkeitszufuhr, Gewicht, Schmerzen, Ödeme

Klinische Befunde:
- Periphere Ödeme, Blutdruck, Blässe
- Druckschmerz über dem Transplantat
- Herz- und Lungenauskultation

Diagnostik:
- Urinuntersuchungen: Proteinausscheidung in der Frühphase alle 3 Mon., dann jährlich.
- Kreatinin täglich in der 1. Wo. nach NTX, 2–3 ×/Wo. in den Wo. 2–4 nach Transplantation, 1 ×/Wo. in Mon. 2–3, alle 2 Wo. in Mon. 4–6, 1 ×/Mon. in Mon. 7–12 und alle 2–3 Mon. danach.
- Monitoring der Blutspiegel der verwendeten Immunsuppressiva (Cyclosporin A, Tacrolimus, Rapamycin etc.) bis zur Einstellung eines Steady-state-Spiegels initial, im Anschluss alle 3 Mon. sowie nach jeder Änderung der Medikation, die einen Einfluss auf den Spiegel haben könnte, und bei Kreatinin-Anstieg.

14.6 Differenzialdiagnose der gestörten Transplantatfunktion

- Akute Abstoßungsreaktion (zellulär, humoral)
- Postrenale Obstruktion (Lymphozele, Ureternekrose, -stenose)
- Transplantatarterienstenose

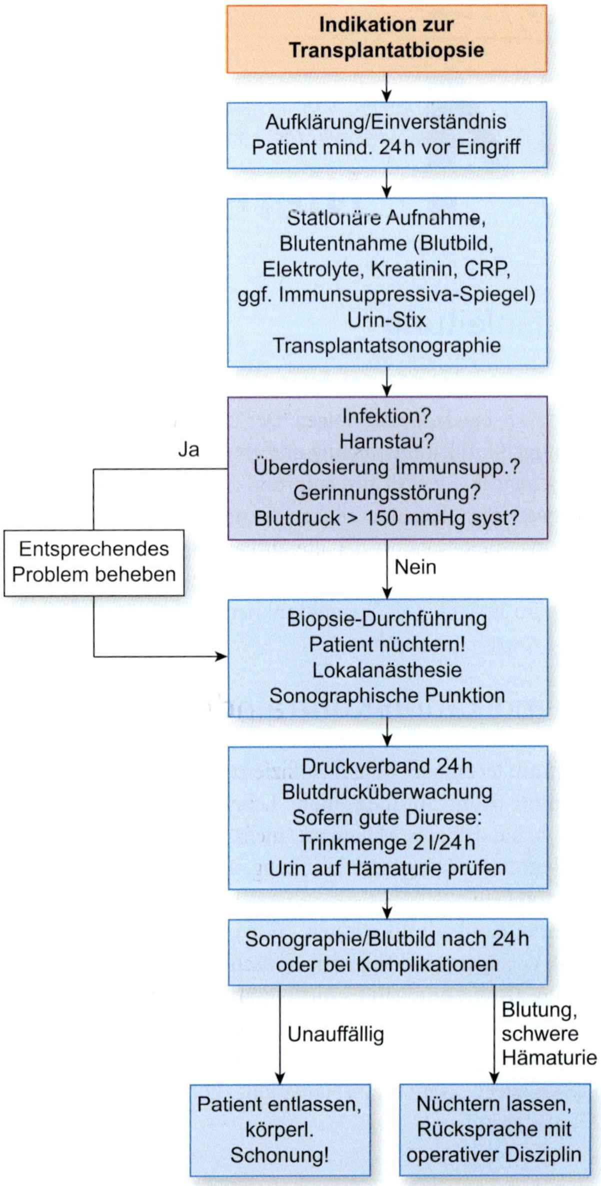

Abb. 14.1 Durchführung einer Transplantatnierenbiopsie [P1220, L231]

- Medikamententoxizität (Cyclosporin, Tacrolimus)
- Akute interstitielle Nephritis (bakteriell, viral)
- Rezidiv einer Grunderkrankung

Vorgehen bei Funktionsstörung: Obligatorisch: Laborparameter (Klinische Chemie, Virologie, Pharmakaspiegel-Bestimmung), Ultraschall (Ausschluss Harnobstruktion) und farbcodierte Duplexsonographie des Transplantats (Beurteilung der Organperfusion inkl. intrarenaler Widerstände), Transplantatbiopsie (Algorithmus ➤ Abb. 14.1).

Bei Hinweisen auf eine toxische Schädigung des Transplantats durch Calcineurin-Inhibitoren kann diese Substanzklasse durch Mycophenolat oder mTor-Inhibitoren ersetzt werden.

14.7 Abstoßung

Bei einem akuten, signifikanten Anstieg des Serum-Kreatinins (10–25 % über dem zuvor stabilen Basis-Kreatinin-Wert) und/oder einem Rückgang der Urinausscheidung, Schmerzen im Bereich der Transplantatloge oder Fieber, muss eine akute Abstoßung in Betracht gezogen werden.

Zu unabhängigen **Risikofaktoren** einer akuten Transplantatabstoßung zählen:

- Zweit- oder Mehrfachtransplantation
- Spenderalter > 50 J.
- HLA-DR-Mismatch
- Organ eines weiblichen Spenders
- Verzögerte Transplantatfunktion

Eine fehlende Compliance bei der Medikamenteneinnahme muss eruiert werden.

Andere mögliche Ursachen einer akuten Verschlechterung der Transplantatfunktion (prä-/postrenale Ursachen, Infekte, Medikamentenwirkungen) sollten zunächst ausgeschlossen werden. Besteht der klinische V. a. eine akute Abstoßung, wird eine sonographisch gesteuerte Biopsie der Transplantatniere durchgeführt (➤ Abb. 14.1).

14.7.1 Klassifikation

Nach Zeitverlauf:

- **Hyperakut:** komplement- und oder antikörpervermittelt; tritt innerhalb von Minuten bis Stunden nach Transplantation auf, beruht auf einer Aktivierung des Komplementsystems, beruht meist auf präformierten Antikörpern des Empfängers gegen Merkmale des Spenders.
- **Akut:** Infiltration durch T-Lymphozyten; tritt innerhalb von Tagen nach Transplantation auf, kann aber auch zu jedem anderen Zeitpunkt vorkommen.
- **Chronisch:** sehr langsam fortschreitende Zerstörung der Niere, deren Beginn nicht klar zu definieren ist. Pathogenetisch kommen alle genannten Mechanismen sowie alloantigenunabhängige Faktoren in Betracht.

Nach Pathomechanismus:

- **Zelluläre** Abstoßung: häufigste Form, wird durch T-Lymphozyten vermittelt
- **Humorale** Abstoßung: wird durch Antikörper vermittelt

14.7.2 Indikationen zur Diagnostik

Anamnese und klinische Befunde sind nur selten ausreichend für die Diagnose einer Abstoßung.

Diese verläuft klinisch meist unauffällig. Insofern kommt der routinemäßigen Messung des **Kreatinins** große Bedeutung zu.

Anamnese:

- Schmerzen über dem Transplantat
- Verringerte Diurese
- Gewichtszu-/-abnahme
- Neu aufgetretener Bluthochdruck

Klinische Befunde: Druckschmerz oder Überwärmung über dem Transplantat.

14.7.3 Diagnostik

1. **Schritt:**
   - Kreatinin-Anstieg > 0,2 mg/dl bzw. 15–20 %
   - Proteinausscheidung im Urin
   - Urinsediment
   - Blutbild
2. **Schritt:**
   - CMV, BK-Virus quantitative PCR
   - Gerinnung
   - Ultraschall: Ausschluss von Nierenarterienstenose, postrenales Hindernis

Nierenbiopsie (➤ Abb. 14.1)

Indikationen:

- Immer vor der Therapie, außer wenn die Biopsie die Therapie relevant verzögern würde (**Empfehlungsgrad C,** Evidenzstärke I; KDIGO 2009)
- Persistierender unerklärter Anstieg des Kreatinins (**Empfehlungsgrad C,** Evidenzstärke I; KDIGO 2009)
- Kreatinin-Wert, der nach Abstoßungsbehandlung nicht auf den Basiswert zurückkehrt (**Empfehlungsgrad C,** Evidenzstärke II; KDIGO 2009)
- Alle 7–10 d bei Delayed Graft Function (**Empfehlungsgrad C,** Evidenzstärke II; KDIGO 2009)
- 1–2 Mon. nach Transplantation, falls das Kreatinin höher ist als erwartet (**Empfehlungsgrad C,** Evidenzstärke II; KDIGO 2009)
- Neuauftreten einer Proteinurie (**Empfehlungsgrad C,** Evidenzstärke II; KDIGO 2009)
- Proteinurie > 3 g/g Kreatinin oder > 3 g/24 h

14.7.4 Therapie der akuten Abstoßung

Es gibt keine in randomisierten Studien belegte Therapie der Abstoßungen. Daher sind alle Angaben zu Therapien mehr oder weniger nur als Empfehlung zu werten.

- Auch subklinische oder Borderline-Läsionen sollten behandelt werden (**Empfehlungsgrad C,** Evidenzstärke II; KDIGO 2009).
- Akute zelluläre Abstoßung: Steroide (z. B. 250 mg/d für 3 d), lymphozytendepletierende Antikörper bei Versagen des Steroidstoßes (**Empfehlungsgrad C,** Evidenzstärke II; KDIGO 2009).
- Antikörpervermittelte Abstoßung: Steroide (z. B. 250 mg/d für 3 d) und/oder Plasmaaustausch und/oder i. v. Immunglobuline

und/oder anti-CD20-Antikörper und/oder lymphozytendepletierende Antikörper (**Empfehlungsgrad C,** Evidenzstärke II; KDIGO 2009).

Weitere Therapie:

- Dauergabe von Steroiden in Erhaltungsdosis (**Empfehlungsgrad D,** Evidenzstärke II; KDIGO 2009)
- Weiterführung oder Zugabe von Mycophenolat

14.8 Langzeitkomplikationen

- Können Folge der Grunderkrankung (z. B. diabetische Spätschäden) oder vorbestehender Erkrankungen (z. B. kardiovaskuläre Komplikationen bei vorbestehendem Hochdruck, arterieller Verschlusskrankheit) sein.
- Können Folge der terminalen Niereninsuffizienz sein: persistierender Hyperparathyreoidismus, Infektionen (Hepatitis B, C während Hämodialysebehandlung erworben).
- Können Folge der Immunsuppression sein: gesteigerte Infektions- und Malignomrate, Steroidkomplikationen (z. B. Katarakt, Osteoporose, Diabetes, Fettstoffwechselstörung, Hypertonie), Komplikationen der Calcineurin-Inhibitoren (z. B. Hypertonie, Posttransplantationsdiabetes).

14.9 Prognose

Die Empfängermortalität innerhalb des 1. postoperativen Jahres liegt bei < 5 % (Ursachen: Infektionen, kardiovaskuläre Erkrankungen). Sie bleibt jedoch langfristig deutlich höher als die der Normalbevölkerung (Ursachen: kardiovaskulär > 50 %, Infektionen 20 %, Malignome 10 %).

Aufgrund der perioperativ gesteigerten Komplikationsrate nimmt das Sterberisiko eines transplantierten Patienten gegenüber einem vergleichbaren, an der Dialyse verbleibenden Patienten zunächst zu (relatives Risiko max. 2,8), dann jedoch rasch wieder ab und mündet jenseits des 1. Vierteljahres bereits in einen Überlebensvorteil des Transplantierten, der ab diesem Zeitpunkt kontinuierlich fortbesteht (relatives Risiko 0,32; Wolfe et al. 1999).

Das Transplantatüberleben nach dem 1. postoperativen Jahr liegt bei > 85 %, langfristig bei ca. 75 % nach 5 J. und bei ca. 50 % nach 10 J.

Diese Angaben beruhen meist im Wesentlichen auf Empfängern mit einem Lebensalter < 65 J. Bei älteren Patienten fällt der Überlebensvorteil meist geringer aus.

Verlustursachen: Tod des Empfängers (42 %), chronische Rejektion (20 %), Gefäßkomplikationen, Thrombosen (8 %), Absetzen der Immunsuppression (8 %), Rezidiv der Grunderkrankung (< 5 %; Matas et al. 2002).

14.9.1 Evaluation des Patienten mit chronischer Verschlechterung der Transplantatfunktion

Bei chronisch progredienter Transplantatdysfunktion mit und ohne Proteinurie (de novo; persistierend > 0,5 g/d) ist eine diagnostische Klärung erforderlich. Diese umfasst die Sonographie des Transplantats und der ableitenden Harnwege, die farbcodierte Duplexsonographie des Transplantats mit Bestimmung der Widerstandsindexe (RI) im pw-Doppler sowie die Quantifizierung und Differenzierung der Proteinurie. Weiterhin erfolgen beim betroffenen Patienten die Abnahme einer Immunserologie, die Untersuchung von Hämolyseparametern, die virologische Blutuntersuchung (CMV, BK-Virus) sowie die histologische Klärung mittels Nierentransplantatbiopsie.

Als Ursachen einer chronischen Transplantatfunktionsverschlechterung kommen u. a. der chronische Transplantatschaden, Calcineurin-Inhibitor-Nephrotoxizität, Folgen der arteriellen Hypertonie, vaskuläre Ursachen wie Transplantatarterienstenose, urologische Komplikationen (z. B. Ureterstenose, Reflux), Infektionen (rezidivierende Harnwegsinfekte) sowie rekurrente oder De-novo-Glomerulopathien in Betracht (Knoll 2009).

14.9.2 Chronischer Transplantatschaden (chronische Transplantatnephropathie)

Ein chronischer Transplantatschaden ist gekennzeichnet durch eine progressive, im zeitlichen Ablauf durchaus variable (Monate bis Jahre) Abnahme der glomerulären und tubulären Transplantatfunktion. Klinisch zeigen sich neben einem Anstieg der Retentionsparameter auch häufig eine Proteinurie > 0,5 g/24 h und eine arterielle Hypertonie. Der chronische Transplantatschaden umfasst eine Reihe struktureller und funktioneller chronischer Veränderungen, die nicht durch andere Ursachen wie akute Abstoßung, Rekurrenz glomerulärer Erkrankungen oder Infekte erklärt werden können.

Die **Ursachen** für die chronische Transplantatnephropathie sind multifaktoriell. Beteiligt sind alloantigenabhängige und nicht alloantigenabhängige Faktoren, wobei in letzter Zeit v. a. gegen das Transplantat gerichtete Antikörper verantwortlich gemacht werden. Neben Abstoßungen und Empfänger/Spender-Charakteristika spielen hämodynamische Faktoren sowie die Calcineurin-Inhibitor-Toxizität eine Rolle. Entscheidend für die Prognose der chronischen Transplantatnephropathie und das Transplantatüberleben sind eine individuell optimierte Immunsuppression sowie die rechtzeitige und suffiziente Behandlung eines bestehenden Bluthochdrucks oder eines Posttransplantationsdiabetes. Eine Therapie kann nur nach einer Biopsie erfolgen.

Ob die neu verfügbaren nephroprotektiven Substanzen (Finerenon, SGLT-2 Inhibitoren) auch im Fall der Transplantation helfen oder einen Nutzen bringen, ist bisher noch unklar. Ihr Einsatz ist bislang nicht zugelassen und wird in Studien untersucht.

14.9.3 Calcineurin-Inhibitor-bedingte Nephrotoxizität

Die Calcineurin-Inhibitoren Cyclosporin A und Tacrolimus können eine Vasokonstriktion und damit eine Widerstandserhöhung der afferenten Arteriolen im Nierentransplantat bewirken und dadurch akut eine Verminderung der glomerulären Filtrationsrate verursachen. Diese akute Wirkung ist dosisabhängig und nach Absetzen bzw. Dosisreduktion potenziell reversibel.

Die Diagnose kann nur **bioptisch** gesichert werden. Eine bioptisch gesicherte Calcineurin-Inhibitor-Toxizität kann eine Umstellung auf ein Calcineurin-Inhibitor-freies, immunsuppressives Regime erforderlich machen. Mögliche Alternativen sind z. B. der Einsatz von Mycophenolat oder eine Umstellung auf Sirolimus (Tredger et al. 2008).

Therapie der bioptisch gesicherten Calcineurin-Inhibitor-bedingten Nephrotoxizität:

- Dosisreduktion des Calcineurin-Inhibitors, Wechsel oder Absetzen der Calcineurin-Inhibitoren (**Empfehlungsgrad C,** Evidenzstärke I; KDIGO 2009)
- Falls eGFR > 40 ml/min/1,73 m^2 und Proteinurie < 500 mg/mg Kreatinin, Ersatz der Calcineurin-Inhibitoren durch mTOR-Inhibitoren (**Empfehlungsgrad C,** Evidenzstärke II; KDIGO 2009).

14.9.4 Infektionsprophylaxe

Die wichtigsten und häufigsten Infektionen nach Transplantation sind zytomegalievirusbedingt (CMV) und die *Pneumocystis-jirovecii*-Pneumonie (PCP).

Eine **CMV-Prophylaxe** wird für mind. 3 Mon. nach Transplantation (**Empfehlungsgrad B,** Evidenzstärke I; KDIGO 2009) und für 6 Wo. nach Lymphozytendepletion (**Empfehlungsgrad C,** Evidenzstärke I; KDIGO 2009) empfohlen (Ausnahme: Spender und Empfänger sind negativ).

Eine **PCP-Prophylaxe** sollte für 3–6 Mon. nach Transplantation (**Empfehlungsgrad B,** Evidenzstärke I; KDIGO 2009) und für mind. 6 Wo. nach Behandlung einer akuten Abstoßung (**Empfehlungsgrad C,** Evidenzstärke II; KDIGO 2009) mit Trimethoprim-Sulfamethoxazol erfolgen (mind. 2 ×/Wo. 1 g Trimethoprim-Sulfamethoxazol, bei Unverträglichkeit: Inhalation mit Pentacarinat 1 ×/Mon.).

14.9.5 Evaluation des Patienten mit Fieber

Bei Auftreten von Fieber beim immunsupprimierten Patienten nach Nierentransplantation müssen unverzüglich eine Ursachenklärung und die Einleitung entsprechender Maßnahmen erfolgen. Neben pulmonalen Infektionen, Infekten der ableitenden Harnwege und der Haut sind opportunistische Infektionen (CMV, HSV, Pneumozystis, Pilze, atypische Erreger, Mykobakterien) besonders zu berücksichtigen. Bei systemischen Infektionszeichen sollten eine sofortige Erregerdiagnostik (Blut- und Urinkulturen, Sputumdiagnostik, bronchoalveoläre Lavage) sowie erforderlichenfalls die Einleitung einer empirischen antiinfektiven Therapie durchgeführt werden.

14.10 Impfungen

Alle transplantierten Patienten sollten alle Impfungen mit inaktivierten Vakzinen analog der Normalbevölkerung erhalten (**Empfehlungsgrad C,** Evidenzstärke I; KDIGO 2009). Lebendimpfstoffe sollten vermieden werden (**Empfehlungsgrad C,** Evidenzstärke II; KDIGO 2009).

Ausstehende Impfungen sollten idealerweise 6–12 Wo. vor Transplantation erfolgen (**Empfehlungsgrad C,** Evidenzstärke II; KDIGO 2009).

Eine Impfung sollte frühestens 6 Mon. nach Transplantation erfolgen (Ausnahme: Influenza; **Empfehlungsgrad C,** Evidenzstärke II; KDIGO 2009). Der größte Impferfolg wird bei Minimierung der Immunsuppression erreicht (**Empfehlungsgrad C,** Evidenzstärke II; KDIGO 2009). Vor der jährlichen Grippesaison sollten alle Transplantierten, die länger als 1 Mon. transplantiert sind, gegen **Influenza** geimpft werden (**Empfehlungsgrad C,** Evidenzstärke I; KDIGO 2009).

Alle Transplantierten, die aufgrund von Alter, Exposition, Wohnort oder anderen epidemiologischen Gründen ein erhöhtes spezifisches Risiko für die nachfolgend genannten Erkrankungen aufweisen, sollten gegen diese Erkrankungen geimpft werden:

- Tick-borne-Meningoenzephalitis (Frühsommer-Meningoenzephalitis, FSME; **Empfehlungsgrad C,** Evidenzstärke II; KDIGO 2009)
- Japanese-B-Enzephalitis – inaktiviert (**Empfehlungsgrad C,** Evidenzstärke II; KDIGO 2009)
- Meningokokken (**Empfehlungsgrad C,** Evidenzstärke II; KDIGO 2009)
- Pneumokokken (**Empfehlungsgrad C,** Evidenzstärke II; KDIGO 2009)
- Salmonella typhi – inaktiviert (**Empfehlungsgrad C,** Evidenzstärke II; KDIGO 2009).

14.11 Schwangerschaft

Nach erfolgreicher Nierentransplantation ist innerhalb der ersten 6 Mon. mit einer Restitution der Fertilität zu rechnen. Frauen im gebärfähigen Alter müssen über mögliche Folgen der immunsuppressiven Medikamente sowie die Auswirkungen einer Schwangerschaft auf die Nierenerkrankung und den Transplantationsverlauf sowie die Möglichkeiten einer Kontrazeption aufgeklärt werden.

Bei Kinderwunsch liefern die vorliegende Transplantatfunktion, der klinische Verlauf nach Transplantation sowie die Vor- und Begleiterkrankungen der Patientin wichtige Bausteine für das ärztliche Beratungsgespräch sowie die individuelle Risikoeinschätzung einer angestrebten Schwangerschaft. Die enge Kooperation der behandelnden Frauenklinik sowie der beteiligten Hebammen mit den Ärzten des Transplantationszentrums ist hier in jedem Fall dringend erforderlich.

Bei nierentransplantierten Frauen mit normaler Transplantatfunktion ist eine Schwangerschaft unter bestimmten Umständen ohne negative Auswirkungen auf die Transplantatfunktion oder das Transplantatüberleben möglich.

Kriterien für eine risikoarme Schwangerschaft für Mutter und Kind sind:

- Stabile Transplantatfunktion (Serum-Kreatinin möglichst < 1,5 mg/dl)

- Keine aktuelle oder kürzlich stattgehabte akute Abstoßung
- Fehlende oder allenfalls geringe Proteinurie (< 0,5 g/d)
- Normotension oder gut eingestellter Blutdruck unter antihypertensiver Therapie
- Keine anderen, relevanten internistischen Erkrankungen

Bei Kinderwunsch sollte bereits **präkonzeptionell** eine Optimierung der immunsuppressiven Therapie erfolgen. Unter Nutzen-Risiko-Abwägung kann eine Kombination aus Steroiden und Calcineurin-Inhibitoren (Cyclosporin A oder Tacrolimus) zum Einsatz kommen. Mycophenolat, Azathioprin und mTOR-Hemmer (Sirolimus oder Everolimus) sind kontraindiziert.

Da in jedem Fall eine Schwangerschaft bei einer nierentransplantierten Patientin zu den Risikoschwangerschaften zählt, sind eine engmaschige Überwachung sowohl hinsichtlich des Nierentransplantats, weiterer Begleiterkrankungen (insbesondere auch einer arteriellen Hypertonie) und möglicher Infekte der Harnwege sowie die Optimierung der Immunsuppression erforderlich.

Folgende Punkte sind bei Schwangerschaft und Nierentransplantation zu beachten:

- **Erhöhtes Infektionsrisiko** (v. a. Harnwegsinfektionen und akute Pyelonephritis des Transplantats): 2-wöchentliche Kontrollen des Urinsediments und ggf. Urinkulturen mit entsprechender Therapie asymptomatischer Infekte sollten erfolgen.
- **Gefahr der Präeklampsie** (bis zu 30 %; v. a. bei vorbestehender arterieller Hypertonie): engmaschige Kontrolle von Blutdruck (24-h-RR-Profile), Nierentransplantatfunktion und Proteinurie; Anpassung der blutdruckwirksamen Medikation unter Verwendung schwangerschaftsverträglicher Medikamente (wie z. B. Alphamethyldopa).

Die immunsuppressive Therapie mit Cyclosporin A oder Tacrolimus mit/ohne Steroide kann während der Schwangerschaft fortgeführt werden. Mycophenolat, Azathioprin und Sirolimus sind vor der Schwangerschaft abzusetzen.

Die sonstige Begleitmedikation muss bereits im Vorfeld auf potenziell schädigende Substanzen überprüft werden. ACE-Hemmer und AT1-Antagonisten sind durch schwangerschaftsverträgliche Antihypertensiva zu ersetzen.

Da Immunsuppressiva in die Muttermilch übertreten, wird abgestillt.

LEITLINIEN

Chadban SJ, Ahn C, Axelrod DA et al.: KDIGO Clinical Practice Guideline on the Evaluation and Management of Candidates for Kidney Transplantation. Transplantation 104 (4S1 Suppl 1) (2020) S11–S103. doi: https://doi.org/10.1097/TP.0000000000003136. PMID: 32301874.

Kidney Disease: Improving Global Outcomes (KDIGO) Transplant Work Group: KDIGO clinical practice guideline for the care of kidney transplant recipients. Am J Transplant 9 (Suppl 3) (2009) S1–155. doi: https://doi.org/10.1111/j.1600-6143.2009.02834.x. PMID: 19845597.

LITERATUR

Knoll GA: Proteinuria in kidney transplant recipients: prevalence, prognosis, and evidence-based management. Am J Kidney Dis 54(6) (2009) 1131–1144.

Matas AJ, Humar A, Gillingham KJ et al.: Five preventable causes of kidney graft loss in the 1990s: a single-center analysis. Kidney Int 62 (2002) 704–714.

Tredger JM, Brown NW, Dhawan A: Calcineurin inhibitor sparing in paediatric solid organ transplantation: managing the efficacy/toxicity conundrum. Drugs 68(10) (2008) 1385–1414.

Wolfe RA, Ashby VB, Milford EL et al.: Comparison of mortality in all patients on dialysis, patients on dialysis awaiting transplantation, and recipients of a first cadaveric transplant. N Engl J Med 341 (1999) 1725–1730.

KAPITEL

15

Sarah Weber und Lothar Bergmann

Tumoren der Nieren und der Harnwege

15.1 Nierenzellkarzinome

15.1.1 Definition und Basisinformationen

Das Nierenzellkarzinom (NZK) gehört mit einem Anteil von ca. 3 % aller bösartigen Tumoren zu den häufigeren malignen Tumoren des Erwachsenen (➤ Abb. 15.1). In Europa sind Männer mit einer Inzidenz von ca. 26/100.000 deutlich häufiger betroffen als Frauen mit einer Inzidenz von ca. 12/100.000 (ECIS). Das mittlere Erkrankungsalter liegt bei Männern zwischen 65 und 70 J., bei Frauen > 70 J. Die altersstandardisierten Inzidenz- und Mortalitätsraten sinken in den letzten Jahren leicht (ECIS; RKI 2020).

Gesicherte Risikofaktoren sind Rauchen, Adipositas, Hypertonie sowie ein Phenacetinabusus mit analgetikabedingter Nephropathie. Diskutiert werden zusätzliche Faktoren bei beruflicher Exposition gegenüber bestimmten Schadstoffen wie Asbest, Cadmium, Benzol und anderen Raffinerieprodukten sowie Chlorkohlenwasserstoffe (Capitanio et al. 2019; Ljungberg et al. 2011). Ein deutlich erhöhtes Erkrankungsrisiko findet sich bei Patienten mit terminaler Niereninsuffizienz aufgrund von degenerierten zystischen Strukturen, die sich in den Schrumpfnieren ausbilden (Tsuzuki et al. 2018; Ishihara et al. 2024). Dabei ist das Risiko eines NZK gegenüber der Normalbevölkerung 40-fach erhöht, Geschlechtsverhältnis Männer : Frauen = 7 : 1 (50 % multiple, 10 % bilaterale NZK). Bei der polyzystischen Nierenkrankheit ist die Inzidenz nicht erhöht, jedoch treten im Vergleich zur Normalbevölkerung häufiger multilokuläre und bilaterale Tumoren auf. Nach Nierentransplantation besteht ein etwa 7-fach erhöhtes Erkrankungsrisiko.

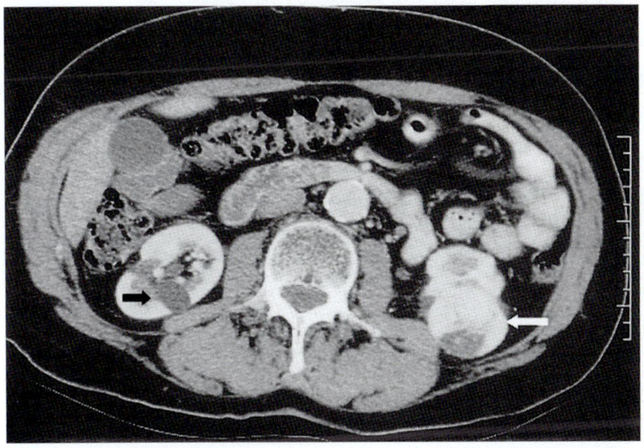

Abb. 15.1 8 cm großes Nierenzellkarzinom der linken Niere im CT (weißer Pfeil). Als Nebenbefund zwei kleine, harmlose Nierenzysten der rechten Niere (schwarzer Pfeil). [F591]

Neben dem sporadischen NZK gibt es in ca. 1 % der Fälle auch hereditäre NZK. Hier wird eine autosomal-dominant vererbte Form von Tumoren abgegrenzt, die sich im Rahmen des Von-Hippel-Lindau-Syndroms (VHL-Syndroms) entwickeln. Beide familiäre Formen sind gekennzeichnet durch ein frühes Erkrankungsalter sowie bilaterales und multizentrisches Auftreten. Zytogenetisch bestehen Veränderungen am Chromosom 3, meistens Deletionen, wobei beim VHL-Syndrom die Deletion eines Tumorsuppressor-Gens (VHL-Gen) nachgewiesen werden konnte (Forde et al. 2019; Moch et al. 2022; Moore et al. 2011).

15.1.2 Symptomatik

Zu den typischen Symptomen zählen:

- Hämaturie (60 %)
- Flankenschmerzen (40 %)
- Schmerzen anderer Lokalisationen
- Allgemeinsymptome wie Müdigkeit und Gewichtsabnahme

Zunehmend häufiger werden NZK bei Patienten außerdem als sonographische Zufallsbefunde entdeckt (bis 70 % aller Karzinome). Solche asymptomatischen Patienten haben meist Tumoren, die noch auf die Niere begrenzt sind und weisen dadurch eine bessere Prognose auf (5-Jahres-Überlebensrate > 75 %) als Patienten mit symptomatischen Tumoren (Tsui et al. 2000).

15.1.3 Diagnostik

Die Sonographie ist die wichtigste und einfachste Untersuchung zur Bestätigung bzw. zum Ausschluss eines Nierentumors. Nächster Schritt bei Tumorverdacht ist die Computer- (CT) oder alternativ die Magnetresonanztomographie (MRT) von Abdomen und Becken, mit der i. d. R. die Verdachtsdiagnose bestätigt werden kann. Differenzialdiagnostisch muss hierbei auch an andere benigne Tumoren der Niere wie Onkozytome, Angiolipome und metanephritische Adenome gedacht werden. Präoperativ ist neben der klinischen Untersuchung und der Bestimmung der Nierenfunktionsparameter einschließlich Urinstatus eine Röntgenuntersuchung des Thorax, ggf. mit CT, erforderlich. Bei Bestätigung eines NZK sollte eine Metastasierung mittels CT oder MRT ausgeschlossen werden. Urographie, Sequenzszintigraphie, Knochenszintigraphie oder Angiographie bleiben Einzelfällen mit entsprechender Fragestellung vorbehalten. Für die Feststellung des Grades der Metastasierung kann eine PSMA-PET-CT (prostataspezifisches Membranantigen, Positronen-Emissions-Tomographie, Computertomographie) sinnvoll sein (DGHO 2024a; DGHO 2024b).

MERKE

Die bildgebenden Verfahren CT und MRT helfen differenzialdiagnostisch benigne Nierentumoren von Nierenzellkarzinomen abzugrenzen. Beim renalen Onkozytom ist allerdings eine operative Resektion indiziert, da sich dieser Tumor nicht sicher mit CT oder MRT von einem Karzinom unterscheiden lässt.

15.1.4 Klassifikation

Histologische Klassifikation

Etwa 90–95 % der bösartigen Nierentumoren sind NZK. Unter diesen sind die klarzelligen NZK mit 70–80 % die größte Gruppe. Davon abzugrenzen sind die papillären NZK (10–15 %), die chromophoben NZK (5 %), die sehr seltenen Sammelgangkarzinome (Ductus-Bellini-Karzinome; ~ 1 %), und weitere seltene histologisch und molekular definierte Nierentumoren entsprechend der neuen WHO-Klassifikation (➤ Abb. 15.2; ➤ Tab. 15.1; DGHO 2024a; EAU 2024; Moch et al. 2022; Bergmann et al. 2021).

Eine weitere Komponente der Tumorklassifikation ist die Einschätzung der Aggressivität der Tumorzellen. Die Graduierung nach Fuhrman ist die weltweit gebräuchlichste Einteilung. Der Fuhrman-Nukleargrad basiert auf mikroskopischen Merkmalen der Tumorzellen, einschließlich der Größe und Form der Tumorzellen sowie der Bedeutung der Nukleoli. Der Tumor wird in einen von vier Graden eingeteilt:

Tab. 15.1 WHO-Klassifikation der Nierentumoren (Moch et al. 2022)

Histologische Entität	% aller NZK
Klarzelliges NZK	75
Multilokulär zystischer Nierentumor geringer Malignität	< 1
Nicht klarzellige NZK	
Papilläres NZK	10–15
Chromophobes NZK	5
Onkozytom	< 1
Ductus-Bellini-Karzinom	~ 1
Medulläres NZK	~ 1
Klarzelliges papilläres NZK	< 1
Muzinös tubuläres u. spindelzelliges NZK	< 1
Tubulozytisches NZK	< 1
Zystenniereassoziiertes NZK	< 1
Eosinophiles solides u. zystisches NZK	< 1
NZK, nicht spezifiziert	< 1
TFE3 (Transcription Factor Binding to IGHM Enhancer 3)-rearrangiertes NZK	< 1
TFEB (Transcription Factor EB)-alteriertes NZK	< 1
ELOC (Elongin C)-mutiertes NZK	< 1
Fumarathydratase-defizientes NZK	< 1
Succinatdehydrogenase-defizientes NZK	< 1
ALK (anaplastischen Lymphomkinase)-rearrangiertes NZK	< 1 %
Medulläres Karzinom, nicht näher spezifiziert	< 1 %
SMARCB1 (SWI/SNF Related, Matrix Associated, Actin Dependent Regulator of Chromatin, Subfamily B, Member 1)-defizientes medullär-ähnliches NZK	< 1 %
SMARCB1-defizientes undifferenziertes NZK, nicht näher spezifiziert	< 1 %

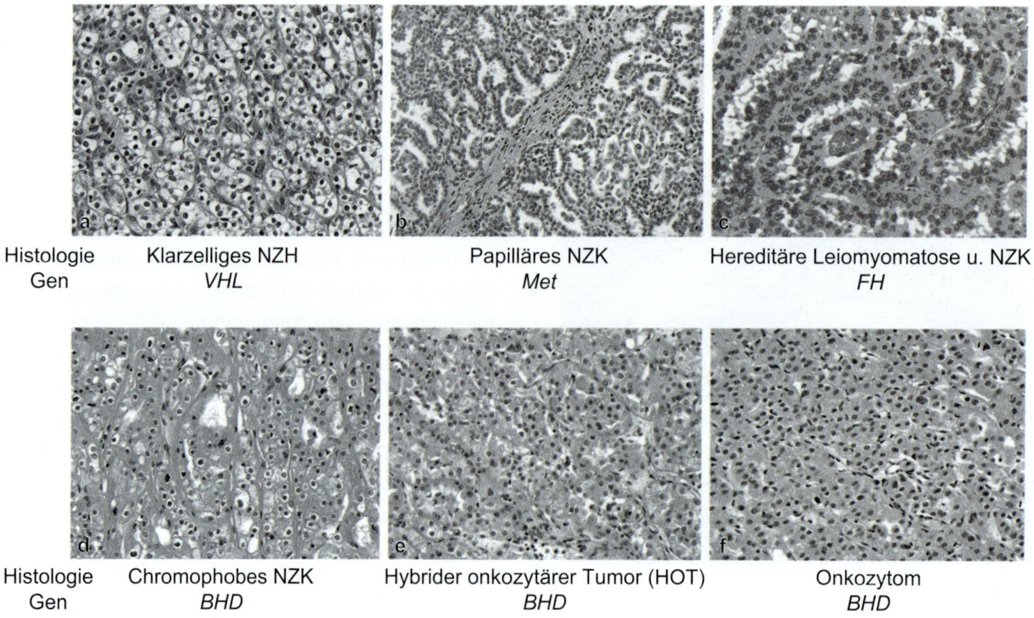

Abb. 15.2 Beispiele für histologische Befunde bei diversen Nierenzellkarzinomen [E1406]

- Gut differenziert (G1)
- Mäßig differenziert (G2)
- Schlecht differenziert (G3)
- Undifferenziert (G4)

Stadieneinteilung (TNM-Klassifikation; DGHO 2024a; EAU 2024; Shao et al. 2018)

Die Stadiengruppierung (AJCC) ergibt sich aus dem TNM-Stadium (➤ Tab. 15.2) wie dargestellt (➤ Tab. 15.3; ➤ Abb. 15.3; Shao et al. 2018; Amin et al. 2017).

Prognostische Kriterien

Die 5-Jahres-Überlebenswahrscheinlichkeit liegt im lokalisierten Stadium bei ca. 92 %, bei regional metastasierten NZK bei 70 % und im metastasierten Stadium bei 12 %, wobei aufgrund der neuen Therapieoptionen mit Immuncheckpoint-Inhibitoren die Prognose signifikant ansteigt und 30–40 % der Patienten auch im metastasierten Stadium eine Lebenserwartung von > 5 J. haben (DGHO 2024a; Ahrens et al. 2020; NIH 2024; Albuges et al. 2022; Choueiri et al. 2024).

Im metastasierten Stadium wird am häufigsten der IMDC-Score (International Metastatic RCC Database Consortium Score) zur Prognoseabschätzung und Therapieentscheidung angewandt (➤ Tab. 15.4; Heng et al. 2013). Für den Score werden folgende Risikofaktoren definiert, wobei jedem Risikofaktor ein Punkt gegeben wird:

- Karnofsky-Performance-Status (KPS) < 80 %
- Zeit von der Erstdiagnose bis zum Beginn der medikamentösen Therapie < 1 J.
- Hämoglobin unterhalb des unteren geschlechtsspezifischen Normwerts
- Kalzium (korrigierter Wert) > 2,5 mmol/l (> 10 mg/dl)
- Absolute Neutrophilenzahl über Normwert
- Absolute Thrombozytenzahl über Normwert

INFO

Prognose und Therapieentscheidung sind abhängig von den Risikofaktoren und dem IMDC-Score.

Tab. 15.2 TNM-Klassifikation der Nierentumoren (EAU 2024; Shao et al. 2018)

TNM-Stadium	Befund
T0	Kein Primärtumor nachweisbar
T1	Tumor ≤ 7 cm u. auf die Niere begrenzt • T1a: Tumor < 4 cm • T1b: Tumor 4–7 cm
T2	Tumor > 7 cm u. auf die Niere begrenzt • T2a: Tumor 7–10 cm • T2b: Tumor > 10 cm
T3	Tumor infiltriert das umliegende Gewebe u. die größeren Venen, aber nicht die ipsilaterale Nebenniere u. geht nicht über die Gerota-Faszie hinaus • T3a: Tumor infiltriert die Nierenvene u./o. das perirenale Gewebe • T3b: Tumor infiltriert die Nierenvene(n) o. die V. cava inferior bis unterhalb des Zwerchfells • T3c: Tumor infiltriert die V. cava inferior oberhalb des Zwerchfells bzw. dringt in die Venenwand ein
T4	Tumor infiltriert über die Gerota-Faszie hinaus u./o. die ipsilaterale Nebenniere
N0	Keine Metastasen in den regionären Lymphknoten
N1	Metastasen in den regionären Lymphknoten
M0	Keine Fernmetastasen
M1	Nachweis von Fernmetastasen

Tab. 15.3 Stadiengruppierung der Nierentumoren (AJCC; Amin et al. 2017)

Stadium	
I	pT1 N0 M0
II	pT2 N0 M0
III	pT3 N0 o. pT1–T3 N1 M0
IV	pT3 NX M0 o. pTX NX M1

15.1.5 Therapie

Stadien I und II

Patienten im lokal begrenzten Stadium I oder II haben nach Nephrektomie eine gute Langzeitprognose (Palumbo et al. 2020). Die chirurgische Resektion ist beim lokal begrenzten NZK die Therapie der Wahl (DGHO 2024a; DGHO 2024b; EAU 2024). Im Stadium T1 sollte eine organerhaltende Nierenteilresektion im Sinne einer partiellen Nephrektomie (Polresektion, Keilresektion oder Heminephrektomie) unter elektiver Indikationsstellung als sog. Nephron Sparing Surgery erfolgen. Nach sorgfältiger Patientenselektion und in Abhängigkeit von der Erfahrung des Operateurs kann diese auch im Stadium T2 angeboten werden. Die Tumorresektion kann sowohl offen als auch minimalinvasiv durchgeführt werden (**Empfehlungsgrad A;** DGHO 2024a; Gill et al. 2007). Die Ergebnisse einer offenen Teilresektion und einer laparoskopischen Resektion zeigen hinsichtlich der Prognose keinen Unterschied, die

Tab. 15.4 IMDC prognostischer Score (Heng et al. 2013)

Anzahl der Risikofaktoren	Prognose	Überlebenszeit (median)	Überlebensrate nach 2 J.[1] [%]
0	Günstig	43,2 Mon.	63–81
1–2	Intermediär	22,5 Mon.	40–50
3–6	Ungünstig	7,8 Mon.	9–14

[1]Mit den modernen Systemtherapien hat sich die Prognose deutlich verbessert.

5-Jahres-Überlebensraten sind vergleichbar und liegen bei 80–90 % (**Evidenzlevel 3;** DGHO 2024a; Bi et al. 2013; Blom et al. 1999). Die ipsilaterale Adrenalektomie wird heute angesichts der niedrigen Inzidenz eines Nebennierenbefalls und der guten diagnostischen Möglichkeiten der Schnittbildverfahren nicht mehr generell, sondern nur bei auffälliger Bildgebung vorgenommen (DGHO 2024a; EAU 2024).

Der Stellenwert der regionalen Lymphknotenresektion ist aufgrund widersprüchlicher Daten zur Verbesserung des Gesamtüberlebens (OS) oder des progressionsfreien Überlebens (PFS) unklar. Eine systematische Lymphadenektomie sollte daher nicht durchgeführt werden (**Empfehlungsgrad A;** DGHO 2024a; Heng et al. 2013; Gill et al. 2007). Sie sollte nur bei bildmorphologisch verdächtigen Lymphknoten und/oder zur Sicherung des TNM-Stadiums oder bei Beschwerden durchgeführt werden (**Empfehlungsgrad A;** DGHO 2024a). Nur bei bildgebendem oder intraoperativem Verdacht sollte darüber hinaus eine Adrenalektomie erfolgen (**Empfehlungsgrad A;** DGHO 2024a).

Bei Patienten mit kleinem NZK (< 4 cm) mit erhöhtem perioperativem Risiko oder eingeschränkter Lebenserwartung können nach bioptischer Sicherung statt einer chirurgischen Resektion auch lokal ablative Verfahren (Kryotherapie, Radiofrequenzablation) oder eine aktive Überwachung diskutiert werden, sofern eine histologische Abklärung erfolgt ist (DGHO 2024a; Bi et al. 2013).

Stadium III

Standard ist die radikale Tumorresektion durch Tumornephrektomie oder, falls möglich, durch organerhaltende Operation und Lymphadenektomie bei vergrößerten Lymphknoten (DGHO 2024a). Ein Lymphknotenbefall vermindert die Prognose auf eine 5-Jahres-Überlebenswahrscheinlichkeit von 80–90 % auf ca. 70 % (Forde et al. 2019; Ristau et al. 2018). Der Stellenwert einer radikalen Lymphadenektomie bei negativer Bildgebung ist allerdings umstritten und sollte nicht systematisch durchgeführt werden.

Stadium IV

Bei T4-Tumoren ohne Fernmetastasen kann die Tumornephrektomie zu längeren Remissionen führen und ist deshalb anzustreben.

Patienten mit oligometastasierter Erkrankung sollte eine radikale Tumornephrektomie mit anschließender Metastasenresektion angeboten werden, wenn eine R0-Resektion möglich ist (DGHO 2024a; DGHO 2024b). Bei multipler oder nicht komplett zu resezierender, metastasierter Erkrankung steht die medikamentöse Therapie im Vordergrund (➤ Abb. 15.4). Hier sollte aktuell bei intermediärem und hohem Risiko die sofortige zytoreduktive Nephrektomie nur bei ausgewählten Patienten, z. B. solchen im guten Allgemeinzustand, erfolgen (**Empfehlungsgrad B;** DGHO 2024a; Bex et al. 2018). Eine

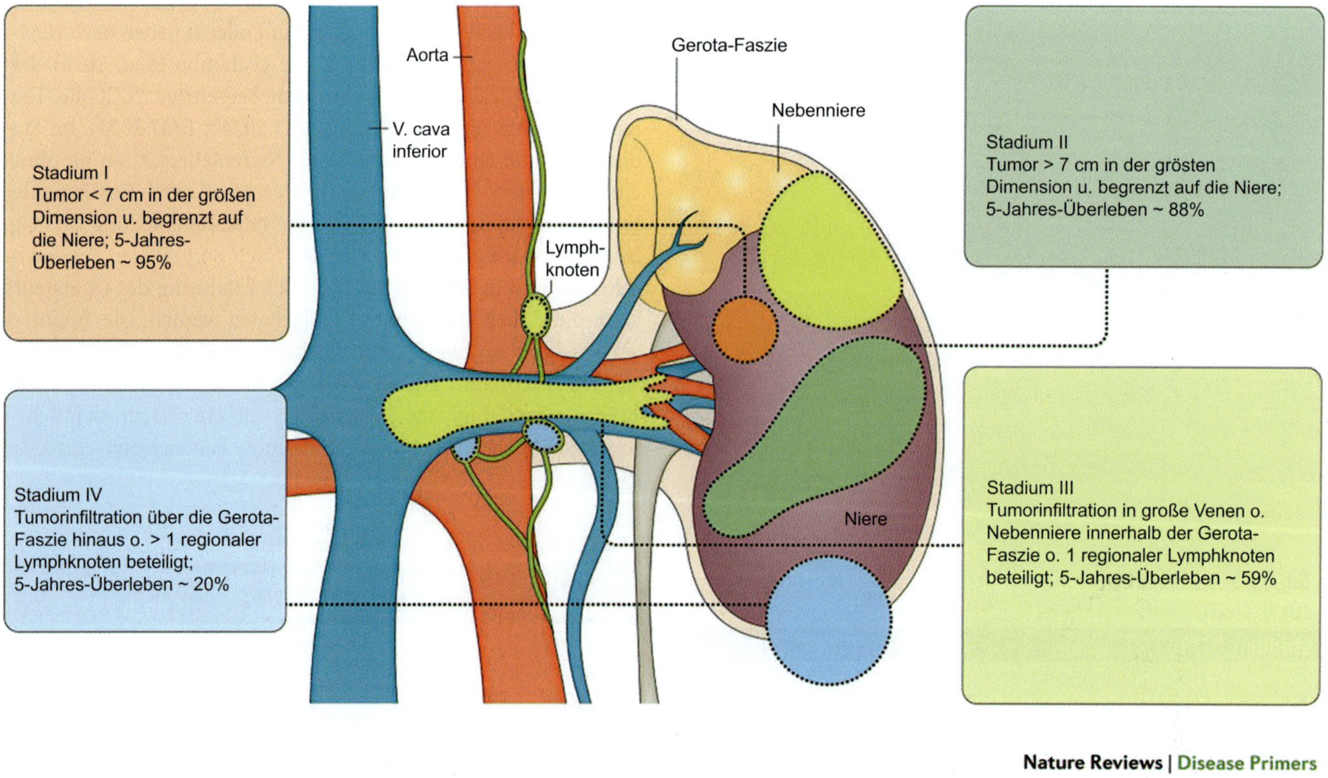

Abb. 15.3 Klinisches Staging beim Nierenzellkarzinom (nach American Joint Committee on Cancer Criteria [AJCC]) [F1050-004]

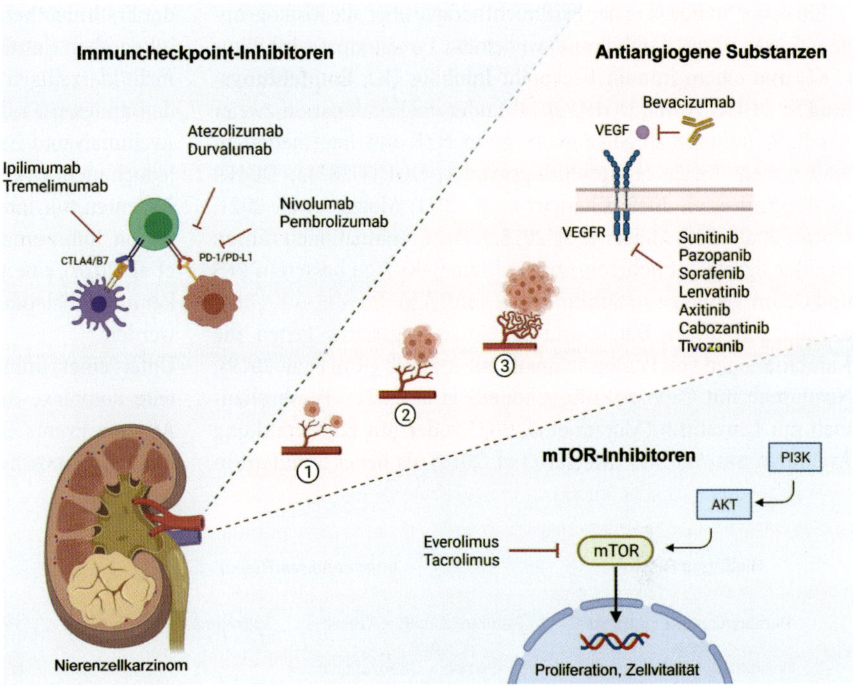

Abb. 15.4 Medikamente, die zur Behandlung eines fortgeschrittenen Nierenzellkarzinoms (RCC) zugelassen sind (Image created with BioRender.com). [E1407-018]

spätere Tumornephrektomie bei günstigem Verlauf sollte erwogen werden (Bex et al. 2018; Bex et al. 2019; de Bruijn et al. 2020). Bei symptomatischen Patienten können palliative, lokaltherapeutische Optionen sinnvoll sein (z. B. Bestrahlung ossärer Filiae).

Adjuvante Therapiestrategien

Fast alle randomisierten Studien mit einem Tyrosinkinase-Inhibitor (TKI; Axitinib, Pazopanib, Sorafenib, Sunitinib) zeigten keinen signifikanten positiven Effekt im Vergleich zu Placebo für das rezidivfreie Überleben oder das OS. Einzig in der S-TRAC-Studie ergab sich ein leichter Vorteil für Sunitinib gegenüber Placebo, dessen Wertigkeit diskutiert wird (Ravaud et al. 2016; Motzer et al. 2017; Gross-Goupil et al. 2018; Haas et al. 2016).

In einer adjuvanten Studie mit dem PD1-Inhibitor Pembrolizumab für 1 J. bei Patienten mit hohem Rezidivrisiko (z. B. Tumorstadium 2 mit Fuhrman-Grad 4 oder sarkomatoider Differenzierung; Tumorstadium 3 oder höher, regionale Lymphknotenmetastasen oder Stadium M1 mit NED nach Metastasenresektion) nach Tumornephrektomie ergab sich eine signifikante Verlängerung des krankheitsfreien Überlebens gegenüber Placebo (HR 0,68 [0,53–0,87], p = 0,002; Choueiri et al. 2021). Nach 24 Mon. lag die Rate an krankheitsfreiem Überleben bei 77,3 % vs. 68,1 %. Die Studie wurde nur bei klarzelligen Nierenzellkarzinomen durchgeführt. Inzwischen zeichnet sich auch im Gesamtüberleben ein signifikanter Vorteil für die adjuvante Therapie mit Pembrolizumab ab, sodass eine entsprechende adjuvante Therapie bei Patienten mit o. g. Einschlusskriterien durchgeführt werden sollte (**Empfehlungsgrad A;** DGHO 2024a; DGHO 2024b; Choueiri et al. 2024).

Weitere Phase-III-Studien in der adjuvanten Therapie mit Checkpoint-Inhibitoren wie Atezolizumab (Pal et al. 2022), oder Nivolumab plus Ipilimumab (Motzer et al. 2023) zeigten keinen Vorteil im krankheitsfreien Überleben (Disease Free Survival, DFS) und dem Gesamtüberleben (Overall Survival, OS) gegenüber Placebo. Weitere Studien sind noch nicht abgeschlossen.

MERKE
Eine adjuvante Therapie sollte bei Patienten mit hohem Rezidivrisiko beim Nierenzellkarzinom mit Pembrolizumab durchgeführt werden. Diese Risikofaktoren sind Tumorstadium 2 mit Fuhrman-Grad 4 oder sarkomatoider Differenzierung, Tumorstadium 3 oder höher, regionale Lymphknotenmetastasen oder Stadium M1 mit NED (No Evidence of Disease) nach Metastasenresektion.

Systemtherapie im metastasierten Stadium

Erstlinientherapie

Die meisten großen Phase-III-Therapiestudien schlossen ausschließlich oder überwiegend klarzellige NZK ein. Bei fehlenden entitätsspezifischen Therapieoptionen sollten derzeit die nicht klarzelligen NZK analog zu den klarzelligen NZK therapiert werden (DGHO 2024a; DGHO 2024b). Näheres zu den nicht klarzelligen NZK s. u.

In der Erstlinientherapie des metastasierten NZK führen Kombinationstherapien von TKI und einem Immuncheckpoint-Inhibitor (Immunonkologie, IO) oder Kombinationen von Immuncheckpoint-Inhibitoren (IO/IO) zu einem besseren Ansprechen (Objective Response Rate, ORR), höheren kompletten Remissionsraten (CR) und verlängertem Überleben als eine Monotherapie mit dem TKI Sunitinib. Sie sind damit als Standardtherapien in der Erstlinienbehandlung anzusehen (➤ Abb. 15.5; DGHO 2024a; DGHO 2024b).

15

Ein neuer Standard in der Erstlinientherapie über alle Risikogruppen hinweg ist die Kombination von einem Tyrosinkinase-Inhibitor (TKI) und einem Immuncheckpoint-Inhibitor (IO; **Empfehlungsgrad B;** DGHO 2024a; DGHO 2024b) oder die Kombination zweier IOs (z. B. Ipilimumab/Nivolumab) beim NZK mit intermediärem oder hohem Risiko (**Empfehlungsgrad A;** DGHO 2024a; DGHO 2024b; Rini et al. 2019; Choueiri et al. 2021; Motzer et al. 2021; Motzer et al. 2019; Motzer et al. 2018a). Die Kombinationen führen zu einer signifikant höheren Ansprechrate (ORR), zu besserem PFS und OS im Vergleich zu Sunitinib (➤ Tab. 15.5).

Aufgrund dieser Daten und des Zulassungsstatus gelten die Kombinationen von Pembrolizumab mit Axitinib (Rini et al. 2019), Nivolumab mit Cabozantinib (Choueiri et al. 2021), Pembrolizumab mit Lenvatinib (Motzer et al. 2021) oder mit Einschränkung Avelumab mit Axitinib (Motzer et al. 2019) als neuer Standard in der Erstlinientherapie, unabhängig von Risikofaktoren oder der histologischen Entität, wenngleich keine ausreichenden Daten für die nicht klarzelligen Nierenzellkarzinome vorliegen. Im Gegensatz zu den anderen TKI/IO-Kombinationen führte die Kombination von Avelumab und Axitinib nur zu einer verbesserten ORR und PFS, jedoch nicht zu einer Verbesserung des OS (Motzer et al. 2019) Für Patienten mit intermediärem und hohem Risiko stellt die Kombination Ipilimumab und Nivolumab (Motzer et al. 2018a; Motzer et al. 2020) eine gleichwertige Alternative dar. Eine Priorisierung kann bei fehlenden Vergleichsstudien derzeit nicht vorgenommen werden.

Unter einer Immuncheckpoint-Inhibition können immunvermittelte komplexe Reaktionen auftreten. Diese sog. Immune-related Adverse Events (irAEs) können sämtliche Organsysteme befallen und wie klassische Autoimmunerkrankungen ablaufen.

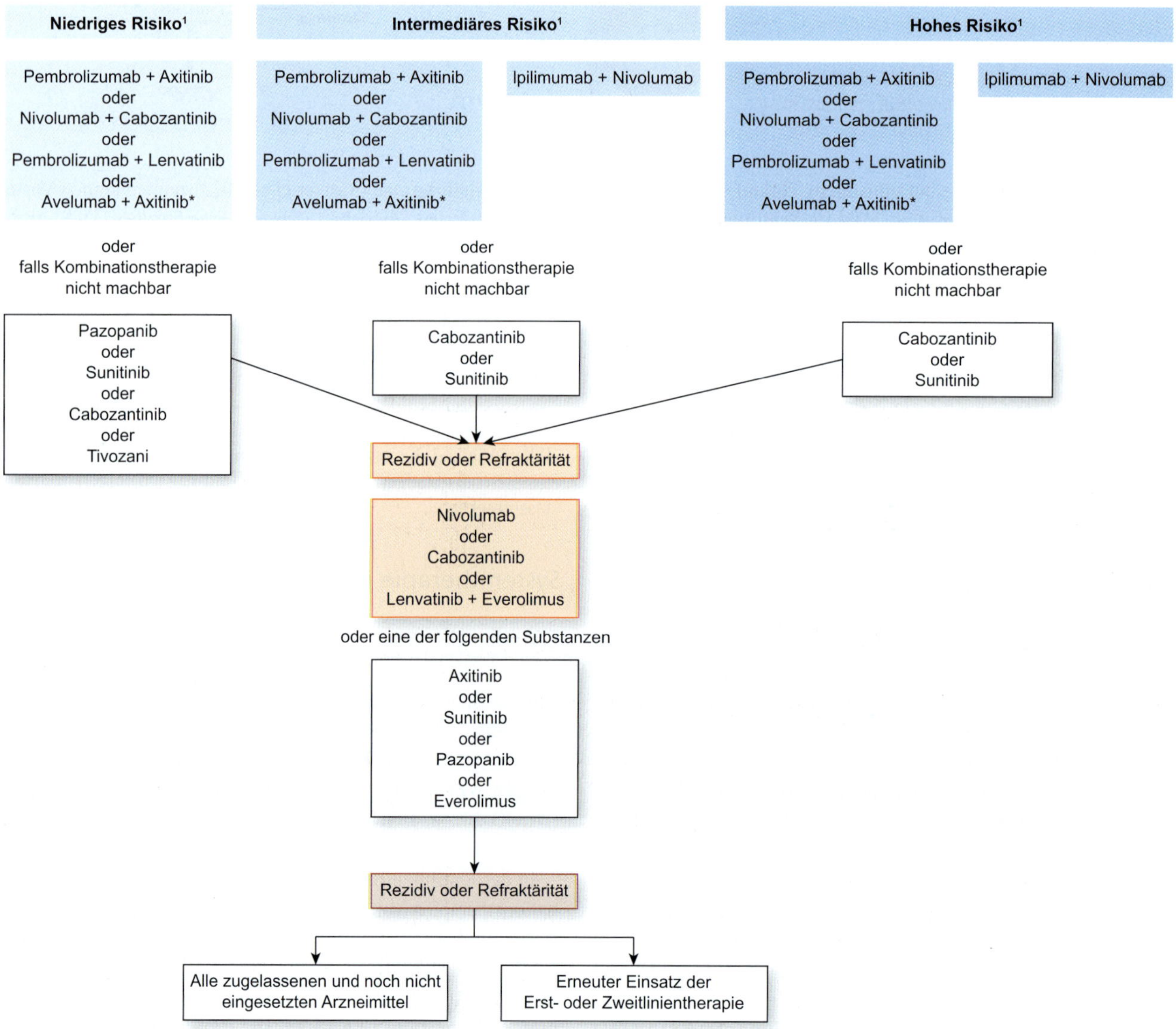

*Kein OS-Vorteil für Avelumab + Axitinib, daher nicht erste Wahl

Abb. 15.5 Therapiealgorithmus für das metastasierte NZK. Farblich hinterlegt sind die Therapieoptionen erster Wahl (mod. nach Bergmann et al. 2024). [L231]
[1] Stadieneinteilung nach IMDC-Score (Heng et al. 2013)

Tab. 15.5 Kombinationstherapien beim metastasierten NZK

Studie	Keynote 426 (Rini et al. 2019)	Checkmate 9ER (Choueiri et al. 2021)	CLEAR (Motzer et al. 2021)	JAVELIN Renal 101 (Motzer et al. 2019)	Checkmate 214 (Motzer et al. 2018a; Motzer et al. 2020)
Immunkombinations-therapie	Pembrolizumab/Axitinib	Nivolumab/Cabozantinib	Pembrolizumab/Lenvatinib	Avelumab/Axitinib	Ipilimumab/Nivolumab
Primäre Studienendpunkte	OS u. PFS in der IIT-Kohorte	PFS	PFS	PFS u. OS der Patienten mit PD-L1 pos. Tumor (> 1 % der Immunzellen)	ORR, PFS, OS bei Patienten mit intermediärem u. ungünstigem Risiko
ORR [%]	59,3	55,7	71,0	39,0[1]	39,0
CR [%]	5,8	8,0	16,1	10,2[1]	10,2[1]
Primärer Progress [%]		5,6	5,4	20[1]	20[1]
Medianes PFS [Mon.] Immunkombinations-therapie vs. Sunitinib	15,1 vs. 11,1 P < 0,001	16,6 vs. 8,3 P < 0,001	23,9 vs. 9,2 P < 0,001	12,4[1] vs. 12,3 P < 0,001	11,6 vs. 8,3 P < 0,015
OS [Mon.] Immunkombinations-therapie vs. Sunitinib	Median NR P < 0,001	Median NR P < 001	Median NR P = 0,005	NR vs. 32,0 P < 0,001	47,0 vs. 26,6 P < 0,001

[1]Ergebnisse nur bei Patienten mit intermediärem und hohem Risiko

MERKE

Im metastatierten Stadium sollte eine Kombinationstherapie von TKI/IO oder IO/IO eingesetzt werden (bei Patienten mit guter Prognose ist zudem eine Monotherapie mit einem TKI gerechtfertigt).

Zweit- und nachfolgende Therapielinien

Im Rezidiv, bei Progression oder Unverträglichkeit sollten in der Zweit- und nachfolgenden Linie Medikamente eingesetzt werden, die zuvor nicht eingesetzt wurden, wie etwa Cabozantinib, Nivolumab (falls kein IO in der Erstlinie), Lenvatinib/Everolimus oder andere TKI (➤ Abb. 15.4; DGHO 2024a; DGHO 2024b; EAU 2024; Albiges et al. 2019; Ljungberg et al. 2022; Miller et al. 2022). Da für Nivolumab und Cabozantinib ein Gesamtüberlebensvorteil gegenüber Everolimus in Phase-III-Studien gezeigt wurde, haben diese Substanzen eine höhere Präferenz in der Therapiewahl (➤ Abb. 15.4; Choueiri et al. 2016; Motzer et al. 2018b; Motzer et al. 2015a; Motzer et al. 2015b). Die Evidenzlage für die nachfolgenden Therapien nach einer IO/IO- oder IO/TKI-Kombinationstherapie ist aufgrund noch unzureichender Daten allerdings niedrig (Albiges et al. 2019; Ljungberg et al. 2022; Miller et al. 2022).

Beim Einsatz von IO muss den immunassoziierten Nebenwirkungen (irAEs) besondere Aufmerksamkeit gewidmet werden, da diese lebensbedrohlich werden können. Wenngleich die Monotherapien mit PF-1/PDL-1-Antikörpern ein eher geringes bis moderates Nebenwirkungsrisiko besitzen, können besonders unter den Kombinationen mit anderen IOs (CTLA-4-Antikörper) oder TKI schwerwiegende Nebenwirkungen auftreten. So entwickeln etwa die Hälfte aller NZK-Patienten unter Ipilimumab und Nivolumab und ca. 75 % unter TKI-und-IO-Kombinationen Grad 3 bis 4 Nebenwirkungen (Rini et al. 2019; Choueiri et al. 2021; Motzer et al. 2021; Motzer et al. 2019; Motzer et al. 2018a; Motzer et al. 2020; Pollack et al. 2018). Immunvermittelte Nebenwirkungen betreffen v. a. den Gastrointestinaltrakt, Leber, Lunge, Haut und endokrine Organe. Diese treten in den meisten Fällen innerhalb der ersten drei Therapiemonate auf, später einsetzende Reaktionen bis zu 12 Mon. nach Therapiestart sind jedoch beschrieben. Das Nebenwirkungsmanagement soll je nach Schwere der Nebenwirkung über Therapiepausen, symptomatische Behandlung bis hin zur Gabe hoch dosierter Steroide, TNF-Blocker oder andere Immunsuppressiva erfolgen (Jonasch et al. 2021).

Eine erneute IO-Therapie nach Abklingen der Beschwerden ist je nach Schweregrad möglich, muss jedoch aufgrund des Risikos eines Wiederauftretens der irAEs abgewogen werden (Ahrens et al. 2020; Pollack et al. 2018).

Eine neue Substanz ist Belzutifan, ein Inhibitor des hypoxieinduzierbaren Faktors 2 alpha (HIF-2α). Es handelt sich um ein orales sog. Small-Molecule-Medikament. Bei Patienten mit einem Nierenzellkarzinom beim VHL-Syndrom zeigte sich ein Gesamtansprechen von 49 % (CI 36–62 %). Bei vorbehandelten Patienten mit einem PD-1- oder PDL-1-Inhibitor und einem VEGF-TKI war das Gesamtansprechen gegenüber Everolimus mit 21,9 % vs. 3,5 % signifikant verbessert, ebenso die PFS-Rate nach 12 bzw. 18 Mon. mit 33,7 % vs. 17,6 % bzw. 22,5 % vs. 9,0 %. Das OS war nicht signifikant unterschiedlich (Jonasch et al. 2021; Albiges et al. 2023). Die Substanz ist inzwischen von der FDA zugelassen, eine EMA-Zulassung wird erwartet.

PRAXISTIPP

- Erstlinientherapie bei Patienten mit guter Prognose: Monotherapie mit einem TKI oder einer TKI/IO-Kombination
- Erstlinientherapie bei Patienten mit intermediärem oder hohem Risiko: TKI/IO-Kombination oder IO/IO-Kombination (z. B. Ipilimumab/Nivolumab)
- Zweit- und nachfolgende Therapien: Substanzen, die in der Erstlinie oder vorausgegangenen Linien noch nicht eingesetzt wurden

15

Nicht klarzellige NZK

Da nicht klarzellige NZK in den meisten Nierenzellkarzinomstudien ausgeschlossen werden, ist die optimale Therapiestrategie bisher nicht gesichert (Bergmann et al. 2021). Im Vergleich zu Patienten mit metastasiertem klarzelligem NZK zeigen Patienten mit nicht klarzelligem NZK allgemein ein schlechteres Ansprechen auf VEGF- oder mTOR-gerichtete Therapien sowie ein kürzeres medianes OS (Bergmann et al. 2021).

Die meisten Daten beim nicht klarzelligen NZK liegen für mTOR-Inhibitoren wie Everolimus und Temsirolimus sowie TKI, insbesondere Sunitinib, vor. In drei kleinen, randomisierten Studien zeigte sich hier ein Trend zu längerem PFS und OS für Sunitinib im Vergleich zu Everolimus oder Temsirolimus, sodass Sunitinib für die Erstlinie favorisiert wurde (Bergmann et al. 2021; John et al. 2023; Bergmann et al. 2020). Beim papillären Nierenzellkarzinom scheint bei limitierten Daten Cabozantinib effektiver als Sunitinib zu sein, möglicherweise durch die häufigen Mutationen von c-Met (Noguchi et al. 2018; Pal et al. 2021). Es gibt aber auch Hinweise, dass IO bei nicht klarzelligen NZK effektiv sein können (Bergmann et al. 2021; Noguchi et al. 2018; Pal et al. 2021). Mit Zulassung der IO-Kombinationstherapien unabhängig von der histologischen Entität können Patienten mit nicht klarzelligem NZK bei Fehlen entitätsspezifischer Therapieoptionen derzeit analog zu klarzelligen NZK therapiert werden (DGHO 2024a; DGHO 2024b). Dies gilt auch für NZK mit sarkomatoidem Anteil, bei denen inzwischen positive Subgruppenanalysen der Zulassungsstudien mit IO-Kombinationstherapien vorliegen (Bergmann et al. 2021; Pal et al. 2021; Drobner et al. 2023). Bei fehlenden entitätsspezifischen Therapieoptionen sollten die nicht klarzelligen NZK analog zu den klarzelligen NZK therapiert werden (**Empfehlungsgrad A;** DGHO 2024a; DGHO 2024b).

MERKE

Die nicht klarzelligen NZK sollten analog zu den klarzelligen NZK therapiert werden.

Additive und symptomatische Therapie

Bei Knochenmetastasen ist die Applikation einer antiresorptiven Therapie (Bisphosphonate oder Rank-Ligand-Hemmer Denosumab) indiziert. Bei umschriebenen Schmerzen, z. B. durch Knochenmetastasen, kann eine palliative lokale Strahlentherapie durchgeführt werden. Bei singulären oder wenigen Hirnmetastasen sollte die Option einer stereotaktischen Bestrahlung geprüft werden (DGHO 2024a).

15.1.6 Nachsorge

Studiendaten zum Stellenwert und zur Frequenz der Nachsorge liegen nicht vor (DGHO 2024a; DGHO 2024b; EAU 2024). Die Nachsorge soll zu einer frühzeitigen Erkennung von Solitärmetastasen mit dem Ziel der operativen Sanierung führen. Die Nachsorgeuntersuchungen sollten sich am Stadium und am Rezidivrisiko orientieren (DGHO 2024a; DGHO 2024b). Metastasen treten häufig primär in der Lunge auf (50–60 %), daneben sind Leber und Knochen (je etwa 30 %) typische Metastasierungsorte. In 6 % kommt es zu einer zerebralen Metastasierung. Lokalrezidive sind nach Operation organbegrenzter Tumoren selten (5 %; DGHO 2024a).

Somit sind neben der Anamnese und der klinischen Untersuchung die bildgebenden Verfahren wie CT, MRT und Ultraschalluntersuchungen des Abdomens sinnvoll. Optimale Untersuchungsintervalle sind durch Studien nicht belegt. Bei höherem Rezidivrisiko erscheinen Kontrolluntersuchungen zunächst in vierteljährlichen, nach 3 J. in halbjährlichen und nach 5 J. in jährlichen Abständen sinnvoll.

Weiterführende Untersuchungen wie die Skelettszintigraphie richten sich nach den jeweiligen klinischen Befunden. Bei solitären Spätmetastasen sind durch Operationen günstige Ergebnisse zu erzielen. Bei disseminierten Metastasen gelten die für das Stadium IV gemachten Ausführungen.

15.2 Tumoren der Harnwege

15.2.1 Definition und Basisinformation

Gemäß der Oberflächenverteilung des Epithels sind Tumoren der Harnwege überwiegend in der Harnblase lokalisiert (90–95 %), deutlich seltener in den oberen Harnwegen (Nierenbecken und Ureter: 5–10 %) und in der Urethra (< 1 %). Aufgrund der relativen Häufigkeit bezieht sich dieses Kapitel vorrangig auf das urotheliale Harnblasenkarzinom (HBK; ➤ Abb. 15.6).
Etwa drei Viertel der Betroffenen sind Männer mit einer Inzidenz des HBK von 55–60/100.000/J. im Gegensatz zu 15–20/100.000/J. bei Frauen in Deutschland (RKI et al. 2023). Die Erkrankungsrate steigt mit zunehmendem Alter an. Zu den weiteren Risikofaktoren zählen Zigarettenrauchen, Exposition gegen bestimmte aromatische Amine bzw. Azofarbstoffe (Berufsanamnese), lang dauernde Behandlung mit Medikamenten wie Cyclophosphamid oder Glitazonen, Trihalomethane oder Arsen im Trinkwasser, chronische Entzündung der ableitenden Harnwege (insbesondere Schistosomiasis) und eine Strahlentherapie des kleinen Beckens.

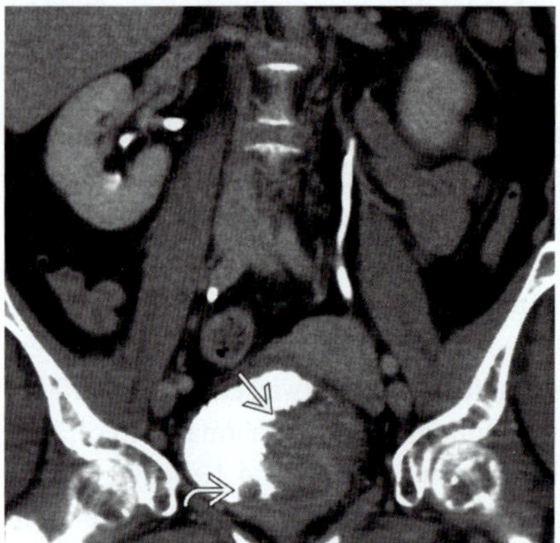

Abb. 15.6 Die CT-Urographie zeigt eine große Raumforderung in der linken Blase mit papillären Vorsprüngen, typisch für ein Urothelkarzinom. [G1318]

15.2.2 Symptomatik und klinisches Bild

Häufige Erstsymptome:
- Mikro- oder schmerzlose Makrohämaturie (bei 68–97,5 % der Patienten)
- Irritative Symptome wie Harndrang, Pollakisurie oder Dysurie (bei 20–25 % der Patienten)

Im Spätstadium können Tumor und Metastasen auch Schmerzen (v. a. abdominell, ossär), Urämie, Anämie und B-Symptomatik auslösen.

15.2.3 Diagnostik

Basisuntersuchungen bei ungeklärter Hämaturie oder Tumorverdacht:
- Klinische Untersuchung inklusive rektaler und vaginaler bimanueller Palpation: Hierdurch können lokal fortgeschrittene Tumoren im Beckenbereich nachgewiesen werden. Zu beachten ist, dass die Untersuchung insbesondere bei kleineren Tumoren wenig sensitiv ist und sich insgesamt häufiger Abweichungen des Stadiums im Vergleich zur Zystoskopie zeigen.
- Urinzytologie: Das Verfahren hat eine hohe Sensitivität bei High-grade-Tumoren inklusive Carcinoma in situ (Yafi et al. 2015), allerdings kann damit wegen niedriger Sensitivität bei Low-grade-Tumoren kein Urothelkarzinom ausgeschlossen werden. Die Spezifität der Urinzytologie ist hoch.
- Sonographie der Blase und der ableitenden Harnwege. Diese nichtinvasive Diagnostik dient dem Nachweis von lokal fortgeschrittenen HBK oder größeren Tumoren in den oberen Harnwegen sowie dem Ausschluss eines Harnstaus oder einer Urolithiasis. Insgesamt zeigt das Verfahren eine moderate Sensitivität, es ist sonographisch jedoch kein sicherer Ausschluss eines Urothelkarzinoms möglich.
- Zystoskopie (mit Weißlicht/fluoreszenzassistiert): Diese ist notwendig zur definitiven Diagnosestellung eines HBK (**Evidenzstärke I;** EAU 2024a). Ziel dabei ist eine histologische Sicherung mittels transurethraler Resektion (TUR-B). Bei negativer Zystoskopie, aber vorliegender Hämaturie oder positiver Urinzytologie sollte eine weitere Abklärung der oberen Harnwege erfolgen.

MERKE
Standard in der Primärdiagnostik des Harnblasenkarzinoms ist die Zystoskopie mit histologischer Sicherung.

Weiterführende Untersuchungen bei Diagnose eines Urothelkarzinoms:
- Laboranalysen (u. a. Blutbild, Nierenretentionsparameter) können Hinweise auf Folgen des Karzinoms (z. B. einen Harnstau oder eine Anämie) oder Nebenerkrankungen geben.
- Bei nichtmuskelinvasivem HBK sind weiterführende Untersuchungen routinemäßig nicht notwendig, jedoch sollte bei Tumoren im Trigonum sowie bei multiplen oder High-grade-Tumoren eine CT-Urographie (alternativ: MR-Urographie oder Ausscheidungsurogramm) durchgeführt werden (➤ Abb. 15.7).
- Zum Staging bei muskelinvasiven HBK zählen eine CT des Beckens und des Abdomens mit CT-Urographie (alternativ: MRT) sowie eine CT des Thorax.
- Eine Skelettszintigraphie oder eine kranial bildgebende Untersuchung werden nur bei klinischen Symptomen empfohlen.

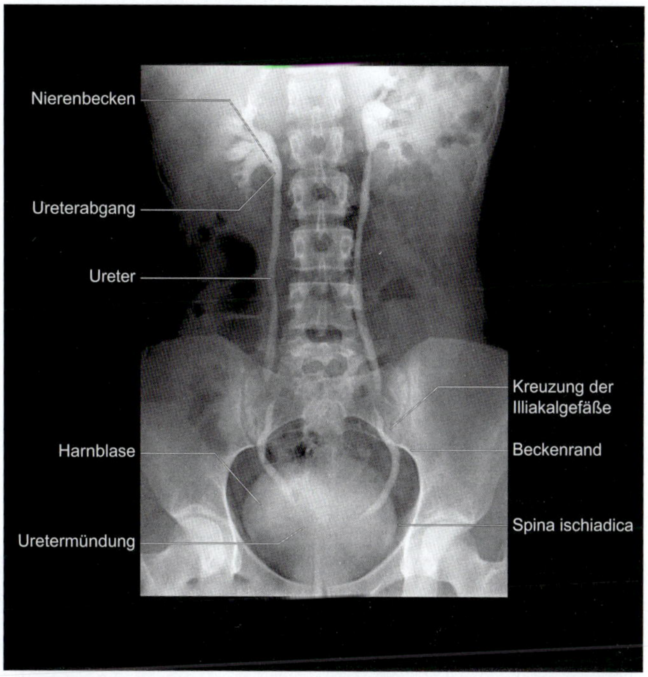

Abb. 15.7 Ausscheidungsurographie (*Syn.:* intravenöse Pyelographie, IVP). Dargestellt ist eine a.-p. Aufnahme des Abdomens, die 10 min nach der i. v. Verabreichung von jodhaltigem Kontrastmittel aufgenommen wurde. [E1408]

15.2.4 Klassifikation

Histologie und Stadieneinteilung (TNM-Klassifikation)

Die histopathologische Einteilung der Blasentumoren erfolgt anhand der WHO-Klassifikation für Blasentumoren (WHO 2022; Brierley et al. 2016; ➤ Tab. 15.6; ➤ Tab. 15.7). Über 90 % der HBK sind Urothelkarzinome. Daneben treten Plattenepithelkarzinome, Adenokarzinome und neuroendokrine Tumoren auf. Sehr selten kommen auch melanozytische, mesenchymale, hämatopoetische, lymphatische und gemischtzellige Tumoren vor (➤ Abb. 15.8; ➤ Abb. 15.9).

75 % der Patienten weisen zum Zeitpunkt der Diagnose ein nichtmuskelinvasives HBK auf, definiert als oberflächlicher Tumor in den Stadien 0a, 0is oder I (➤ Tab. 15.8).

15.2.5 Therapie

Die Therapiestrategie ist risikoadaptiert und richtet sich v. a. nach dem Ausgangsstadium und der Risikoklassifikation.

Tab. 15.6 TNM-Klassifikation der Harnblasenkarzinome [G924]

TNM-Stadium	Befund
Ta	Nichtmuskelinvasives papilläres Karzinom
Tis	Carcinoma in situ (CIS; flache Neoplasie)
T1	Tumor infiltriert subepitheliales Bindegewebe
T2	Tumor infiltriert Muskulatur • T2a: Tumor infiltriert oberflächliche Muskulatur (< 50 % der Wanddicke) • T2b: tiefe Invasion der Muskulatur (> 50 % der Wanddicke)
T3	Tumor infiltriert umliegendes Fettgewebe • T3a: mikroskopische Infiltrate • T3b: makroskopische Invasion
T4	Tumor infiltriert benachbarte Organe • T4a: Invasion in Prostata, Samenbläschen, Uterus o. Vagina • T4b: Infiltration der Bauchdecke o. der Beckenwand
N0	Kein Nachweis regionaler Lymphknotenmetastasen
N1	Solitäre Lymphknotenmetastasen: hypogastrisch, obturatorisch, präsakral, im Bereich der A. iliaca externa
N2	Multiple Lymphknotenmetastasen: hypogastrisch, obturatorisch, präsakral, im Bereich der A. iliaca externa
N3	Lymphknotenmetastase(n) an der A. iliaca communis
M0	Keine Fernmetastasen
M1	Nachweis von Fernmetastasen M1a: nicht regionale Lymphknotenmetastasen M1b: andere Fernmetastasen

Tab. 15.7 Stadieneinteilung der Harnblasenkarzinome [G924]

Stadium	TNM-Klassifikation
0a	Ta N0 M0
0is	Tis N0 M0
I	T1 N0 M0
II	T2a–b N0 M0
IIIA	T3a–T4a N0 M0 o. T1–T4a N1 M0
IIIB	T1–T4a N2–N3 M0
IVA	T4b, jedes N, M0 o. jedes T, jedes N, M1a
IVB	Jedes T, jedes N, M1b

Stadium 0a, 0is und I

Bei allen nichtmuskelinvasiven HBK dient die transurethrale Blasenresektion (TUR-B) nicht nur der Diagnostik, sondern bereits der Therapie, wobei der Tumor – wenn möglich – bereits im Ganzen entfernt wird (**Empfehlungsgrad B;** DGU 2020). Im Falle einer inkompletten Resektion, fehlendem Muskelnachweis im histopathologischen Präparat (außer pTa low grade), Stadium pT1 oder High-grade-Tumoren (außer pTis) ist eine Nachresektion innerhalb von 6 Wo. indiziert (**Empfehlungsgrad A;** DGU 2020). Im Anschluss an die TUR-B sollte in allen Fällen eine Instillationstherapie erwogen werden, die entweder als Immuntherapie mit Bacillus Calmette-Guérin

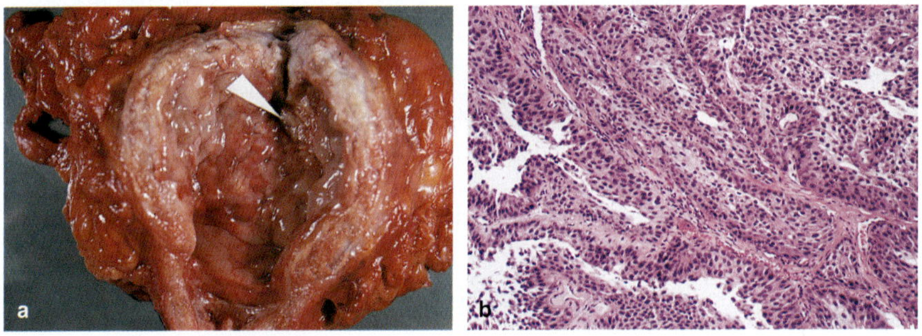

Abb. 15.8 Harnblasenkrebs. **a** Grobes Erscheinungsbild einer intraluminalen Masse (weißer Pfeil). **b** Die histologische Untersuchung zeigt, dass es sich bei der Raumforderung um ein papilläres Urothelkarzinom handelt. [G944]

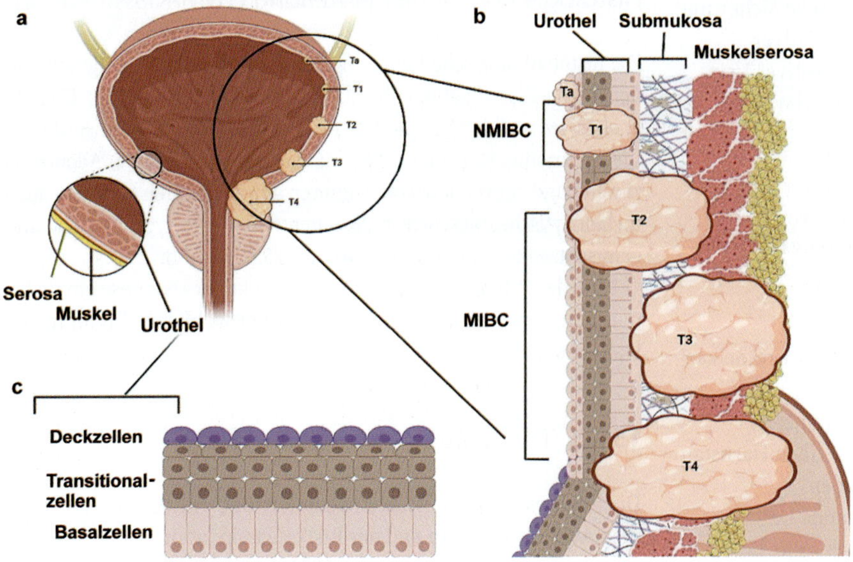

Abb. 15.9 **a** Schematische Darstellung des Urogenitalsystems mit Blasentumorstadien. **b** Schematische Darstellung von Urotheltumoren. Dargestellt ist die Invasion eines Blasentumors durch verschiedene Schichten. [H554-001]

Tab. 15.8 Risikoklassifikation der nichtmuskelinvasiven Harnblasenkarzinome nach 2021 aktualisierter EAU-Richtlinie unter Berücksichtigung der WHO-2004/2016- und WHO-1973-Grading-Klassifizierungssysteme (EAU 2024a; Sylvester et al. 2021).

Risiko	Tumor
Niedrig	Ta LG/G1 + primär + solitär + Tumor ≤ 3 cm + kein CIS + Alter ≤ 70 J. Primär + LG/G1 + max. 1 klinischer Risikofaktor (Stadium T1/multiple Tumoren/Tumor ≥ 3 cm/Alter > 70 J.)
Intermediär	Alle Tumoren, die **nicht** in eine andere Risikogruppe fallen
Hoch	T1 HG/G3 + kein CIS + **nicht** in der Sehr-hoch Risikogruppe CIS + **nicht** in der Sehr-hoch-Risikogruppe TA LG/G2 o. T1 G1 + kein CIS + 3 RF[1] Ta HG/G3 o. T1 LG + kein CIS + max. 2 RF[1] T1 G2 + kein CIS + max. 1 RF[1]
Sehr hoch	Ta HG/G3 + CIS + 3 RF[1] T1 G2 + CIS + 2 RF[1] T1 HG/G3 + CIS + 1 RF[1] T1 HG/G3 + kein CIS + 3 RF[1] CIS in der prostatischen Harnröhre Lymphovaskuläre Invasion Mikropapilläre, plamazytoide, sarkomatoide o. neuroendokrine histologische Varianten

CIS = Carcinoma in situ
[1]RF, klinische Risikofaktoren: Multiple Tumoren/Tumor ≥ 3 cm/Alter > 70 J.

(BCG) oder als zytostatische Therapie (z. B. mit Mitomycin C, Epirubicin, Pirarubicin, Doxycyclin oder Gemcitabin) erfolgen kann. Bei Niedrigrisiko-HBK wird eine Frühinstillation (innerhalb von 6 h, nicht später als 24 h) ohne weitere adjuvante Chemotherapieinstillation empfohlen (**Empfehlungsgrad A;** DGU 2020). Im Vergleich zur alleinigen TUR reduzierte eine Chemo-Frühinstillation das Rezidivrisiko um 35 %, zeigte sich jedoch nur bei niedrigerem Rezidivrisiko effektiv (Sylvester et al. 2016). Bei Intermediärrisiko-HBK wird standardmäßig eine adjuvante Instillationstherapie mit BCG oder einem Zytostatikum vorgenommen (**Empfehlungsgrad B;** DGU 2020). Im Vergleich zur Instillationstherapie mit einem Zytostatikum zeigte die adjuvante Instillitionstherapie mit BCG insbesondere bei aggressiveren Tumoren ein niedrigeres Rezidivrisiko, ging jedoch auch vermehrt mit Nebenwirkungen einher (Schmidt et al. 2020; Malmstrom et al. 2009; Cheng et al. 2005; de Reijke et al. 2005; Shangn et al. 2011). Bei Hochrisiko-HBK wird daher eine adjuvante Instillationstherapie mit BCG über 1–3 J. empfohlen (**Empfehlungsgrad A;** DGU 2020). Alternativ ist bei Hochrisiko-HBK auch eine radikale Zystektomie mit bilateraler pelviner Lymphadenektomie eine Therapieoption und kommt insbesondere bei einem Frührezidiv oder bei Persistenz eines Hochrisiko-HBK zur Anwendung (**Empfehlungsgrad A;** DGU 2020).

MERKE
Patienten mit Persistenz oder Rezidiv eines Hochrisiko-HBK sollten eine radikale Zystektomie erhalten.

Stadium II

Die Standardtherapie in Stadium II besteht in einer radikalen Zystektomie mit bilateraler pelviner Lymphadenektomie, wodurch eine 5-Jahres-Überlebensrate um 75 % erreicht werden kann (Stein et al. 2002; Hautmann et al. 2012). Die Urinableitung erfolgt anschließend abhängig von Komorbiditäten, Patientenwunsch und Compliance in Form eines kontinenten Reservoirs (Pouch, Neoblase, Ureterosigmoideostomie) oder einer inkontinenten Stomaversorgung (intestinales Conduit, Ureterokutaneostomie). Bei Patienten, welche sich für eine cisplatinbasierte Therapie eignen, soll zudem eine neoadjuvante cisplatinhaltige Kombinationschemotherapie angeboten werden. Zusätzlich zur Zystektomie zeigte diese in Metaanalysen einen positiven Effekt mit einer Verbesserung der 5-Jahres-Überlebensrate bei invasiven HBK um 5–9 % (Yin et al. 2016; ABC Meta-analysis Collaboration 2005; Winquist et al. 2004). Falls ein Patient keine neoadjuvante Chemotherapie erhalten hat, kann eine adjuvante Chemotherapie erwogen werden.

INFO
Neoadjuvante Immuntherapien mit Checkpoint-Inhibitoren bei Patienten mit muskelinvasivem HBK zeigten in Studien vorläufig vielversprechende Ergebnisse (Necchi et al. 2018; Szabados et al. 2022; Rose et al. 2021; Funt et al. 2022), sollten jedoch aktuell weiter im Rahmen von Studien durchgeführt werden.

Alternativ zur radikalen Zystektomie besteht eine kurative Therapieoption in einer multimodalen primär organerhaltenden Therapie. Hierbei wird eine möglichst komplette TUR-B (**Empfehlungsgrad A;** DGU 2020) mit einer sich nach 2–4 Wo. anschließenden simultanen Radiochemotherapie (cisplatinbasierte Chemotherapie oder Kombination aus 5-Fluorouracil und Mitmycin C) durchgeführt. Bei sorgfältig selektionierten Patienten zeigte diese ähnliche Langzeitüberlebensraten wie die direkte radikale Zystektomie (Ploussard et al. 2014; Mak et al. 2014).

Stadium III

Auch in Stadium III stellt die radikale Zystektomie mit bilateraler pelviner Lymphadenektomie die Standardtherapie dar. Mit dieser allein lassen sich 5-Jahres-Überlebensraten von 20 % (N+) bis 65 % (T3 N0) erreichen (Stein et al. 2001; Hautmann et al. 2012). Zusätzlich ist eine neoadjuvante Chemotherapie oder, falls diese nicht erfolgte, eine adjuvante Chemotherapie empfohlen. Ein direkter Vergleich zwischen neoadjuvanter und adjuvanter Chemotherapie existiert nicht. Für die neoadjuvante Chemotherapie gelten die bei Stadium II gemachten Angaben. Für die adjuvante Chemotherapie ist die Datenlage weniger deutlich. Empfohlen wird hier ebenfalls eine cisplatinhaltige Kombinationschemotherapie (**Empfehlungsgrad A;** DGU 2020), wobei ein Vorteil für das PFS gezeigt werden konnte, während ein Vorteil für das OS unklar bleibt (Sternberg et al. 2015; Leow et al. 2014). Für Patienten im Stadium III mit oder ohne neoadjuvanter Chemotherapie, welche keine adjuvante cisplatinbasierte Chemotherapie erhalten, kann eine adjuvante Immuntherapie mit Nivolumab evaluiert werden. Nivolumab zeigte bei adjuvanter Gabe eine Verbesserung des krankheitsfreien Überlebens (Bajorin et al. 2021), während dies für Atezolizumab nicht der Fall war (Bellmunt et al. 2021).

Bei lokal fortgeschrittenen Tumoren mit Inoperabilität sollte in palliativer Intention eine Radiochemotherapie erfolgen.

Stadium IV

Erstlinientherapie

Beim metastasierten HBK ist die Erstlinientherapie der Wahl Enfortumab-Vedotin (EV), ein gegen Nectin-4 gerichtetes Antikörper-Wirkstoff-Konjugat, in Kombination mit dem Immuncheckpoint-Inhibitor (IO) Pembrolizumab (**Empfehlungsgrad A;** EAU 2024b). Im direkten randomisierten Vergleich zeigte sich eine signifikante Überlebenszeitverlängerung (OS) der EV/Pembrolizumab-Kombination vs. der Chemotherapiegruppe von 31,5 Mon. vs. 16,1 Mon. ($p < 0{,}001$) (Powles et al. 2024b).

Patienten, bei denen eine EV/Pembrolizumab-Therapie nicht möglich ist, sollten nach Möglichkeit mit einer Chemotherapie-IO-Kombination therapiert werden (➤ Abb. 15.10). Eine Möglichkeit stellt hierbei die Kombination aus einer platinhaltigen Chemotherapie (Platin = Cisplatin oder Carboplatin) und Gemcitabin dar, gefolgt von einer Avelumab-Erhaltungstherapie im Falle einer Stable Disease (SD) oder einem noch besseren Ansprechen (EAU 2024b). Das mediane Überleben konnte mit einer Avelumab-Erhaltungstherapie von 14,3 Mon. auf 21,4 Mon. ($p = 0{,}001$) verbessert werden (Powles et al. 2020). Eine Alternative hierzu besteht in einer Kombinationstherapie aus Cispatin, Gemcitabin und Nivolumab, welche das mediane OS von 18,9 Mon. auf 21,7 Mon. verbessern konnte (van der Heijden et al. 2023; EAU 2024b). Der Benefit einer Kombination einer Chemotherapie von Platin/Gemcitabin mit einem IO wurde auch in einer Metaanalyse bestätigt, die eine signifikante Verbesserung des Ansprechens, des PFS und OS zeigte (Mamade et al. 2024).

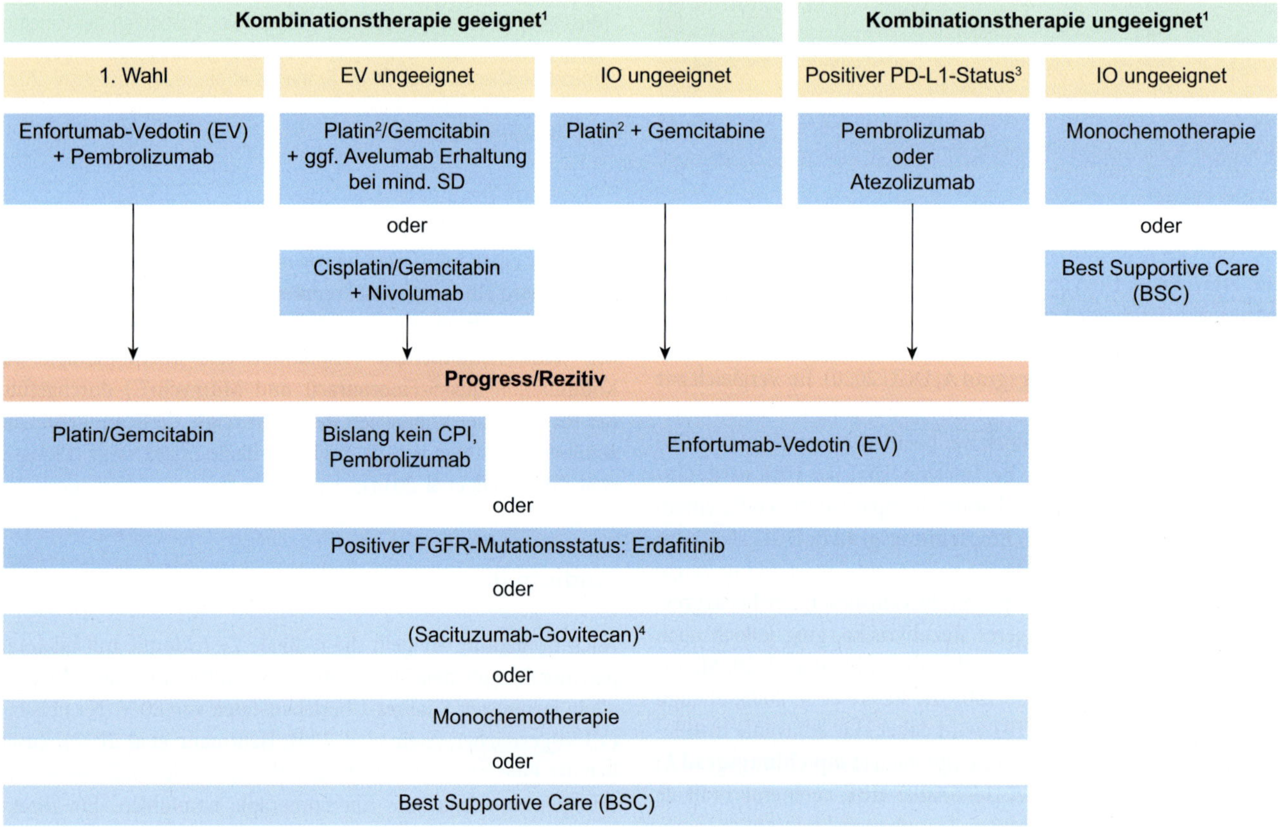

Abb. 15.10 Therapiealgorithmus für das fortgeschrittene/metastasierte HBK (angelehnt an EAU 2024b) [L231]
EV: Enfortumab Vedotin; IO: Immuncheckpoint-Inhibitor
[1]Als für die Kombinationstherapie ungeeignet gelten Patienten mit reduziertem Allgemeinzustand (ECOG > 2), mit eingeschränkter Nierenfunktion (Kreatinin-Clearance < 30 ml/min) oder inadäquaten Organfunktionen.
[2]Vorzugsweise Cisplatin (Voraussetzung: Kreatinin-Clearance ≥ [40–]60 ml/min), sonst Carboplatin. Als carboplatinungeeignet gelten Patienten mit eingeschränkter Nierenfunktion (Kreatinin-Clearance < 30 ml/min), reduziertem Allgemeinzustand (ECOG > 2), Hörverlust (CTCAE ≥ 2), peripherer Polyneuropathie (CTCAE ≥ 2) oder Herzinsuffizienz (NYHA 3/4).
[3]Positiver PD-L1 Status für Pembrolizumab: Anzahl PD-L1-positiver Tumor- und Immunzellen dividiert durch die Gesamtzahl aller vitalen Tumorzellen multipliziert mit 100 = Combined Positive Score (CPS) ≥ 10 %; für Atezolizumab: PD-L1-Expression auf tumorinfiltrierenden Immunzellen im Tumormaterial = IC ≥ 5 %.
[4]Zulassung durch die FDA, bislang nicht durch die EMA.

Patienten, die für eine Kombinationstherapie ungeeignet sind, können bei positivem PDL-1-Status mit einer Monotherapie von Pembrolizumab oder Atezolizumab therapiert werden.

Bei Patienten mit einer Kontraindikation für IO kann eine alleinige Chemotherapie mit Platin/Gemcitabin oder MVAC durchgeführt werden. Im Vergleich zu einer cisplatinhaltigen Chemotherapie gingen carboplatinhaltige Chemotherapien mit einem schlechteren Therapieansprechen einher (Galsky et al. 2012), sodass Cisplatin bei geeigneten Patienten vorgezogen werden sollte.

MERKE

- In der Erstlinientherapie ist die Kombination von Enfortumab-Vedotin und Pembrolizumab neuer Standard.
- Patienten, die für EV nicht infrage kommen, kann die Kombination Platin/Gemcitabin und Avelumab als Erhaltungstherapie gegeben werden.

Für Patienten, bei denen keine Kombinationstherapie durchgeführt werden kann, kommt bei positivem PD-L1-Status eine Erstlinientherapie mit den Checkpoint-Inhibitoren Pembrolizumab (CPS ≥ 10 %) oder Atezolizumab (IC ≥ 5 %) infrage (**Empfehlungsgrad B;** EAU 2024b), die in Phase-II-Studien jeweils eine Ansprechrate (ORR) von 24 % bzw. 23 % zeigten (Balar et al. 2017a; Balar et al. 2017b).

Patienten, die nicht für eine der genannten Therapien geeignet sind, werden gemäß Best Supportive Care (BSC) behandelt. Alternativ kann eine Monotherapie (z. B. Gemcitabin, Vinflunin) erwogen werden.

In Einzelfällen kann eine kurative Metastasenresektion bei Patienten mit gutem Therapieansprechen sinnvoll sein. Daneben kann bei lokalen Problemen (z. B. Harnstauungsnieren, Blutungen) eine Metastasenresektion, eine palliative Zystektomie, eine palliative Harnableitung ohne Zystektomie oder eine Radiotherapie erwogen werden. Bei Patienten mit Knochenmetastasen scheint der Einsatz von Zolendronsäure oder Denosumab das Auftreten knöcherner Komplikationen leicht zu verzögern.

Zweit- und nachfolgende Therapielinien

Bei Versagen der Erstlinientherapie mit EV und Pembrolizumab sollte in der Zweitlinie eine cisplatinhaltige Chemotherapie durchgeführt werden. Bei Patienten, die in der Erstline keinen Immuncheckpoint-Inhibitor erhalten haben, sollten – sofern keine Kontraindikation vorliegt – unabhängig vom PD-L1-Status einen IO wie Pembrolizumab (Bellmunt et al. 2017) oder alternativ auch Atezolizumab (Powles et al. 2018) oder Nivolumab (Sharma et al. 2017) erhalten. Eine weitere Alternative in der Zweitlinie ist Enfortumab-Vedotin, das in dieser Situation ein signifikant verlängertes OS im Vergleich zu Chemotherapie zeigte (Powles et al. 2021; **Empfehlungsgrad A;** DGU 2024b).

Bei Progress sollte auch eine frühzeitige Testung auf genetische Veränderungen besonders im *FGFR3*-Gen veranlasst werden, bei welchen möglicherweise eine Therapie mit Erdafitinib (Loriot et al. 2019; Loriot et al. 2023), einem Inhibitor des Fibroblastin-Wachstumsfaktor-Rezeptors, infrage kommt. Dieser ist durch die FDA und EMA bereits zugelassen. Außerdem bislang nur durch die FDA bei Progress nach platinhaltiger Chemotherapie und Immuntherapie zugelassen ist eine Therapie mit Sacituzumab-Govitecan (Tagawa 2021), einem gegen Trop-2 gerichteten Antikörper-Wirkstoff-Konjugat.

Traditionell können daneben verschiedene Kombinations- oder Monochemotherapien als Salvage-Therapie zum Einsatz kommen. Hier stellt bei initial gutem Ansprechen eine Re-Exposition mit einer platinhaltigen Chemotherapie eine Möglichkeit dar. Alternativ kommen Substanzen wie Taxane und Vinflunin zum Einsatz, wobei das Outcome insgesamt nicht zufriedenstellend ist. Daher sollte, wann immer möglich und sinnvoll, der Einschluss in eine klinische Studie evaluiert werden.

15.2.6 Nachsorge

Art und Häufigkeit der Nachsorge sind abhängig vom Rezidivrisiko und der durchgeführten Therapie.

Bei nichtmuskelinvasiven HBK mit niedrigem Risiko sollte nach 3 Mon. und dann jährlich bis zu 5 J. eine Zystoskopie durchgeführt. Bei hohem und sehr hohem Risiko sollte für die ersten 2 J. alle 3 Mon., dann bis zum 5. J. alle 6 Mon. und danach jährlich eine Zystoskopie durchgeführt werden. Bei intermediärem Risiko liegen die Zystoskopieabstände dazwischen. Zusätzlich sollte bei intermediärem, hohem und sehr hohem Risiko eine Urinzytologie und insbesondere bei hohem und sehr hohem Risiko jährlich eine (CT-)Urographie durchgeführt werden.

Bei muskelinvasiven HBK nach kurativ intendierter Zystektomie ist im 1. J. eine Kontrolle alle 3 Mon., ab dem 2. J. alle 6 Mon. und ab dem 6. J. jährlich erforderlich. Zur Nachsorge zählen dabei eine Anamnese bzgl. Kontinenz und Sexualfunktion, Erhebung des psychoonkologischen Sozialstatus, Stomakontrolle, Laborabnahme (ab dem 3. J. 1 ×/J. inklusive Vitamin B_{12} bei Nutzung des terminalen Ileums), Blutgasanalyse (zur Vermeidung einer metabolischen Azidose, insbesondere bei kontinenter Harnableitung aufgrund der Ammoniumrückresorption), Urinkultur, Urinzytologie, ggf. eine Spülzytologie bei defunktionalisierter Urethra, eine Sonographie und eine CT von Thorax/Abdomen inklusive Urographie (ab dem 2. bzw. 3. J. nur noch jährlich). Tatsächlich entwickeln etwa 4–10 % der Patienten mit Blasenkarzinom im Verlauf einen Tumor der verbleibenden oberen Harnwege (Gakis, Fahmy 2016). Daneben stellen funktionelle Komplikationen bei Harnableitung nach Zystektomie ein Hauptproblem der Nachsorge dar und betreffen > 50 % der Patienten mit einem 10-Jahres-Überleben (Soukop et al. 2012). Nach primär organerhaltender multimodaler Therapie betragen die Nachsorgeintervalle für Zystoskopie und Urinzytologie 3 Mon. für die ersten 3 J., 6 Mon. ab dem 4. J. und 12 Mon. ab dem 6. J., wobei die Bildgebungsintervalle denen nach Zystektomie entsprechen.

PRAXISTIPP

- Im Stadium I wird eine TUR-B mit Frühinstillation (niedriges Risiko) bzw. adjuvanter Instillationstherapie mit einem Zytostatikum oder BCG (intermediäres bis sehr hohes Risiko) durchgeführt. Bei hohem Risiko kann hier auch bereits eine radikale Zystektomie erfolgen.

15

- Im Stadium II und III erfolgt eine radikale Zystektomie, nach Möglichkeit mit neoadjuvanter oder sonst adjuvanter Chemotherapie. Alternativ kann eine multimodale, primär organerhaltende Therapie evaluiert werden.
- Im Stadium IV besteht die Erstlinientherapie nach Möglichkeit in einer Kombination aus Enfortumab-Vedotin (EV) und Pembrolizumab. Bei für EV ungeeigneten Patienten kommt eine Chemotherapie mit Platin/Gemcitabin und einer Avelumab-Erhaltungstherapie zum Einsatz. Für Chemotherapie ungeeignete Patienten mit einem positiven PDL-1-Status können mit einer IO-Monotherapie (Pembrolizumab oder Atezolizumab) therapiert werden. In den Folgelinien kommen sowohl andere Zytostatika sowie Immuncheckpoint-Inhibitoren und Antikörper-Wirkstoff-Konjugate wie EV zum Einsatz. Die frühzeitige Testung bei Progression auf *FGR3*-Mutationen sollte veranlasst werden, da ggf. eine molekulare Therapie mit Erdafitinib erfolgen kann. Weitere molekulare Therapien werden in klinischen Studien erprobt

15

LEITLINIEN KAP. 15.1

Albiges L, Powles T, Staehler M et al.: Updated European Association of Urology Guidelines on Renal Cell Carcinoma: Immune Checkpoint Inhibition Is the New Backbone in First-line Treatment of Metastatic Clear-cell Renal Cell Carcinoma. Eur Urol 76(2) (2019) 151–156.

Bergmann L, Bauernhofer T, Bokemeyer C et al.: Nierenzellkarzinom (Hypernephrom). Onkopedia Leitlinie, Februar 2024. Deutsche Gesellschaft für Hämatologie und Medizinische Onkologie e. V.

Bex A, Albiges L, Ljungberg B et al.: Updated European Association of Urology Guidelines for Cytoreductive Nephrectomy in Patients with Synchronous Metastatic Clear-cell Renal Cell Carcinoma. Eur Urol 74(6) (2018) 805–809.

Deutsche Gesellschaft für Hämatologie und Medizinische Onkologie e. V. (DGHO): S3-Leitlinie Diagnostik, Therapie und Nachsorge des Nierenzellkarzinoms. AWMF-Registernummer: 034-017OL. Version 4.0. 2024. www.leitlinienprogramm-onkologie.de/leitlinien/nierenzellkarzinom/.

Deutsche Gesellschaft für Hämatologie und Medizinische Onkologie e. V. (DGHO): Leitlinie Nierenzellkarzinom. 2024. www.onkopedia.com/de/onkopedia/guidelines/nierenzellkarzinom-hypernephrom/@@guideline/html/index.html.

European Association of Urology (EAU) Guidelines; Ljungberg B, Bex A, Albiges L et al.: Renal Cell Carcinoma. 2024. https://uroweb.org/guideline/renal-cell-carcinoma/.

Hora M, Albiges L, Bedke J et al.: European Association of Urology Guidelines Panel on Renal Cell Carcinoma Update on the New World Health Organization Classification of Kidney Tumours 2022: The Urologist's Point of View. Eur Urol 83(2) (2023) 97–100.

Ljungberg B, Albiges L, Abu-Ghanem Y et al.: Guidelines on Renal Cell Carcinoma: The 2022 Update. Eur Urol 82(4) (2022) 399–410.

LEITLINIEN KAP. 15.2

Deutsche Gesellschaft für Urologie (DGU) et al.: S3-Leitlinie Früherkennung, Diagnose, Therapie und Nachsorge des Harnblasenkarzinoms Langversion 2.0 – März 2020 AWMF-Registernummer: 032/038OL. Version 2.0. www.leitlinienprogramm-onkologie.de/leitlinien/harnblasenkarzinom. 2020.

DGHO et al.: Blasenkarzinom (Urothelkarzinom). www.onkopedia.com/de/onkopedia/guidelines/blasenkarzinom-urothelkarzinom/@@guideline/html/index.html. 2019.

EAU Guidelines; Gontero P, Birtle A, Compérat E et al.: Non-muscle-invasive Bladder Cancer (TaT1 and CIS). https://uroweb.org/guideline/non-muscle-invasive-bladder-cancer. 2024a.

EAU Guidelines; Witjes JA, Bruins HM, Carrión A et al.: Muscle-invasive and Metastatic Bladder Cancer. https://uroweb.org/guideline/bladder-cancer-muscle-invasive-and-metastatic. 2024b.

LITERATUR KAP. 15.1

Ahrens M, Hartmann A, Bergmann L: Was ist neu bei der Diagnostik und Therapie des Nierenzellkarzinoms? DMW 145(11) (2020) 734–739.

Albiges L, Rini BI, Peltola K et al.: Belzutifan versus everolimus in participants (pts) with previously treated advanced clear cell renal cell carcinoma (ccRCC): Randomized open-label phase III LITESPARK-005 study. ESMO 2023 (abstr).

Albiges L, Tannir NM, Burotto M et al.: First-line Nivolumab plus Ipilimumab Versus Sunitinib in Patients Without Nephrectomy and With an Evaluable Primary Renal Tumor in the CheckMate 214 Trial. Eur Urol 81(3) (2022) 266–271.

Amin MB, Edge SB, Greene F et al. (Eds.). AJCC Cancer Staging Manual, 8th ed. New York: Springer International Publishing 2017.

Bergmann L, Grünwald V, Maute L et al.: A Randomized Phase IIa Trial with Temsirolimus versus Sunitinib in Advanced Non-Clear Cell Renal Cell Carcinoma: An Intergroup Study of the CESAR Central European Society for Anticancer Drug Research-EWIV and the Interdisciplinary Working Group on Renal Cell Cancer (IAGN) of the German Cancer Society. Oncol Res Treat 43(7–8) (2020) 333–339. doi: https://doi.org/10.1159/000508450. Epub 2020 Jun 15. PMID: 32541143.

Bergmann L, Weber S, Hartmann A, Ahrens M: Pathology and systemic therapy of non-clear cell renal cell carcinoma: an overview. Expert Rev Anticancer Ther 21(11) (2021) 1273–1286.

Bex A, Mulders P, Jewett M et al.: Comparison of Immediate vs Deferred Cytoreductive Nephrectomy in Patients With Synchronous Metastatic Renal Cell Carcinoma Receiving Sunitinib: The SURTIME Randomized Clinical Trial. JAMA Oncol 5(2) (2019) 164–170.

Bi L, Zhang C, Li K et al.: Robotic Partial Nephrectomy for Renal Tumors Larger than 4 cm: A Systematic Review and Meta-analysis. PLoS One 8(10) (2013) e75050.

Blom Jh, van Poppel H, Marechal JM et al.: Radical nephrectomy with and without lymph node dissection: preliminary results of the EORTC randomized phase III protocol 30881. EORTC Genitourinary Group. Eur Urol 36(6) (1999) 570–575.

Capitanio U, Bensalah K, Bex A et al.: Epidemiology of Renal Cell Carcinoma. Eur Urol 75(1) (2019) 74–84.

Choueiri TK, Escudier B, Powles T et al.: Cabozantinib versus everolimus in advanced renal cell carcinoma (METEOR): final results from a randomised, open-label, phase 3 trial. Lancet Oncol 17(7) (2016) 917–927.

Choueiri TK, Piotr Tomczak P, Se Hoon Park SH et al.: Overall survival results from the phase 3 KEYNOTE-564 study of adjuvant pembrolizumab versus placebo for the treatment of clear cell renal cell carcinoma (ccRCC). ASCO GU, 2024a (abstr.).

Choueiri TK, Powles T, Burotto M et al.: Nivolumab plus cabozantinib versus sunitinib for advanced renal-cell carcinoma. N Engl J Med 384 (2021a) 829–841.

Choueiri TK, Tomczak P, Park SH et al. Adjuvant pembrolizumab after nephrectomy in renal-cell carcinoma. N Engl J Med 385 (2021b) 683–694. doi: https://doi.org/10.1056/NEJMoa2106391.

de Bruijn R, Wimalasingham A, Szabados B et al.: Deferred Cytoreductive Nephrectomy Following Presurgical Vascular Endothelial Growth Factor Receptor-targeted Therapy in Patients with Primary Metastatic Clear Cell Renal Cell Carcinoma: A Pooled Analysis of Prospective Trial Data. Eur Urol Oncol Jan 16. Pii (2020): S2588–9311(20)30001–8.

Drobner J, Portal D, Runcie K et al.: Treatment for Advanced and Metastatic Non-Clear Cell Renal Cell Carcinoma: Examining Modern Therapeutic Strategies for a Notoriously Challenging Malignancy. J Kidney Cancer VHL 10(3) (2023) 37–60.

European Cancer Information System (ECIS): https://ecis.jrc.ec.europa.eu.

Forde C, Lim DHK, Alwan Y et al.: Hereditary Leiomyomatosis and Renal Cell Cancer: Clinical, Molecular, and Screening Features in a Cohort of 185 Affected Individuals. Eur Urol Oncol Dec 9. Pii (2019) S2588–9311(19)30161–0.

Gill IS, Kavoussi LR, Lane BR et al.: Comparison of 1,800 laparoscopic and open partial nephrectomies for single renal tumors. J Urol 178 (2007) 41–46.

Gross-Goupil M, Kwon TG, Eto M et al.: Axitinib Versus Placebo as an Adjuvant Treatment for Renal Cell Carcinoma: Results From the Phase III, Randomized ATLAS Trial. Ann Oncol 29(12) (2018) 2371–2378.

Haas NB, Manola J, Uzzo RG et al.: Adjuvant sunitinib or sorafenib for high-risk, non-metastatic renal-cell carcinoma (ECOG-ACRIN E2805): a double-blind, placebo-controlled, randomised, phase 3 trial. Lancet 387(10032) (2016) 2008–2016.

Heng DYC, Xie W, Regan MM et al.: External validation and comparison with other models of the International Metastatic Renal-Cell Carcinoma Database Consortium prognostic model: a population-based study. Lancet Oncol 14 (2013) 141–148.

Ishihara H, Ikeda T, Fukuda H et al.: Renal cell carcinoma outcomes in end-stage renal disease: A 40-year study from two Japanese institutions. Int J Urol 31(1) (2024) 73–81.

John A, Spain L, Hamid AA: Navigating the Current Landscape of Non-Clear Cell Renal Cell Carcinoma: A Review of the Literature. Curr Oncol 30(1) (2023) 923–937.

Jonasch E, Donskov F, Iliopoulos O et al. Belzutifan for Renal Cell Carcinoma in von Hippel-Lindau Disease. N Engl J Med 385(22) (2021) 2036–2046.

Ljungberg B, Campbell SC, Cho HY et al.: The epidemiology of renal cell carcinoma. Eur Urol 60 (2011) 615–621.

Miller K, Bergmann L, Doehn C et al.: Interdisziplinäre Empfehlungen zur Behandlung des fortgeschrittenen Nierenzellkarzinoms [Interdisciplinary recommendations for the treatment of advanced renal cell carcinoma]. Aktuelle Urol 53(5) (2022) 403–415.

Moch H, Amin MB, Berney DM et al. The 2022 World Health Organization Classification of Tumours of the Urinary System and Male Genital Organs-Part A: Renal, Penile, and Testicular Tumours. Eur Urol 82(5) (2022) 458–468.

Moore LE, Nickerson ML, Brennan P et al.: Von Hippel-Lindau (VHL) inactivation in sporadic clear cell renal cancer: associations with germline VHL polymorphisms and etiologic risk factors. PLoS Genet 7(10) (2011) e1002312.

Motzer R, Alekseev B, Rha SY et al.: Lenvatinib plus pembrolizumab or everolimus for advanced renal cell carcinoma. N Engl J Med 384 (2021) 1289–1300.

Motzer RJ, Escudier B, McDermott DF et al.: Nivolumab versus Everolimus in Advanced Renal-Cell Carcinoma. N Engl J Med 373 (2015a) 1803–1813.

Motzer RJ, Escudier B, McDermott DF et al.: Survival outcomes and independent response assessment with nivolumab plus ipilimumab versus sunitinib in patients with advanced renal cell carcinoma: 42-month follow-up of a randomized phase 3 clinical trial. J Immunother Cancer 8(2) (2020) e000891.

Motzer RJ, Escudier B, Powles T et al.: Long-term follow-up of overall survival for cabozantinib versus everolimus in advanced renal cell carcinoma. Br J Cancer 118 (2018b) 1176–1178.

Motzer RJ, Haas NB, Donskov F et al.: Randomized Phase III Trial of Adjuvant Pazopanib Versus Placebo After Nephrectomy in Patients With Localized or Locally Advanced Renal Cell Carcinoma. J Clin Oncol 35(35) (2017) 3916–3923.

Motzer RJ, Hutson TE, Glen H et al.: Lenvatinib, everolimus, and the combination in patients with metastatic renal cell carcinoma: a randomised, phase 2, open-label, multicentre trial. Lancet Oncol 16(15) (2015b) 1473–1482.

Motzer RJ, Penkov K, Haanen J et al.: Avelumab plus Axitinib versus Sunitinib for Advanced Renal-Cell Carcinoma. N Engl J Med 380(12) (2019) 1103–1115.

Motzer RJ, Russo P, Grünwald V et al.: Adjuvant nivolumab plus ipilimumab versus placebo for localised renal cell carcinoma after nephrectomy (CheckMate 914): a double-blind, randomised, phase 3 trial. Lancet 401 (2023) 821–832.

Motzer RJ, Tannir NM, McDermott DF et al.: Nivolumab plus Ipilimumab versus Sunitinib in Advanced Renal-Cell Carcinoma. N Engl J Med 378 (2018a) 1277–1290.

National Cancer Institute (NIH): https://seer.cancer.gov/statfacts/html/kidrp.html. 2024.

Noguchi G, Tsutsumi S, Yasui M et al.: Significant response to nivolumab for metastatic chromophobe renal cell carcinoma with sarcomatoid differentiation: a case report. BMC Urol 18(1) (2018) 26.

Pal SK, Tangen C, Thompson IM Jr et al.: A comparison of sunitinib with cabozantinib, crizotinib, and savolitinib for treatment of advanced papillary renal cell carcinoma: a randomised, open-label, phase 2 trial. Lancet 397(10275) (2021) 695–703.

Pal SK, Uzzo R, Karam JA et al.: Adjuvant atezolizumab versus placebo for patients with renal cell carcinoma at increased risk of recurrence following resection (Immotion010): a multicentre, randomized, double-blind, phase 3 trial. Lancet 400 (2022) 1103–1116.

Palumbo C, Mistretta FA, Knipper S et al.: Conditional Survival of Patients with nonmetastatic renal cell carcinoma: How cancer-specific mortality changes after nephrectomy. J Natl Compr Canc Netw 18(1) (2020) 44–51.

Pollack MH, Betof A, Dearden H et al.: Safety of resuming anti-PD-1 in patients with immune-related adverse events (irAEs) during combined anti-CTLA-4 and anti-PD1 in metastatic melanoma. Ann Oncol 29(1) (2018) 250–255.

Powles T, Bellmunt J, Comperat E et al.: ESMO Guidelines Committee. Electronic address: clinicalguidelines@esmo.org. ESMO Clinical Practice Guideline interim update on first-line therapy in advanced urothelial carcinoma. Ann Oncol 35(6) (2024a) 485–490.

Powles T, Valderrama BP, Gupta S et al.: EV-302 Trial Investigators. Enfortumab Vedotin and Pembrolizumab in Untreated Advanced Urothelial Cancer. N Engl J Med 390(10) (2024b) 875–888.powles

Ravaud A, Motzer RJ, Pandha HS et al.: Adjuvant Sunitinib in High-Risk Renal-Cell Carcinoma after Nephrectomy. N Engl J Med 375(23) (2016) 2246–2254.

Raychaudhuri R, Riese MJ, Bylow K et al.: Immune Check Point Inhibition in Sarcomatoid Renal Cell Carcinoma: A New Treatment Paradigm. Clin Genitourin Cancer 15 (2017) e897–e901.

Rini BI, Plimack ER, Stus V et al.: Pembrolizumab plus Axitinib versus Sunitinib for Advanced Renal-Cell-Carcinoma. N Engl J Med 380(12) (2019) 1116–1127.

Ristau BT, Manola J, Haas NB et al.: Retroperitoneal Lymphadenectomy in High Risk, Nonmetastatic Renal Cell Carcinoma: An Analysis of the ASSURE (ECOG-ACRIN 2805) Adjuvant Trial. J Urol 199(1) (2018) 53–59.

Robert Koch-Institut (RKI): Krebs in Deutschland für 2019/2020. Gesellschaft der epidemiologischen Krebsregister in Deutschland e. V. (Hrsg.). Krebs in Deutschland 2015/2016, 12. Ausgabe, Berlin 2020.

Shao N, Wang HK, Zhu Y et al.: Modification of American Joint Committee on cancer prognostic groups for renal cell carcinoma. Cancer Med 7(11) (2018) 5431–5438.

Tsui KH, Shvarts O, Smith RB et al.: Renal cell carcinoma: prognostic significance of incidentally detected tumors. J Urol 163 (2000) 426–430.

Tsuzuki T, Iwata H, Murase Y et al.: Renal tumors in end-stage renal disease: A comprehensive review. Int J Urol 25(9) (2018) 780–786.

LITERATUR KAP. 15.2

Advanced Bladder Cancer (ABC) Meta-analysis Collaboration: Neoadjuvant chemotherapy in invasive bladder cancer: update of a systematic review and meta-analysis of individual patient data advanced bladder cancer (ABC) meta-analysis collaboration. Eur Urol 48(2) (2005) 202–205; discussion 5–6.

Bajorin DF, Witjes JA, Gschwend JE et al.: Adjuvant Nivolumab versus Placebo in Muscle-Invasive Urothelial Carcinoma. N Engl J Med 384(22) (2021) 2102–2114.

Balar AV, Castellano D, O'Donnell PH et al.: First-line pembrolizumab in cisplatin-ineligible patients with locally advanced and unresectable or metastatic urothelial cancer (KEYNOTE-052): a multicentre, single-arm, phase 2 study. Lancet Oncol 18(11) (2017a) 1483–1492.

Balar AV, Galsky MD, Rosenberg JE et al.: Atezolizumab as first-line treatment in cisplatin-ineligible patients with locally advanced and metastatic urothelial carcinoma: a single-arm, multicentre, phase 2 trial. Lancet 389(10064) (2017b) 67–76.

Bellmunt J, de Wit R, Vaughn DJ et al.: Pembrolizumab as Second-Line Therapy for Advanced Urothelial Carcinoma. N Engl J Med 376(11) (2017) 1015–1026.

Bellmunt J, Hussain M, Gschwend JE et al.: Adjuvant atezolizumab versus observation in muscle-invasive urothelial carcinoma (IMvigor010): a multicentre, open-label, randomised, phase 3 trial. Lancet Oncol 22(4) (2021) 525–537.

Brierley JD, Gospodarowicz MK, Wittekind C (Eds.): TNM Classification of Malignant Tumours. UICC International Union Against Cancer. 8th ed. Oxford: Wiley-Blackwell 2016.

Cheng CW, Chan SF, Chan LW et al.: Twelve-year follow up of a randomized prospective trial comparing bacillus Calmette-Guerin and epirubicin as adjuvant therapy in superficial bladder cancer. Int J Urol 12(5) (2005) 449–455.

de Reijke TM, Kurth KH, Sylvester RJ et al.: Bacillus Calmette-Guerin versus epirubicin for primary, secondary or concurrent carcinoma in situ of the bladder: results of a European Organization for the Research and Treatment of Cancer-Genito-Urinary Group Phase III Trial (30906). J Urol 173(2) (2005) 405–409.

Funt SA, Lattanzi M, Whiting K et al.: Neoadjuvant Atezolizumab With Gemcitabine and Cisplatin in Patients With Muscle-Invasive Bladder Cancer: A Multicenter, Single-Arm, Phase II Trial. J Clin Oncol 40(12) (2022) 1312–1322.

Gakis G, Fahmy O: Systematic Review and Meta-Analysis on the Impact of Hexaminolevulinate – Versus White-Light Guided Transurethral Bladder Tumor Resection on Progression in Non-Muscle Invasive Bladder Cancer. Bladder Cancer 2(3) (2016) 293–300.

Galsky MD, Chen GJ, Oh WK et al.: Comparative effectiveness of cisplatin-based and carboplatin-based chemotherapy for treatment of advanced urothelial carcinoma. Ann Oncol 23(2) (2012) 406–410.

Hautmann RE, de Petriconi RC, Pfeiffer C, Volkmer BG. Radical cystectomy for urothelial carcinoma of the bladder without neoadjuvant or adjuvant therapy: long-term results in 1100 patients. Eur Urol 61(5) (2012) 1039–1047.

Leow JJ, Martin-Doyle W, Rajagopal PS et al.: Adjuvant chemotherapy for invasive bladder cancer: a 2013 updated systematic review and meta-analysis of randomized trials. Eur Urol 66(1) (2014) 42–54.

Loriot Y, Matsubara N, Park SH et al.: Phase 3 THOR study: Results of erdafitinib (erda) versus chemotherapy (chemo) in patients (pts) with advanced or metastatic urothelial cancer (mUC) with select fibroblast growth factor receptor alterations (FGFRalt). (https://doi.org/10.1200/JCO.2023.41.17_suppl.LBA4619). J Clin Oncol 41 (17 suppl) (2023).

Loriot Y, Necchi A, Park SH et al.: Erdafitinib in Locally Advanced or Metastatic Urothelial Carcinoma. N Engl J Med 381(4) (2019) 338–348.

Mamede I, Escalante-Romero L, Celso DSG et al.: Immunothrapy Plus Chemotherapy Versus Chemotherapy Alone as First-Line Treatment for Advanced Urothelial Cancer: An Updated Systematic Review and Meta-Analysis of Randomized Controlled Trials. Clin Genitourin Cancer 22(5) (2024) 102154.

Mak RH, Hunt D, Shipley WU et al.: Long-term outcomes in patients with muscle-invasive bladder cancer after selective bladder-preserving combined-modality therapy: a pooled analysis of Radiation Therapy Oncology Group protocols 8802, 8903, 9506, 9706, 9906, and 0233. J Clin Oncol 32(34) (2014) 3801–3809.

Malmstrom PU, Sylvester RJ, Crawford DE et al.: An individual patient data meta-analysis of the long-term outcome of randomised studies comparing intravesical mitomycin C versus bacillus Calmette-Guerin for non-muscle-invasive bladder cancer. Eur Urol 56(2) (2009) 247–256.

Necchi A, Anichini A, Raggi D et al.: Pembrolizumab as Neoadjuvant Therapy Before Radical Cystectomy in Patients With Muscle-Invasive Urothelial Bladder Carcinoma (PURE-01): An Open-Label, Single-Arm, Phase II Study. J Clin Oncol 36(34) (2018) 3353–3360. doi: https://doi.org/10.1200/JCO1801148.

Ploussard G, Daneshmand S, Efstathiou JA et al.: Critical analysis of bladder sparing with trimodal therapy in muscle-invasive bladder cancer: a systematic review. Eur Urol 66(1) (2014) 120–137.

Powles T, Duran I, van der Heijden MS et al.: Atezolizumab versus chemotherapy in patients with platinum-treated locally advanced or metastatic urothelial carcinoma (IMvigor211): a multicentre, open-label, phase 3 randomised controlled trial. Lancet 391(10122) (2018) 748–757.

Powles T, Park SH, Voog E et al.: Avelumab Maintenance Therapy for Advanced or Metastatic Urothelial Carcinoma. N Engl J Med 383(13) (2020) 1218–1230.

Powles T, Rosenberg JE, Sonpavde GP et al.: Enfortumab Vedotin in Previously Treated Advanced Urothelial Carcinoma. N Engl J Med 384(12) (2021) 1125–1135.

Robert Koch-Institut (RKI), Gesellschaft der epidemiologischen Krebsregister in Deutschland e. V.: Krebs in Deutschland für 2019/2020. 14. A. Berlin 2023.

Rose TL, Harrison MR, Deal AM et al.: Phase II Study of Gemcitabine and Split-Dose Cisplatin Plus Pembrolizumab as Neoadjuvant Therapy Before Radical Cystectomy in Patients With Muscle-Invasive Bladder Cancer. J Clin Oncol 39(28) (2021) 3140–3148.

Schmidt S, Kunath F, Coles B et al. Intravesical Bacillus Calmette-Guerin versus mitomycin C for Ta and T1 bladder cancer. The Cochrane database of systematic reviews. 1 (2020) CD011935.

Shang PF, Kwong J, Wang ZP et al.: Intravesical Bacillus Calmette-Guerin versus epirubicin for Ta and T1 bladder cancer. The Cochrane database of systematic reviews. (5) (2011) CD006885.

Sharma P, Retz M, Siefker-Radtke A et al.: Nivolumab in metastatic urothelial carcinoma after platinum therapy (CheckMate 275): a multicentre, single-arm, phase 2 trial. Lancet Oncol 18(3) (2017) 312–322.

Soukup V, Babjuk M, Bellmunt J et al.: Follow-up after surgical treatment of bladder cancer: a critical analysis of the literature. Eur Urol 62(2) (2012) 290–302.

Stein JP, Lieskovsky G, Cote R et al.: Radical cystectomy in the treatment of invasive bladder cancer: long-term results in 1,054 patients. J Clin Oncol 19(3) (2001) 666–675.

Sternberg CN, Skoneczna I, Kerst JM et al.: Immediate versus deferred chemotherapy after radical cystectomy in patients with pT3-pT4 or N+ M0 urothelial carcinoma of the bladder (EORTC 30994): an intergroup, open-label, randomised phase 3 trial. Lancet Oncol 16(1) (2015) 76–86.

Sylvester RJ, Oosterlinck W, Holmang S et al.: Systematic Review and Individual Patient Data Meta-analysis of Randomized Trials Comparing a Single Immediate Instillation of Chemotherapy After Transurethral Resection with Transurethral Resection Alone in Patients with Stage pTa-pT1 Urothelial Carcinoma of the Bladder: Which Patients Benefit from the Instillation? Eur Urol. 69(2) (2016) 231–244.

Sylvester RJ, Rodriguez O, Hernandez V et al.; European Association of Urology (EAU): Prognostic Factor Risk Groups for Non-muscle-invasive Bladder Cancer (NMIBC) Incorporating the WHO 2004/2016 and WHO 1973 Classification Systems for Grade: An Update from the EAU NMIBC Guidelines Panel. Eur Urol 79(4) (2021) 480–488.

Szabados B, Kockx M, Assaf ZJ et al.: Final Results of Neoadjuvant Atezolizumab in Cisplatin-ineligible Patients with Muscle-invasive Urothelial Cancer of the Bladder. Eur Urol 82(2) (2022) 212–222.

Tagawa ST, Balar AV, Petrylak DP et al.: TROPHY-U-01: A Phase II Open-Label Study of Sacituzumab Govitecan in Patients With Metastatic Urothelial Carcinoma Progressing After Platinum-Based Chemotherapy and Checkpoint Inhibitors. J Clin Oncol 39(22) (2021) 2474–2485.

van der Heijden MS, Sonpavde G, Powles T et al.: CheckMate 901 Trial Investigators. Nivolumab plus Gemcitabine-Cisplatin in Advanced Urothelial Carcinoma. N Engl J Med 389(19) (2023) 1778–1789.

Winquist E, Kirchner TS, Segal R et al.: Neoadjuvant chemotherapy for transitional cell carcinoma of the bladder: a systematic review and meta-analysis. J Urol 171(2 Pt 1) (2004) 561–569.

World Health Oranization (WHO): WHO Classification of Tumours Editorial Board: Urinary and Male Genital Tumours. WHO Classification of Tumours. 5th ed. Lyon (France): International Agency for Research on Cancer; 2022.

Yafi FA, Brimo F, Steinberg J et al.: Prospective analysis of sensitivity and specificity of urinary cytology and other urinary biomarkers for bladder cancer. Urol Oncol 33(2) 66 (2015) e25–31.

Yin M, Joshi M, Meijer RP et al.: Neoadjuvant Chemotherapy for Muscle-Invasive Bladder Cancer: A Systematic Review and Two-Step Meta-Analysis. Oncologist 21(6) (2016) 708–715.

15

KAPITEL

16 Medikamentendosierung bei akuter und chronischer Nierenkrankheit

Frieder Keller, Ulla Ludwig und Fridtjof Harder

16.1 Nierenfunktion

Die Anpassung der Arzneimitteldosis richtet sich nach der glomerulären Filtrationsrate (GFR). Die GFR kann man nicht unabhängig oder direkt bestimmen, sondern nur aus abhängigen Markern wie dem Kreatinin abschätzen (eGFR). Mithilfe exogener Marker wie Iohexol kann man die gemessene GFR (mGFR) als Clearance berechnen. Praktisch bewährt hat sich die Formel für die eGFR nach der CKD-EPI-Formel (Chronic Kidney Disease Epidemiology Collaboration), für die inzwischen auch eine Version unabhängig von Ethnie („Race“) und Geschlecht vorliegt.

Bei akuter Nierenschädigung (AKI) ist die Arzneimitteldosierung besonders kritisch, da die eGFR der tatsächlichen Nierenfunktion immer um etwa 24 h nachhinkt. Ein Anstieg der GFR-Marker wie Kreatinin oder Cystatin C benötigt akkumulationsbedingt Zeit. Die kinetische GFR ist ein Ansatz, um die tatsächliche Nierenfunktion aus der Steilheit des GFR-Verlustes zu berechnen (Bairy 2020). Für eine vereinfachte Version werden nur 2 Kreatinin-Messungen, also 2 eGFR-Werte zu 2 Zeitpunkten, benötigt:

$$kinetGFR = eGFR_2 - \frac{eGFR_1 - eGFR_2}{t_2 - t_1} \cdot t_{2+24h}$$

Die Prinzipien der Dosisanpassung bei akuter Nierenschädigung gelten v. a. auf der Intensivstation. Sie lassen sich übertragen und gelten auch bei chronischen Nierenkrankheiten (CKD).

16.2 Nierenfunktion und Elimination von Arzneimitteln

Die Ausscheidung von Medikamenten hängt in unterschiedlichem Maß von der Nierenfunktion ab. Vielfach wird diese Abhängigkeit anhand der renalen und der nichtrenalen Clearance dargestellt. Praktischer in der Anwendung sind jedoch die renal eliminierte Fraktion und die Halbwertszeit. Die renal eliminierte Fraktion (f_{ren}) ist der Prozentsatz eines Medikaments oder von dessen aktivem Metaboliten, der über die gesunde Niere ausgeschieden wird. Diese Kenngröße wird bei Personen mit normaler Nierenfunktion ermittelt; sie muss bei der Zulassung eines Medikaments den Behörden vorgelegt werden. Noch zuverlässiger ist die Halbwertszeit, wenn sie bei Patienten mit normaler ($T_{1/2norm}$) und mit fehlender Nierenfunktion ($T_{1/2fail}$) gemessen wurde.

$$f_{ren} = 1 - \frac{T_{1/2norm}}{T_{1/2fail}}$$

Für jeden Grad der Nierenfunktionseinschränkung lässt sich aber aus der normalen Halbwertszeit und der renal eliminierten Fraktion die individuelle Halbwertszeit berechnen:

$$T_{1/2} = \frac{T_{1/2norm}}{1 - f_{ren} \cdot \left(1 - \frac{eGFR}{GFR_{norm}}\right)}$$

In der Praxis wird nicht die individuelle Halbwertszeit berechnet, sondern die Dosis wird zwischen den Herstellerangaben für normale und fehlende Nierenfunktion interpoliert. Dabei sollte beachtet werden, dass die Halbwertszeit mit einer hyperbolen Beziehung von der GFR abhängt, d. h., dass erst ab einer GFR < 60 ml/min eine Dosisanpassung notwendig wird, weil die Halbwertszeit sich relevant zu verlängern beginnt (➤ Abb. 16.1).

Intuitiv neigen viele dazu, die Halbwertszeit linear zu interpolieren. Wegen der hyperbolen Abhängigkeit wird dann die Auswirkung einer Niereninsuffizienz überschätzt. So beträgt etwa bei Meropenem für eine GFR_{norm} = 120 ml/min die normale Halbwertszeit $T_{1/2\ norm}$ = 1 h, während für eine GFR = 5 ml/min die Halbwertszeit bei $T_{1/2}$ = 10 h liegt. Wird jedoch die Halbwertszeit für eine GFR = 60 ml/min gesucht, so würde sich linear interpoliert eine $T_{1/2} \approx$ 5,7 h ergeben. Tatsächlich erhält man nach der hyperbolischen Gleichung für die individuelle Halbwertszeit jedoch $T_{1/2} \approx$ 1,8 h.

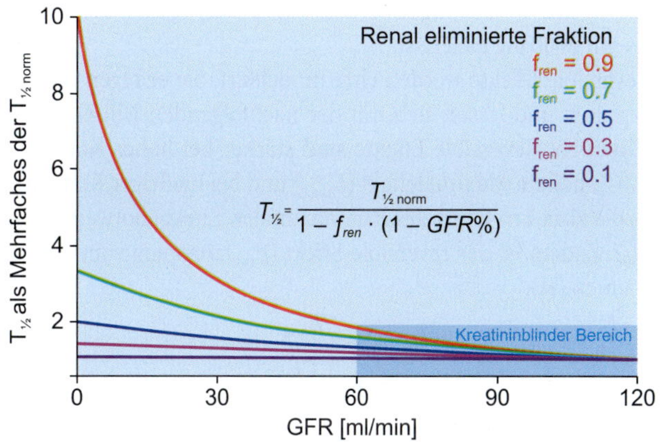

Abb. 16.1 Eine Anpassung der Arzneimitteldosis an die Nierenfunktion wird erst ab einer GFR < 60 ml/min notwendig. Der kreatininblinde Bereich markiert die „No Effect Boundary“ für die Arzneimitteldosierung (nach Lea-Henry et al. 2018). [L231]

16.3 Dosisanpassung

Arzneimittel müssen natürlich nicht nur der Nierenfunktion angepasst werden. Allgemeinzustand und Körpergewicht sind zu berücksichtigen. Das Körpergewicht (KG) kann auf zweierlei Art in die Berechnung mit einfließen. Verwendet man die Cockcroft-Gault-Formel zur Abschätzung der Nierenfunktion, fließt dort das KG in die Berechnung mit ein. Besser ist es aber, die auf 1,73 m^2 Körperoberfläche (KOF) standardisierte eGFR zu verwenden, wie sie jedes Labor heute liefert. Man behält so besser den Überblick, muss dann aber zusätzlich bei offensichtlichen Abweichungen die Dosis (D) proportional zum KG oder wie bei Tumortherapeutika zur KOF anpassen:

$$D = D_{norm} \cdot \frac{KG}{KG_{norm}}$$

Es gibt zwei Möglichkeiten, entsprechend der bei GFR-Minderung verlängerten Halbwertszeit die Dosis der eingeschränkten Nierenfunktion anzupassen: Man kann das Dosierungsintervall τ verlängern oder die Dosis reduzieren:

$$\frac{D}{\tau} = \left(\frac{D}{\tau}\right)_{norm} \cdot \frac{T_{1/2}}{T_{1/2\,norm}}$$

Die Entscheidung kann mit pharmakokinetischen Prinzipien allein nicht getroffen werden, sondern nur unter Einbeziehung pharmakodynamischer Überlegungen.

In der Pharmakodynamik werden irreversible von reversiblen Effekten unterschieden. Die irreversiblen Effekte werden selten modelliert. Sie wirken meist direkt auf die Viabilität von Zellen (Rituximab und bakterizide Antibiotika) oder die Genexpression (Inclisiran). Irreversible Effekte sind umso stärker, je länger die Halbwertszeit, je höher die Maximalkonzentration C_{max} und je kürzer die Zeit T_{max} zwischen Verabreichung und Erreichen von C_{max}:

$$E_{irrev} = C_{max} \cdot \exp\left(-0.693 \cdot \frac{T_{max}}{T_{1/2}}\right)$$

Daher ist Rituximab mit 2 × 1000 mg innerhalb von 2 Wo. wirksamer als mit 4 × 500 mg innerhalb von 4 Wo., obwohl die Gesamtdosis mit 2000 mg gleich ist.

Reversible Effekte werden eher modelliert. Sie erfolgen meist an Rezeptoren und lassen sich mit der nachfolgenden Hill-Gleichung beschreiben. Reversible Effekte sind stärker bei hoher Konzentration (C), hohem Maximaleffekt (E_{max}) und bei niedriger Konzentration, die zum Erreichen des halbmaximalen Effekts notwendig sind (CE_{50}). Zudem ist der reversible Effekt (E_{rev})abhängig vom Hill-Koeffizienten (H):

$$E_{rev} = \frac{E_{max}}{1 + \left(\frac{CE_{50}}{C}\right)^H}$$

Der Zusammenhang zwischen der Stärke des reversiblen Effekts und der Konzentration des halbmaximalen Effekts CE_{50} lässt sich so verstehen, dass eine geringe CE_{50} mit einer höheren Sensitivität des Organismus bzw. einer höheren Potenz des Wirkstoffs einhergeht. So ist etwa Voclosporin mit einer CE_{50} = 50 ng/ml potenter als Cyclosporin mit einer CE_{50} = 200 ng/ml.

Je höher der Hill-Koeffizient ausfällt, desto sigmoider verläuft die Effekt-Konzentrations-Beziehung. Es lässt sich zeigen, dass Antibiotika mit einer zeitabhängigen Wirkung einen hohen Hill-Koeffizienten aufweisen (H > 2,0). Im Gegensatz hierzu stehen Antibiotika mit konzentrationsabhängiger Wirkung, die einen geringen Hill-Koeffizienten aufweisen (H < 2,0). Ein hoher Hill-Koeffizient hat zur Folge, dass eine relevante Schwellenkonzentration (CE_{05}) existiert, unterhalb der die Wirksamkeit verloren geht:

$$CE_{05} = CE_{50} \cdot 0.053^{\frac{1}{H}}$$

Diese Zusammenhänge haben praktische Konsequenzen. Das zeitabhängig wirksame Meropenem wird besser als prolongierte Infusion mit geringeren Spiegelschwankungen verabreicht, weil bei alleiniger Bolusgabe die Talspiegel unter die Schwellenkonzentration abfallen und damit die bakteriologisch minimale inhibitorische Konzentration (MIC) von 2 bis 8 mg/l unterschreiten (CE_{05} ≈ MIC).

Substanzen mit zeitabhängiger Wirkung wie das Antibiotikum Vancomycin oder das Virostatikum Tenofovir dürfen einen bestimmten Talspiegel (C_{trough}) nicht unterschreiten, um ihre Wirksamkeit nicht zu verlieren. Vancomycin mit 2000 mg täglich als kontinuierliche Infusion mit einem Gleichgewichtsspiegel von 20 mg/l (C_{ss}) ist daher wirksamer als die gleiche Tagesdosis als Bolus von 2 × 1000 mg mit einem Talspiegel von 10 mg/l (C_{trough}). Nicht vergessen werden darf jedoch die Startdosis von 1500 mg. Weil die Talspiegel höher sind, ist auch Tenofovir mit einer Halbwertszeit von 14 h wirksamer als Zidovudin mit einer Halbwertszeit von nur 1,0 h.

Antibiotika mit konzentrationsabhängiger Wirkung wie Gentamicin oder Ciprofloxacin brauchen einen möglichst hohen Spitzenspiegel (C_{peak}). So ist etwa für Ciprofloxacin eine Tagesdosis von 2 × 500 mg wirksamer als 4 × 250 mg (Crass et al. 2019).

Für die Dosisanpassung macht es einen wesentlichen Unterschied, ob es sich um eine Induktionstherapie bei lebensbedrohlichem Krankheitsbild handelt oder um eine Erhaltungstherapie bei schon länger gut eingestellten Patienten. Hilfreich ist es, sich klarzumachen, wie hoch der Zielspiegel sein sollte. Für die Induktionstherapie wie bei rapid progressiver Glomerulonephritis (z. B. ANCA-assoziierte granulomatöse nekrotisierende Erkrankung), dem Schub bei systemischem Lupus erythematodes oder z. B. einer Chemotherapie in der Onkologie ist der Maximalspiegel der Zielspiegel. Dabei muss das Risiko von Nebenwirkungen gegen die Chance des Therapieerfolgs abgewogen werden – und dies sollte auch mit den Patienten so abgesprochen werden (DGRH 2023).

16.4 Praktische Beispiele

Die Herausforderung, individuell bei Patienten die Dosis anzupassen, besteht natürlich darin, dass für viele Arzneimittel relevante Informationen nicht greifbar sind. Gerade bei nicht täglich verordneten Medikamenten ist dies der Fall. Deshalb sollen hier einige praktische Hinweise gegeben werden, die exemplarisch für bestimmte Medikamentengruppen gelten.

16.4.1 Antiinkfektiva

Pneumonie. Bei stationären Patienten dürfte die Lungenentzündung die häufigste Infektion sein, bei ambulanten Patienten der Harnwegsinfekt. Entscheidend bei Infektionen mit akuter Nierenschädigung, Sepsis und Intensivpflichtigkeit ist die sofortige Antibiotikatherapie innerhalb einer Stunde („Golden Hour"). Die Therapie beginnt mit der normalen Standarddosis und die Dosisanpassung erfolgt erst nach 48 h (van Zanten et al. 2008):

$$D_{start} = D_{norm}$$

Für Dialysepatienten beginnt z. B. eine Cefazolin-Therapie mit 3 × 2000 mg am 1. Tag und ab Tag 2 wird auf 2 × 500 mg täglich reduziert; jedoch nach Hämodialyse werden 2000 mg benötigt, um auch den Dialyseeffekt auszugleichen. Eine bedeutende Ausnahme von dieser Regel sind die Aminoglykoside, bei denen die Bolusgabe bevorzugt wird. Bei GFR < 30 ml/min sind statt einem Bolus von 320 mg nur 160 mg vom Gentamicin angezeigt, also die halbe Normaldosis auch bei Dialyse.

Daptomycin wirkt konzentrationsabhängig und die Halbwertszeit verlängert sich von 8 h auf 21 h bei einer GFR von 30 ml/min. Die normale Dosis von 500 mg/24 h (750 mg/d bei katheterassoziierter Sepsis) soll bei kontinuierlicher Hämofiltration nicht reduziert werden, da die Filtrationsleistung dann etwa einer GFR von 30 ml/min entspricht. Der Spitzenspiegel ist therapieentscheidend und der Talspiegel liegt bequem über einer theoretischen Schwellenkonzentration. Andererseits wird Daptomycin an Hämodialyse nur zu 25 % eliminiert; dann genügt eine Dosis von 500 mg jeweils nach Dialyse – also nur 3-mal/Wo., da die Halbwertszeit zwischen den Dialysen 33 h beträgt. Das Risiko für die Nebenwirkung Thrombozytopenie erfordert allerdings eine Blutbildkontrolle.

Ceftriaxon wirkt zeitabhängig und kann auch bei einer GFR von 15 ml/min unverändert mit 1 × 2000 mg oder sogar 1 × 4000 mg/d gegeben werden, da sich die Plasmabindung bei Niereninsuffizienz verringert und deshalb die Eliminationsgeschwindigkeit nur geringfügig verlängert wird.

Herpes zoster. Aciclovir gilt zur Behandlung von Herpesviren oder Gürtelrose als gesetzt. Weil die orale Verfügbarkeit gering ist, wurde Valciclovir entwickelt – es wird aber wenig eingesetzt. Der Metabolit von Aciclovir ist nierenabhängig und neurotoxisch. Eine Dosishalbierung ist also ab GFR < 60 erforderlich, eher jedenfalls als die Intervallverlängerung, da Virostatika zeitabhängig wirken. Falls es aber doch zu neurotoxischen Symptomen kommen sollte, wäre eine Hämodialyse die effektivste Möglichkeit zur Elimination.

Harnwegsinfekte. Die Therapie des Harnwegsinfekts wird an anderer Stelle in diesem Buch besprochen. Bei eingeschränkter Nierenfunktion muss die Unterdosierung gerade der Fluorochinolone wie Levofloxacin vermieden werden. Eine Levofloxacin-Dosis von nur 250 mg fördert eine Resistenzentwicklung der Bakterien. Wenn die GFR auf < 60 ml/min absinkt, ist Nitrofurantoin gefährlich und kann mit einer Pneumotoxizität einhergehen. Die orale Therapie mit Fosfomycin-Trometamol macht bis zu einer GFR von 15 ml/min noch Sinn; darunter nimmt aber die Konzentration im Urin und damit die Wirksamkeit stark ab. Fosfomycin soll zur Nacht eingenommen werden und die Blase soll 8 h lang nicht geleert werden, ausnahmsweise und im Gegensatz zur üblichen Empfehlung.

16.4.2 Onkologie

Außer den Antikörpertherapien (z. B. Trastuzumab) sind die meisten Tumortherapeutika direkt oder indirekt nephrotoxisch (z. B. Immuncheckpoint-Inhibitoren) oder ihre Ausscheidung hängt von der Nierenfunktion ab (Gemcitabin) oder sie sind gar beides, d. h. sowohl nephrotoxisch und werden vornehmlich renal eliminiert (z. B. Carboplatin). Wenn eine Chemotherapie mit platinhaltigen Substanzen nach der AUC-basierten Calvert-Formel erfolgt, führt dies unterhalb einer GFR von 60 ml/min zur Halbierung oder weniger der Normaldosis mit dem Risiko mangelnder Wirksamkeit durch Unterdosierung. Eine mögliche Lösung des therapeutischen Dilemmas besteht darin, unmittelbar nach Chemotherapie eine Hämodialyse zu planen. Dieses Konzept wurde in Japan entwickelt und wird dort seit über 20 Jahren erfolgreich in einigen Zentren praktiziert. 16

Das Konzept der Hämodialyse als pharmakokinetischem Werkzeug besteht darin, dass man bei Niereninsuffizienz die normale Standarddosis einer Tumortherapie morgens verabreicht und 1 bis 2 h später eine Hämodialyse für 6 h durchführt; danach sollte täglich weiter dialysiert werden. Mit der Hämodialyse werden Bedingungen geschaffen, die einer normnahen Clearance entsprechen sollen, aber nicht darüber hinaus (➤ Abb. 16.2). Ein Verlust der Chemotherapiewirksamkeit soll unbedingt vermieden werden.

Dieses Konzept gilt für Dialysepatienten, aber auch für Patienten mit eingeschränkter Nierenfunktion (GFR < 60 ml/min). Voraussetzung ist die Schaffung eines Dialysezugangs (Shaldon-Katheter oder Vorhofkatheter) für die Zeit der Chemotherapie. Ziel ist die Minimierung der Nephrotoxizität.

Chemotherapie-Protokolle mit Durchführung einer Hämodialyse nach Applikation sind publiziert für Platin, Cisplatin, Carboplatin, Oxaliplatin, Cyclophosphamid, Ifosfamid, Capecitabin (FBAL), Gemcitabin (dFdU), Methotrexat, Cytosin-Arabinosid, Topotecan, Melphalan (und dessen Metabolite DOH + MOH), 5-Fluorouracil, Irinotecan und S-1 = Tegafur/Gimeracil/Oteracil (Hann et al. 2018).

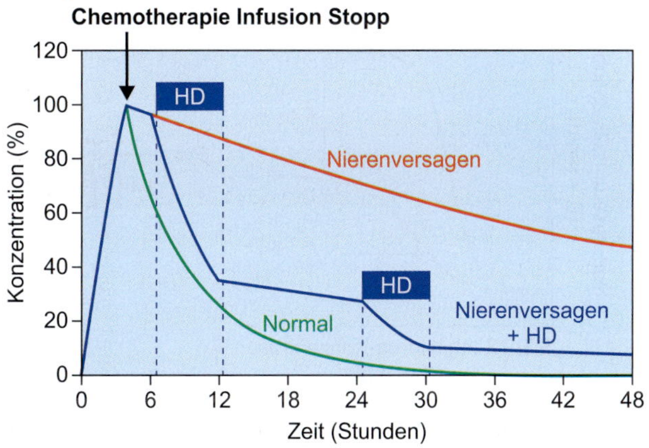

Abb. 16.2 Chemotherapie vor Hämodialyse (HD). Es wird eine Elimination des Chemotherapeutikums angestrebt, die der bei normaler Nierenfunktion entspricht. Die Applikation einer Standarddosis kann daher ermöglicht werden. [L231]

16.4.3 Diabetologie

Wegen des Risikos einer Laktatazidose sollte Metformin in der Dosis bei einer eingeschränkten Nierenfunktion angepasst werden. Die übliche Dosis von 2 × 1000 mg beträgt für eine GFR zwischen 45 und 30 ml/min nur noch 1 × 500 mg/d. Studien zur Wirksamkeit bei diesem Patientenkollektiv liegen jedoch bislang nicht vor, eine Kombinationstherapie mit neueren Antidiabetika wird i. d. R. erforderlich sein.

Der DPP4-Inhibitor Sitagliptin wird normal mit 100 mg/d dosiert und muss bei GFR < 15 ml/min auf 25 mg reduziert werden. Mit der reduzierten Dosis kann Sitagliptin dann auch bei Dialysepatienten eingesetzt werden.

Auch andere Inkretinmimetika wie die Glucagon-Like-Peptide-1-Rezeptor-Agonisten (GLP-1-RA, z. B. Exenatide) müssen an die Nierenfunktion angepasst werden. Semaglutid, das mit dem Absorptionsverstärker Na-Salcaprozat oral verfügbar gemacht wurde, ist in der Halbwertszeit nierenunabhängig und kann mit anfangs 3 mg, dann 7 mg/d auch Dialysepatienten gegeben werden.

Die Inhibitoren des Natrium-Glucose-Cotransporters 2 (SGLT2) wirken bei eingeschränkter Nierenfunktion weniger antidiabetisch, weil die Zahl der inhibierbaren Transporter mit der Zahl funktionsfähiger Nephrone abnimmt. Dies ist auch der Grund, weshalb Schleifendiuretika (wie Furosemid oder Torasemid) bei eingeschränkter Nierenfunktion in der Dosis gesteigert werden, z. B. auf Dosen > 40 mg/d. Aufgrund der eher kurzen Halbwertszeit von Furosemid ist eine Gabe 2-mal täglich morgens und mittags sinnvoll, da es ansonsten zu einem Rebound mit Flüssigkeitsakkumulation kommt.

Empagliflozin und Dapagliflozin weisen nach aktuellen Studien auch noch einen progressionshemmenden Effekt auf die Nierenfunktionsverschlechterung auf, wenn die GFR unterhalb von 25 ml/min liegt. Bislang sind die Zulassungen jedoch auf eine GFR > 20 bzw. 25 ml/min ausgelegt. Sollte die GFR unterhalb dieser Grenzwerte liegen, ist eine Neuverschreibung der Gliflozine nach aktuellen Richtlinien nicht empfohlen. Ketoazidosen scheinen bei Patienten ohne Diabetes unter SGLT2-Hemmern nicht häufiger aufzutreten (➤ Abb. 16.3).

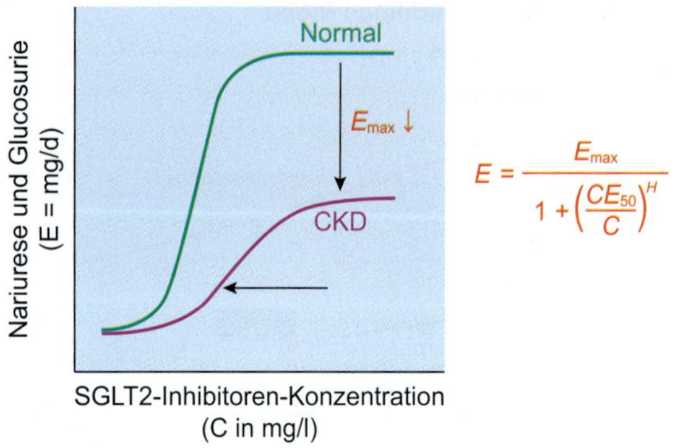

Abb. 16.3 SGLT2-Inhibitoren bei Niereninsuffizienz. CKD: Der maximale natriuretische und glukosurische Effekt nimmt deutlich ab (E_{max} ↓). Eine bei Niereninsuffizienz reduzierte Dosis mit geringeren Blutspiegeln kann zum Effektverlust führen (Yamout et al. 2014), während bei normaler Nierenfunktion der natriuretische und glukosurische Maximaleffekt noch erreicht wird. [L231]

Insulin wird zu 50 % vom tubulären Parenchym der Nieren metabolisiert. Niereninsuffizienz führt also zu einer geringeren Insulin-Clearance mit längerer Halbwertszeit und höherem Risiko für Hypoglykämien. Der Insulin-Bedarf sinkt mit abnehmender Nierenleistung, sodass die Insulin-Dosis reduziert werden muss. Das gilt für kurzwirkende (Lispro) wie auch langwirkende Insuline (Glargin).

16.4.4 Antikoagulation

Vitamin-K-Antagonisten wie Phenprocoumon werden heute eigentlich nur noch bei künstlichen Herzklappen zur Gerinnungshemmung benötigt. Durchgesetzt haben sich zur Antikoagulation bei Vorhofflimmern die direkten Antikoagulanzien (Apixaban, Rivaroxaban, Edoxaban). Rivaroxaban und Edoxaban haben den Vorteil, dass eine einmal tägliche Gabe empfohlen wird, jedoch mit deutlich höheren Spitzenspiegeln. Unterhalb einer GFR von 60 ml/min sollte die Rivaroxaban-Standarddosis von 20 mg auf 15 mg reduziert werden. Eine weitere Dosisreduktion ist bei einer GFR unterhalb von 30 ml/min erforderlich. Bei eingeschränkter Nierenfunktion ist Apixaban vorteilhaft, da es unter den direkten Antikoagulanzien im größten Umfang hepatisch eliminiert wird. Apixaban wird mit 2 × 5 mg/d dosiert, die Spitzenspiegel sind daher nicht so hoch. Auch unter Apixaban kommt es bei einem GFR-Abfall auf eine verlängerte Halbwertszeit von 12 auf bis zu 24 h. Die normale Dosis von 2 × 5 mg/d wird dann üblicherweise auf 2 × 2,5 mg/d reduziert. Anpassungen dieser Dosierungen nach individuellem Risikoprofil für Thromboembolien, Komorbiditäten und dem Körpergewicht sind jeweils zu erwägen.

Konventionelles, also unfraktioniertes Heparin wird unabhängig von der Nierenfunktion abgebaut und eliminiert. Niedermolekulare Heparine (LMWHs) haben den Vorteil der längeren Wirksamkeit, aber den Nachteil, dass es bei einer GFR < 60 ml/min zu Überdosierungen kommen kann. Das Akkumulationsrisiko ist für Enoxaparin größer als für Dalteparin oder Tinzaparin. Enoxaparin hat eine zweite, langsamere Eliminationsphase, die bei eingeschränkter Nierenfunktion und wiederholter Dosierung dominant wird und so das Blutungsrisiko erhöht.

16.4.5 Schmerztherapie

In den USA wird Hydromorphon bei Nierenpatienten empfohlen, da seine Kinetik nicht von der Nierenfunktion beeinflusst wird. In Europa wird Buprenorphin bevorzugt, das weniger Abhängigkeit erzeugt und ebenfalls nierenunabhängig ausgeschieden wird.

Morphin ist und bleibt medizinischer Standard. Man kann es oral, subkutan oder intravenös verabreichen. Es wirkt bei neuropathischen wie nozizeptiven Schmerzen. Neben der Therapie von Schmerzen wirkt es gegen Angst, Atemnot, Panik, Unruhe und bei psychischen Ausnahmezuständen. Essenziell ist es auch in der Palliativtherapie bei sterbenden Patienten. Problematisch ist der aktive Metabolit, das Morphin-6-Glucuronid (M6G). Dessen Halbwertszeit steigt bei Niereninsuffizienz von 4 auf 50 h an. Dieser Metabolit ist gut analgetisch wirksam, führt aber zu einer Atemdepression. M6G ist problematisch bei Dauertherapie, weil es zur Akkumulation kommt.

In den USA sind sowohl Morphin als auch Levomethadon ab einer GFR < 30 kontraindiziert. Wenn man Morphin allerdings niedrigdosiert ansetzt und die Dosis symptomgeleitet erst einmal nicht erhöht, sondern reduziert oder das Intervall verlängert, dann ist in Einzelfällen Morphin ein Medikament, das auch bei Niereninsuffizienz gegeben werden kann. Eine engmaschige Betreuung und Wirkungsabschätzung sind jedoch erforderlich und die Nutzen-Risiko-Abwägung muss sorgfältig getroffen werden.

16.4.6 Psychopharmaka

Zur wirksamen Schmerztherapie gehören Co-Analgetika. Neuropathische Schmerzen erfordern Antikonvulsiva wie Gabapentin oder Pregabalin. Außerdem kommen Antidepressiva wie Mirtazapin und Duloxetin oder Antipsychotika wie Risperidon und Paliperidon in der Schmerztherapie zum Einsatz. All diese genannten Substanzen müssen an die Nierenfunktion angepasst werden. Für diese und im Grunde alle neueren Substanzen mit unterschiedlichen Indikationen lässt sich die 4 × 50 %-Regel anwenden:

1. Die Hälfte aller Medikamente ist nierenabhängig.
2. Die Hälfte der > 65-jährigen Patienten ist nierenkrank (GFR < 60 ml/min).
3. Die Nierenfunktion ist bei diesen Patienten auf die Hälfte der Norm eingeschränkt.
4. Deshalb sollte im Zweifel nur die halbe maximale Dosis gegeben werden.

Klaus Turnheim hat vor 20 Jahren als gerontopharmakologische Grundregel formuliert, dass für Ältere gilt (Turnheim 2003): „Starting from a smaller initial dose than used in younger adults (for example 50 %)". Diese 50 %-Regel gilt jedoch nur für die Hälfte der Älteren; die anderen 50 % haben noch eine GFR > 60 ml/min und brauchen deshalb eine normale Dosierung.

Neue Antidepressiva, die auch als Schmerzmedikamente eingesetzt werden, sind Esketamin nasal oder Cannabidiol/THC. Diese werden nierenunabhängig metabolisiert und eliminiert. Psilocybin hat gute antidepressive Eigenschaften; aber Vorsicht: es wurde aus Magic Mushrooms gewonnen, die früher Orellanustoxin enthielten – was irreversible Nierenschäden verursachen konnte.

16.4.7 Rheumatologie

Die rheumatoide Arthritis betrifft viele Patienten. Durch moderne Pharmakotherapie hat sich glücklicherweise der Verlauf dramatisch verbessert (DGRh 2023). Deformierungen der Gelenke und Behinderungen der Mobilität lassen sich bei rechtzeitiger und energischer Therapie vermeiden. Eine Nierenkrankheit als Spätkomplikation chronischer Entzündungsvorgänge stellt die SAA-Amyloidose dar, die unter der modernen Medikation nicht mehr eintreten sollte. Auf der anderen Seite bergen Medikamente wie Sulfasalazin, NSAID (Ibuprofen), Infliximab und Etanercept ein nephrotoxisches Potenzial und können im Einzelfall nach wie vor die Entwicklung einer Niereninsuffizienz verursachen oder fördern. Neuere Antirheumatika wie die TNF-Antikörper und Januskinase-Inhibitoren wirken selten nephrotoxisch, erhöhen aber bei eingeschränkter Nierenfunktion das Infektionsrisiko.

Für Rheumapatienten mit Niereninsuffizienz (GFR < 60 ml/min) kann man folgende Empfehlungen aussprechen: Glukokortikoide sollten nur kurzzeitig und nicht zu hoch dosiert werden (glukokortikoidsparende Protokolle). Zur Induktionstherapie bei akuten Schüben sollte man Glukokortikoide kurzfristig intravenös verabreichen.

Zur oralen Langzeittherapie soll man Glukokortikoide auf die niedrigste wirksame Dosis heruntertitrieren oder auf Präparate mit modifizierter langsamer Freisetzung umstellen. Eine Option ist auch die Niedrigdosierung 2-mal/d. Durch die fraktionierte Dosis von Prednisolon 2 × 2,5 mg oder weniger lässt sich eine anhaltende Immunsuppression gewährleisten. Gleichzeitig können mit dieser geringen Tagesdosis die klassischen Nebenwirkungen wie Vollmondgesicht, Stiernacken, Bluthochdruck, Diabetes mellitus und Gewichtszunahme vermieden werden.

Die Glukokortikoid-Dosierung 2 ×/d widerspricht der früher v. a. in der Pädiatrie propagierten alternierenden Dosierung jeden zweiten Tag (➤ Abb. 16.4). Auch die in der Rheumatologie bevorzugte abendliche Steroiddosierung supprimiert die zirkadiane Cortisol-Freisetzung, hat aber Vorteile. Eine Osteoporose-Prophylaxe mit 1000 IE/d Cholecalciferol oder 20.000 IE 1 ×/Wo. ist in Kombination mit einer Kalziumsupplementierung durchzuführen, um einer Osteoporose vorzubeugen.

Außer den Glukokortikoiden gehören Hydroxychloroquin und Azathioprin als konventionelle DMARDs (Disease Modifying Antirheumatic Drugs) zu den Antirheumatika, die auch bei eingeschränkter Nierenfunktion angewendet werden können. Als biologisches DMARD ist der Anti-CD20-Antikörper Rituximab im Einsatz, wobei die Halbwertszeit nicht von der Nierenfunktion abhängt. Bei der Gabe von Rituximab sollte das Körpergewicht und das Ausmaß der Proteinurie bei der Festlegung der Dosierung beachtet werden. Der TNF-Inhibitor Etanercept kann bei Niereninsuffizienz gegeben werden, birgt jedoch selbst das Risiko, eine akute interstitielle Nephritis auszulösen (Pfeil et al. 2023). Als targeted DMARD kommt der JAK-Inhibitor Tofacitinib bei einer GFR < 60 ml/min infrage, den man oral einnehmen kann. Da dieser möglicherweise das Risiko für Herzinfarkt steigert, sollte bei einer GFR < 30 ml/min die Dosis von 2 × 5 mg auf 1 × 5 mg/d reduziert werden (Turnheim 2003).

16.4.8 Herz-Kreislauf-Mittel

Aus pharmakologischer Sicht sind ACE-Hemmer ab einer GFR < 45 ml/min nicht mehr maximal zu dosieren, da ihre Halbwertszeit sich verlängert (es genügt 1 × 5 mg anstatt 1 × 20 mg/d; für Candesartan genügen 1 × 16 mg anstatt 1 × 32 mg/d). Unter den Betablockern ist Metoprololsuccinat mit 1 × 95 mg weniger problematisch als Atenolol, das streng an die Nierenfunktion angepasst werden sollte. Bei Betablockern wie Metoprolol schwanken die Serumspiegel aufgrund von interindividuell unterschiedlichen

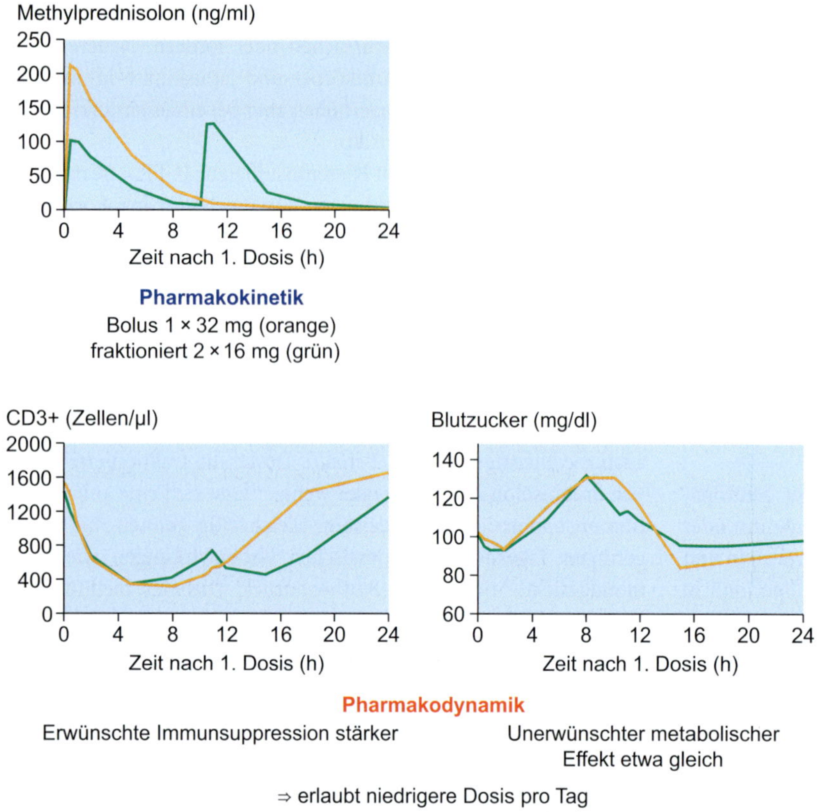

Abb. 16.4 Pharmakokinetik (PK) und Pharmakodynamik (PD) von Glukokortikoiden. Am Beispiel Methylprednisolon lässt sich zeigen, dass im Vergleich zur Einmaldosierung (Bolus 1 × 32 mg) eine fraktionierte Dosierung (2 × 16 mg) stärker immunsuppressiv wirkt und der unerwünschte metabolische Effekt (auf den Glukosemetabolismus) eher geringer ausgeprägt ist (mod. nach Uhl et al. 2002). [F1202-001, L231]

Abbaugeschwindigkeiten deutlich, sodass eine Dosisanpassung bei Bradykardie < 60/min durchzuführen ist.

Mineralokortikoid-Rezeprorantagonisten (MRAs) wie Spironolacton und Eplerenon führen dosisabhängig zu einer Hyperkaliämie. Diese Komplikation kann durch eine Dosisreduktion oftmals umgangen werden, zudem sind Diätfehler mit dem Patienten hinsichtlich kaliumhaltiger Nahrungsmittel zu vermeiden. In Kombination mit AT1-Rezeptorblockern oder ACE-Hemmern wird die Hyperkaliämieneigung gefördert, sodass diese Kombination vorsichtig in der Dosierung eskaliert werden muss. Der steroidale MRA Finerenon soll die Neigung zur Hyperkaliämie reduzieren, langfristige Daten hierzu liegen jedoch bislang nicht vor. Aktuelle Studien untersuchen die Kombination dieser Präparate mit SGLT2-Inhibitoren. Diese führen nicht zur Hyperkaliämie und wirken aquaretisch.

Bei Nierenpatienten haben Ticagrelor und Prasugrel als $P2Y_{12}$-Inhibitoren eine stärkere Wirkung auf ADP und die Hemmung der Plättchenaggregation als Clopidogrel (Pfeil et al. 2023). Allerdings dürfte das Blutungsrisiko auch erhöht sein (Bonello et al. 2018). Ticlopidin birgt das Risiko der thrombotischen Mikroangiopathie.

16.5 Toxizität und Medikationskritik

Im Prinzip kann jedes Medikament einen Nierenschaden auslösen. Wie im Film „Casablanca" sind Täter oft nicht die üblichen Verdächtigen, sondern gerade unsere Lieblinge wie Humphrey Bogart. Weil dies leider nicht gleich so eindeutig ist, bleibt nur der Rat:

Bei unklarer akuter Nierenschädigung sind alle Medikamente abzusetzen – außer den wenigen, überlebensnotwendigen wie Insulin.

Klassische Kandidaten einer Nierenschädigung sind Antibiotika wie Gentamicin, Tumortherapeutika wie Carboplatin, Schmerzmittel (insbesondere NSAID wie Ibuprofen) und Cholesterinsenker wie Atorvastatin. Bempedoinsäure als Cholesterinsenker ist leider ebenfalls nephrotoxisch. Zur Cholesterinsenkung empfiehlt sich bei Nierenpatienten der Einsatz von Ezetimib 1 × 10 mg und niedrig dosiert Simvastatin 1 × 20 mg. Auch hier gilt: Bei Niereninsuffizienz ist die Dosis zu reduzieren und keine Hochtitration möglich. Bei längerem Gebrauch der Statine sollten Nierenfunktion und Muskelenzyme kontrolliert werden (DGK 2019).

Jodhaltige Kontrastmittel können die Niere schädigen. Insbesondere bei direkter Gabe der Kontrastmittel in die Nierenarterien scheint der Schaden besonders groß zu sein. Aktuelle Empfehlungen beziehen sich insbesondere auf eine Reduktion der Kontrastmittelmenge, der Vermeidung wiederholter Kontrastmittelgaben und der Reduktion einer kombinierten diuretischen Therapie. Ein Ausgleich eines Flüssigkeitsdefizits sollte unbedingt erfolgen. Die Gabe einer Infusionslösung zur Prophylaxe einer Kontrastmitteltoxizität kann bei Hochrisikopatienten vor und nach Kontrastmittelgabe protektiv wirksam sein, wie Studien zeigen. Eine generelle Empfehlung hierzu oder zu einer Elimination mittels Hämodialyse wird jedoch nicht gegeben.

Zunehmend wichtig wird v. a. bei Älteren die Medikationskritik. Man muss sich bei jeder Visite die Arzneimittelliste vorlegen lassen und zu jedem Arzneimittel überlegen, ob man dieses nicht absetzen kann. Dies wird in der klinischen Pharmakologie heute unter dem Label „Deprescribing“ propagiert.

Beliebte Medikamente wie Protonenpumpen-Inhibitoren sind 4 Wo. lang oftmals sinnvoll einsetzbar. Als Langzeittherapie sind Protonenpumpenhemmer wie Pantoprazol jedoch eher schädlich als nützlich. Direkte Schäden in den Nierenkörperchen treten hierunter ein. Ein Auslassversuch sollte mit den Patienten eingehend besprochen werden, unter Rücksichtnahme auf die Bedenken und Wünsche der Patienten. Aufgeklärte mündige Patienten folgen am ehesten der ärztlichen Empfehlung.

Zu bedenken ist, dass in der Langzeit-Therapie die Patienten von sich aus oft die Medikamente absetzen (Drug Holidays). Nur ca. ein Drittel der Patienten nimmt seine Bluthochdruckmedikamente noch nach einem Jahr, bei SGLT2-Hemmern sind es etwa 50 % der Patienten.

LEITLINIEN

Deutsche Gesellschaft für Rheumatologie und Klinische Immunologie e.V. (DGRh): S3-Leitlinie „Systemischer Lupus erythematodes: Diagnose und Management", 2023. https://dgrh.de/Start/Publikationen/Leitlinien/DGRh-Leitlinien-(federf%C3%BChrend)/Systemischer-Lupus-erythematodes.html. [In Entwicklung, bei AWMF angemeldet].

Deutsche Gesellschaft für Kardiologie (DGK): Diagnostik und Therapie der Dyslipidämien, ESC/EAS Pocket Guidelines, Version 2019. www.lipid-liga.de/wp-content/uploads/2020_pocket_leitlinie_dyslipidaemie.pdf.

LITERATUR

Bairy M: Using Kinetic eGFR for Drug Dosing in AKI: Concordance between Kinetic eGFR, Cockcroft-Gault Estimated Creatinine Clearance, and MDRD eGFR for Drug Dosing Categories in a Pilot Study Cohort. Nephron 144(6) (2020) 299–303.

Bonello L, Laine M, Lemesle G et al.: Meta-Analysis of Potent P2Y12-ADP Receptor Antagonist Therapy Compared to Clopidogrel Therapy in Acute Coronary Syndrome Patients with Chronic Kidney Disease. Thromb Haemost 118(10) (2018) 1839–1846.

Crass RL, Rodvold KA, Mueller BA et al.: Renal Dosing of Antibiotics: Are We Jumping the Gun? Clin Infect Dis 68(9) (2019) 1596–1602.

Hann A, Nosalski E, Hermann PC et al.: Chemotherapeutic agents eligible for prior dosing in pancreatic cancer patients requiring hemodialysis: a systematic review. Clin Nephrol 90(2) (2018) 125–141.

Lea-Henry TN, Carland JE, Stocker SL et al.: Clinical Pharmacokinetics in Kidney Disease: Fundamental Principles. Clin J Am Soc Nephrol 13(7) (2018) 1085–1095.

Pfeil A, Oelzner P, Wolf G: Rheumatoide Arthritis und Niere. Nieren-Hochdruckkrh 52 (2023) 354–359.

Rymer JA, Kaltenbach LA, Doll JA et al.: Safety of Dual-Antiplatelet Therapy After Myocardial Infarction Among Patients With Chronic Kidney Disease. J Am Heart Assoc 8(10) (2019) e012236.

Turnheim K: When drug therapy gets old: pharmacokinetics and pharmacodynamics in the elderly. Exp Gerontol 38(8) (2003) 843–853.

Uhl A, Czock D, Boehm BO et al.: Pharmacokinetics and pharmacodynamics of methylprednisolone after one bolus dose compared with two dose fractions. J Clin Pharm Ther 27(4) (2002) 281–287. doi:https://doi.org/10.1046/j.1365–2710.2002.00422.x.

Van Zanten AR, Polderman KH, van Geijlswijk IM et al.: Ciprofloxacin pharmacokinetics in critically ill patients: a prospective cohort study. J Crit Care 23(3) (2008) 422–430.

Yamout H, Perkovic V, Davies M et al.: Efficacy and safety of canagliflozin in patients with type 2 diabetes and stage 3 nephropathy. Am J Nephrol 40(1) (2014) 64–74.

KAPITEL

17

David Czock, Kathrin Ebinger und Claudia Sommerer

Nephrotoxizität von Arzneimitteln

17.1 Unerwünschte Arzneimittelwirkungen

Nebenwirkungen bzw. unerwünschte Arzneimittelwirkungen (UAW) zu erkennen bzw. von anderen möglichen Ursachen abzugrenzen, stellt eine klinische Herausforderung dar. Grundsätzlich gilt es, die klinische Aufmerksamkeit hochzuhalten und bei jeder Medikation zu überprüfen, ob eine ausreichende Verträglichkeit vorliegt.

Die Einschätzung, ob ein Arzneimittel für eine vermutete UAW tatsächlich ursächlich ist, beruht auf einer Beurteilung mehrerer Faktoren:

- Klinischer Ausschluss anderer möglicher Ursachen
- Plausible Zeitdauer zwischen Beginn der Arzneimittelanwendung und der vermuteten UAW (zeitliche Latenz)
- Plausible Zeitdauer zwischen Ende der Arzneimittelanwendung und Rückbildung der vermuteten UAW (Dechallenge)
- Erneute, vergleichbare Reaktion bei erneuter Arzneimittelanwendung nach zuvor weitgehender Rückbildung der vermuteten UAW (Rechallenge)

Die Einschätzung der Wahrscheinlichkeit für einen kausalen Zusammenhang beruht auf einer Zusammenschau dieser Faktoren (➤ Tab. 17.1). Ein „sicherer" Zusammenhang kann letztlich nur dann angenommen werden, wenn die zeitliche Latenz für das verdächtigte Arzneimittel passend ist, sich die UAW nach Absetzen (oder Dosisreduktion) zurückgebildet hat und die UAW bei Rechallenge wieder aufgetreten ist oder wenn ein bekannter pharmakologischer Mechanismus vorliegt (z. B. akuter Kreatinin-Anstieg unter ACE-Hemmer). Wenn eine Rechallenge nicht erfolgt und ein pharmakologischer Mechanismus als Erklärung nicht bekannt ist, kann höchstens auf einen „wahrscheinlichen" Zusammenhang geschlossen werden. Wenn eine Dechallenge nicht erfolgt ist, kann nur auf einen „möglichen" Zusammenhang geschlossen werden.

Weitere Faktoren können im Einzelfall zur Einschätzung eines kausalen Zusammenhangs beitragen, z. B.:

- Hohe angewandte Dosis eines Arzneimittels mit bekannter dosisabhängiger Nephrotoxizität (z. B. Aciclovir i. v.)
- Hohe gemessene Plasmakonzentration eines Arzneimittels mit bekannter konzentrationsabhängiger Nephrotoxizität (z. B. Vancomycin i. v., Gentamicin i. v.)
- Vorliegen von Risikofaktoren (z. B. Exsikkose) oder Fehlen von konkreten prophylaktischen Maßnahmen (z. B. geringe Flüssigkeitszufuhr und niedriger Urin-pH bei Anwendung von Sulfadiazin)

UAW auf die Nieren können sich, je nach Schädigungsort, klinisch unterschiedlich darstellen:

- Kreatinin-Anstieg (➤ Kap. 17.2)
- Elektrolytverlust (➤ Kap. 17.3)
- Proteinurie (➤ Kap. 17.4)

17.2 Kreatinin-Anstieg

17.2.1 Definition und Basisinformation

Ein Kreatinin-Anstieg kann vielfältige Ursachen haben, welche funktionelle Mechanismen und strukturelle Schädigungen beinhalten. Nephrotoxische Arzneimittel im engeren Sinn sind solche, die zu strukturellen, primär tubulären Schäden führen können. Im weiteren Sinn sind es solche, die zu einem Kreatinin-Anstieg führen, der durch eine verringerte GFR bedingt ist. Ein Arzneimittel kann auch mehrere unterschiedliche Schädigungsmechanismen haben:

- Vaskulär (➤ Tab. 17.2)
  - Funktionell, systemisch (z. B. Arzneimittel, die zu einem Volumenmangel führen)
  - Funktionell, kleine Nierengefäße (z. B. ACE-Hemmer, AT1-Antagonisten, NSAR)

Tab. 17.1 Einschätzung der Kausalität einer vermuteten UAW

Andere mögliche Ursachen	Zeitliche Latenz	Reaktion auf Dechallenge	Reaktion auf Rechallenge	Pharmakologischer Mechanismus	Einschätzung des Zusammenhangs
Klinisch ausgeschlossen	Passend	Klinisch plausibel	Positiv		Sicher
Klinisch ausgeschlossen	Passend	Klinisch plausibel		Eindeutig	Sicher
Wenig wahrscheinlich	Passend	Klinisch plausibel			Wahrscheinlich
Vorhanden	Passend				Möglich
Vorhanden	Unpassend (aber nicht unmöglich)				Unwahrscheinlich

Tab. 17.2 Kreatinin-Anstieg durch vaskuläre Wirkung/Schädigung

	Funktionell		Strukturell
	Systemisch	Nierengefäße	TMA
Antiinfektiva		Amphotericin B	Cotrimoxazol
Onkologische Arzneimittel	Aldesleukin Denileukin diftitox		Cisplatin Docetaxel Gemcitabin Imatinib Mitomycin C Onasemnogen-Abeparvovec Oxaliplatin Pentostatin Proteasom-Inhibitoren: • Bortezomib • Carfilzomib • Ixazomib VEGF-Hemmer: • Bevacizumab • Dasatinib • Ponatinib • Sorafenib • Sunitinib
Immunsuppressiva		Calcineurin-Inhibitoren: • Ciclosporin • Tacrolimus	Calcineurin-Inhibitoren: • Ciclosporin • Tacrolimus mTOR-Inhibitoren: • Everolimus • Sirolimus
Sonstige	Diuretika Arzneimittel, die zu Erbrechen o. Diarrhö führen	ACE-Hemmer AT1-Antagonisten NSAR Renin-Hemmer Vasopressoren	Chinin Interferon Quetiapin Valproinsäure

- Strukturell durch Induktion einer thrombotischen Mikroangiopathie (TMA)
- Tubulär (➤ Tab. 17.3)
  - Strukturell, tubulotoxisch (z. B. Cisplatin)
  - Strukturell, tubuloobstruktiv (z. B. hoch dosiertes Methotrexat)
- Interstitiell (➤ Tab. 17.4)
  - Strukturell bei akuter interstitieller Nephritis
- Postrenal (➤ Tab. 17.4)
  - Funktionell (z. B. Arzneimittel, die zu einem Harnverhalt führen)

17.2.2 Symptomatik und klinisches Bild

Nephrotoxizität mit Kreatinin-Anstieg ist i. d. R. asymptomatisch, sofern nicht bereits eine ausgeprägte Niereninsuffizienz mit entsprechenden Folgen besteht.

Der V. a. eine nephrotoxische UAW besteht insbesondere dann, wenn ein erhöhtes Serum-Kreatinin festgestellt wird, für das es keine naheliegende Erklärung gibt und das mit einem Arzneimittel behandelt wird, das als potenziell nephrotoxisch bekannt ist.

Tab. 17.3 Kreatinin-Anstieg durch tubuläre Effekte

	Strukturell	
	Tubulotoxisch	Tubuloobstruktiv
Antiinfektiva	Azyklische Nukleotid-Phosphonate: • Adefovir • Cidofovir • Tenofovir Aminoglykoside Amphotericin B Colistimethat Foscarnet Pentamidin Vancomycin	Aciclovir Amoxicillin (i. v., hoch dosiert) Atazanavir Ciprofloxacin Darunavir Foscarnet Indinavir Levofloxacin Sulfonamide
Onkologische Arzneimittel	Azacitidin Carboplatin Cisplatin Ifosfamid Nitrosoharnstoffe: • Carmustin • Lomustin • Streptozocin Pemetrexed (hoch dosiert) Pentostatin	Methotrexat (hoch dosiert)
Immunsuppressiva	Calcineurin-Inhibitoren: • Ciclosporin • Tacrolimus	
Sonstige	Bisphosphonate Jodhaltige Röntgenkontrastmittel Lithium NSAR Osmotische Arzneimittel (i. v.): • Dextran • Hydroxyethylstärke • Mannit • Sucrose	Acetazolamid Ascorbinsäure (hoch dosiert) Natriumdihydrogenphosphat Orlistat Triamteren Arzneimittel, die zu Rhabdomyolyse o. Tumorlyse-Syndrom führen

Weitere Symptome einer zugrunde liegenden Störung können ggf. wegweisend sein:

- Arterielle Hypotonie und Zeichen eines Volumenmangels sprechen für eine „prärenale" Ursache.
- Fieber, Exanthem, Eosinophilie sowie eine sterile Leukozyturie können Hinweise auf eine akute interstitielle Nephritis sein. Eine klassische Präsentation liegt jedoch nur selten vor, sodass die Abwesenheit solcher Zeichen eine interstitielle Nephritis nicht ausschließt.
- Hämolyse und Thrombozytopenie können auf eine TMA hinweisen.
- Im Rahmen einer Schwangerschaft kann es zu deutlicher arterieller Hypertonie mit Anstieg der Leberwerte und Abfall der Thrombozyten kommen, begleitet von einem Anstieg der Retentionswerte (HELLP-Syndrom).
- Eine glomeruläre Mikrohämaturie (dysmorphe Erythrozyten, Akanthozyten, Erythrozytenzylinder) als Hinweis auf eine

Tab. 17.4 Kreatinin-Anstieg durch interstitielle oder postrenale Effekte

	Interstitiell (strukturell/immunologisch)	Postrenal
Antiinfektiva	Aciclovir Atazanavir Betalaktame Clindamycin Fluorchinolone Indinavir Makrolide Nitrofurantoin Rifampicin Sulfonamide Vancomycin	
Onkologische Arzneimittel	Gemcitabin Lenalidomid Pemetrexed Sorafenib Sunitinib Checkpoint-Inhibitoren: • Atezolizumab • Avelumab • Cemiplimab • Durvalumab • Ipilimumab • Nivolumab • Pembrolizumab	Cyclophosphamid (Blasentamponade bei schwerer hämorrhagischer Zystitis)
Sonstige	Allopurinol Captopril Carbamazepin Clozapin H_2-Rezeptor-Antagonisten Interferon Lamotrigin Mesalazin (5-ASA) NSAR Phenytoin PPI Thiazide	Anticholinergika Opioide Arzneimittel, die zu einer retroperitonealen Fibrose führen

glomeruläre Schädigung spricht eher für eine eigenständige Nierenerkrankung, kann aber auch im Rahmen einer arzneimittelinduzierten Glomerulonephritis auftreten.

17.2.3 Diagnostik und Differenzialdiagnose

Zunächst sollte eine scheinbare Nierenfunktionsverschlechterung durch Hemmung der tubulären Kreatinin-Sekretion (bei tatsächlich unveränderter GFR) ausgeschlossen werden. Diese Diagnose beruht auf einem kürzlichen Beginn mit einem Arzneimittel, für das bekannt ist, dass es die Kreatinin-Sekretion hemmt (insb. durch Hemmung von renalen OCT2- und/oder MATE-Transportern, ➤ Tab. 17.5). Wenn der Kreatinin-Anstieg gering ist (z. B. 20 %) und keine anderen klinischen Faktoren vorliegen, die zu einer Nierenfunktionsverschlechterung führen können (z. B. Volumenmangel), sind ggf. keine weiteren Maßnahmen erforderlich. In der Regel sollte jedoch zumindest eine kurzfristige Kontrolle des Serum-Kreatinins erfolgen, um einen stärkeren Kreatinin-Anstieg auszuschließen. Zudem stützt ein unveränderter Cystatin-C-Wert, falls verfügbar, das Vorliegen dieses Mechanismus.

Tab. 17.5 Kreatinin-Anstieg durch Hemmung der tubulären Kreatinin-Sekretion („scheinbare" Nierenfunktionsverschlechterung)

	Tubulär – Funktionell
Antiinfektiva	Cotrimoxazol Dolutegravir Pyrimethamin Raltegravir Rilpivirin Trimethoprim
Onkologische Arzneimittel	CDK-Hemmer: • Abemaciclib • Ribociclib PARP-Hemmer: • Niraparib • Olaparib • Rucaparib TKI: • Bosutinib • Crizotinib • Fedratinib • Gefitinib • Imatinib • Pazopanib • Pemigatinib • Selpercatinib • Sorafenib • Sunitinib • Tepotinib • Tucatinib • Vandetanib
Sonstige	Bezafibrat[1] Cimetidin Cobicistat Dronedaron Fenofibrat[1] Ranolazin

[1] Mechanismus unklar

Ein weiterer möglicher Mechanismus für eine „scheinbare" Nierenfunktionsverschlechterung ist die Interferenz eines Arzneimittels (z. B. Flucytosin) mit der Kreatinin-Messung. Solche Interferenzen sind spezifisch für die jeweilige Messmethode. Falls ein solcher Effekt vermutet wird, sollte beim lokalen Labor erfragt werden, für welche Arzneimittel (oder ggf. auch andere Substanzen) eine Interferenz mit dem verwendeten Kreatinin-Assay bekannt ist.

In allen anderen Fällen sollte eine weitere Diagnostik erwogen werden:

- Bestimmung der Proteinurie (glomeruläre Schädigung, DD andere mögliche Ursachen)
- Urinsediment (Kristallurie, sterile Leukozyturie, DD andere mögliche Ursachen)
- Ultraschall der Nieren (DD postrenale Ursachen)

- Urin-pH, wenn ein niedriger oder hoher Wert als Risikofaktor für eines der angewandten Arzneimittel bekannt ist
- Therapeutisches Drug-Monitoring, wenn eine hohe Konzentration als Risikofaktor für eines der angewandten Arzneimittel bekannt ist
- Nierenbiopsie

Bei Antibiotika ist die Spiegelbestimmung oftmals ein entscheidender Punkt, um die Nephrotoxizität abschätzen zu können und letztendlich die Dosierung bei eingeschränkter Nierenfunktion in einem Zielkorridor zu halten.

Eine Kristallurie stellt einen Hinweis auf eine arzneimittelinduzierte Nierenschädigung dar, ist aber nicht beweisend und kann auch als harmloser Nebeneffekt beobachtet werden. Eosinophile im Urin können ein Hinweis auf eine akute interstitielle Nephritis sein, die diagnostische Relevanz ist jedoch gering. Dysmorphe Erythrozyten um Urin können sowohl im Rahmen von eigenständigen Nierenerkrankungen als auch im Rahmen einer arzneimittelinduzierten Glomerulonephritis (z. B. sekundäre membranöse Glomerulonephritis) auftreten.

Im Weiteren können folgende klinische Maßnahmen zur Diagnosestellung beitragen.

- Probatorische Flüssigkeitszufuhr (bei möglichem Volumenmangel)
- Absetzen bzw. Dosisreduktion des Arzneimittels (wenn eine dosisabhängige Toxizität für eines der angewandten Arzneimittel bekannt ist)

Eine Nierenbiopsie zur Diagnosesicherung sollte insbesondere dann erwogen werden, wenn

- sich keine plausible Erklärung findet, also z. B. kein Hinweis auf prärenale oder postrenale Ursachen gefunden und nicht mit einem im engeren Sinne nephrotoxischen Arzneimittel behandelt wurde.
- das vermutete Arzneimittel einen klaren therapeutischen Nutzen hat und ein unnötiges Absetzen von besonderer Relevanz wäre (z. B. bei onkologischen Arzneimitteln).
- es trotz Absetzen möglicherweise ursächlicher Arzneimittel nicht zu einer Verbesserung der Nierenfunktion gekommen ist.

Arzneimittel sind die häufigste Ursache für eine akute interstitielle Nephritis. Bei Nachweis in der Nierenbiopsie sollte deshalb geprüft werden, ob mit einem Arzneimittel in ➤ Tab. 17.4 behandelt wird bzw. bis vor Kurzem behandelt wurde. Falls nicht, sollte eine Literaturrecherche zu allen angewandten Arzneimitteln erfolgen, da die Evidenz oft nur auf Fallberichten beruht und neue Erkenntnisse vorliegen können. Letztlich kann eine nephrotoxische Reaktion, insbesondere seltene Reaktionen wie eine akute interstitielle Nephritis, auch durch ein Arzneimittel verursacht worden sein, für das dies bisher nicht beschrieben wurde. In solchen Fällen lässt sich ein kausaler Zusammenhang nur durch Dechallenge und Rechallenge nachweisen (➤ Tab. 17.1).

Eine Anwendung tubulotoxischer Arzneimittel über längere Zeit kann interstitielle Veränderungen zur Folge haben. Eine chronische interstitielle Nephritis durch Arzneimittel ist für NSAR (Analgetika-Nephropathie), Lithium und Nitrosoharnstoffe beschrieben.

Möglicherweise gibt es weitere Arzneimittel, die zu einer chronischen Nierenschädigung führen oder längerfristig zur Progression einer vorbestehenden chronischen Nierenerkrankung beitragen können. Für PPI gibt es die Vermutung, dass eine PPI-induzierte Dysbiose des Darmmikrobioms eine Rolle spielen könnte. Diesbezüglich ist jedoch noch vieles unklar.

17.2.4 Therapie

Die „Therapie" bei Nephrotoxizität besteht i. d. R. aus:

- Dosisreduktion des ursächlichen Arzneimittels, wenn es sich um ein Arzneimittel mit dosisabhängiger Nephrotoxizität handelt
- Einleitung prophylaktischer Maßnahmen (z. B. Hydrierung), wenn für das Arzneimittel ein Nutzen hierdurch zu erwarten ist, insbesondere bei zuvor mangelhaften prophylaktischen Maßnahmen
- Absetzen des ursächlichen Arzneimittels (z. B. bei interstitieller Nephritis)

Ein positiver Effekt einer Dosisreduktion und von prophylaktischen Maßnahmen (z. B. Hydrierung) bei eingetretener Nierenschädigung durch ein Arzneimittel ist insbesondere bei Arzneimitteln mit tubulotoxischen oder tubuloobstruktiven Schädigungsmechanismen zu erwarten.

Dabei sollte jedoch immer eine individuelle Entscheidung mit klinischer Abwägung folgender Faktoren erfolgen:

- Schweregrad der nephrotoxischen Reaktion bzw. Risiko bei fortgesetzter Anwendung
- Therapeutischer Nutzen des Arzneimittels bzw. Risiko bei Dosisreduktion oder Nichtbehandlung der Grunderkrankung
- Verfügbarkeit besser geeigneter Alternativen
- Verfügbarkeit von prophylaktischen Maßnahmen, die bisher noch nicht (konsequent) angewandt wurden

17.2.5 Nachsorge

Kontrollen im Verlauf richten sich nach klinischem Ermessen, insbesondere unter Berücksichtigung von Schweregrad und Verlauf der Nierenschädigung im Einzelfall. Bei erneuter/fortgesetzter Arzneimittelanwendung ist eine besonders engmaschige Überwachung erforderlich. Eine nephrologische Mitbetreuung und Nachsorge wird grundsätzlich empfohlen.

Insbesondere wenn es sich um eine dosis**un**abhängige Reaktion handelte (z. B. interstitielle Nephritis) oder eine Rechallenge positiv verlief, sollte eine entsprechende Unverträglichkeit klar in den Unterlagen der Patienten vermerkt werden.

17.3 Elektrolytverlust

17.3.1 Definition und Basisinformation

UAW auf die Nieren können sich als Elektrolytverlust zeigen. Dieser kann isoliert (bei ausschließlich tubulärer Wirkung) oder zusammen mit anderen renalen UAW auftreten.

17.3.2 Symptomatik und klinisches Bild

Die Symptomatik eines arzneimittelinduzierten Elektrolytverlustes entspricht dem infolge anderer Ursachen (z. B. Hypokaliämie, Hypomagnesiämie, Hypophosphatämie).

17.3.3 Diagnostik und Differenzialdiagnose

Ein arzneimittelinduzierter Elektrolytverlust ist dann zu vermuten, wenn andere mögliche Ursachen klinisch ausgeschlossen sind und mit einem Arzneimittel behandelt wird, für das bekannt ist, dass es zu einem Elektrolytverlust führen kann.

Tubulotoxische Arzneimittel (➤ Tab. 17.3) können bei ggf. nur gering ausgeprägter tubulärer Schädigung zu Elektrolytverlusten führen. Die Symptomatik hängt vom Schädigungsort ab.

- Proximale Tubuli: erworbenes Fanconi-Syndrom (u. a. Hypophosphatämie, Hypokaliämie)
- Proximale Tubuli und Henle-Schleife: Natrium- und Kaliumverlust
- Distale Tubuli: Magnesiumverlust

Ein erhöhter renaler Magnesiumverlust ist für einige Arzneimittel bekannt (➤ Tab. 17.6). Hypomagnesiämie kann sekundär einen Kaliumverlust nach sich ziehen.

Gegebenenfalls sollte eine Diagnostik zum Ausschluss anderer Ursachen erwogen werden.

Tab. 17.6 Hypomagnesiämie durch tubuläre Wirkungen

	Tubulär	
	Funktionell	Strukturell
Antiinfektiva		Amphotericin B Foscarnet Pentamidin
Onkologische Arzneimittel	EGFR-Antagonisten: • Cetuximab • Panitumumab	Cisplatin
Immunsuppressiva	Calcineurin-Inhibitoren: • Ciclosporin • Tacrolimus	
Sonstige	Schleifendiuretika Thiaziddiuretika	

17.3.4 Therapie

Die „Therapie“ bei Elektrolytverlust besteht i. d. R. aus:

- Erhöhung der Elektrolytzufuhr (Ernährung, Arzneimittel)
- Dosisreduktion oder Absetzen des ursächlichen Arzneimittels, wenn sich ein adäquater Ausgleich nicht oder nur mit sehr hoch dosierter oder mit i. v. Elektrolytzufuhr kompensieren lässt

17.3.5 Nachsorge

Kontrollen im Verlauf richten sich nach klinischem Ermessen, insbesondere unter Berücksichtigung von Schweregrad und Verlauf des Elektrolytverlustes im Einzelfall. Bei erneuter/fortgesetzter Arzneimittelanwendung ist eine besonders engmaschige Überwachung erforderlich.

17.4 Proteinurie

17.4.1 Definition und Basisinformation

UAW auf die Nieren können sich als Proteinurie zeigen. Diese kann isoliert oder zusammen mit anderen renalen UAW auftreten. Eine tubuläre Proteinurie (i. d. R. < 1 g/d, kaum Albumin, α1-Mikroglobulin) spricht für eine tubuläre Schädigung mit gestörter Rückresorption kleinerer Proteine. Eine glomeruläre Proteinurie (überwiegend Albumin, Immunglobulin G) kann in unterschiedlichem Ausmaß auftreten und spricht für eine glomeruläre Schädigung mit erhöhtem Albuminverlust.

INFO
Die Differenzierung der Proteinurie kann wichtige Informationen zum Schädigungsort liefern.

17.4.2 Symptomatik und klinisches Bild

Die Symptomatik einer arzneimittelinduzierten Proteinurie entspricht dem infolge anderer Ursachen.

17.4.3 Diagnostik und Differenzialdiagnose

Eine arzneimittelinduzierte Proteinurie unterscheidet sich nicht von einer Proteinurie durch eigenständige Nierenerkrankungen. Eine arzneimittelinduzierte Proteinurie ist dann zu vermuten, wenn mit einem Arzneimittel behandelt wird, für das glomeruläre Schädigungsmechanismen bekannt sind (➤ Tab. 17.7). VEGF-Hemmer führen regelhaft zu Proteinurie, sodass dies auch bei neuen Arzneimitteln in dieser Gruppe zu erwarten ist.

Arzneimittel, die zu einer TMA führen können (➤ Tab. 17.2), können ebenfalls eine glomeruläre Proteinurie verursachen. Arzneimittel, die zu einer osmotischen Nephropathie (➤ Tab. 17.3) oder einer interstitiellen Nephritis (➤ Tab. 17.4) führen können, können eine tubuläre Proteinurie verursachen.

Als Screening hat sich der Einsatz eines Teststreifens bewährt. Dieser ist sensitiv für Albumin, bestimmt jedoch keine anderen Proteine. Dies kann dazu führen, dass andere Proteine im Urin (z. B. Leichtkettenproteine) übersehen werden. Diagnostischer Standard ist die Bestimmung des Eiweißgehalts in einer Spontanurinprobe. Diese wird in Bezug zum Kreatinin-Gehalt gesetzt (Protein-Kreatinin-Quotient), was rechnerisch für unterschiedliche Verdünnungsverhältnisse im Urin korrigiert. Ergänzt werden kann dies über eine klassische Messung der Eiweißausscheidung im 24-h-Sammelurin.

Neben der quantitativen Analyse ist die qualitative Bestimmung von Markerproteinen oder die Urin-Eiweiß-Elektrophorese möglich. Hierdurch kann differenziert werden, ob eine Proteinurie

Tab. 17.7 Proteinurie durch glomeruläre Wirkungen

	Glomerulär
Antiinfektiva	Rifampicin Sulfonamide
Onkologische Arzneimittel	Dasatinib mTOR-Inhibitoren: • Everolimus • Temsirolimus VEGF-Hemmer[1]: • Axitinib • Bevacizumab • Lenvatinib • Pazopanib • Ramucirumab • Sorafenib • Sunitinib • Tivozanib
Immunsuppressiva	mTOR-Inhibitoren: • Everolimus • Temsirolimus
Sonstige	Captopril (hoch dosiert) Gold Interferon Lithium NSAR Pamidronat Penicillamin Phenytoin

[1] Teilweise Multikinase-Inhibitoren

vorwiegend aus hochmolekularen Eiweißen (Albumin, IgG) besteht, die nur bei glomerulärer Läsion in den Urin übertreten können, oder ob vorwiegend niedermolekulare Eiweiße (α1-Mikroglobulin, β2-Mikroglobulin) vorhanden sind, die eine tubulär-interstitielle Schädigung anzeigen. Über eine Urinelektrophorese können Paraproteine (Immunglobulin-Leichtketten bei MGUS/multiplem Myelom) als alternative Ursache einer Proteinurie identifiziert werden.

Eine Nierenbiopsie zur Diagnosesicherung bzw. zur Abgrenzung anderer Ursachen sollte insbesondere dann erwogen werden, wenn

- gleichzeitig ein progredienter Kreatinin-Anstieg besteht.
- das vermutete Arzneimittel einen klaren therapeutischen Nutzen hat und ein unnötiges Absetzen von besonderer Relevanz wäre (z. B. bei onkologischen Arzneimitteln).

17.4.4 Therapie

Die „Therapie“ bei Proteinurie besteht i. d. R. aus:

- Dosisreduktion des ursächlichen Arzneimittels, wenn es sich um ein Arzneimittel mit dosisabhängiger Nephrotoxizität handelt (z. B. VEGF-Hemmer) und keine schwere Proteinurie besteht
- Absetzen des ursächlichen Arzneimittels

Dabei sollte jedoch immer eine individuelle Entscheidung mit klinischer Abwägung folgender Faktoren erfolgen:

- Schweregrad der Proteinurie bzw. des Risikos bei fortgesetzter Anwendung
- Therapeutischer Nutzen des Arzneimittels bzw. des Risikos bei Nichtbehandlung der Grunderkrankung
- Verfügbarkeit besser geeigneter Alternativen

17.4.5 Nachsorge

Kontrollen im Verlauf richten sich nach klinischem Ermessen, insbesondere unter Berücksichtigung von Schweregrad und Verlauf der Proteinurie im Einzelfall. Bei erneuter/fortgesetzter Arzneimittelanwendung ist eine besonders engmaschige Überwachung erforderlich. Eine nephrologische Mitbetreuung und Nachsorge wird grundsätzlich empfohlen.

LITERATUR

Czock D, Keller F: Arzneimittelinduzierte Nephrotoxizität. In: Haase M, Haase-Fielitz A (Hrsg). Akute Nierenschädigung. 1. A. Heidelberg: Springer (2015) 117–131.

Krishnan N, Moledina DG, Perazella MA: Toxic nephropathies of the tubulointerstitium: Core Curriculum 2024. Am J Kidney Dis (2024).

Perazella MA, Rosner MH: Drug-induced acute kidney injury. Clin J Am Soc Nephrol (2022) 1220–1233.

KAPITEL

18 Arterielle Hypertonie

Christos Chatzikyrkou und Peter R. Mertens

18.1 Definition(en) und epidemiologische Aspekte

Der Einfluss von Bluthochdruck auf die Lebenserwartung wurde erstmals durch Lebensversicherungen ermittelt, wobei diese Zahlen auf einen Verlust von 40 % der Lebenszeit bei einem 35-jährigen Mann mit einem Blutdruck von 150/100 mmHg hinweisen (Fiebach et al. 1989). Die Framingham-Studie hat dies bestätigt und die deutliche Zunahme der Fälle mit zunehmendem Alter eruiert. Bei der Erstellung des kardiovaskulären Risikoprofils steht der systolische Blutdruck neben Cholesterinwerten, Diabetes, Niereninsuffizienz bzw. Proteinurie, Nikotin und EKG-Veränderungen. Bei der Diagnosestellung der arteriellen Hypertonie lehnt sich die deutsche Hochdruckliga an die vor Kurzem aktualisierten Leitlinien der Europäischen Fachgesellschaften für Hypertonie (ESH) und Kardiologie an. Die Aktualisierung in 2023 erfolgte aufgrund der Anpassungen in dem Grad der Evidenzen bei den Kriterien für eine Hypertonie und der Therapie (Williams et al. 2018). Nach der Definition liegt eine arterielle Hypertonie vor, wenn die systolischen Blutdruckwerte **140 mmHg** und/oder die diastolischen Blutdruckwerte **90 mmHg** übersteigen. Eine Einteilung in optimal, normal, hochnormal oder Grad 1–3 soll anhand der Praxisblutdruckmessung durchgeführt werden; zusätzlich kann eine Stadieneinteilung anhand der Endorganschäden erfolgen (➤ Tab. 18.1; **Evidenzgrad IC;** NVL 2023). Die Sonderformen der isoliert systolischen und isoliert diastolischen Hypertonie werden graduiert angegeben und bergen besondere Risikokonstellationen. Epidemiologische Studien weisen auf eine Prävalenz der arteriellen Hypertonie von mehr als 30 % aller Frauen und Männer (Neuhauser et al. 2017) hin. Ein wichtiger Bestandteil der Praxismessung ist die Erfassung einer orthostatischen Hypotonie (Freeman et al. 2011), da diese v. a. bei Patienten mit Diabetes und älteren oder fragilen Patienten mit Polypharmazie zu therapieassoziierten Komplikationen führen kann und mit unzureichender Medikamentenadhärenz vergesellschaftet ist (Fagard, De Cort 2010).

Im Zentrum der Diagnosestellung und therapeutischen Einstellung steht die korrekte Bestimmung der Blutdruckwerte anhand der von Riva-Rocci und Korotkow erstmals 1905 beschriebenen Messmethode. Hierbei sind Einflussfaktoren wie Nikotin, Koffein, Sprechen, Aufregung (z. B. durch die Umgebung in einer ärztlichen Praxis), eine gefüllte Harnblase etc. (➤ Tab. 18.2) zu minimieren und bei der Beurteilung eines Wertes zu berücksichtigen. Falsch hohe RR-Werte aufgrund der Anwesenheit einer medizinischen Fachkraft wird als Weißkittelhypertonie bezeichnet. Auf der anderen Seite gibt es auch Patienten mit einem falsch niedrigen Blutdruckwert in Anwesenheit einer medizinischen Fachkraft, die als maskierte Hypertonie bezeichnet wird. Die automatisierte Messung unterliegt bei einem Vorhofflimmern einer Messungenauigkeit, sodass

Tab. 18.1 Klassifikation des Blutdrucks und Definition der Hypertoniegrade und der Hypertoniestadien

Kategorie[1]	Systolisch [mmHg]		Diastolisch [mmHg]
Optimal	< 120	und	< 80
Normal	120–129	und/oder	80–84
Hochnormal	130–139	und/oder	85–89
Hypertonie Grad 1	140–159	und/oder	90–99
Hypertonie Grad 2	160–179	und/oder	100–109
Hypertonie Grad 3	≥ 180	und/oder	≥ 110
Isolierte systolische Hypertonie[2]	≥ 140	und	< 90
Isolierte diastolische Hypertonie[3]	< 140	und	≥ 90
Hypertoniestadium			
Stadium I: unkomplizierte Hypertonie	Keine hypertonieassoziierte Organschädigung, außer CNI-Stadium 1 und 2, kein Diabetes		
Stadium II	Hypertonieassoziierte Organschädigung oder CNI-Stadium 3 oder Diabetes		
Stadium III	Manifeste KVE oder CNI-Stadium 4 oder 5		

Abkürzungen: HMOD: hypertonieassoziierter Organschaden, CNI: chronische Niereninsuffizienz, KVE: kardiovaskuläre Erkrankung

[1] Die Blutdruck-Kategorie wird definiert gemäß dem Praxisblutduck im Sitzen und durch den jeweils höchsten Blutdruckwert, sei er systolisch oder diastolisch.

[2] Die isolierte systolische Hypertonie wird gemäß den systolischen Werten in Grad 1, 2, oder 3 eingestuft.

[3] Die isolierte diastolische Hypertonie wird gemäß den diastolischen Werten in Grad 1, 2, oder 3 eingestuft.

Tab. 18.2 Einflussfaktoren auf korrekte RR-Messung

Stuhl- oder Harndrang	(+22 mmHg)
Weißkitteleffekt	(+22 mmHg)
Sprechen	(+17 mmHg)
Rauchen	(+10 mmHg)
Kaffee trinken	(+10 mmHg)
Kälte/Frieren	(+11 mmHg)
Schmerzen? Stress? Schlafstörungen?	

eine manuelle Messung bevorzugt werden sollte. Zudem ist grundsätzlich eine Messung an beiden Armen durchzuführen, wobei der höhere Wert als der korrekte angesehen wird.

Eine übersichtliche Zusammenstellung der Hypertonie-Phänotypen, mit denen wir in der alltäglichen Praxis konfrontiert werden, ist in ➤ Abb. 18.1 gezeigt.

Im klinischen Alltag wird die arterielle Hypertonie nach den Werten der 24-h-Langzeit- und häuslichen Blutdruckmessung definiert (➤ Tab. 18.3). Einen besonderen Stellenwert hat die Selbstmessung zu Hause, die der Praxismessung überlegen ist. Bei der häuslichen Selbstmessung wird der Blutdruck z. B. für eine Woche im Monat täglich morgens, mittags und abends in Ruhe gemessen und dokumentiert und der Mittelwert ermittelt. Die dauerhafte regelmäßige RR-Messung birgt die Gefahr, dass bei unbefriedigender Einstellung eine emotionale Überlagerung deutlich erhöhte Blutdruckwerte bedingt, im Sinne einer Fixierung auf die Messung. Die unbeaufsichtigte automatisierte Messung in der Praxis, wie in der **SPRINT-Studie** (Systolic Blood Pressure Intervention Trial) praktiziert (Wright et al. 2015), könnte in Zukunft eine größere Rolle spielen. In dieser Studie wurde eine optimierte, zeitaufwendige Messung durchgeführt, die im Alltag einer Praxis bislang selten umgesetzt wird. Obgleich diese sehr groß angelegte Studie eindeutig einen positiven Effekt einer sehr strikten Blutdruckeinstellung auf die Gesamt- und kardiovaskuläre Mortalität gezeigt hat, bleibt die Übertragbarkeit der Daten auf die Leitlinien unklar. Wesentliche Kritikpunkte beziehen sich auf die Unterschiede im Blutdruckmessprotokoll. Nach den Leitlinien sollen die in ➤ Abb. 18.2 zusammengestellten Punkte beachtet werden.

Die Begrifflichkeiten zur Beschreibung der arteriellen Hypertonie und seinen Manifestationen sind z. T. unübersichtlich, jedoch

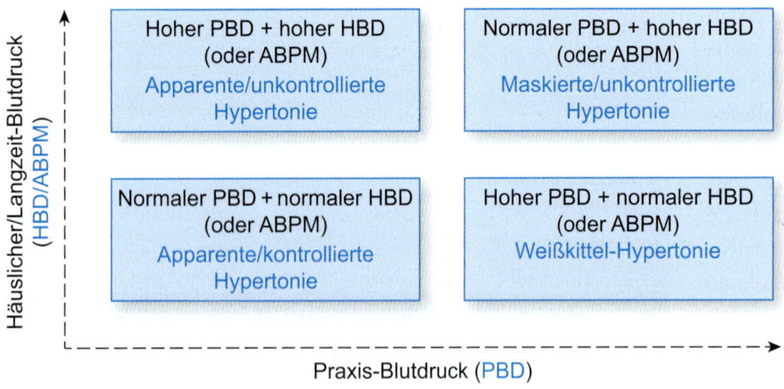

Abb. 18.1 Blutdruckkategorien definiert anhand der Messungen innerhalb und außerhalb der Praxis. Die Definitionen beziehen sich auf Patienten mit und ohne Therapie (mod. nach Ott und Schmieder 2021) [F1083-001, L231]
PBD: Praxisblutdruck, HBD: häuslicher Blutdruck, ABPM: Langzeitblutdruckmessung

Tab. 18.3 Hypertonie-Definitionen nach Praxislangzeit- und häuslichen Blutdruckwerten

Kategorie	Systolisch [mmHg]		Diastolisch [mmHg]
Praxisblutdruck[1]	≥ 140	und/oder	≥ 90
Langzeitblutdruck			
Tagsüber (oder wach) Mittelwert	≥ 135	und/oder	≥ 85
Nächtlich (oder schlafend) Mittelwert	≥ 120	und/oder	≥ 70
24-h-Mittelwert	≥ 130	und/oder	≥ 80
Häuslicher Blutdruck Mittelwert	≥ 135	und/oder	≥ 85

[1]Praxisblutdruck: **beaufsichtigt** (von der Ambulanzschwester einmalig gemessen) vs. **unbeaufsichtigt** (ruhiger Raum, automatisches Gerät, 3 Messungen in Folge, Ermittlung des Durchschnittswerts); bei der unbeaufsichtigten Messung können die Werte bis zu **10 mmHg systolisch niedriger sein.**

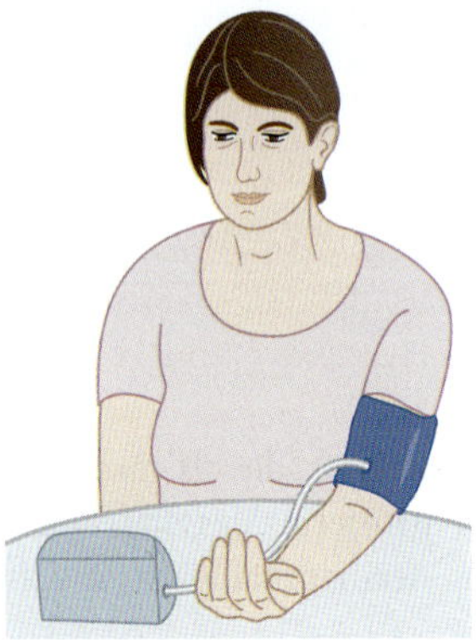

Optimale Voraussetzungen

- Kein Koffein- oder Nikotinkonsum oder körperliche Anstrengung für mind. 30 min vor der Messung
- Blase leer, richtige Sitzhaltung, Oberarm-Manschette auf „Herzhöhe"
- Relax für 5 min in einem ruhigen Raum
- Dokumentation der Zeit der letzten Medikamenteneinnahme
- Passende Manschettengröße
- Kein Gespräch zwischen Patienten und Schwester während der Messung
- Das erste Mal an beiden Armen messen und dann am Arm mit dem höchsten Wert
- 2 unbeaufsichtigte Messungen in Abstand von 1–2 min mit einem einstellbaren Gerät

Abb. 18.2 Standardisierte unbeaufsichtigte Praxismessung (adaptiert aus KDIGO 2021) [L231]

wichtig zu verstehen, um Missverständnissen in der Kommunikation vorzubeugen. Daher sind diese in ➤ Tab. 18.4 aufgeführt. Es wird zwischen der hypertensiven Entgleisung und dem hypertensiven Notfall unterschieden. Bei der Entgleisung ist die Krankenhausaufnahme nicht erforderlich, wobei der hypertensive Notfall mit einer intensivmedizinischen Versorgung einhergeht (Astarita et al. 2020).

Die therapierefraktäre Hypertonie umfasst eine Subgruppe der Therapieresistenz mit extremen Therapieversagern. Hier müssen nach objektivem Ausschluss einer mangelnden Adhärenz (z. B. über den Nachweis von Metaboliten der Antihypertensiva im Urin) interventionelle Methoden, wie die renale Denervierung oder Karotisstimulation, in Erwägung gezogen werden.

Die arterielle Hypertonie ist weltweit der wichtigste modifizierbare Risikofaktor für kardiovaskuläre Mortalität und Morbidität (Brouwers et al. 2021). Die Inzidenz der Hypertoniker der Weltbevölkerung mit systolischen Blutdruckwerten > 140 mmHg ist zwischen 1990 und 2015 respektiv um 15 % angestiegen, die resultierende Mortalität um 33,5 % (Forouzanfar et al. 2017). Die häufigsten Todesursachen waren Herzinfarkt und Schlaganfall. Nichtsdestotrotz wird die arterielle Hypertonie oft nicht erkannt, nicht behandelt oder unzureichend kontrolliert. Eine interessante internationale epidemiologische Studie mit über 1,5 Mio. Teilnehmern zeigte, dass jeder Dritte nie den Blutdruck gemessen hatte. 34 % hatten die Diagnose arterielle Hypertonie erhalten, aber nur die Hälfte war unter Therapie und dem Rest war die Erkrankung nicht bewusst. Bei zwei Drittel aller therapierten Hypertoniker lagen die Werte über 140/90 mmHg. Bei nur 40 % von denen mit Monotherapie lagen die Messwerte im Zielbereich (Beaney et al. 2020).

Tab. 18.4 Klinische Phänotypen der arteriellen Hypertonie

Phänotyp	Definition
Primäre Hypertonie	Keine zugrunde liegende Erkrankung
Sekundäre Hypertonie	Zugrunde liegende Erkrankung
Kontrollierte Hypertonie	BD im jeweiligen Zielbereich (abhängig von Komorbiditäten und Alter)
Unkontrollierte Hypertonie	BD oberhalb des jeweiligen Zielbereichs (abhängig von Komorbiditäten und Alter)
Weißkittelhhypertonie	BD nicht im Zielbereich in der Praxismessung und im Zielbereich in der häuslichen Messung
Maskierte Hypertonie	Spiegelbild der Weißkittelhypertonie (BD erhöht zu Hause und normal in der Praxis)
Therapieresistente Hypertonie	BD nicht im Zielbereich, trotz 3 AH in der höchstmöglichen verträglichen Dosis, darunter ein D o. BD im Zielbereich mit ≥ 4 AH
Therapierefraktäre Hypertonie	BD > 140/90 mmHg mit ≥ 5 AH, darunter ein langwirksames THD (Chlorthalidon) u. ein MRA
Orthostatische Hypotonie	Blutdruckabfall > 20 mmg systolisch o. > 10 mmHg diastolisch nach 3 min im Stehen
Orthostatische Hypertonie	Anstieg des systolischen Blutdrucks > 20 mmHg beim Wechsel der Körperposition vom Liegen auf Stehen
Pseudoresistenz	Mangelnde Therapietreue, inadäquate antihypertensive Medikation, fehlerhafte Messung, Weißkittelhypertonie
Hypertensive Entgleisung	Hypertonie Grad 3 **ohne** akute Endorganschädigung
Hypertensiver Notfall	Grad 3 **mit** akuter Endorganschädigung
Akuter Endorganschaden	Maligne Hypertonie, Enzephalopathie, akutes Koronarsyndrom, Lungenödem, Aortendissektion, schwere Präeklampsie/HELLP-Syndrom
Maligne Hypertonie	Diastolischer Blutdruck > 130 mmHg, Papillenödem, sekundäre maligne Nephrosklerose

Abkürzungen: AH: Antihypertensiva, BD: Blutdruck, MRA: Mineralokortikoid-Rezeptorantagonist, THD: Thiaziddiuretikum

18.2 Risikofaktoren bei essenzieller Hypertonie

Bei 95 % der Hypertoniker ist keine alleinige Ursache erkennbar (essenzielle oder primäre Hypertonie). Die Pathogenese der primären Hypertonie ist komplex und in ihrer Bedeutung schwer quantifizierbar (Mancia et al. 2023). Zu den nicht beeinflussbaren Faktoren zählen Alter, Geschlecht und genetische Prädisposition. Trotz der eindrucksvollen statistischen Signifikanz einzelner genetischer Varianten scheinen genetische Faktoren nur einen kleinen Anteil (< 4 %) der interindividuellen Variation des Blutdrucks auszumachen. Dies beruht auf der multifaktoriellen Genese der Blutdruckregulation, mit Beteiligung von mehreren Organsystemen, sowie auf epigenetischen Modifikationen, sodass eine genetische Untersuchung in der klinischen Praxis keine zusätzliche Information liefert und nicht empfohlen wird (**Evidenzgrad III C;** Williams et al. 2018). Beeinflussbare Faktoren mit viel größerer Relevanz sind Übergewicht, körperliche Inaktivität, Alkoholkonsum und vermehrte Kochsalzaufnahme.

18.3 Diagnostik

Die Ziele der Diagnostik können wie folgt definiert werden: Sicherung der Diagnose, Klärung der Ursache, Beurteilung hypertensiver Folgeerkrankungen und Ermittlung weiterer kardiovaskulärer Risikofaktoren. Die Feststellung eines Unterschieds im systolischen Blutdruck zwischen beiden Armen dient nicht nur zur objektiveren Diagnose und Nachsorge der Hypertonie, sondern hat auch **per se** eine prognostische Signifikanz, da er mit dem Ausmaß der Atherosklerose korreliert (Clark et al. 2012). Für die Diagnose der arteriellen Hypertonie werden Messungen in der Praxis und zu Hause berücksichtigt. Die Langzeitblutdruckmessung liefert wichtige Informationen, die v. a. die Blutdruckregulation in der Nacht betreffen (Dipper vs. Non-Dipper oder inverser Dipper), daher sind diese zur Abklärung sekundärer Ursachen sinnvoll. Aus gesundheitsökonomischen Gründen werden sie jedoch bislang nicht routinemäßig empfohlen (**Evidenzgrad I;** Williams et al. 2018).

Eine ambulante 24-h-Blutdruckmessung (24-h-ABPM) ist bei folgenden Situationen indiziert **(Evidenzgrad IA):**

- Verdacht auf eine Praxishypertonie (hoher Blutdruck nur beim Arzt ohne Organschäden bzw. größere Unterschiede zwischen den Blutdruckwerten bei der Selbstmessung und bei der Praxismessung)

- Verdacht auf eine nächtliche Hypertonie (sekundäre Hypertonie, z. B. autonome Dysregulation bei Diabetes mellitus, Niereninsuffizienz, Schlafapnoe etc.)
- Überprüfung und Optimierung der Therapie sowohl in Bezug auf hypertensive als auch hypotensive Werte
- Identifikation möglicher Ursachen von Nebenwirkungen (z. B. symptomatische Hypotonie)

Die mittleren Blutdruckwerte bei der 24-h-ABPM korrelieren besser mit den Folgeschäden und der Prognose des Patienten als die Gelegenheitsmessung (Gaborieau et al. 2008). Deswegen sollte die Indikation großzügig gestellt werden. Die Selbstmessung des Blutdrucks durch den Patienten erhöht die Compliance und hat eine bessere prognostische Aussagekraft als die Praxismessung (Bliziotis et al. 2012). Weitere Vor- und Nachteile der ambulanten Langzeit- und der häuslichen Blutdruckmessung werden in ➤ Tab. 18.5 aufgelistet.

Die **Anamnese** umfasst Fragen nach familiärer Belastung für kardiovaskuläre Erkrankungen, Dauer der bestehenden Hypertonie, Hochdruckkrisen, Begleitsymptomatik (Palpitationen, Gesichtsblässe, Kopfschmerzen, Sehstörungen, Atemnot, kognitive Einschränkungen, Ödeme, Angina pectoris, Claudicatio), Komorbiditäten, insbesondere Diabetes mellitus und metabolisches Syndrom, Fettstoffwechselstörungen, Medikamente, Ernährung (Diätanamnese, Salzkonsum), Nikotinabusus, Alkoholkonsum, Genussmittel (insbesondere Lakritze), körperliche Aktivität und Beschwerden assoziiert mit einem Schlafapnoesyndrom (Schlafanamnese, Schnarchen, Müdigkeit/Schläfrigkeit tagsüber).

Die **körperliche Untersuchung** beinhaltet die Bestimmung des **BMI** (Body-Mass-Index) und die Messung des Taillenumfangs, die vergleichende Erhebung des Pulsstatus an allen Extremitäten, die Auskultation des Herzens, der Karotiden und des Abdomens, die orientierende neurologische Untersuchung ggf. mit Beurteilung des kognitiven Status sowie bei schwerer Hypertonie eine Beurteilung des Augenhintergrunds.

Tab. 18.5 Vergleich der ambulanten 24-h-ABPM und der HBD (mod. aus ESC 2018)

24-h-ABPM	HBD
Vorteile	
Identifikation der Weißkittel- und der maskierten Hypertonie	Identifikation der Weißkittel- und der maskierten Hypertonie
Bessere prognostische Aussagekraft	Kostengünstig und breit anwendbar
Erfassung der nächtlichen Blutdruckwerte	Messung zu Hause (entspannter als in der Praxis)
Erfassung zusätzlicher prognostisch relevanter Phänotypen	Patient ist selbst in seine Blutdruckmessung involviert
Nachteile	
Teuer und oft nicht überall verfügbar	Potenzial für Fehlmessungen (z. B., wenn Gerät defekt)
Kann unangenehm sein	Keine Erfassung der nächtlichen Blutdruckwerte

Routinelabor: Hämoglobin, Hämatokrit, Nüchternblutzucker, HbA1c, Lipide, Triglyzeride, Serumkalium, Serumnatrium, Harnsäure, Serumkreatinin (Errechnung der eGFR), Leberwerte ALAT, ASAT, GGT, Urinstatus, Albumin-Kreatinin-Quotient (oder Protein-Kreatinin-Quotient) im Urin **(Evidenzgrad IA).** Ein 12-Kanal-EKG ist obligatorisch zur Abklärung einer möglichen linksventrikulären Hypertrophie über den Sokolow-Lyon-Index **(Evidenzgrad IB).**

Eine **weiterführende Diagnostik** sollte in Abhängigkeit von Blutdruckhöhe, Alter, Endorganschäden, Begleiterkrankungen und den Ergebnissen der Basisdiagnostik erfolgen **(Empfehlungsgrad C).** Viele Fachgesellschaften empfehlen bei Patienten mit milder Hypertonie oder mit Normotension unter ein bis zwei Antihypertensiva keine weiterführende Diagnostik, es sei denn, es liegen richtungweisende Befunde vor.

18.3.1 Ausschluss sekundärer Hypertonieformen

Patienten sollten auf eine sekundäre Hochdruckursache untersucht werden, wenn eine therapieresistente Hypertonie existiert oder eine Hypertonie im jungen Alter (< 30 J.) auftritt. Das Erkennen von sekundären Hochdruckursachen ist wichtig, da Patienten wegen der zugrunde liegenden Erkrankung eventuell akut gefährdet sind (z. B. Phäochromozytom) oder gezielt einer kurativen Behandlung zugeführt werden können (z. B. fibromuskuläre Dysplasie der Nierenarterien). Die wichtigsten Screening-Tests werden in ➤ Tab. 18.6 aufgeführt. Sollten diese positiv sein, sind

Tab. 18.6 Sekundäre Hypertonieursachen

Diagnose	Screening-Test
Endokrine Ursachen	
• Hyperaldosteronismus	Aldosteron-Renin-Quotient[1]
• Phäochromozytom	Plasma-(Nor-)Metanephrin
• Hyperkortisolismus	Kortisol um 8:00 Uhr
• Hyperthyreose	TSH
Renale Ursachen	
• Renoparenchymatöse Nierenerkrankung	eGFR und Urinstix
• Nierenarterienstenose	Duplexsonographie oder CT-Angiographie
• Schlafapnoe	Anamnese Schnarchen
• Aortenisthmusstenose	SBP rechts 20 mmHg > links
Medikamenteninduziert	
Steroide, nichtsteroidale Antirheumatika, Kalzineurininhibitoren, Amphetamine, Kokain, orale Kontrazeptiva, Östrogenersatztherapie, Anabolika, **Chemotherapeutika** (z. B. VEGF-/VEGFR-Inhibitoren, Tyrosinkinasehemmer), **Sympathomimetika** (Nasenspray Otriven, Diätpillen), **Psychopharmaka** (Fluoxetin, Clozapin, Lithium, trizyklische Antidepressiva), **Kräuterheilmittel** (Ephedra, Ginseng), Erythropoietin	

[1] Aldosteronantagonisten und Renininhibitor müssen für 4 bis 6 Wo. abgesetzt werden.

weiterführende Untersuchungen erforderlich. Bei den sekundären Hypertonieformen kann eine kausale Therapie durchgeführt werden. In dieser Hinsicht muss aber betont werden, dass eine länger bestehende Hypertonie sich selbst perpetuiert, sodass der Blutdruck nicht immer auf das Ausgangsniveau abfallen kann. In den meisten Fällen wird eine antihypertensive Therapie weiterhin benötigt, der Blutdruck kann jedoch besser und mit weniger Antihypertensiva eingestellt werden.

18.4 Therapie

18.4.1 Zielblutdruckwerte

Ziel jeder Bluthochdrucktherapie ist die Prävention von tödlichen und nicht tödlichen kardiovaskulären Komplikationen. Eine Analyse der Blood Pressure Lowering Treatment Trialists Collaboration **(BPLTTC)** zeigt, dass die pharmakologische Reduktion des Blutdrucks bis zu 115 mmHg systolisch und 75 mmHg diastolisch in allen Altersgruppen die kardiovaskuläre Mortalität und Morbidität drastisch reduziert (BPLTTC 2021). Die europäischen Fachgesellschaften für Kardiologie und Hypertonie haben 2018 eine gemeinsame Leitlinie zur Behandlung der arteriellen Hypertonie veröffentlicht, auf der sich auch die Empfehlungen der Deutschen Hochdruckliga stützen und auch in der revidierten Fassung aus 2023 beschreiben. Der Grenzwert ≥ 140/90 mmHg zur Definition des Bluthochdrucks in der Praxismessung wurde beibehalten. Die Interventionsgrenzen und die Zielwerte wurden jedoch etwas angepasst. Zum Beispiel wird bei Patienten mit sehr hohem kardiovaskulärem Risiko ein Therapiebeginn bereits bei hochnormalen Blutdruckwerten (135–139/85–89 mmHg) empfohlen, wobei bei Patienten mit leichtgradiger Hypertonie und ohne kardiovaskuläre Vorerkrankungen die Blutdrucksenkung nicht unbedingt mit einem besseren Outcome vergesellschaftet ist und somit eine Therapie nicht immer erforderlich ist (NVL 2023). Ein besonderes Augenmerk ist auf die Adhärenz gerichtet. Hierzu wird ausdrücklich die Vereinfachung der pharmakologischen Therapie mittels Anwendung von 2- oder 3-fach-Kombinationspräparaten in fester Dosierung empfohlen (Williams et al. 2018; NVL 2023; Mancia et al. 2023). In den neuen Leitlinien wird die partizipative Entscheidungsfindung und Therapieplanung bei der Setzung der Zielwerte hervorgehoben: Patient und Arzt sollen gemeinsam initial und wiederholt im Verlauf individuelle Therapieziele vereinbaren (**Evidenzgrad A;** NVL 2023; Mancia et al. 2023). Die medikamentöse Einstellung des Blutdrucks kann sich über mehrere Wochen und Monate hinziehen, da eine zu schnelle normnahe Senkung mit subjektivem Schwindel und mehr Nebenwirkungen für den Patienten einhergehen kann.

Die Ergebnisse der SPRINT-Studie haben zu neuen Diskussionen über Blutdruckzielwerte und Blutdrucktherapie geführt. Diese Studie legt nahe, dass bei nicht diabetischen Patienten mit höherem kardiovaskulärem Risiko die Blutdrucksenkung auf einen stringenten systolischen Zielwert von < 120 mmHg im Vergleich zu einem konventionellen Therapieziel von < 140 mmHg mit einem besseren Abschneiden assoziiert ist (Wright et al. 2015). Die positiven Effekte liegen auch bei Patienten mit chronischer Niereninsuffizienz (CNI) vor (Cheung et al. 2017).

Eine wichtige Frage, v. a. bei Patienten mit CNI ist, inwieweit ein Abfall der glomerulären Filtrationsrate (GFR) unter RAAS-Blockade toleriert werden kann. Hierzu hat eine rezente Auswertung von Blutdruckstudien mit einem intensiven und einem konventionellen Arm etwas Klarheit verschaffen. So war unabhängig vom Behandlungsarm ein GFR-Abfall von > 15 % im Vergleich zu ≤ 15 % mit einem höheren Risiko für dialysepflichtiges Nierenversagen vergesellschaftet (Ku et al. 2023).

Die stringentere systolische Blutdruckeinstellung bei Patienten mit vaskulären Komorbiditäten oder Diabetes soll auch den diastolischen Blutdruck berücksichtigen. Dabei sollte versucht werden, einen zu niedrigen diastolischen Blutdruck und v. a. eine zu hohe Pulsamplitude zu vermeiden, da dies negative Auswirkungen auf die myokardiale Perfusion hat (Vidal-Petiot et al. 2016). Eine Übersicht der empfohlenen Zielblutdruckwerte wird in ➤ Abb. 18.3 gezeigt.

18.4.2 Allgemeinmaßnahmen

Grundsätzlich sollte bei allen Patienten versucht werden, den Blutdruck mit Allgemeinmaßnahmen zu senken. Im Vordergrund stehen Gewichtsreduktion, salzarme Diät (< 6 g/d), ein moderater Alkoholkonsum, regelmäßige körperliche Aktivität mit dynamischer Belastung und Abbau von Stressfaktoren (➤ Tab. 18.7). Die Allgemeinmaßnahmen führen selbst zu einer Blutdruckreduktion

	Zielwerte für den systolischen BD in der Praxis (mmHg*)				
	Hypertonie	+ Diabetes	+ SA/TIA	+ KHK	+ CNI
Alter (J.)					
18–65	**130 oder niedriger** wenn vertragen **Nicht < 120**				**< 140–130** wenn vertragen
65–79	**< 140–130** wenn vertragen				
≥ 80	**< 140–130** wenn vertragen				

*Diastolischer Zielwert < 80–70 mmHg für alle Altersgruppen und Komorbiditäten, **aber nicht < 70 mmHg**

Abb. 18.3 Zielwerte für den systolischen und diastolischen Praxisblutdruck in Abhängigkeit von Alter und Komorbiditäten (mod. nach DGK 2019) [L231]
BD: Blutdruck; CNI: chronische Niereninsuffizienz; SA: Schlaganfall; TIA: transitorische ischämische Attacke

Tab. 18.7 Effekte[1] der Allgemeinmaßnahmen auf die Einstellung des Blutdrucks

Modifikation	Empfehlung	Zu erwartende Senkung des Blutdrucks	Evidenzgrad
Gewichtsabnahme	Normalgewicht anstreben (BMI 18,5–24,9 kg/m²) bzw. BMI > 30 vermeiden; Taillenumfang < 102 cm ♂, < 88 cm ♀	3–10 mmHg	IA
Diätetische Maßnahmen	DASH[2]-Diät (kaliumreiche Diät mit viel Gemüse Früchten und frischem Obst, Vollkornprodukte, fettarme Milchprodukte, Fisch, Geflügel, wenig rotes Fleisch, ungesättigte Fettsäuren)	8–14 mmHg	IB
Alkoholkonsum	< 30 g/d bei Männern und < 15 g/d bei Frauen; Rotwein bevorzugen	2–6 mmHg	IB
Kochsalzrestriktion	Natriumrestriktion auf 100 mEq/l (2 g Na² oder 6 g Kochsalz), Teilersatz mit Kaliumchlorid	2–8 mmHg	IB IA
Körperliche Aktivität	Regelmäßiger Ausdauersport (mindestens 30 min, 5- bis 7-mal/Wo.)	4–9 mmHg	IB

[1] Insgesamt kann der Blutdruck um 20 mmHg gesenkt werden.
[2] Diätetischer Ansatz zum Stopp von Bluthochdruck

und unterstützen die Wirksamkeit antihypertensiver Medikamente. Am besten belegt ist die langfristige Wirkung der Gewichtsreduktion bei Übergewichtigen (ca. –0,5 bis –2,0 mmHg/kg/KG). Die Wirkung der übrigen Maßnahmen ist individuell unterschiedlich. Die Effektivität einer kochsalzreduzierten Diät lässt sich insbesondere bei Patientenkollektiven mit Empfindlichkeit gegenüber einem hohen Salzkonsum wie Hypertoniker mit Adipositas, Diabetes mellitus, chronischer Nierenkrankheit und hohem Alter aufzeigen. Eine kochsalzarme Diät kann ferner die blutdrucksenkenden Effekte der Antihypertensiva verstärken und muss insbesondere bei Patienten mit therapierefraktärer Hypertonie berücksichtigt werden. Die regelmäßige körperliche Aktivität hat zusätzliche positive kardiovaskuläre Auswirkungen und senkt die Gesamtmortalität. Der Alkoholkonsum jenseits einer Schwelle von etwa 30 g/d bei Männern und 15 g/d bei Frauen führt dosisabhängig zum Blutdruckanstieg. Ein moderater Alkoholkonsum kann hingegen die kardiovaskuläre Mortalität reduzieren. Koffein steigert akut den Blutdruck, hat aber nur bei exzessivem Genuss (> 6 Tassen/d) einen Langzeiteffekt. Bei dem oftmals vorliegenden Vitamin-D-Mangel hat die Substitution mit Cholecalciferol in Dosierungen von 20.000 IE/Wo. ebenso einen blutdrucksenkenden Effekt.

18.4.3 Medikamentöse Therapie

Eine Vielzahl von Studien hat gezeigt, dass zum Erreichen des Zielblutdrucks die meisten Patienten eine 2- bis 3-Fachmedikamentenkombination benötigen. Darüber hinaus kann die rasche Blutdruckkontrolle bereits kurzfristig zu einer Abnahme der kardialen Letalität und Morbidität führen. Daher wird als Initialtherapie die Kombination aus 2 niedrig dosierten Antihypertensiva als Ersttherapie in den Leitlinien empfohlen. Eine interessante Studie, die dieses Konzept bestätigt und in Einklang mit den Leitlinien ist, wurde neulich publiziert: eine 4-fach-Pille mit niedrig dosierten Antihypertensiva war einer Monotherapie mit Irbesartan überlegen (Chow 2021). Die Therapie der Hypertonie zeigt somit Ähnlichkeiten zu der Behandlung einer Herzinsuffizienz: Es ist besser mit niedrig dosierten Kombinationen von Wirkstoffen initial zu behandeln, anstatt eine Medikamentenklasse zuerst aufzudosieren und dann mit einer anderen zu kombinieren.

Die meisten Antihypertensiva können miteinander kombiniert werden, wenngleich bestimmte Kombinationen wegen der synergistischen Wirkungsweise besonders sinnvoll sind. Die Betablocker nehmen eine Sonderstellung ein, da sie auf der einen Seite bei Patienten mit Herzerkrankungen (KHK, Herzinsuffizienz etc.) eine protektive Wirkung vermitteln, auf der anderen Seite jedoch eine Reihe von möglichen Nebenwirkungen (Gewichtszunahme, Depression, Erektionsstörung, vermehrt Schlaganfälle, Haarausfall u. a. m.) bedingen. Daher sollte die Wahl nach Abwägung mit dem Patienten getroffen werden (Mancia et al. 2023). Die Kombination von ACE-Hemmern und AT_1-Antagonisten hat zu mehr akuten Nierenschäden im Vergleich zur einer Monotherapie geführt und sollte in keinem Fall erfolgen (Williams et al. 2018). Die Kombination eines RAAS-Blockers mit einem Kalziumantagonisten oder Diuretikum kann als gleichwertig angesehen werden und sollte in Abhängigkeit von Begleiterkrankungen und den sich daraus ergebenden spezifischen Indikationen und Kontraindikationen benutzt werden (Williams et al. 2018). Die Gabe eines Diuretikums stellt insbesondere bei der Eskalation der Medikation einen wichtigen Schritt dar, wobei die Auswahl des Diuretikums (Schleifen-, Thiazid-, kaliumsparende Diuretika) sich an der GFR und den Begleiterkrankungen orientieren sollte. Durch Thiaziddiuretika kann der Kalziumspiegel sowie die Harnsäure ansteigen, was zu Gichtattacken führen kann. Bei Schleifendiuretika kann eine Hypokaliämie induziert werden, zudem Magnesiummangel mit Neigung zu Muskelkrämpfen eintreten. Ein Diuretikum sollte unabdingbar bei einer Dreifachkombination mit gegeben werden (Williams et al. 2018; Mancia et al. 2023). Obwohl sie in der Praxis bislang selten eingesetzt werden, existieren für Chlortalidon und Indapamid die solidesten Daten, für Hydrochlorothiazid gibt es Beschreibungen zu vermehrtem Auftreten von Hautkrebs. Signifikante blutdrucksenkende Effekte von Chlortalidon wurden auch bei Patienten mit Hypertonie und chronischer Nierenkrankheit (eGFR 15–30 ml/min/1,73 m²) gezeigt (Zhang et al. 2021).

Analysen der **ACCOMPLISH-Studie** (Avoiding Cardiovascular Events through Comedication Therapy in Patients Living with Systolic Hypertension) haben gezeigt, dass bei adipösen Patienten mit Bluthochdruck (BMI $>30\,kg/m^2$) die diuretikabasierte Kombinationstherapie der Kombination aus Benazepril und Amlodipin nicht unterlegen war. Bei den normal- und übergewichtigen Patienten mit Hypertonie (BMI $<30\,kg/m^2$) war jedoch die Amlodipin-Benazepril-Kombination eindeutig überlegen (Weber et al. 2013). Die guten Ergebnisse der Diuretika in der Gruppe der adipösen Patienten, ein Kollektiv, bei dem diese Substanzklasse aufgrund der metabolischen Nebenwirkungen eher zurückhaltend eingesetzt wird, können teilweise auf den erhöhten Volumenstatus und die Salzsensitivität dieser Patienten zurückgeführt werden.

Auch ältere Patienten können von einer medikamentösen antihypertensiven Therapie profitieren (Beckett et al. 2008; Williamson et al. 2016). Bei den älteren Patienten mit vielen vaskulären und nichtvaskulären Komorbiditäten („fragile Senioren") sollte die antihypertensive Therapie vorsichtig eingeleitet, engmaschig kontrolliert oder u. U. sogar pausiert werden. Zu den gebrechlichen Patienten gehören: Pflegeheimbewohner, Komorbidität Herzinsuffizienz und Patienten mit kognitiver Einschränkung, Orthostase, ungewolltem Gewichtsverlust (> 10 % in den letzten 6 Mon.) oder reduzierter Lebenserwartung (< 3 J.; Pajewski 2016). Ein möglicher Therapiealgorithmus – angelehnt an die europäischen und deutschen Leitlinien – wird in ➤ Abb. 18.4 gezeigt.

18.4.4 Therapieresistente Hypertonie

Die therapieresistente Hypertonie wird definiert als ein Praxisblutdruck außerhalb des Zielbereichs (> 140/90), der trotz der Einnahme von mindestens 3 Antihypertensiva aus unterschiedlichen Gruppen in der optimalen oder bestmöglichen verträglichen Dosierung unter Einschluss eines Diuretikums vorliegt. Die therapieresistente Hypertonie betrifft ca. 10 % der Patienten mit Bluthochdruck in der Allgemeinbevölkerung, kommt jedoch in speziellen Patientenkollektiven, wie Patienten mit Nierenkrankheiten, nach Transplantation und bei Senioren viel häufiger vor (Noubiap et al. 2019). Die therapieresistente Hypertonie sollte nicht mit der pseudoresistenten Hypertonie verwechselt werden. Letztere hat klar definierte Ursachen, wie eine mangelnde Adhärenz, den Weißkitteleffekt, fehlerhafte Messtechnik, Mediakalzifikation (Mönckeberg-Sklerose) oder eine unzureichende medikamentöse Therapie (Williams 2018). Registeranalysen haben gezeigt, dass bei Patienten mit vermeintlich therapieresistenter Hypertonie wichtige Medikamentenklassen wie ACE-Hemmer oder Thiaziddiuretika nicht verordnet wurden (Hwang et al. 2016). Darüber hinaus hat sich die Therapietreue der Patienten auch unter den Bedingungen einer randomisierten kontrollierten Studie oft als mangelhaft erwiesen (Azizi et al. 2016).

Aldosteronantagonisten sollten bei der therapieresistenten Hypertonie bevorzugt eingesetzt werden. Bei Patienten mit therapieresistenter Hypertonie hat Spironolacton als fünftes Medikament

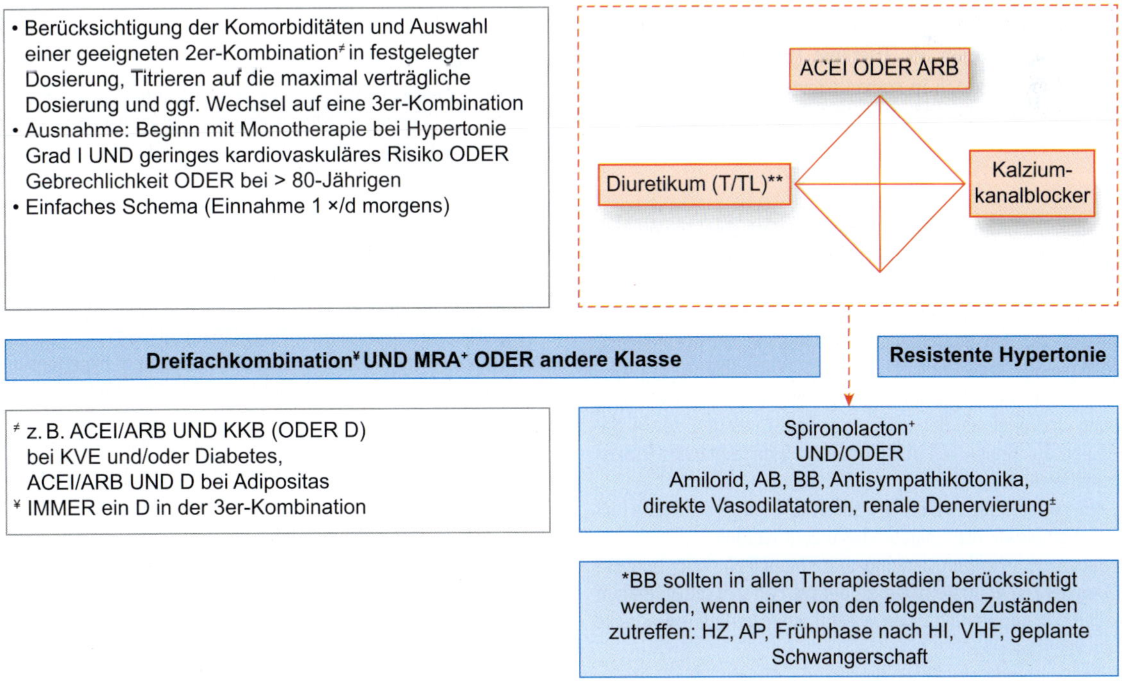

Abb. 18.4 Mögliche Medikamentenkombinationen für die Therapie der arteriellen Hypertonie (mod. Zusammenfassung nach den ESH-Guidelines 2023. Die deutsche Adaption der ESH-Guidelines ist in der NVL-Hypertonie 2023 übernommen.) [L231]

** Indapamid war das Hauptdiuretikum in HYVET, Chlortalidon in SPRINT und CLICK. Chlorthalidon (12,5–25 mg) + Schleifendiuretika, wenn GFR < 30 ml/min.

+ Kontraindiziert bei GFR $<30\,ml/min/1{,}73\,m^2$

± Renale Denervation nur wenn GFR $>40\,ml/min/1.73\,m^2$ (Evidenzgrad IIB)

AB: Alphablocker; ACEI: Angiotensin Converting Enzyme Inhibitor; AP: Angina pectoris; ARB: Angiotensin-Rezeptorblocker; BB: Betablocker; CLICK: Chlorthalidone in Chronic Kidney Disease; D: Diuretikum; ESC/ESH: European Society of Cardiology/European Society of Hypertension; HI: Herzinfarkt; HZ: Herzinsuffizienz; HYVET: Hypertension in the Very Elderly Trial; KKB: Kalziumkanalblocker; MRA: Mineralokortikoid-Rezeptorantagonist; SPRINT: Systolic Blood Pressure Intervention Trial; VHF: Vorhofflimmern

in einer mittleren Dosierung von 25 mg/d und unabhängig vom Aldosteron-Renin-Quotienten zu einer signifikanten Reduktion des systolischen und diastolischen Blutdrucks (um 16/9 mmHg in der 24-h-ABPM und um 14/7 mmHg in der Praxismessung) geführt. Die Blutdrucksenkung war besonders ausgeprägt bei Patienten mit Adipositas (De Souza et al. 2010). Jedoch ist die Dosierung des Aldosteronantagonisten vorsichtig zu wählen, da als Nebenwirkungen eine Hyperkaliämie, Gynäkomastie und Nierenfunktionsverschlechterung auftreten können (Desai et al. 2022).

Neben der medikamentösen Therapie kommen auch neuere invasive Verfahren in der Behandlung einer therapieresistenten Hypertonie in Betracht. Derzeit werden die renale Sympathikusdenervation und die Barorezeptorstimulation der Karotis untersucht. Bei ersterem Verfahren werden durch eine Katheterablation die afferenten sympathischen Nervenfasern in den Nierenarterien getrennt. Bei der Barorezeptorstimulation werden Elektroden im Bereich der Karotisgabel implantiert, um über eine chronische Stimulation der Barorezeptoren eine Hemmung der zentralen Sympathikusaktivität zu erreichen

Der Stellenwert der renalen Denervation wurde nach der Publikation der **SYMPLICITY-HTN-3-Studie** infrage gestellt, obwohl eine sekundäre Analyse die Ergebnisse relativiert hat (Kandzari et al. 2015). In der Tat haben neuere Studien positive Effekte bei Patienten mit und ohne antihypertensive Therapie gezeigt (Ott, Schmieder 2021). In den aktuellen europäischen und nationalen Leitlinien wird die renale Denervation bei nicht erreichtem Zielblutdruck nur nach Ausschöpfen der leitliniengerechten medikamentösen und nicht medikamentösen (Lebensstil) Maßnahmen als Therapie **(Evidenzgrad BII, CI)** empfohlen. Diese sollte jedoch in spezialisierten Hypertoniezentren mit großer Expertise erfolgen (NVL 2023; Mancia et al. 2023).

18

MERKE

- Die Klassifikation der arteriellen Hypertonie sollte auch den Schweregrad der vorliegenden blutdruckassoziierten Organschädigung berücksichtigen (ESH-Leitlinien 2023)
- Die standardisierte Blutdruckmessung in der Praxis hat mehr mit dem richtigen Ablauf und den Bedingungen der Messung und weniger mit dem Blutdruckmessgerät zu tun.
- Die Anpassung der Therapie sollte sich an der standardisierten Blutdruckmessung und/oder an der häuslichen Selbstmessung sowie der 24-h-ABPM und auf keinen Fall ausschließlich an der einfachen Praxismessung orientieren.
- Zu Verbesserung der Adhärenz sollten einfache Therapieschemata mit Einbezug von Kombinationspräparaten bevorzugt werden.
- Die partizipative Entscheidungsfindung und Therapieplanung sind bei der Festlegung der Zielwerte wichtiger als der Wert an sich selbst: Patient und Arzt sollen gemeinsam initial und wiederholt im Verlauf individuelle Therapieziele vereinbaren.
- Für die Vermeidung von Komplikationen sind die Auswahl der geeigneten Kombination und die Therapietreue wichtiger als der Zeitpunkt der Einnahme der Antihypertensiva.
- Chlorthalidon und Indapamid sollten häufiger als Antihypertensiva eingesetzt werden.
- Spironolacton sollte bei Patienten mit einer GFR < 30 ml/min nicht gegeben werden.
- Chlorthalidon ist auch bei Patienten mit fortgeschrittener Niereninsuffizienz (15–30 ml/min) ein effektiv den Blutdruck senkendes Medikament.
- Die renale Denervation als interventionelle Therapie der Hypertonie kann nach Ausschöpfung aller anderen medikamentösen und nicht medikamentösen Maßnahmen in Erwägung gezogen werden. Diese sollte in spezialisierten Zentren mit Expertise durchgeführt werden.

LEITLINIEN

Bundesärztekammer (Hrsg.): Nationale VersorgungsLeitlinie (NVL) „Hypertonie 2023". Version 1.0, 2023, AWMF-Registernummer: nvl-009; 2023. https://register.awmf.org/de/leitlinien/detail/nvl-009.

Deutsche Gesellschaft für Kardiologie – Herz-und Kreislaufforschung e. V. (DGK, 2019); Deutsche Hochdruckliga e. V.: ESC/ESH Pocket Guidelines. Management der arteriellen Hypertonie, Version 2018. Börm Bruckmeier Verlag GmbH, Grünwald. Kurzfassung der „2018 ESC/ESH Guidelines on the management of arterial hypertension" (Eur Heart J 2018; doi: https://doi.org/10.1093/eurheartj/ehy339).

Europäische Gesellschaft für Hypertonie (ESH): 2023 ESH Guidelines for the Management of Arterial Hypertension. J Hypertens 41(12) (2023) 1874–2071.

European Society of Cardiology (ESC): 2018 ESC/ESH Guidelines for the Management of Arterial Hypertension. Eur Heart 39(33) (2018) 3021–3104.

Kidney Disease: Improving Global Outcomes (KDIGO) Blood Pressure Work Group: KDIGO 2021 Clinical Practice Guideline for the Management of Blood Pressure in Chronic Kidney Disease. Kidney Int 99(3S) (2021) S1–87.

Mancia G, Kreutz R, Brunström M et al.: 2023 ESH Guidelines for the management of arterial hypertension The Task Force for the management of arterial hypertension of the European Society of Hypertension: Endorsed by the International Society of Hypertension (ISH) and the European Renal Association (ERA) [published correction appears in J Hypertens 42(1) (2024) 194. doi:https://doi.org/ 10.1097/HJH.0000000000003621]. J Hypertens 41(12) (2023) 1874–2071. doi:https://doi.org/10.1097/HJH.0000000000003480.

LITERATUR

Astarita A, Covella M, Vallelonga F et al.: Hypertensive emergencies and urgencies in emergency departments: a systematic review and meta-analysis. J Hypertens 38(7) (2020) 1203–1210.

Azizi M, Pereira H, Hamdidouche I et al.: Adherence to Antihypertensive Treatment and the Blood Pressure-Lowering Effects of Renal Denervation in the Renal Denervation for Hypertension (DENERHTN) Trial. Circulation 134(12) (2016) 847–857.

Beaney T, Schutte AE, Stergiou GS et al.: May Measurement Month 2019: The Global Blood Pressure Screening Campaign of the International Society of Hypertension. Hypertension 76(2) (2020) 333–341.

Beckett NS, Peters R, Fletcher AE et al.: Treatment of hypertension in patients 80 years of age or older. N Engl J Med 358(18) (2008) 1887–1898.

Bliziotis IA, Destounis A, Stergiou GS: Home versus ambulatory and office blood pressure in predicting target organ damage in hypertension: a systematic review and meta-analysis. J Hypertens 30(7) (2012) 1289–1299.

Blood Pressure Lowering Treatment Trialists´ Collaboration (BPLTTC): Age-stratified and blood-pressure-stratified effects of blood-pressure-lowering pharmacotherapy for the prevention of cardiovascular disease and death: an individual participant-level data meta-analysis. Lancet 398(10305) (2021) 1053–1064.

Brouwers S, Sudano I, Kokubo Y, Sulaica EM: Arterial hypertension. Lancet 398(10296) (2021) 249–261.

Cheung AK, Rahman M, Reboussin DM et al.: Effects of Intensive BP Control in CKD. J Am Soc Nephrol 28(9) (2017) 2812–2823.

Chow CK, Atkins ER, Hillis GS et al.: Initial treatment with a single pill containing quadruple combination of quarter doses of blood pressure medicines versus standard dose monotherapy in patients with hypertension (QUARTET): a phase 3, randomised, double-blind, active-controlled trial. Lancet 398(10305) (2021) 1043–1052.

Clark CE, Taylor RS, Shore AC et al.: Association of a difference in systolic blood pressure between arms with vascular disease and mortality: a systematic review and meta-analysis. Lancet 379(9819) (2012) 905–914.

De Souza F, Muxfeldt E, Fiszman R, Salles G: Efficacy of spironolactone therapy in patients with true resistant hypertension. Hypertension 55(1) (2010) 147–152.

Desai R, Park H, Brown JD et al.: Comparative Safety and Effectiveness of Aldosterone Antagonists Versus Beta-Blockers as Fourth Agents in Patients With Apparent Resistant Hypertension. Hypertension 79(10) (2022) 2305–2315.

Fagard RH, De Cort P: Orthostatic hypotension is a more robust predictor of cardiovascular events than nighttime reverse dipping in elderly. Hypertension 56(1) (2010) 56–61.

Fiebach NH, Hebert PR, Stampfer MJ et al.: A prospective study of high blood pressure and cardiovascular disease in women. Am J Epidemiol 130(4) (1989) 646–654.

Forouzanfar MH, Liu P, Roth GA et al.: Global Burden of Hypertension and Systolic Blood Pressure of at Least 110 to 115 mm Hg, 1990–2015. Jama 317(2) (2017) 165–182.

Freeman R, Wieling W, Axelrod FB et al.: Consensus statement on the definition of orthostatic hypotension, neurally mediated syncope and the postural tachycardia syndrome. Clin Auton Res 21(2) (2011) 69–72.

Gaborieau V, Delarche N, Gosse P: Ambulatory blood pressure monitoring versus self-measurement of blood pressure at home: correlation with target organ damage. J Hypertens 26(10) (2008) 1919–1927.

Hwang AY, Dave C, Smith SM: Trends in Antihypertensive Medication Use Among US Patients With Resistant Hypertension, 2008 to 2014. Hypertension 68(6) (2016) 1349–1354.

Kandzari DE, Bhatt DL, Brar S et al.: Predictors of blood pressure response in the SYMPLICITY HTN-3 trial. Eur Heart J 36(4) (2015) 219–227.

Ku E, McCulloch CE, Copeland TP et al.: Acute Declines in Estimated GFR in Blood Pressure Target Trials and Risk of Adverse Outcomes. Am J Kidney Dis 82(4) (2023) 454–463.

Neuhauser H, Kuhnert R, Born S: 12-Month prevalence of hypertension in Germany. J Health Monit 2(1) (2017) 51–57.

Noubiap JJ, Nansseu JR, Nyaga UF et al.: Global prevalence of resistant hypertension: a meta-analysis of data from 3.2 million patients. Heart 105(2) (2019) 98–105.

Ott C, Schmieder RE: Diagnosis and treatment of arterial hypertension 2021. Kidney Int 101(1) 2022 36–46.

Pajewski NM, Williamson JD, Applegate WB et al.: Characterizing Frailty Status in the Systolic Blood Pressure Intervention Trial. J Gerontol A Biol Sci Med Sci 71(5) (2016) 649–655.

Vidal-Petiot E, Ford I, Greenlaw N et al.: Cardiovascular event rates and mortality according to achieved systolic and diastolic blood pressure in patients with stable coronary artery disease: an international cohort study. Lancet 388(10056) (2016) 2142–2152.

Weber MA, Jamerson K, Bakris GL et al.: Effects of body size and hypertension treatments on cardiovascular event rates: subanalysis of the ACCOMPLISH randomised controlled trial. Lancet 381(9866) (2013) 537–545.

Williams B, Mancia G, Spiering W et al.: 2018 ESC/ESH Guidelines for the management of arterial hypertension. Eur Heart J 39(33) (2018) 3021–3104.

Williamson JD, Supiano MA, Applegate WB et al.: Intensive vs Standard Blood Pressure Control and Cardiovascular Disease Outcomes in Adults Aged ≥ 75 Years: A Randomized Clinical Trial. Jama 315(24) (2016) 2673–2682.

Wright JT, Jr., Williamson JD, Whelton PK et al.: A Randomized Trial of Intensive versus Standard Blood-Pressure Control. N Engl J Med 373(22) (2015) 2103–2116.

Zhang W, Zhang S, Deng Y et al.: Trial of Intensive Blood-Pressure Control in Older Patients with Hypertension. N Engl J Med 385(14) (2021) 1268–1279.

Anhang

Appendix – Klinische Symptome

Symptom	Kapitel	
Arrhythmie	11.1.5	Hyperkalzämie
	11.1.6	Hypokalzämie
	11.2.5	Metabolische Alkalose
Asystolie	11.1.3	Hyperkaliäme
Azidose, metabolische	3	Chronische Nierenkrankheit
Delir	11.1.5	Hyperkalzämie
	11.1.8	Hypomagnesiämie
	11.1.10	Hypophosphatämie
Diabetischer Fuß	6	Diabetische Nephropathie
Eosinophilie	17	Nephrotoxizität von Arzneimitteln
Erbrechen	10	Urolithiasis
	11.1.2	Hyponatriämie
	11.1.5	Hyperkalzämie
Fieber	7.1	Vaskulitis
	7.2.2	Hämolytisch-urämisches Syndrom (HUS)
	17	Nephrotoxizität von Arzneimitteln
Flankenschmerzen	9.1.4	Pyelonephritis
	15	Tumoren der Nieren und der Harnwege
Gallenkolik	11.1.6	Hypokalzämie
Gangunsicherheit	11.1.2	Hyponatriämie
Gelenkschmerzen	7.1	Vaskulitis
Gewichtsverlust	7.1	Vaskulitis
	15	Tumoren der Nieren und der Harnwege
Gastroenteropathie	6	Diabetische Nephropathie
Halluzinationen	11.1.5	Hyperkalzämie
	11.1.6	Hypokalzämie
Hämangioblastom	8.2.7	Von-Hippel-Lindau-Syndrom
Hämaturie	15	Tumoren der Nieren und der Harnwege
Hautausschlag	7.1	Vaskulitis
Hyperreflexie	11.1.1	Hypernatriämie

Symptom	Kapitel	
Hypertonie	8.2.1	Autosomal-dominante polyzystische Nierenerkrankung (ADPKD)
	7.2.2	Hämolytisch-urämisches Syndrom (HUS)
	8.2.2	Autosomal-rezessive polyzystische Nierenerkrankung (ARPKD)
Hyperventilation	11.2.4	Metabolische Azidose
Hypokaliämie	11.2.5	Metabolische Alkalose
Hypotonie	17	Nephrotoxizität von Arzneimitteln
	11.1.6	Hypokalzämie
Kammerflimmern	11.1.3	Hyperkaliämie
Konzentrationsstörung	11.1.2	Hyponatriämie
Kopfschmerz	11.1.2	Hyponatriämie
Krampfanfall	11.1.1	Hypernatriämie
	11.1.6	Hypokalzämie
	11.1.8	Hypomagnesiämie
	11.1.10	Hypophosphatämie
Lethargie	11.1.1	Hypernatriämie
	11.1.5	Hyperkalzämie
Mikrohämaturie	8.2.5	Alport-Syndrom
Müdigkeit	7.1	Vaskulitis
	11.2.5	Metabolische Alkalose
	15	Tumoren der Nieren und der Harnwege
Muskelkrampf	11.1.8	Hypomagnesiämie
	11.2.3	Respiratorische Alkalose
	11.2.5	Metabolische Alkalose
Muskelschmerzen	7.1	Vaskulitis
Nephrolithiasis	11.1.5	Hyperkalzämie
Nervenstörung	7.1	Vaskulitis
Neuropathie	6	Diabetische Nephropathie
Nykturie	11.1.5	Hyperkalzämie
Obstipation	11.1.3	Hyperkaliäme
	11.1.4	Hypokaliämie
	11.1.5	Hyperkalzämie
Oligo-/Anurie	2	Akute Nierenschädigung (AKI)
	5	Tubulointerstitielle Nierenkrankheiten

Symptom	Kapitel	
Osteoporose	3	Chronische Nierenkrankheit
	3.5.3	Sekundärer Hyperparathyreoidismus
	11.1.6	Hypokalzämie
Parästhesie	11.1.3	Hyperkaliäme
	11.1.4	Hypokaliämie
	11.2.3	Respiratorische Alkalose
	11.1.6	Hypokalzämie
	11.1.10	Hypophosphatämie
Polyurie	11.1.5	Hyperkalzämie
Proteinurie	17	Nephrotoxizität von Arzneimitteln
Purpura	7.2.2	Hämolytisch-urämisches Syndrom (HUS)
Rhabdomyolyse	11.1.4	Hypokaliämie
	11.1.10	Hypophosphatämie

Symptom	Kapitel	
Retinopathie	6	Diabetes
Ruhelosigkeit	11.1.1	Hypernatriämie
Schluckstörung	11.1.10	Hypophosphatämie
Schmerzen beim Wasserlassen (Algurie)	9.1.3	Zystitis, Harnwegsinfekt
Schmerzen, kolikartige	10	Urolithiasis
Tachyarrhythmia absoluta	11.1.4	Hypokaliämie
Tachykardie	11.2.5	Metabolische Alkalose
Taubheitsgefühl	11.1.6	Hypokalzämie
Übelkeit	10	Urolithiasis
	11.1.1	Hypernatriämie
	11.1.2	Hyponatriämie
	11.1.5	Hyperkalzämie

Register

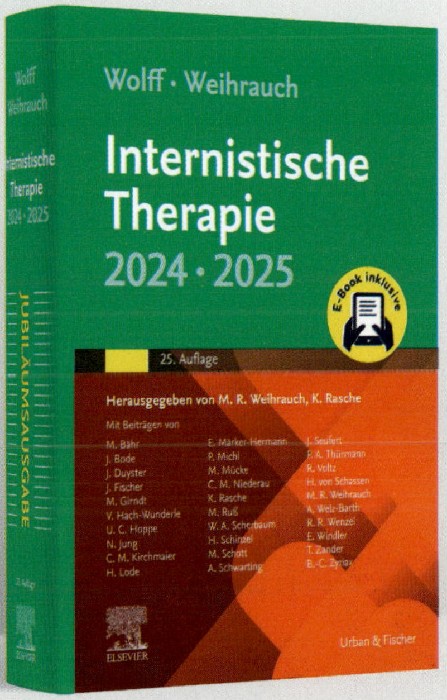
Wolff · Weihrauch
Internistische Therapie
2024 · 2025
E-Book inklusive
25. Auflage
Herausgegeben von M. R. Weihrauch, K. Rasche
Mit Beiträgen von
M. Bähr
J. Bode
J. Duyster
J. Fischer
M. Girndt
V. Hach-Wunderle
U. C. Hoppe
N. Jung
C. M. Kirchmaier
H. Lode
E. Märker-Hermann
P. Michl
M. Mücke
C. M. Niederau
K. Rasche
M. Ruß
W. A. Scherbaum
H. Schinzel
M. Schott
A. Schwarting
J. Seufert
P. A. Thürmann
R. Voltz
H. von Schassen
M. R. Weihrauch
A. Welz-Barth
R. R. Wenzel
E. Windler
T. Zander
B.-C. Zyriax
ELSEVIER
Urban & Fischer
JUBILÄUMSAUSGABE